高等医学教育课程创新
纸数融合系列教材

供临床、预防、基础、口腔、麻醉、影像、药学、检验、护理、法医、生物工程等专业使用

人体寄生虫学

主　审　曾庆仁　中南大学湘雅医学院

主　编　刘　彦　木　兰

副主编　宋文剑　赵玉敏

编　者　（以姓氏笔画为序）

于晶峰　内蒙古医科大学基础医学院

木　兰　内蒙古医科大学基础医学院

冯金梅　江汉大学医学院

刘　彦　南华大学衡阳医学院

李　丽　内蒙古医科大学基础医学院

李　霞　牡丹江医学院

杨　瑞　遵义医科大学珠海校区

杨小迪　蚌埠医学院

肖　瑞　内蒙古医科大学基础医学院

邹　菊　南华大学衡阳医学院

宋文剑　江汉大学医学院

陈　根　兰州大学医学院

陈　聪　南华大学附属第一医院

陈晓芹　首都医科大学燕京医学院

罗　嫚　西双版纳傣族自治州人民医院

赵玉敏　桂林医学院

程　洋　江南大学无锡医学院

谭　潇　邵阳学院

华中科技大学出版社
http://www.hustp.com
中国·武汉

内 容 简 介

本书为高等医学教育课程创新纸数融合系列教材。

本书包括总论、医学原虫学、医学蠕虫学、医学节肢动物学、寄生虫学实验诊断技术、中英文对照及常用抗寄生虫药物一览表等内容。

本书适合于临床、预防、基础、口腔、麻醉、影像、药学、检验、护理、法医、生物工程等专业的本科学生使用，也可以作为临床医生、社区医疗和卫生防疫人员的参考书。

图书在版编目(CIP)数据

人体寄生虫学/刘彦，木兰主编. —武汉:华中科技大学出版社,2020.7(2023.2重印)
ISBN 978-7-5680-6298-5

Ⅰ.①人…　Ⅱ.①刘…　②木…　Ⅲ.①医学-寄生虫学-医学院校-教材　Ⅳ.①R38

中国版本图书馆 CIP 数据核字(2020)第 116140 号

人体寄生虫学　　　　　　　　　　　　　　　　　　　　　　　刘　彦　木　兰　主编
Renti Jishengchongxue

策划编辑：蔡秀芳
责任编辑：毛晶晶
封面设计：原色设计
责任校对：李　琴
责任监印：周治超
出版发行：华中科技大学出版社(中国·武汉)　　　电话：(027)81321913
　　　　　武汉市东湖新技术开发区华工科技园　　　邮编：430223
录　　排：华中科技大学惠友文印中心
印　　刷：武汉市籍缘印刷厂
开　　本：880mm×1230mm　1/16
印　　张：18.75　插页：1
字　　数：526 千字
版　　次：2023 年 2 月第 1 版第 3 次印刷
定　　价：59.80 元

高等医学教育课程创新纸数融合系列教材编委会

网络增值服务使用说明

欢迎使用华中科技大学出版社医学资源网yixue.hustp.com

1.教师使用流程

（1）登录网址：http://yixue.hustp.com （注册时请选择教师用户）

注册 ▸ 登录 ▸ 完善个人信息 ▸ 等待审核 ▸

（2）审核通过后，您可以在网站使用以下功能：

管理学生

建立课程　　　　　布置作业

下载教学资源　　教师　　查询学生学习记录等

2.学员使用流程

建议学员在PC端完成注册、登录、完善个人信息的操作。

（1）PC端学员操作步骤

① 登录网址：http://yixue.hustp.com （注册时请选择普通用户）

注册 ▸ 登录 ▸ 完善个人信息 ▸

② 查看课程资源

如有学习码，请在个人中心-学习码验证中先验证，再进行操作。

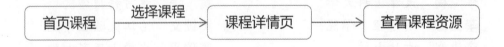

首页课程 ──选择课程→ 课程详情页 → 查看课程资源

（2）手机端扫码操作步骤

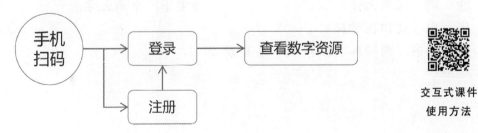

手机扫码 → 登录 → 查看数字资源
　　　　　↓
　　　　　注册

交互式课件
使用方法

总序

Zongxu

《国务院办公厅关于深化医教协同进一步推进医学教育改革与发展的意见》指出："医教协同推进医学教育改革与发展,加强医学人才培养,是提高医疗卫生服务水平的基础工程,是深化医药卫生体制改革的重要任务,是推进健康中国建设的重要保障""始终坚持把医学教育和人才培养摆在卫生与健康事业优先发展的战略地位"。我国把质量提升作为本科教育改革发展的核心任务,发布落实了一系列政策,有效促进了本科教育质量的持续提升。而随着健康中国战略的不断推进,加大了对卫生人才培养支持力度。尤其在遵循医学人才成长规律的基础上,要求不断提高医学青年人才的创新能力和实践能力。

为了更好地适应新形势下人才培养的需求,按照《国务院办公厅关于深化医教协同进一步推进医学教育改革与发展的意见》《国家中长期教育改革和发展规划纲要(2010—2020年)》《国家中长期人才发展规划纲要(2010—2020年)》等文件精神要求,进一步出版高质量教材,加强教材建设,充分发挥教材在提高人才培养质量中的基础性作用,培养医学人才。在认真、细致调研的基础上,在教育部相关医学专业专家和部分示范院校领导的指导下,我们组织了全国50多所高等医药院校的近200位老师编写了这套高等医学教育课程创新纸数融合系列教材,并得到了参编院校的大力支持。

本套教材充分反映了各院校的教学改革成果和研究成果,教材编写体系和内容均有所创新,在编写过程中重点突出以下特点:

(1)教材定位准确,突出实用、适用、够用和创新的"三用一新"的特点。

(2)教材内容反映最新教学和临床要求,紧密联系最新的教学大纲、临床执业医师资格考试的要求,整合和优化课程体系和内容,贴近岗位的实际需要。

(3)以强化医学生职业道德、医学人文素养教育和临床实践能力培养为核心,推进医学基础课程与临床课程相结合,转变重理论而轻临床实践,重医学而轻职业道德、人文素养的传统观念,注重培养学生临床思维能力和临床实践操作能力。

(4)问题式学习(PBL)与临床案例进行结合,通过案例与提问激发学生学习的热情,以学生为中心,利于学生主动学习。

本套教材得到了专家和领导的大力支持与高度关注,我们衷心希望这套教材能在相关课程的教学中发挥积极作用,并得到读者的青睐。我们也相信这套教材在使用过程中,通过教学实践的检验和实际问题的解决,能不断得到改进、完善和提高。

高等医学教育课程创新纸数融合系列教材
编写委员会

前言

Qianyan

为贯彻落实《国家中长期教育改革和发展规划纲要（2010—2020 年）》《关于医教协同深化临床医学人才培养改革的意见》等政策精神，适应我国高等医学教育改革和发展的需要，全面提升高等医学教育质量和水平，编写了本书。本书适合于临床、预防、基础、口腔、麻醉、影像、药学、检验、护理、法医、生物工程等专业的本科学生使用，也可以作为临床医生、社区医疗和卫生防疫人员的参考书。

全书包括总论、医学原虫学、医学蠕虫学、医学节肢动物学、寄生虫学实验诊断技术、中英文对照及常用抗寄生虫药物一览表等内容。本书在突出流行广泛、危害严重的主要虫种的基础上，编入目前国内外逐步受到重视的食源性寄生虫、机会性致病寄生虫等相关内容，展现当下寄生虫病防治与研究的新趋势。

本书采用全新编写模式，将纸质版教材和数字化资源融合，读者可在阅读纸质版教材的同时，通过移动终端共享课件、微课等优质网络资源。配套的课件荣获由中央电化教育馆于2018 年主办的第二十二届全国教育教学信息化大奖赛高等教育组一等奖，虚拟实验操作荣获在 2019 年举办的全国高等学校医药类虚拟仿真实验教学项目作品大赛三等奖。

本书在构思和编写过程中承蒙华中科技大学出版社编辑的精心指导，特表感谢！

本书经全体编者努力而完成，但由于时间紧迫，水平所限，疏漏和错误之处在所难免，敬请批评指正。

编者

目录

Mulu

·第一篇·
总 论

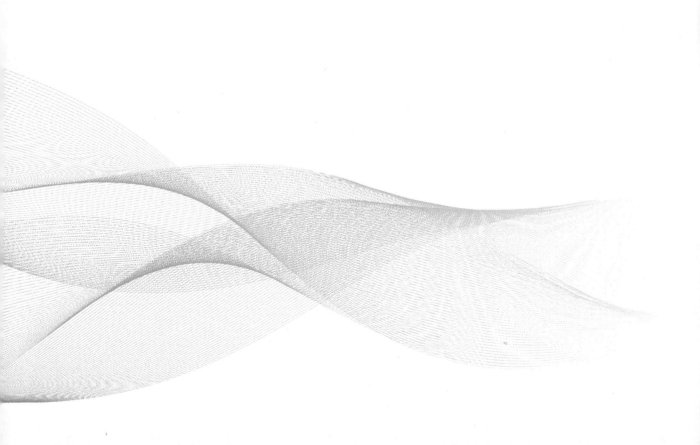

第一章　人体寄生虫学的定义和寄生虫病流行概况

　　人体寄生虫学(human parasitology)是研究与人体健康有关的寄生虫的形态结构、生活活动和生存繁殖规律，阐明寄生虫与人体及外界因素的相互关系的学科，也是预防医学和临床医学的一门基础学科。学习本学科的目的是控制或消灭人体寄生虫病，防制与疾病有关的医学节肢动物，保障人类健康。

总论 H5 课件

　　寄生虫病是严重影响人类身体健康、影响社会经济发展的公共卫生问题。联合国儿童基金会、联合国开发计划署、世界银行、世界卫生组织联合制定的热带病研究和培训特别规划提出的 10 类主要热带病中，除麻风病、登革热和结核病外，其余 7 类都是寄生虫病，即疟疾(malaria)、血吸虫病(schistosomiasis)、利什曼病(leishmaniasis)、淋巴丝虫病(lymphatic filariasis)、盘尾丝虫病(onchocerciasis)、非洲锥虫病(African trypanosomiasis)和美洲锥虫病(American trypanosomiasis)。寄生虫感染状况也是衡量一个国家社会经济发展水平和文明程度的重要指标。

　　按蚊传播的疟疾是热带病中最严重的一种寄生虫病。据世界卫生组织发布的资料，大约有 22 亿人生活在疟疾流行地区，每年有 3 亿～4 亿个临床病例，死亡人数约为 250 万人，仅在非洲每年至少有 100 万儿童死于疟疾。血吸虫病流行于 76 个国家和地区，5 亿～6 亿人受到感染的威胁，目前大约有 1.6 亿血吸虫病患者，每年死亡人数达 1.4 万人。蚊虫传播的淋巴丝虫病，流行于 83 个国家和地区，约有 12 亿居民受到威胁，有 1.28 亿人被感染，在东南亚、非洲、美洲和太平洋岛国的大部分热带国家尤为严重。蚋传播的盘尾丝虫引起皮肤丝虫病和河盲症，估计全世界有 1770 万患者，广泛分布在非洲、南美洲和西亚等 35 个国家，致盲患者达 27 万人。白蛉传播的利什曼病主要出现在热带和亚热带地区，3.5 亿人受到威胁，约 200 万人被感染，每年死亡人数约 5.9 万人。非洲锥虫病(睡眠病)流行于非洲 36 个国家，受感染威胁的人数约 8000 万人，每年感染人数约 10 万人，死亡人数为 5 万人。美洲锥虫病(恰加斯病)在南美受威胁人数约 9000 万人，感染人数至少达 1600 万人，每年死亡人数约 5 万人。此外，肠道原虫和蠕虫感染也在威胁人类健康，其重要种类有全球性的阿米巴病、蓝氏贾第鞭毛虫病、蛔虫病、鞭虫病、钩虫病、蛲虫病等，还有一些地方性肠道蠕虫病，如猪带绦虫病、牛带绦虫病等。据估计全世界蛔虫、钩虫、鞭虫、蓝氏贾第鞭毛虫和阿米巴原虫感染人数分别为 13 亿、13 亿、9 亿、2 亿和 7000 万人。

　　在经济发达国家，寄生虫病也是公共卫生的重要问题。如阴道毛滴虫(*Trichomonas vaginalis*)的感染人数在美国大约有 250 万人、英国有 100 万人；蓝氏贾第鞭毛虫(*Giardia lamblia*)的感染在俄罗斯、东欧特别严重，美国也有流行趋势。许多人兽共患寄生虫病给经济发达地区的畜牧业造成很大损失，也危害人群的健康。此外，一些本来不被重视的寄生虫病，如弓形虫病(toxoplasmosis)、隐孢子虫病(cryptosporidiosis)等与艾滋病(AIDS)有关的原虫病，在一些经济发达国家(包括日本、荷兰、英国、法国、美国等国)开始出现流行现象。

　　为了更准确地描述疾病对人类健康的损害程度，WHO 于 20 世纪末开始使用"伤残调整寿命年"(disability adjusted life years, DALYS)量化失去健康生命的全部损失。DALYS 是指从发病到死亡所损失的全部健康寿命年，包括因早死所致的寿命损失年(YLL)和疾病所致伤残引起的健康寿命损失年(YLD)两个部分。DALYS 数值的计算主要依赖于疾病的年龄别发病率、死亡率、平均发病年龄及持续时间，DALYS 数值越大，代表该疾病对健康和生命质量影响越大。2004 年 WHO 公布的疟疾、血吸虫病、利什曼病、淋巴丝虫病、盘尾丝虫病、非洲锥虫病和美洲锥虫病这七类寄生虫病的 DALYS 分别是 4471.6 万年、170.2 万年、209.0 万年、577.7 万年、48.4 万年、153.5 万年和 66.7 万年。

我国是寄生虫病严重流行的国家之一，多年来在各级政府的组织领导下和人民群众的大力参与下，我国的寄生虫病防治工作取得了显著成就，丝虫病、疟疾、血吸虫病、内脏利什曼病和钩虫病等一些曾严重危害人群身体健康的寄生虫病得到了有效控制。我国于 2007 年成为首个消除淋巴丝虫病的国家。但是随着社会经济的发展、国力的增强和人民生活水平的提高，对食源性寄生虫病、机会性致病寄生虫病、新现和再现寄生虫病的防治将是我们面临的新挑战。

2004 年完成的第二次全国人体重要寄生虫病现状调查表明，土源性线虫感染率比 1990 年下降了 63.65%，感染人数减少了近 4 亿人。但由于社会、经济和自然环境等因素的制约，目前全国蛔虫感染率为 21.38%，仍有部分省（区、市）土源性线虫感染率高达 56.22%，并且部分省、自治区食源性寄生虫病呈明显上升趋势。根据调查结果推算，全国土源性线虫感染人数约为 1.29 亿人，华支睾吸虫感染人数约为 1249 万人，带绦虫感染人数约为 55 万人，包虫病患者约为 38 万人。我国寄生虫病防治形势依然十分严峻。

知识链接

第二章　寄生现象、寄生虫与宿主

一、寄生现象

在漫长的生物演化过程中,各种生物彼此相互联系、相互依存,从而建立了暂时的或永久的生态关系。两种生物在一起生活的现象,统称共生(symbiosis)。在共生现象中根据两种生物之间的利害关系可粗略地分为共栖、互利共生、寄生这三种类型。

1. 共栖(commensalism)　两种生物生活在一起,其中一方受益,另一方既不受益,也不受害。例如,人类肠腔内的结肠内阿米巴,以肠道内细菌为其食物来源,对人体无致病作用。

2. 互利共生(mutualism)　两种生物生活在一起,在营养上互相依赖,双方受益,称为互利共生。例如,牛、马胃内存在大量的纤毛虫,虫体分泌的酶类有利于牛、马消化植物,而牛、马的胃则为纤毛虫的生存与繁殖提供了适宜的环境。

3. 寄生(parasitism)　两种生物生活在一起,其中一方受益,另一方受害,后者给前者提供营养物质和居住场所,这种生活关系称寄生。在寄生关系中,受益的一方称为寄生虫(parasite),如蛔虫,蛔虫的成虫阶段必须寄生在人体小肠并掠夺营养;受害的一方即为宿主(host),如人是蛔虫的宿主。

二、寄生虫的命名及生物分类

寄生虫的生物分类包括界(Kingdom)、门(Phylum)、纲(Class)、目(Order)、科(Family)、属(Genus)、种(Species)七个阶元,阶元越低,亲缘关系越近。寄生虫的命名原则为双名制,由两个拉丁词(斜体)组成,前者为属名,第一个字母大写,后者为种名,有的还附有亚种名;最后附以命名者的姓和命名年份(论文发表的年份),如日本血吸虫的命名(*Schistosoma Japonicum* Katsurada,1904)。如果一个种移到了另一个属中,原作者的姓和发现年代用括号括起,修订人的姓跟在括号后,如间日疟原虫命名〔*Plasmodium vivax* (Grassi and Felletti,1890)Labbe,1899〕。

根据进化中的亲缘关系,人体寄生虫分为三大类:①医学原虫:包括原生动物亚界(Subkingdom Protozoa)的肉足鞭毛门(Phylum Sarcomastigophora)、顶复门(Phylum Apicomplexa)和纤毛门(Phylum Ciliophora)的单细胞寄生虫,如溶组织内阿米巴、疟原虫和阴道毛滴虫等;②医学蠕虫:包括扁形动物门(Phylum Platyhelminthes)、线形动物门(Phylum Nemathelminthes)及棘头动物门(Phylum Acanthocephala),为多细胞软体动物,如肺吸虫、钩虫和棘头虫等;③医学节肢动物:习惯称为医学昆虫,包括昆虫纲(Hexapeda/Insecta)、蛛形纲(Arachnoidea),体表有外骨骼,身体分节,有成对的附肢存在,如蚊、蝇、蚤、虱等。

三、宿主的类型、生活史及寄生虫的类型

(一)宿主类型

1. 终宿主(definitive host)　寄生虫的成虫或有性生殖阶段寄生的宿主称为终宿主。如日本血吸虫成虫寄生于人体,人是其终宿主;疟原虫在蚊体内进行有性生殖,蚊是其终宿主。

2. 中间宿主(intermediate host)　寄生虫的幼虫或无性生殖阶段寄生的宿主称为中间宿

主。有的寄生虫需要两个以上的中间宿主,则按先后顺序称为第一中间宿主、第二中间宿主,以此类推。如卫氏并殖吸虫的第一中间宿主为淡水螺,第二中间宿主则为淡水蟹。疟原虫在人体内进行无性生殖,人是其中间宿主。

3. 保虫宿主(reservoir host) 又称储存宿主。有些寄生虫的成虫不仅寄生在人体,还可寄生在脊椎动物体内,并能在人与脊椎动物之间自然传播,这类脊椎动物称为保虫宿主。如日本血吸虫成虫可寄生于人体,又可寄生于牛、猪等脊椎动物,牛、猪即为其保虫宿主。

4. 转续宿主(paratenic host) 有些寄生虫侵入非适宜宿主后,可以存活但不能发育为成虫,长期保持幼虫状态,待有机会进入适宜宿主后方能正常发育。这些不适宜寄生的宿主称为转续宿主。如卫氏并殖吸虫的幼虫被野猪食入后,可长期寄生在其肌肉内,不能发育为成虫,如果正常宿主(人(终宿主)或犬(保虫宿主))生食该野猪肉,则幼虫可在正常宿主体内发育为成虫,野猪就是转续宿主。

(二)寄生虫的类型

根据寄生虫与宿主的关系,可将寄生虫分为以下几种类型。

1. 专性寄生虫(obligatory parasite) 生活史的各个阶段均营寄生生活,如丝虫、成虫及微丝蚴寄生于人体,丝状蚴及腊肠期蚴则寄生于蚊;或生活史某个阶段必须营寄生生活,如钩虫,其幼虫在土壤中营自生生活,但发育至丝状蚴后,必须侵入宿主体内营寄生生活,才能继续发育至成虫。

2. 兼性寄生虫(facultative parasite) 既可营自生生活,又能营寄生生活,如粪类圆线虫的成虫既可寄生于宿主肠道内,也可以在土壤中营自生生活。

3. 偶然寄生虫(accidental parasite) 因偶然机会进入非正常宿主体内寄生的寄生虫,如某些蝇蛆进入人肠道内而偶然寄生。

4. 体内寄生虫(endoparasite)和体外寄生虫(ectoparasite) 前者如寄生于肠道、组织内或细胞内的蠕虫或原虫;后者如蚊、白蛉、蚤、虱、蜱等,它们吸血时与宿主体表接触,多数饱食后即离开。

5. 长久性寄生虫(permanent parasite)和暂时性寄生虫(temporary parasite) 前者如蛔虫,其成虫必须营寄生生活;后者如蚊、蚤、蜱等,它们吸血时暂时侵袭宿主。

6. 机会性致病寄生虫(opportunistic parasite) 如弓形虫、隐孢子虫、卡氏肺孢子虫等,在宿主体内通常处于隐性感染状态,但当宿主免疫功能低下时,可出现异常增殖且致病力增强。

(三)生活史(life cycle)

寄生虫完成一代生长发育和繁殖的过程及其所需要的外界环境,称为生活史。根据寄生虫的生活史过程中是否需要中间宿主,可将其分为两大类型。

1. 直接型生活史(direct life cycle) 在生活史发育过程中不需要中间宿主。虫体在宿主体内发育至感染期后或在土壤等外环境发育至感染期后直接感染人。如小肠内的蛔虫卵随粪便排出体外,在土壤中发育成感染性虫卵,通过饮食感染人体,人是其唯一宿主。

2. 间接型生活史(indirect life cycle) 在生活史发育过程中需要中间宿主。虫体需在中间宿主体内发育至感染期后,再经一定途径感染终宿主。如日本血吸虫,其虫卵在水中孵化出毛蚴,进入钉螺体内,经几代无性生殖后发育成大量的尾蚴,当人或脊椎动物接触含有尾蚴的水体(疫水)后,尾蚴经皮肤侵入,逐渐发育为成虫;钉螺是其中间宿主,人是其终宿主,脊椎动物是保虫宿主。

在流行病学和实际防治工作中,常将具有直接型生活史的蠕虫称为土源性蠕虫,如蛔虫、钩虫等;将具有间接型生活史的蠕虫称为生物源性蠕虫,如丝虫、旋毛虫等;将经食物感染的寄生虫称为食源性寄生虫(food-borne parasite),如华支睾吸虫、卫氏并殖吸虫等。将节肢动物媒介传播的寄生虫称为虫媒寄生虫,如丝虫、疟原虫等。

3. 生殖方式 有些寄生虫仅进行无性生殖(asexual reproduction),如溶组织内阿米巴、阴道毛滴虫等;有些寄生虫仅进行有性生殖(sexual reproduction),如蛔虫、钩虫等;有些寄生虫则交替进行有性生殖和无性生殖,形成完整的生活史,称为世代交替(alternative generation),如疟原虫、血吸虫等。除此之外,吸虫还可进行一种特殊的无性生殖方式,由一条幼虫(毛蚴)经过数次无性分裂增殖形成上万条新的同性幼虫(尾蚴或囊蚴),这种无性生殖方式称为幼体生殖。

第三章　寄生虫与宿主相互作用

寄生虫感染宿主后引起的疾病,称为寄生虫病(parasitic disease)。无症状的感染者称为带虫者(carrier),是重要的传染源。有些寄生虫感染宿主后,宿主既无临床表现,又不易用常规方法检查出病原体,这类感染称为隐性感染,如弓形虫等机会性致病原虫感染,隐性感染者不是传染源。

一、寄生虫对宿主的损害

1. 掠夺营养　寄生虫在宿主体内生长、发育和繁殖所需的营养物质均从宿主体内获得,寄生的虫数愈多,宿主被夺取的营养也就愈多。如蛔虫和带绦虫在肠道内寄生,夺取大量的养料,并影响肠道吸收功能,引起宿主营养不良;又如钩虫附于肠壁上吸取大量血液,可引起宿主贫血。

2. 机械性损害　寄生虫对宿主器官、组织及细胞可造成损伤及破坏,尤其有些寄生虫个体较大、数量较多时,这种危害相当严重。例如,蛔虫可扭曲成团引起肠梗阻,巨大的棘球蚴挤压肝脏造成压迫症状。此外,幼虫在宿主体内移行也可造成严重的损害,如蛔虫幼虫在肺内移行时穿破肺泡壁毛细血管,可引起肺出血。

3. 毒性和免疫病理损害　寄生虫的分泌物、代谢物以及死亡虫体的分解产物,可对宿主造成毒性损害。例如,溶组织内阿米巴可分泌溶组织酶,引起宿主肠壁溃疡和肝脓肿。此外,寄生虫的代谢产物和死亡虫体的分解物具有抗原性,可使宿主致敏,引起局部或全身超敏反应。如日本血吸虫卵沉积于宿主肝脏内可引起虫卵肉芽肿,这是日本血吸虫的最主要致病因素。又如棘球蚴囊壁破裂,囊液进入腹腔,可引起宿主发生过敏性休克,甚至死亡。

二、宿主对寄生虫的抵抗

寄生虫及其产物对宿主而言均为异物,宿主必然出现防御性生理反应,其主要表现就是免疫应答(详见第四章)。

通过免疫应答,宿主对寄生虫可产生不同程度的抵抗,一般可归为以下三类:①宿主清除了体内全部寄生虫,并可抵御再感染,此类现象罕见;②宿主清除了部分寄生虫,对再感染具有部分抵御能力,此类现象多见;③宿主不能有效控制寄生虫的生长或繁殖,表现出明显的病理变化和临床症状,严重者可以导致死亡,多见于机会性致病寄生虫引起的感染。

第四章　寄生虫感染的免疫

一、免疫应答

宿主对寄生虫的作用主要表现为免疫应答,包括非特异性免疫(nonspecific immunity)/先天免疫(innate immunity)和特异性免疫(specific immunity)/获得性免疫(acquired immunity)。

(一)先天免疫

先天免疫是人类在长期的进化过程中逐渐建立起来的天然防御能力,它受遗传因素控制,具有相对稳定性,对各种寄生虫感染均具有一定程度的抵抗作用,一般没有特异性,也不十分强烈。偶尔也有例外,如人类对牛囊尾蚴具有先天的不易感性。

先天免疫包括皮肤、黏膜和胎盘的屏障作用,吞噬细胞的吞噬作用,体液对寄生虫的杀伤作用等。

(二)获得性免疫

寄生虫侵入宿主后,其抗原性物质刺激宿主免疫系统,宿主常出现特异性细胞免疫应答(cellular immune response)和体液免疫应答(humoral immune response),产生获得性免疫,可清除、杀伤虫体,或抑制虫体的发育和繁殖,对同种寄生虫的再感染也具有一定的抵抗力。

1. 寄生虫抗原　主要分三大类:①体表抗原,虫体表膜是宿主识别寄生虫抗原并产生免疫应答的主要作用部位;②循环抗原(circulating antigen,CAg),虫体的分泌排泄物、蜕皮液以及死亡虫体裂解产物等存在于宿主血液中,可诱导产生保护性免疫,检测循环抗原可用于判断现症患者及评价疗效;③虫体抗原,除上述两种抗原以外的其他寄生虫抗原,成分复杂。

2. 免疫类型

(1)消除性免疫(sterilizing immunity):宿主能完全清除体内寄生虫,并可抵抗再感染。例如,热带利什曼原虫引起的东方疖,宿主获得免疫力后,可完全清除体内原虫,临床症状消失,而且可防止再感染。该免疫状态在寄生虫感染者中少见。

(2)非消除性免疫(non-sterilizing immunity):大多数寄生虫可逃避宿主的免疫攻击而与宿主共存,宿主则对再感染产生一定程度的免疫力,一旦彻底清除体内的寄生虫,宿主的免疫力便逐渐消失。例如,人体感染疟原虫后,可呈带虫状态,可抵抗同种疟原虫再感染,即为带虫免疫(premunition);又如人体感染血吸虫后,产生获得性免疫力,不影响体内原有成虫的生存,但对再感染时的童虫有一定的抵抗力,称为伴随免疫(concomitant immunity)。

二、寄生虫性超敏反应

感染寄生虫以后,宿主一方面可以表现为免疫应答,抵抗再感染;另一方面也可发生超敏反应(hypersensitivity)。感染虫体后处于免疫状态的宿主,当再次接触同种抗原时出现的异常反应,即为寄生虫性超敏反应,常导致宿主组织损伤和免疫病理变化,可分为Ⅰ、Ⅱ、Ⅲ、Ⅳ型,亦可称为速发型超敏反应(immediate hypersensitivity)、细胞毒型超敏反应(cytotoxic type hypersensitivity)、免疫复合物型超敏反应(immune complex type hypersensitivity)及迟发型

NOTE

超敏反应(delayed hypersensitivity)。

1. 速发型超敏反应 常见于蠕虫感染。虫体变应原刺激宿主产生特异性 IgE 抗体,IgE 吸附在肥大细胞和嗜碱性粒细胞表面,当同种变应原再次进入机体后,与 IgE 结合,导致肥大细胞、嗜碱性粒细胞脱颗粒,从颗粒中释放出许多活性介质,如组胺、5-羟色胺、肝素、类胰蛋白酶等。活性介质随血流散布全身,作用于皮肤、黏膜、呼吸道等效应器官,引起血管扩张、毛细血管通透性增加、平滑肌收缩、腺体分泌增多等,从而导致荨麻疹、血管神经性水肿、支气管哮喘甚至过敏性休克等临床症状。如钩蚴性皮炎属于局部过敏反应,脑部囊尾蚴破裂可导致过敏性休克。

2. 细胞毒型超敏反应 宿主产生的抗体(IgG、IgM、IgA)直接作用于相应的细胞膜上的抗原,在补体、巨噬细胞作用下,可以造成病理损伤。其作用方式如下:补体依赖性细胞毒作用,抗体依赖性细胞介导的细胞毒作用(ADCC),促进巨噬细胞的吞噬等。如疟原虫抗原吸附于宿主红细胞表面,特异性抗体 IgG 或 IgM 与之结合,激活补体,引起红细胞溶解,从而导致患者贫血。

3. 免疫复合物型超敏反应 宿主产生的抗体(IgG、IgM、IgA)可与抗原特异性结合,形成免疫复合物(immunocomplex,IC),在组织中沉积而引起炎症反应。当免疫复合物在组织内沉积后,激活补体,产生趋化因子,吸引中性粒细胞吞噬免疫复合物,释放出一系列溶酶体酶类,造成组织损伤。例如,血吸虫性肾小球肾炎是由免疫复合物沉积于肾小球内而引起的。

4. 迟发型超敏反应 此型超敏反应是由 T 细胞介导引起的免疫损伤。致敏的 T 细胞再次接触同种抗原时,出现分化、增殖,并释放出多种淋巴因子,吸引、聚集并形成以单核细胞浸润为主的炎症反应,甚至引起组织坏死。血吸虫卵肉芽肿主要是由 T 细胞介导的迟发型超敏反应。

在寄生虫感染中,有的寄生虫病可同时引起多型超敏反应,病理后果是多种免疫病理机制的复合效应,甚为复杂多变。如血吸虫感染时引起的尾蚴性皮炎(属 I 型超敏反应)、对童虫杀伤的 ADCC 作用(属 II 型超敏反应)、血吸虫性肾小球肾炎(属 III 型超敏反应)以及血吸虫卵肉芽肿(属 IV 型超敏反应)。

第五章　寄生虫病的流行与防治

寄生虫病能在一个地区流行,该地区必须具备完成寄生虫生活史所需的各种条件,即传染源、传播途径和易感人群三个基本环节,具有地方性、季节性、传染性及自然疫源性等特点。

一、流行的基本环节

(一)传染源

传染源指有寄生虫感染,并能将病原体传入外界或另一新宿主的人或动物,包括患者、带虫者、保虫宿主和转续宿主(家养动物及野生动物)。例如蛔虫病的传染源为人,华支睾吸虫病的传染源为人和猫、犬、猪等。

感染阶段是指寄生虫侵入宿主体内并能继续发育或繁殖的发育阶段。

(二)传播途径

传播途径是指寄生虫从传染源排出后,侵入新的易感宿主前,在外界环境中所经历的全过程。

1. 经食物传播　最常见的传播途径。如感染性蛔虫卵、原虫包囊等,均可通过被污染的食物而传播;旋毛虫可通过宿主生吃猪肉而传播;吸虫可通过宿主生吃淡水鱼、虾而传播等。

2. 经土壤传播　多见于肠道寄生虫,其感染期幼虫存活于土壤中,如钩虫在土壤中发育为感染期幼虫,通过宿主接触疫土而传播。

3. 经水传播　多种感染期寄生虫存活于淡水中。如阿米巴与贾第虫包囊、布氏姜片吸虫囊蚴,通过宿主饮用疫水而传播;又如日本血吸虫尾蚴,通过宿主接触疫水而传播。

4. 经接触传播　人和人的接触可以直接传播某些寄生虫,接触方式包括直接接触和间接接触。如阴道毛滴虫可由于性接触而传播,蠕形螨可通过共用毛巾而传播。

5. 经节肢动物传播　很多医学节肢动物可作为多种寄生虫的传播媒介。如蚊传播疟原虫、丝虫;白蛉传播利什曼原虫等。

6. 经空气传播　比较少见,如福氏耐格里阿米巴包囊可悬浮在空气中,通过宿主呼吸道传播;蛲虫卵可随着尘埃传播。

7. 医源性传播　在治疗、预防工作中,由于未能严格执行规章制度和操作规程,而人为造成的传播。如疟原虫、弓形虫均可通过输血、器官移植传播。

8. 母婴垂直传播(vertical transmission)　寄生虫通过母体传播给子代,如弓形虫经胎盘传播;阴道毛滴虫在自然分娩时感染新生儿。

其中经食物传播、经水传播、经接触传播、经节肢动物传播、经土壤传播、经空气传播和医源性传播均属于水平传播(horizontal transmission)。

(三)易感人群

易感人群指对寄生虫缺乏免疫力的人群。寄生虫感染人体后,人体一般均可产生获得性免疫,但多处于带虫免疫状态,当寄生虫自人体内清除后,人体免疫力也逐渐下降,最终消退。例如,非流行区或已根除疟疾的地区的人进入疟区后,由于缺乏特异性免疫力而成为易感者。易感性还与年龄有关,一般儿童的免疫力低于成年人。

知识链接

二、寄生虫病的流行特点

1. 地方性 寄生虫病的流行与分布有明显的地方性,其主要与气候条件、中间宿主地理分布,以及人群的生活习俗和生产方式有关。如猪带绦虫病多见于云南等地,这主要是因为当地少数民族喜生食猪肉;日本血吸虫病分布于长江中下游及其以南地区。

2. 季节性 寄生虫病的流行往往有明显的季节性。虫媒寄生虫病的流行季节与相关节肢动物的活动相一致,如间日疟的流行季节与嗜人按蚊的活动季节一致;其次是随着人类的生产活动和生活习性因季节而异,例如,急性血吸虫病常见于夏季,人群因劳作或游泳接触疫水而感染。

3. 传染性 寄生虫病可在人与人、人与动物、动物与动物之间传播。我国的传染病防治法已将黑热病、疟疾、阿米巴病列为乙类传染病,血吸虫病、丝虫病和棘球蚴病列为丙类传染病。

4. 人兽共患性(自然疫源性) 有的寄生虫病可以在脊椎动物和人之间自然传播,即为人兽共患寄生虫病(parasitic zoonosis),如血吸虫病、旋毛虫病、弓形虫病等。由此可见某些寄生虫病在防治方面是极其复杂的,必须采取人兽兼治的综合措施。

三、影响寄生虫病流行因素

1. 自然因素(natural factor) 包括温度、湿度、雨量、光照等气候因素,以及地理环境和生物种群等。这些因素往往影响寄生虫及其宿主的生存环境。如气候影响媒介节肢动物的滋生、活动与繁殖,同时也影响其体内寄生虫的生长发育,当温度低于15 ℃或高于37.5 ℃时,疟原虫便不能在蚊体内发育;而温暖潮湿的气候既有利于蚊虫的生长、繁殖,也适合蚊虫进行吸血活动,增加传播疟疾的机会。

2. 生物因素(biotic factor) 具有间接型生活史的寄生虫,其中间宿主的存在是这些寄生虫病流行的必需条件,如我国日本血吸虫病的流行在北纬33.7°以南地区,与钉螺的地理分布一致;卫氏并殖吸虫的中间宿主川卷螺主要生长在山区小溪,所以该虫主要在丘陵、山区流行;而丝虫病与疟疾的流行同其蚊虫宿或蚊媒的地理分布与活动季节相符合。

3. 社会因素(social factor) 包括社会制度、经济状况、科学水平、文化教育、医疗卫生、防疫保健以及人民的生产方式和生活习惯等。一个地区的自然因素和生物因素是相对稳定的,而社会因素往往是可变的,并影响着自然因素和生物因素。经济文化落后的地区往往生产方式和生活方式落后,卫生习惯不良,卫生环境恶劣,医疗保健措施缺乏,因而寄生虫病广泛流行,严重危害人体健康。

四、寄生虫病的防治与挑战

寄生虫病的防治是一个系统工程,要达到有效的防治目的,必须针对寄生虫的病原学及流行病学特征,采取综合性措施,主要包括以下内容。

1. 控制传染源 普查普治患者和带虫者,查治或处理保虫宿主和转续宿主。此外,还应做流动人口的监测,控制流行区传染源的输入和扩散。

2. 切断传播途径 控制或消灭中间宿主及媒介节肢动物,加强对粪便和水源的管理,做好环境卫生和个人卫生。

3. 保护易感人群 改变不良的生活习惯,改进生产方法,改善工作条件,加强个人防护,对于某些寄生虫病(如疟疾),可预防性服药;也可用驱避剂涂抹皮肤以防蚊虫叮咬。

我国政府正进一步强化贯彻多项寄生虫病防治中长期规划,加速推进血吸虫病、疟疾、棘球蚴病等重点寄生虫病的防控工作,力争到2020年全国基本实现阻断血吸虫病、2025年全国基本消除血吸虫病;2020 年全国范围内实现消除疟疾;2020 年底,全国 350 个棘球蚴病流行县中,70％县的人群患病率要下降到 1‰以下,犬感染率下降到 5％以下等宏伟目标。

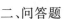 **小结**

　　人体寄生虫学是一门介于基础医学与临床医学之间的桥梁学科,研究与人体健康有关的寄生虫的形态结构、生活活动和生存繁殖规律,阐明寄生虫与人体及外界因素的相互关系,研究范畴包括医学原虫学、医学蠕虫学及医学节肢动物学。学习本学科的目的是控制或消灭人体寄生虫病,以及防制与疾病有关的医学节肢动物,保障人类健康。

（刘　彦）

能力检测

　　一、名词解释

　　1.共生　2.共栖　3.寄生　4.生活史　5.机会性致病寄生虫　6.中间宿主　7.终宿主
8.保虫宿主　9.幼虫移行症　10.人兽共患寄生虫病　11.隐性感染　12.带虫免疫

在线答题

　　二、问答题

　　1.人体寄生虫对宿主的作用有哪些?

　　2.为何寄生虫病的流行具有地方性和季节性的特点?

　　3.寄生虫病流行的三个环节是什么?

参考答案

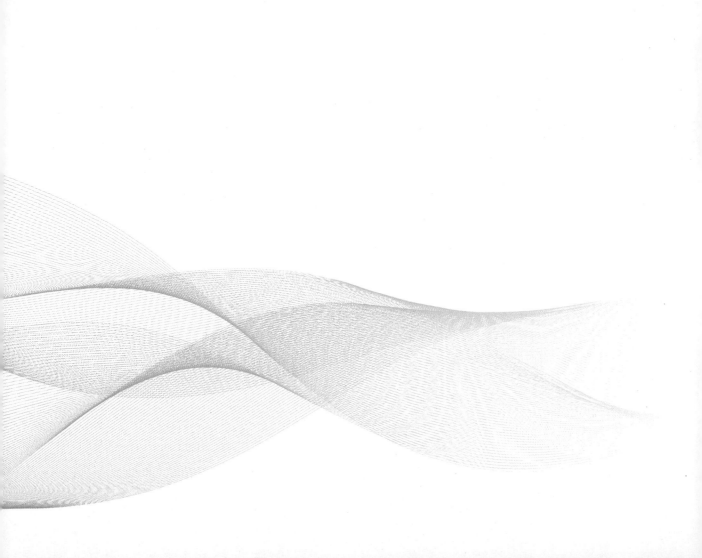

·第二篇·
医学原虫学

第六章 医学原虫学概论

医学原虫学概
论 H5 课件

原虫(protozoa)又称原生动物,为单细胞真核动物。原虫的种类繁多,分布非常广泛,在各类生态环境中都有原虫生存,其中大部分营自生生活,分布在海洋、土壤或腐败物内。迄今为止已发现 65000 余种,人类认识到的医学原虫有 40 多种。原虫寄生在人体管腔、体液、组织或细胞内,部分虫种为共栖性的,而另一部分是致病性的。原虫的致病性与虫种的毒力、感染量和宿主的抵抗力密切相关。致病性原虫对人类的健康可造成严重的危害。由于缺乏有效的疫苗和可靠的药物,以及传播媒介控制困难,目前,很多原虫病仍然是世界性的公共卫生问题。

(一)生物学分类

原虫在生物学分类上属于原生生物界(Kingdom Protista),原生动物亚界下的 6 个门,其中三个门,即肉足鞭毛门、顶复门和纤毛门,包含了多数引起人体疾病的重要虫种。随着科学技术的发展,染色体核型、核酸序列构成、同工酶谱型或血清学谱型等分析技术已广泛应用于医学原虫的分类研究,从分子水平重新认识原虫,达到判定种群乃至株系的目的。虽然分子分类学的研究已取得长足的进展,但目前形态学分类仍然是鉴定原虫种类最实用的技术。我国常见医学原虫的生物学分类及其与致病性的关系见表 6-1。

(二)形态

原虫的结构与单个动物细胞一样,由胞膜、胞质和胞核组成(图 6-1)。

1. 胞膜 包裹虫体,也称表膜(pellicle)或质膜(plasma membrane),电镜下可见为一层或一层以上的单位膜结构,其外层由蛋白质和脂质双分子层与多糖分子结合形成细胞被(cell coat)或糖萼(glycocalyx),内层由紧贴的微管和微丝支撑,使虫体保持一定的形状。原虫表膜是其与宿主和外环境直接接触的界面,并具有配体、受体、酶类和抗原等成分,参与营养、排泄、运动、侵袭,并具有逃避宿主免疫效应等生物学功能,对保持虫体的自身稳定和参与宿主的相互作用具有重要的意义。

2. 胞质 主要由基质、细胞器和内含物组成。基质均匀透明,含有肌动蛋白组成的微丝和管蛋白组成的微管,用以支持原虫的形态并与运动有关。大多数原虫有内、外质之分。外质透明,呈凝胶状,具有运动、摄食、营养、排泄和保护等功能;内质呈溶胶状,含各种细胞器和内含物,也是细胞核所在处,为细胞代谢和存储营养的主要场所。

原虫细胞器的类型多样:①膜质细胞器:如线粒体、高尔基复合体、溶酶体和动基体(kinetoplast,一种特殊类型的线粒体)等,主要参与能量合成代谢。②运动细胞器:如伪足(pseudopodium)、鞭毛(flagellum)、波动膜(undulating membrane)和纤毛(cilia)等,与原虫的运动有关,也是对原虫进行分类的重要标志。③营养细胞器:有些原虫有胞口、胞咽(cytopharynx)和胞肛等,帮助摄食、排泄;有些原虫(如纤毛虫)有伸缩泡(contractile vacuole),具有调节虫体内渗透压的功能。

原虫胞质内有时可见多种内含物,如食物泡、糖原和拟染色体(营养储存小体)以及虫体代谢产物(如疟色素)等。特殊的内含物也可作为虫种的鉴别标志。

3. 胞核 由核膜、核质、核仁和染色质组成。核膜为两层单位膜,具微孔沟通核内外。核仁富含 RNA,染色质含蛋白质、DNA 和少量 RNA。寄生的原虫多数为泡状核,染色质少而呈

表 6-1 我国常见医学原虫的生物学分类及其与致病的关系一览表

纲	目	科	属	种	感染阶段	感染途径	寄生阶段	寄生部位
鞭毛虫纲 Zoomastigophorea	动基体目 Kinetoplastida	锥虫科 Trypanosomatidae	利氏曼属 Leishmania	杜氏利什曼原虫 L. donovani	前鞭毛体	经皮肤 白蛉叮咬	无鞭毛体	内脏 巨噬细胞
			锥虫属 Trypanosoma	布氏冈比亚锥虫 T. brucei gambiense	锥鞭毛体	经皮肤 舌蝇吸血	后期 锥鞭毛体	血液
				布氏罗得西亚锥虫 T. brucei rhodesiense	锥鞭毛体	经皮肤 舌蝇吸血	后期 锥鞭毛体	血液
				克氏锥虫 T. cruzi	循环后期 锥鞭毛体	经皮肤 锥蝽吸血	锥鞭毛体	组织细胞
	双滴虫目 Diplomonadida	六鞭毛科 Hexamitidae	贾第虫属 Giardia	蓝氏贾第鞭毛虫 G. lamblia	包囊	经口	滋养体	小肠
	毛滴虫目 Trichomonadida	毛滴虫科 Trichomonadidae	毛滴虫属 Trichomonas	阴道毛滴虫 T. vaginalis	滋养体	经皮肤直接 或间接接触	滋养体	泌尿生殖 系统
				口腔毛滴虫 T. tenax	滋养体	直接接触	滋养体	口腔
				人毛滴虫 T. hominis	滋养体	经口	滋养体	肠
	超鞭毛目 Hypermastigida	缨滴虫科 Lophomonadae	嗛缨滴虫属 Lophomonas	嗛缨滴虫 L. blattarum	滋养体		滋养体	支气管黏膜
叶足纲 Lobosea	阿米巴目 Amoebida	内阿米巴科 Entamoebidae	双核阿米巴属 Dientamoeba	脆弱双核阿米巴 D. fragilis	滋养体		滋养体	肠
			内阿米巴属 Entamoeba	溶组织内阿米巴 E. histolytica	成熟包囊	经口	滋养体	大肠、肝、肺等组织

续表

纲	目	科	属	种	感染阶段	感染途径	寄生阶段	寄生部位
				迪斯帕内阿米巴 E. dispar	成熟包囊	经口	滋养体	肠
				结肠内阿米巴 E. coli	成熟包囊	经口	滋养体	肠
				哈门氏内阿米巴 E. hartmani	成熟包囊	经口	滋养体	大肠
				微小内蜒阿米巴 E. nana	成熟包囊	经口	滋养体	盲肠
				齿龈内阿米巴 E. gingivalis	滋养体	直接接触	滋养体	口腔
			嗜碘阿米巴属 Iodamoeba	布氏嗜碘阿米巴 I. butschlii	包囊	经口	滋养体	结肠
	裂核目 Schizopyrenida	双鞭阿米巴科 Dimastiamoebidae	耐格里属 Naegleria	耐格里属原虫 Naegleria	包囊	经皮肤黏膜	滋养体	脑(等)
			棘阿米巴属 Acanthaoeba	棘阿米巴原虫 Acanthaoeba	包囊	经皮肤黏膜	滋养体	眼、脑
孢子纲 Sporozoea	真球虫目 Eucoccidiida	疟原虫科 Plasmodidae	疟原虫属 Plasmodium	疟原虫 Plasmodium	子孢子	经皮肤蚊媒叮咬	红内期	红细胞
		弓形虫科 Toxoplasmatidae	弓形虫属 Toxoplasma	刚地弓形虫 T. gondii	包囊	经口,结膜或破损皮肤,输血,胎盘	子孢子、速殖子、缓殖子	有核细胞
		隐孢子虫科 Cryptosporidiidae	隐孢子虫属 Cryptosporidium	隐孢子虫 Cryptosporidium	卵囊	经口	滋养体	肠上皮细胞

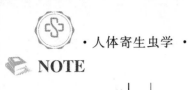

续表

纲	目	科	属	种	感染阶段	感染途径	寄生阶段	寄生部位
		肉孢子虫科 Sarcocystidae	肉孢子虫属 Sarcocystis	肉孢子虫 Sarcocystis	孢子囊、 缓殖子	经口	卵囊、 孢子囊	小肠、组织
		艾美虫科 Eimeriidae	等孢球虫属 Isospora	贝氏等孢球虫 I. belli	成熟卵囊	经口	滋养体	小肠黏膜 上皮细胞
	梨形虫目 Prioplasmida	巴贝虫科 Babesidae	巴贝虫属 Babesia	巴贝虫 Babesia				红细胞
微孢子虫纲 Microsporea	微孢子虫目 Microsporida	微孢子虫科 Microsporididae	肠上皮细胞 微孢子虫属 Enterocytozoon					
			脑炎微孢子虫属 Encephalitozoon					
			匹里虫属 Pleistiohora					
			微粒子虫属 Nosema					
芽囊原虫纲 Blastocystidea	芽囊原虫目 Blastocystida	芽囊原虫科 Blastocystidae	芽囊原虫属 Blastocystis	人芽囊原虫 B. hominis				回盲部
动基裂毛纲 Kinetofragminophorea	毛口目 Trichostomatida	小袋科 Balantidiidae	小袋属 Balantidium	结肠小袋纤毛虫 B. coli				结肠

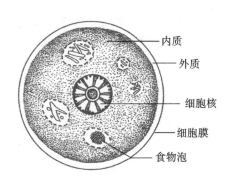

图 6-1　原虫的基本结构模式图

内质
外质
细胞核
细胞膜
食物泡

颗粒状,分布于核质或核膜内缘,只含 1 个核仁。少数纤毛虫为实质核,核大而不规则,染色质丰富,有 1 个或 1 个以上核仁。

（三）生活史

医学原虫的生活史包括原虫生长、发育和繁殖等不同发育阶段,以及虫体从一个宿主传播到另一个宿主的全过程。

原虫的生活史一般含有结构和活力都不同的几个阶段或期(stage)。滋养体(trophozoite)是大多数原虫的活动、摄食和增殖阶段。在寄生的原虫中该阶段通常与致病作用有关。在鞭毛虫中,无鞭毛体(amastigote)、前鞭毛体(promastigote)、上鞭毛体和锥鞭毛体(trypomastigote)以及刚地弓形虫(*Toxoplasma gondii*)的速殖子(tachyzoite)和缓殖子(bradyzoite)都归属滋养体阶段。在顶复门原虫中,还有裂殖子(merozoite)、配子体(gametocytes)、配子(gametes)和卵囊(oocyst)等生活史阶段。某些原虫的生活史中具有包囊阶段。包囊是滋养体在外界环境不利情况下分泌成囊物质所形成的圆球状或类圆球状阶段,是原虫的静止、感染阶段,不能运动和摄食。随宿主粪便排出的包囊有较厚的囊壁,因而能在外界环境中存活较长时间;在组织中形成的包囊依赖肉食者传播。

根据医学原虫的传播方式,可将其生活史分为以下三种类型。

1. 人际传播型　此类原虫生活史简单,完成生活史只需要一种宿主,借直接接触或中间媒介的携带在人群中机械传播。有的原虫整个生活史中只有一个发育阶段,即滋养体,一般以直接接触的方式传播,如阴道毛滴虫;有的原虫生活史中有滋养体和包囊两个阶段,前者具运动和摄食功能,为原虫的生长、发育和繁殖阶段,后者则处于静止状态,为原虫的感染阶段,一般通过饮水或食物进行传播,如溶组织内阿米巴和蓝氏贾第鞭毛虫。

2. 循环传播型　该型原虫生活史较复杂,完成生活史需要一种以上的脊椎动物宿主分别进行有性生殖(终宿主)和无性生殖(中间宿主),但不需要无脊椎动物宿主。如刚地弓形虫以猫为终宿主,以人、鼠或猪等为中间宿主。

3. 虫媒传播型　此类原虫完成生活史需在吸血昆虫体内进行有性或无性生殖发育至感染阶段,再通过叮咬吸血传播给人或动物,如利什曼原虫和疟原虫的生活史就是虫媒传播型。

（四）生理

医学原虫的生理过程包括运动、生殖、营养和代谢。

1. 运动　原虫的运动主要由运动细胞器完成。运动方式主要取决于其所具有的运动细胞器的类型,包括伪足运动、鞭毛运动和纤毛运动;没有运动细胞器的原虫则以扭动或滑行的方式运动。

2. 生殖　原虫的生殖方式有无性生殖和有性生殖两种。

（1）无性生殖(asexual reproduction)：包括二分裂、多分裂和出芽生殖。二分裂是指细胞核先分裂为二,然后胞质分裂,最后形成两个独立的虫体。鞭毛虫以纵向分裂为二,而纤毛虫以横向分裂为二。多分裂是指细胞核首先进行多次分裂,达到一定数量后,细胞质再分裂,使一个虫体一次增殖为多个子代。例如,疟原虫红细胞内期和红细胞外期的裂体生殖(schizogony)。出芽生殖是指母体先经过不均等的细胞分裂,产生一个或多个芽体,再分化发育成新的个体。出芽生殖可分为内出芽(endogenous budding)和外出芽(exogenous budding)两种方式,如疟原虫在蚊体内的成孢子细胞(sporoblast)是以外出芽法进行增殖的,即先从成孢子细胞表面长出子孢子芽(sporozoite buds),逐渐发育为子孢子(sporozoite),然后脱离母体;而弓形虫滋养体则以内出芽法进行增殖,即两个子细胞先在母细胞内形成新个体,然后随母细胞破裂,释放更小的子代并发育为新的滋养体。

(2)有性生殖(sexual reproduction):原虫的有性生殖包括接合生殖和配子生殖(gametogony)。接合生殖是较低级的有性生殖方式,仅见于纤毛虫纲,两个虫体在胞口处互相连接,结合处胞膜消失,经过各自体内的核分裂并互相交换后,两者又分离,继续进行二分裂形成新个体。配子生殖是指原虫在发育过程中先分化出有雌雄性别的配子,雌、雄配子受精后形成合子(zygote),然后形成卵囊(oocyst),传染性的子孢子(sporozoite)在卵囊内形成。如疟原虫在蚊体内的配子生殖。

有些原虫的生活史具有世代交替现象,即无性生殖和有性生殖两种方式交替进行,如疟原虫在人体内行无性生殖,而在蚊体内行有性生殖。

3. 营养与代谢 寄生原虫生活在富有营养的宿主内环境,一般可通过表膜的渗透和扩散吸收小分子养料,大分子物质则经胞饮(pinocytosis)摄取。例如,阿米巴以伪足获取营养;多数原虫具有胞口或微胞口(micropore),以吞噬(phagocytosis)方式摄取固体食物,如疟原虫和纤毛虫的滋养体。被摄入的食物先通过胞膜内陷,形成食物泡,在胞质中食物泡与溶酶体结合,然后再经各种水解酶的作用被寄生原虫消化、分解和吸收。

原虫一般利用葡萄糖获取能量。无氧糖代谢是原虫能量代谢的主要途径。大多数原虫进行厌氧代谢,尤其是肠内寄生原虫;血液内寄生原虫可利用适量氧而行有氧代谢。原虫所需蛋白质、氨基酸主要从宿主摄取。原虫可利用各种酶类将其摄入体内的蛋白质分解为游离的氨基酸。原虫的多种生物合成途径中需要辅助因子,如四氢叶酸(THFA)和对氨基苯甲酸(PABA)等。

(五)致病

原虫可引起所寄生的宿主组织、细胞的损伤,导致机体发生病理改变。原虫的致病作用与虫种、株系、寄生部位及宿主的抵抗力有关。

1. 宿主抵抗力 宿主本身对原虫所具有的抵抗力,主要涉及三个方面,即非特异因素、细胞免疫和体液免疫。

非特异性因素包括红细胞对疟原虫入侵或生长的限制,如带有镰状细胞血红蛋白杂合子或纯合子的个体对恶性疟原虫有抵抗作用。同样,缺乏 Duffy 因子的红细胞对间日疟原虫不敏感。流行病学的证据提示另一些遗传性的红细胞异常(如地中海贫血和葡萄糖-6-磷酸脱氢酶缺乏症)患者对疟原虫具有先天性抵抗力。此外,发热、宿主性别等非特异性因素也可能影响宿主对各种原虫的抵抗力。虽然非特异因素在宿主抵抗力中发挥重要作用,但是,它们通常与宿主的免疫系统联合发挥作用。

不同的原虫感染可诱导不同的体液和(或)细胞免疫应答。在疟疾和锥虫感染中,抗体显然在免疫应答中发挥关键作用。机体对疟原虫、利什曼原虫和刚地弓形虫等原虫的抵抗力可能与特异的体液和(或)细胞免疫机制有关。因此,原虫侵入宿主后必须战胜机体的防御功能,增殖到相当数量,才使机体表现出明显的损害或临床症状。例如,疟原虫在红细胞内进行裂体生殖,当虫体增殖到一定数量时,红细胞发生周期性破裂,机体产生临床症状。

2. 原虫致病特点

(1) 增殖作用:侵入人体的原虫增殖到一定数量后,人体可表现出明显的损害或出现相应的临床症状。首先,原虫可破坏宿主细胞,如疟原虫在红细胞内进行裂体生殖,当增殖的虫体达到一定数量时,可以造成红细胞破裂,而导致患者出现贫血症状。其次,原虫具有播散作用。当虫体增殖到相当数量时,可向邻近或远方组织、器官播散,并造成损伤,如阿米巴原虫寄生在结肠,其滋养体可以从结肠溃疡处随血流进入肝脏、脑等组织器官而引起病变。

(2) 毒性作用:寄生原虫的分泌物、排泄物和死亡虫体的分解物对宿主均有毒性作用,可以通过多种途径损伤宿主细胞、组织和器官。如溶组织内阿米巴滋养体可以分泌酶类物质导致宿主细胞被溶解破坏。

(3) 机会性致病:某些原虫感染免疫功能正常的宿主后并不引起临床症状,宿主暂时处于隐性感染状态。但当机体抵抗力下降或免疫功能不全时(如艾滋病患者、长期接受免疫抑制剂治疗或晚期肿瘤的患者),这些原虫的繁殖能力和致病力增强,患者出现明显的临床症状和体征,甚至危及生命。这类原虫称为机会性致病原虫(opportunistic protozoa),常见的机会性致病原虫有弓形虫和隐孢子虫。

(李 丽)

小结

原虫属于原生生物界、原生动物亚界,医学原虫多为肉足鞭毛门、顶复门和纤毛门。根据医学原虫的传播方式,其生活史分为人际传播型、循环传播型及虫媒传播型;生理过程包括运动、生殖、营养和代谢;其致病作用与虫种、株系、寄生部位及宿主的抵抗力有关,部分医学原虫属于机会性致病原虫。

能力检测

一、名词解释
1.滋养体 2.包囊 3.人际传播型 4.循环传播型 5.虫媒传播型 6.机会性致病原虫
二、问答题
原虫致病有什么特点?

在线答题

参考答案

第七章 叶足虫

叶足虫属于肉足鞭毛门的叶足纲,其形态特征为具有叶状运动细胞器——伪足。生活史一般分活动的滋养体期和不活动的包囊期,进行无性生殖。此纲中在人体肠腔寄生的多种阿米巴原虫仅溶组织内阿米巴可引起人类疾病。迪斯帕内阿米巴(*Entamoeba dispar*)虽与溶组织内阿米巴形态相同、生活史相似,但无致病性。此外,还有些营自生生活的阿米巴偶然可以侵入人体,引起严重的疾病。

第一节 溶组织内阿米巴

溶组织内阿米
巴 H5 课件

溶组织内阿米巴(*Entamoeba histolytica* Schaudinn,1903)属叶足纲阿米巴目内阿米巴科内阿米巴属。其寄生于结肠可以引起人类肠阿米巴病和肠外阿米巴病。

(一) 形态

溶组织内阿米巴可分包囊和滋养体两个不同时期,成熟的四核包囊为感染期。

1. 滋养体 形状不规则,直径在 10~60 μm 之间,借助单一定向的伪足而运动,有透明的外质和富含颗粒的内质,具一个球形的泡状核,直径为 4~7 μm。纤薄的核膜边缘有单层均匀分布、大小一致的核周染色质粒(chromatin granules)。但在培养基中的滋养体往往有 2 个以上的核,核仁小,直径为 0.5 μm,常居中,周围有纤细无色的丝状结构。当其从有症状患者组织中分离时,常含有摄入的红细胞,有时也可见白细胞和细菌(图 7-1)。

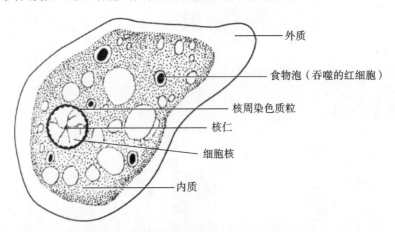

外质

食物泡(吞噬的红细胞)

核周染色质粒

核仁

细胞核

内质

图 7-1 溶组织内阿米巴滋养体结构模式图

2. 包囊 滋养体在肠腔里形成包囊的过程称为成囊,滋养体在肠腔以外的脏器或外界不能成囊。在肠腔内滋养体逐渐缩小,停止活动,变成近似球状的包囊前期,然后变成一核包囊并进行二分裂生殖。成熟包囊有 4 个核,呈圆球状,球径为 10~16 μm,包囊壁厚 125~150 nm,光滑,核为泡状核,与滋养体的相似但稍小(图 7-2)。未成熟包囊为 1~2 个核,胞质中有糖原泡(glycogen vacuole)及一短棒状的拟染色体(chromatoid body),是储存营养物质的结构。拟染色体的形态具有鉴别虫株的意义。

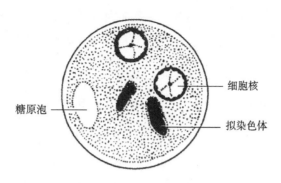

图 7-2 溶组织内阿米巴包囊的结构模式图

（二）生活史

溶组织内阿米巴的生活史类型为人际传播型，包括包囊、滋养体两个阶段，感染阶段为成熟的四核包囊（图 7-3）。人是溶组织阿米巴的适宜宿主，猴、猫、狗和鼠等也可作为偶然的宿主。

微课 1：溶组织内阿米巴生活史

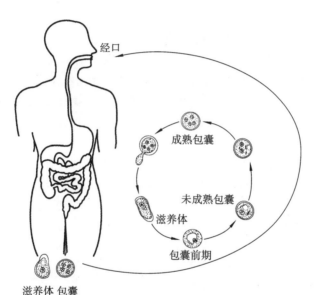

图 7-3 溶组织内阿米巴生活史示意图

人常因为摄入被四核包囊污染的食物或水而感染。感染期包囊经口摄入，通过胃和小肠而进入回肠末端或结肠的中性或碱性环境中，由于包囊中的虫体运动和肠道内酶的作用，包囊壁在某一点变薄，囊内虫体多次伸长，伪足伸缩，虫体脱囊而出。4 核的虫体经三次胞质分裂和一次核分裂发展成 8 个滋养体，随即在结肠上端摄食细菌并进行二分裂生殖。滋养体可侵入肠黏膜，吞噬红细胞，破坏肠壁，引起肠壁溃疡，也可随血流进入其他组织或器官，引起肠外阿米巴病。

急性感染者体内滋养体随坏死组织脱落，进入肠腔，通过肠蠕动排出体外；滋养体在外界自然环境中只能短时间存活，即使被吞食也会在通过上消化道时被消化液杀灭。

慢性感染者体内滋养体在肠腔内下移的过程中，随着肠内容物的脱水和环境变化等因素的刺激，而形成圆形的包囊前期，分泌出厚的囊壁，经两次有丝分裂形成四核包囊，随粪便排出体外。包囊在外界潮湿环境中可存活并保持感染性数日至 1 个月，但在干燥环境中易死亡。

（三）致病

1. 致病机制 溶组织内阿米巴滋养体具有侵入宿主组织或器官、适应宿主的免疫反应和

病例分析 7-1

表达致病因子的能力。滋养体表达的致病因子可破坏细胞外间质、接触依赖性地溶解宿主组织、抵抗补体的溶解作用，其中破坏细胞外间质和溶解宿主组织是虫体侵入的重要方式。这些致病因子的转录水平是调节其致病潜能的重要因素。

影响溶组织内阿米巴的致病因素中，有三种致病因子已在分子水平被广泛研究和阐明：半乳糖凝集素，介导吸附于宿主细胞；阿米巴穿孔素在宿主细胞上形成孔状破坏；半胱氨酸蛋白酶(cysteine proteinase)，溶解宿主组织。

首先，溶组织内阿米巴滋养体通过凝集素吸附在肠黏膜上，凝集素介导滋养体吸附于宿主结肠上皮、中性粒细胞和红细胞等表面，凝集素在吸附后还具有重要的溶细胞作用。此外，这种凝集素还参与细胞信号传导。其次，滋养体分泌穿孔素，阿米巴穿孔素是一组包含在滋养体胞质颗粒中的小分子蛋白家族；滋养体在与靶细胞接触或侵入组织时可注入穿孔素，使靶细胞形成离子通道，导致宿主细胞的损害、红细胞和细菌溶解。最后，滋养体分泌半胱氨酸蛋白酶，此为虫体最丰富的蛋白酶，属于木瓜蛋白酶家族，具有多个同分异构体，可使靶细胞溶解或降解补体 C3 为 C3a，从而抵抗补体介导的炎症反应，并可降解血清和分泌型 IgA。半胱氨酸蛋白酶可以破坏肠黏膜上皮屏障和穿破细胞，杀伤宿主肠上皮细胞和免疫细胞，引起溃疡，导致肠外感染。

2. 病理改变 溶组织内阿米巴引起肠阿米巴病和肠外阿米巴病。肠阿米巴病多发于盲肠或阑尾，也易累及乙状结肠和升结肠，偶累及回肠。典型的病变是口小底大的烧瓶样溃疡，溃疡间的黏膜正常或稍有充血水肿，这与细菌引起的弥漫性炎性病灶不同(图 7-4)。除重症外，原发病灶仅局限于黏膜层。镜下可见组织坏死伴少量的炎症细胞，以淋巴细胞和浆细胞浸润为主，由于滋养体可溶解中性粒细胞，故中性粒细胞极少见。急性病例滋养体可突破黏膜肌层，引起液化坏死灶，形成的溃疡可深及肌层，并可与邻近的溃疡融合，引起大片黏膜脱落。阿米巴肿是结肠黏膜对阿米巴刺激的增生反应，主要是组织肉芽肿伴慢性炎症和纤维化，亦称阿米巴性肉芽肿(amebic granuloma)。虽 1‰～5‰ 患者伴有阿米巴肿，但需与肿瘤进行鉴别诊断。

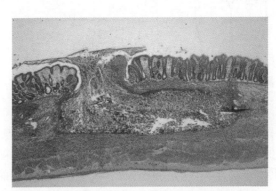

图 7-4 肠阿米巴病口小底大的烧瓶样溃疡(HE 染色，20×)

肠外阿米巴病往往呈无菌性、液化性坏死，周围以淋巴细胞浸润为主，极少伴有中性粒细胞，滋养体多位于脓肿的边缘。以肝脓肿最常见。早期病变以滋养体侵入肝内小血管引起栓塞开始，继而出现急性炎症反应，以后病灶扩大，中央液化，脓肿大小不一，由坏死变性的肝细胞、红细胞、胆汁、脂肪滴、组织残渣组成。其他组织亦可出现脓肿，如肺、腹腔、心包、脑、生殖器官(皮肤型)等，病理特征亦以无菌性、液化性坏死为主。

3. 临床表现 阿米巴病的潜伏期为 2 天至 26 天，以 2 周多见。起病突然或隐匿，可呈暴发性或迁延性，可分成肠阿米巴病和肠外阿米巴病。

(1) 肠阿米巴病(intestinal amoebiasis)：溶组织内阿米巴滋养体侵袭肠壁引起肠阿米巴

NOTE

病。常见部位在盲肠和升结肠,其次为直肠、乙状结肠和阑尾,有时可累及大肠全部和一部分回肠。临床过程可分急性或慢性。急性期的临床症状从轻度、间歇性腹泻到暴发性、致死性的腹泻不等。典型的阿米巴痢疾患者常有腹泻,一日数次或数十次,粪便呈果酱色,伴奇臭,带有血液和黏液,80%患者有局限性腹痛、胃肠胀气、里急后重、厌食、恶心呕吐等。急性暴发性阿米巴痢疾则是严重和致命性的肠阿米巴病,常为儿科疾病。从急性型可突然发展成急性暴发型,患者有大量的黏液血便、发热、低血压、广泛性腹痛、强烈而持续的里急后重、恶心、呕吐,并出现腹水,60%患者可发展成肠穿孔,亦可发展成肠外阿米巴病。有些轻症患者仅有间歇性腹泻。慢性阿米巴痢疾患者则长期表现为间歇性腹泻、腹痛、胃肠胀气和体重下降,可持续一年以上,甚至5年。有些患者出现阿米巴肿,呈团块状损害而无症状。在肠钡餐透视时酷似肿瘤,病理活检或血清阿米巴抗体阳性可鉴别诊断。

肠阿米巴病较严重的并发症是肠穿孔和继发性细菌性腹膜炎,呈急性或亚急性过程。

(2)肠外阿米巴病(extraintestinal amoebiasis):肠黏膜下层或肌层的滋养体进入静脉,经血行播散至其他脏器引起的阿米巴病。以阿米巴肝脓肿(amebic liver abscess)最常见。患者以青年男性为多见,脓肿多位于右叶,且以右叶顶部为主。全部肠阿米巴病病例中有10%的患者伴发肝脓肿。临床表现为右上腹痛并可向右肩放射,发热,肝肿大伴触痛,也可表现为寒战、盗汗、厌食和体重下降,少部分患者甚至可以出现黄疸。肝脓肿穿刺可见巧克力酱样脓液,且可检出滋养体。肝脓肿可破裂入胸腔(10%~20%)或腹腔(2%~7%),少数情况下肝脓肿可破入心包,若肝脓肿破入心包则往往是致死性的。

多发性肺阿米巴病常发生于右肺下叶,多因肝脓肿穿破膈肌而继发,临床表现为胸痛、发热、咳嗽、咳巧克力酱样的痰液。X线检查可见渗出、实变或脓肿形成,甚至肺支气管瘘管。脓肿可破入气管引起呼吸道阻塞。若脓肿破入胸腔或气管,引流配合药物治疗十分重要,但死亡率仍为15%~30%。

1.2%~2.5%的患者可出现脑脓肿,而脑脓肿患者中94%合并肝脓肿,往往是位于中枢皮质的单一脓肿,临床症状有头痛、呕吐、眩晕、精神异常等。45%的脑脓肿患者可发展成脑膜脑炎。阿米巴性脑脓肿的病程进展迅速,如不及时治疗,死亡率高。

皮肤阿米巴病少见,常由直肠病灶播散到会阴部引起,会阴部损害则会散布到阴茎、阴道甚至子宫,亦可因肝脓肿破溃而发生于胸腹部瘘管周围。

(四)免疫

溶组织内阿米巴可抵抗宿主的自然屏障作用而侵入肠壁并随血液循环侵入组织。巨噬细胞介导的抗阿米巴作用是宿主抗阿米巴感染的基本模式。阿米巴抗原活化的T细胞启动了巨噬细胞的吞噬效应。由T细胞产生的TNF-β、T细胞或巨噬细胞产生的TNF-α可以作为介导巨噬细胞吞噬作用的活性因子。研究证明,Th1型免疫反应可以有效避免机体再感染。Th1型细胞因子,尤其是IFN-γ和TNF-α可以活化巨噬细胞、中性粒细胞,促进其释放NO而杀伤溶组织内阿米巴。在感染初期保护性免疫主要是细胞介导的免疫应答,而体液免疫起到辅助作用。在活动性感染期,虫体抗原可调节巨噬细胞和T细胞的反应性,尤其是在肠外阿米巴病的急性期,机体处于暂时免疫抑制状态,有利于虫体存活。

(五)诊断

1. 流行病学资料 阿米巴病在热带和亚热带常见,患者若有这些地区的居住史或者旅游史,并在之后出现症状,则对阿米巴病的诊断有参考意义。除了气候条件以外,因为卫生条件、居住条件较差和营养不良等情况而出现类似症状也应引起重视。

考虑我国溶组织内阿米巴流行情况在不同时期、不同地理环境、不同经济水平、不同职业人群中感染情况的不同,我们得出以下规律:气候干燥、高寒地区的发病率较低;经济发达、卫生条件完善的地区,溶组织内阿米巴感染率低。致病性溶组织内阿米巴和不致病的迪斯帕内阿米巴形态相似,应做基因型鉴定。

2. 临床表现 患者有热带和亚热带居住史,或饮用不洁水、食用可能被污染的食物;男性同性恋或艾滋病感染者出现稀便,粪便奇臭并带血和黏液,粪便呈果酱色,一日数次或数十次;患者有局限性腹痛、胃肠胀气、里急后重、厌食、恶心呕吐等,可出现下腹部压痛感。排除由细菌、病毒和真菌感染导致的结肠炎者应给予足够的重视,并进一步明确诊断。

3. 病原学检查

(1)生理盐水涂片法:对肠阿米巴病而言,粪便检查(简称粪检)仍为最有效的手段。这种方法可以检出活动的滋养体。一般在稀便或脓血便中滋养体多见,滋养体内可见被摄入的红细胞。但由于虫体在受到尿液、水等作用后会迅速死亡,故应注意快送快检、保持25 ℃以上的温度、防止尿液污染,还要注意某些抗生素、致泻药或收敛药、灌肠液等均可影响虫体的生存和活动,从而影响检出率。对脓肿穿刺液等亦可行涂片检查,但因为虫体多位于脓肿壁上,故穿刺和检查时应予以注意。另外,镜下滋养体需与宿主组织细胞鉴别,鉴别要点如下:①溶组织内阿米巴滋养体大于宿主细胞;②核质比小于宿主细胞;③滋养体为泡状核,核仁居中,核周染色质粒清晰;④滋养体胞质中可含红细胞和组织碎片。

(2)碘液涂片法:对慢性腹泻患者以检查包囊为主,可做碘液染色,以显示包囊的胞核,同时进行鉴别诊断。用甲醛乙醚法沉淀包囊可以提高检出率40%～50%。另外,对于一些慢性患者,粪检应持续1～3周,并多次检查,以防漏诊。

(3)体外培养:培养法在诊断和保存虫种方面有重要意义,且比涂片法敏感。培养物常为粪便或脓肿抽出物。可采用Robinson培养基,其对亚急性或慢性病例检出率比较高。在粪检中,溶组织内阿米巴必须与其他肠道原虫相区别,尤其是结肠内阿米巴和哈门氏内阿米巴。而对于溶组织内阿米巴和迪斯帕内阿米巴,目前可采用许多方法进行鉴别,如同工酶分析、酶联免疫吸附试验、聚合酶链反应(polymerase chain reaction,PCR)等。

4. 免疫学检查 通过间接血凝试验(indirect hemagglutination test,IHA)、间接免疫荧光抗体试验(indirect immunofluorescent antibody assay,IFA)、酶联免疫吸附试验(enzyme-linked immunosorbent assay,ELISA)或琼脂扩散(AGD)等方法,在患者血清中检测溶组织内阿米巴的抗原或抗体。

5. 其他辅助检查 对肠阿米巴病进行诊断可应用结肠镜。对经显微镜检查、血清学和PCR检查均未获得阳性结果的临床高度怀疑病例,可行结肠镜检并活检或吸取分泌物,进行一般固定染色、免疫组织化学或免疫荧光试验,或进行PCR检测分析。对肠外阿米巴病(如肝脓肿),可应用超声波、计算机断层扫描(CT)、核磁共振成像(MRI)检查,并结合血清学、DNA扩增分析等做出诊断。

(六)流行

溶组织内阿米巴呈世界性分布,但常见于热带和亚热带地区,如印度、印度尼西亚、撒哈拉沙漠、热带非洲和中南美洲。世界各地感染率差别很大,可为0.37%～30%,甚至高达50%。2004年第二次全国调查结果发现,人群溶组织内阿米巴的感染率明显下降。但某些人群或特殊人群的感染率仍较高,如有调查显示艾滋病患者血清抗溶组织内阿米巴抗体的阳性率为7.9%,明显高于普通人群。

溶组织内阿米巴感染率高、分布广泛的原因主要如下:①阿米巴病的传染源为粪便中持续带包囊者。包囊的抵抗力较强,在适当温湿度下可生存数周,并保持感染力,但对干燥、高温的抵抗力不强。通过蝇或蟑螂消化道的包囊仍具感染性。②人体感染的主要方式是经口感染,食用含有成熟包囊的被粪便污染的食品、饮水或使用污染的餐具均可导致感染。食源性暴发

NOTE

流行则是由于不卫生的用餐习惯或食用由包囊携带者制备的食品而引起。③另外,具有口-肛性行为的人群,粪便中的包囊可直接经口侵入,所以阿米巴病在欧、美、日等国家被列为性传播疾病(sexually transmitted disease,STD),我国尚未见报道,但应引起重视。

（七）防治

(1) 控制传染源:查治患者和带虫者,以控制传染源,尤其是饮食行业的从业人员。甲硝唑(metronidazole)为目前治疗阿米巴病的首选药物。对于急性或慢性侵入性肠阿米巴病患者均适用,口服几乎 100% 吸收。此外,替硝唑(tinidazole)、奥硝唑和塞克硝唑也有相同作用。但有资料显示甲硝唑或替硝唑等主要用于组织感染,无根治肠腔病原体的作用,故不应用于治疗无症状带包囊者。对于带包囊者的治疗应选择肠壁不易吸收且副作用低的药物,如巴龙霉素(paromomycin)、喹碘方等。

(2) 切断传播途径:具体的方法包括对粪便进行无害化处理,以杀灭包囊;保护水源、食物,免受污染;做好环境卫生,消灭苍蝇、蟑螂等传播媒介。

(3) 保护易感人群:所有人群均易感,免疫力低的人群感染率高于普通人群,如艾滋病患者感染率高于普通人群。加强健康教育,饭前便后洗手,不喝生水,生吃的蔬菜、瓜果应清洗干净,以提高自我保护能力。

第二节 其他消化道阿米巴

寄生于人体消化道的阿米巴除溶组织内阿米巴外,其余均为肠道共栖原虫,它们一般不侵入人体组织,但在重度感染或宿主防御功能减弱时也可产生不同程度的黏膜浅表炎症,在合并细菌感染时可引起腹泻或肠功能紊乱。

一、迪斯帕内阿米巴

迪斯帕内阿米巴(*Entamoeba dispar* Brumpt,1925)是与溶组织内阿米巴形态相同、生活史相似的另一虫种,属内阿米巴属。全世界约有 5 亿人感染内阿米巴属原虫,其中很大一部分为迪斯帕内阿米巴。

扫码看彩图

迪斯帕内阿米巴与溶组织内阿米巴可通过同工酶分析、ELISA 和 PCR 分析进行鉴别。同工酶分析时需要培养滋养体。用 ELISA 法以单克隆抗体检测溶组织内阿米巴表面半乳糖凝集素靶抗原,具有敏感性高和特异性强的特点,目前在欧、美、日等国家已有检测试剂盒出售。而 PCR 法则可直接从 DNA 水平鉴别这两种原虫,其中以检测编码 29/30 kD 多胱氨酸抗原的基因最为特异和可行。

二、结肠内阿米巴

结肠内阿米巴(*Entamoeba coli* Grassi,1879)是人体肠道常见的共栖原虫,常与溶组织内阿米巴共同存在,属内阿米巴属。滋养体直径为 15～50 μm,内、外质间界限不分明。核内含大而偏位的核仁和大小不一、排列不齐的核周染色质粒,胞质内含颗粒、空泡和食物泡,多含细菌但不含红细胞(图7-5)。

包囊较溶组织内阿米巴的大,直径为 10～35 μm,核 1～8 个,成熟包囊偶可超过 8 个核。未成熟

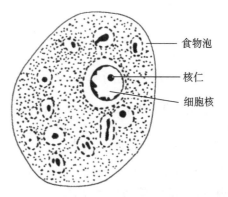

食物泡

核仁

细胞核

图 7-5　结肠内阿米巴滋养体结构模式图

扫码看彩图

包囊内含糖原泡和草束状的拟染色体(图7-6)。生活史和流行情况与溶组织内阿米巴相似,成熟包囊经口感染宿主,除人外,鼠、猪、犬等动物肠内也有发现。结肠内阿米巴在结肠寄生,不侵入组织,感染者无临床症状。粪检发现包囊或滋养体即可诊断,但应与溶组织内阿米巴相鉴别。

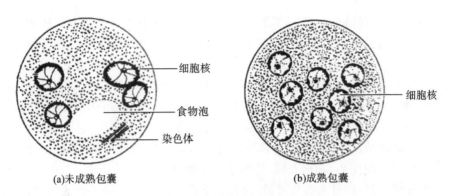

(a)未成熟包囊　　　　　(b)成熟包囊

图 7-6　结肠内阿米巴包囊结构模式图

三、哈门氏内阿米巴

哈门氏内阿米巴(*Entamoeba hartmani* Von Prowazek,1912)的生活史和形态与溶组织内阿米巴相似,亦属内阿米巴属。因虫体较小,故曾被称为小宗溶组织内阿米巴。滋养体直径为 $4\sim12~\mu m$,该虫对人不致病,滋养体不吞噬红细胞,仅在猫、狗体内引起阿米巴性结肠炎(图7-7)。包囊近圆形,直径为 $4\sim10~\mu m$。流行病学调查中常以包囊直径小于 $10~\mu m$ 为界而与溶组织内阿米巴相区别(图7-8)。但值得注意的是,溶组织内阿米巴包囊在治疗后或在营养不良的患者体内也可能会变小。为区别溶组织内阿米巴和哈门氏内阿米巴,可应用血清学或DNA扩增分析作为辅助诊断。哈门氏内阿米巴呈世界性分布。感染与食用或饮入了被粪便污染的食物或水源有关。哈门氏内阿米巴与溶组织内阿米巴鉴别可避免不必要的治疗。

扫码看彩图

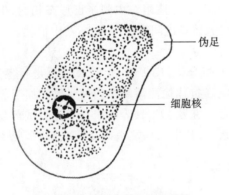

图 7-7　哈门氏内阿米巴滋养体

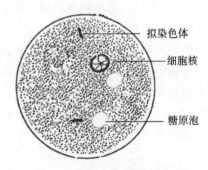

图 7-8　哈门氏内阿米巴包囊

四、微小内蜒阿米巴

微小内蜒阿米巴(*Endolimax nana* Wenyon & O'Connor,1917)为寄生于人、猿、猴、猪等动物肠腔的小型阿米巴,属内阿米巴属。滋养体直径为 $6\sim12~\mu m$,核型特别,有一明显粗大的核仁,无核周染色质粒。胞质量少,食物泡内含细菌。滋养体以其短小、钝性而透明的伪足做迟缓运动(图7-9)。在大肠中成囊,包囊直径为 $5\sim10~\mu m$,成熟包囊内含4个核(图7-10)。一般认为该虫无致病性,但也有报道认为其可能与腹泻有关。

微小内蜒阿米巴的诊断以粪检为主,需与哈门氏内阿米巴和布氏嗜碘阿米巴相鉴别。该

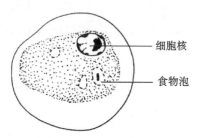

图 7-9 微小内蜒阿米巴滋养体结构模式图

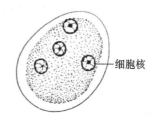

图 7-10 微小内蜒阿米巴包囊结构模式图

虫体积比哈门氏内阿米巴小,且含粗大核仁。胞核与布氏嗜碘阿米巴相似,但包囊较小。本虫呈世界性分布,但少于结肠内阿米巴。由于虫体较小,故粪检不易检出。甲硝唑治疗有效。

五、布氏嗜碘阿米巴

布氏嗜碘阿米巴(*Iodamoeba butschlii* Von Prowazek,1912),以包囊期具有特殊的糖原泡而得名,属内阿米巴科嗜碘阿米巴属。该虫寄生于结肠,虫体稍大于微小内蜒阿米巴,滋养体直径为 $8\sim20\ \mu m$,有大而明显的核仁,与核膜间绕有一层几乎无色的颗粒,这一结构是鉴别的主要依据之一;无核周染色质粒,胞质内含粗大的颗粒和空泡(图 7-11)。包囊直径为 $5\sim20\ \mu m$,糖原泡呈圆形或卵圆形,边缘清晰,常把核推向一侧。碘染糖原泡呈棕色团块,铁苏木素染色为泡状空隙(图 7-12)。

布氏嗜碘阿米巴无致病性,特殊的糖原泡和核结构是鉴定本虫的主要依据。

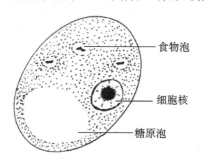

图 7-11 布氏嗜碘阿米巴滋养体结构模式图

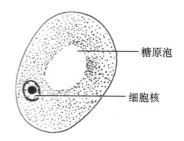

图 7-12 布氏嗜碘阿米巴包囊结构模式图

六、齿龈内阿米巴

齿龈内阿米巴(*Entamoeba gingivalis* Gros,1849)为人及许多哺乳动物齿龈部的共栖型阿米巴,生活史中仅有滋养体期,属内阿米巴科内阿米巴属。滋养体直径为 $5\sim15\ \mu m$,其形态与溶组织内阿米巴相似。伪足内、外质分明,活动迅速。食物泡常含细菌、白细胞,偶有红细胞。核仁明显,居中或略偏于一侧,有核周染色质粒(图 7-13)。人们通过对其核糖体小亚基 RNA 基因的 PCR 产物进行限制性内切酶分析,发现其失去继发性成囊能力。偶有齿龈内阿米巴感染子宫的报告,但仅在置有宫内节育器和细菌感染时发生。在口腔疾病患者或正常人口腔中均可检获,以前者检出率较高。在牙周病、牙周炎的患者口腔中检出率达 50% 以上,但病理切片中不曾发现虫体侵入组织。

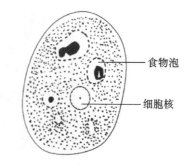

图 7-13 齿龈内阿米巴滋养体结构模式图

NOTE

齿龈内阿米巴呈世界性分布。据 1992 年报告,我国平均感染率为 47.247%,其中健康人平均感染率为 38.88%,口腔门诊患者平均感染率为 56.90%。因其无包囊期,以直接接触感染为主或由飞沫传播。

第三节　致病性自生生活阿米巴

在自然界存在着多种营自生生活的阿米巴,其中有些是潜在的病原体,可侵入人体的中枢神经系统、眼部和皮肤,引起严重损害甚至导致患者死亡,以双鞭阿米巴科的耐格里属和棘阿米巴属多见。

（一）形态和生活史

营自生生活的致病阿米巴生活史较简单,在自然界中普遍存在于水体、淤泥、尘土和腐败植物中。滋养体以细菌为食,行二分裂生殖,并可形成包囊。

耐格里属阿米巴 H5 课件

1. 耐格里属阿米巴　耐格里属阿米巴属叶足纲裂核目双鞭阿米巴科耐格里属。耐格里属阿米巴滋养体呈长形,最大直径为 10～35 μm,虫体一端有单一的圆形或钝性的伪足,另一端形成指状的伪尾区。滋养体的核为泡状核,核仁大而居中,胞质内含食物泡(图 7-14)。扫描电镜下可见虫体表面不规则,有褶皱,具多个吸盘状结构(图 7-15),该结构与虫体的毒力、侵袭力和吞噬力有关。在不适环境或水中,滋养体可发展成有 2～9 根鞭毛的鞭毛型。鞭毛型滋养体可做活泼运动,不取食,不分裂,亦不形成包囊。此型是暂时的,往往在 24 h 后又转为阿米巴型。包囊呈圆形,直径为 7～10 μm,囊壁光滑有孔,核与滋养体的核相似。

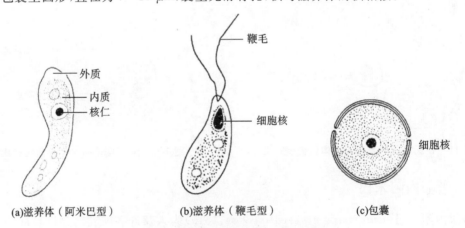

(a)滋养体（阿米巴型）　　(b)滋养体（鞭毛型）　　(c)包囊

图 7-14　耐格里属阿米巴结构模式图

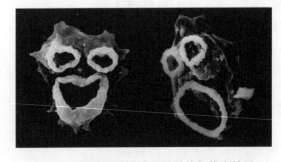

图 7-15　耐格里属阿米巴滋养体扫描电镜图

卡氏棘阿米巴 H5 课件

2. 棘阿米巴属阿米巴　棘阿米巴属阿米巴为双鞭阿米巴科棘阿米巴属。当人在水中(如游泳)时,鞭毛型或滋养体型的棘阿米巴属阿米巴可侵入鼻腔黏膜增殖,并沿嗅神经通过筛状板进入颅内。棘阿米巴属阿米巴的滋养体呈长圆形,直径为 15~45 μm,体表有细小的棘刺状伪足,做无定向缓慢运动,胞核呈泡状,无鞭毛型。包囊直径为 10~25 μm,形态各异,有圆球状、星形、六角形、多角形等,外壁皱缩,内壁光滑(图 7-16)。棘阿米巴属阿米巴在外界不良条件下形成包囊,在利于生长的条件下脱囊而成滋养体,经破损的皮肤黏膜或角膜侵入人体,寄生在眼、皮肤等部位,可血行播散至中枢神经。

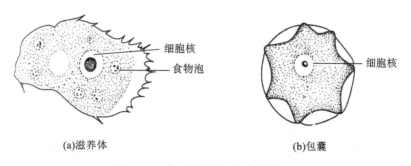

(a)滋养体　　　　　　　　(b)包囊

图 7-16　卡氏棘阿米巴结构模式图

（二）致病

致病性营自生生活的阿米巴具有突破人体防御机能、在人体内繁殖并致病的能力。耐格里属阿米巴中致病的主要是福氏耐格里阿米巴(N. fowleri),往往引起儿童等未成年者的原发性阿米巴性脑膜脑炎(primary amebic meningoencephalitis,PAME),自 1961 年首次报道至今全世界已有数百例。此病潜伏期为 1~7 天,早期临床表现以上呼吸道症状为主,伴高热、呕吐,1~2 天后即出现脑水肿征象,迅速转入瘫痪、谵妄、昏迷,患者常在 1 周内死亡。病理切片可见类似细菌性脑膜炎的特征,以中性粒细胞浸润为主,少数为嗜酸性粒细胞、单核细胞或淋巴细胞,宿主组织中仅可检出滋养体而无包囊。棘阿米巴属阿米巴中致病的主要是卡氏棘阿米巴,感染主要发生在抵抗力低下的人群,如虚弱、营养不良、应用免疫抑制剂或艾滋病患者。病原体入侵途径尚不完全清楚,已知可经损伤的皮肤和眼角膜、呼吸道或生殖道侵入人体,引起皮肤阿米巴病、棘阿米巴角膜炎（AK）和肉芽肿性阿米巴性脑炎(granulomatous amebic encephalitis,GAE)。棘阿米巴属阿米巴引起肉芽肿性阿米巴性脑炎以占位性病变为主,潜伏期较长,脑脊液中以淋巴细胞为主,病灶中滋养体和包囊可同时存在,肉芽肿性改变为其病理特征。棘阿米巴属阿米巴引起的阿米巴性皮肤损害主要是慢性溃疡,75% 的艾滋病患者有此并发症。由于棘阿米巴属阿米巴包囊耐干燥,可随尘埃飘起,因此其可通过污染角膜而致慢性或亚急性角膜炎和溃疡。患者眼部有异物感,出现畏光、流泪、视力模糊等症状,反复发作可致角膜溃疡甚至角膜穿孔。近年来随着隐形眼镜的使用,棘阿米巴角膜炎的发病率逐渐增多。

（三）诊断

诊断以询问病史结合病原学检查为主。通过脑脊液或病变组织涂片可见中性粒细胞数增加,湿片中可见活动的滋养体。也可取脑脊液、眼的排泄物、角膜刮取物或活检的病变角膜涂布在有大肠杆菌的琼脂平板上进行培养,一般 3~7 天可见滋养体或包囊。血清学诊断可用间接血凝试验、间接免疫荧光抗体试验等,但一般无法做出早期诊断。近年来也有人开始应用PCR 技术检测患者分泌物中的阿米巴 DNA 或用 DNA 探针进行诊断。

（四）防治

对营自生生活的阿米巴引起的中枢神经系统感染,用两性霉素 B 静脉给药,可缓解临床症状,但死亡率仍在 95% 以上。也有报道利福平可以用于治疗阿米巴病。喷他脒(pentamidine)联合口服磺胺药有望治愈 GAE 患者。棘阿米巴角膜炎的治疗主要是用抗真菌

NOTE

和抗阿米巴的眼药(如洗必泰、新霉素、多黏菌素 B、克霉唑等),药物治疗无效者可考虑角膜成形术或角膜移植。皮肤阿米巴病患者则应保持皮肤清洁,同时给予喷他脒治疗。为预防感染这类阿米巴,应避免在不流动的水或温水中游泳,在温泉浸泡洗浴时应避免鼻腔接触水,启用长期未用的自来水时应首先放去水管内的积水。对婴幼儿和免疫力低下或艾滋病患者尤应加强防治,及时治疗皮肤、眼等的棘阿米巴属阿米巴感染,是预防 GAE 的有效方法。

小结

叶足纲包括阿米巴目和裂核目,伪足为其运动及摄食细胞器。叶足纲常无性生殖,基本发育阶段包括滋养体和包囊。内阿米巴科有非常重要的医学意义,已知有四属阿米巴寄生人或家畜:内阿米巴属、棘阿米巴属、嗜碘阿米巴属和双核阿米巴属。溶组织内阿米巴、结肠内阿米巴、齿龈内阿米巴和哈门氏内阿米巴在人类中很常见。

溶组织内阿米巴引起阿米巴病,可发展为结肠炎和肠外脓肿。根据生物学和遗传学的研究结果,溶组织内阿米巴和迪斯帕内阿米巴在形态上不可区分,但只有溶组织内阿米巴才能引起侵袭性阿米巴病。棘阿米巴属也会引起角膜炎和角膜溃疡。

(李　丽)

能力检测

在线答题

一、名词解释

1.阿米巴带囊者　2.肠外阿米巴病　3.阿米巴肝脓肿

二、问答题

常用哪种试验诊断方法确诊阿米巴痢疾?

参考答案

第八章　鞭毛虫

鞭毛虫是肉足鞭毛门、鞭毛虫纲的一类以鞭毛作为运动细胞器的原虫,有一根或多根鞭毛,少数种类为无鞭毛的阿米巴型。鞭毛虫种类繁多,分布广泛,生活方式多种多样,营自生生活或寄生生活。营寄生生活的鞭毛虫主要寄生于宿主的消化道、泌尿道、血液及组织内。寄生人体的鞭毛虫常见的有十余种,其中利什曼原虫、锥虫、蓝氏贾第鞭毛虫及阴道毛滴虫对人体危害较大。

第一节　杜氏利什曼原虫

利什曼原虫属于鞭毛虫纲动基体目锥虫科利氏曼属。杜氏利什曼原虫〔*Leishmania donovani*(Laveran & Mesnil,1903),Ross,1903〕是内脏利什曼病(visceral leishmaniasis,VL)或黑热病(kala-azar)的病原体。英国学者 Leishman(1900 年)、Donovan(1903 年)先后在黑热病患者体内查获利什曼原虫无鞭毛体,其后 Ross 将黑热病病原体归于利什曼属,命名为杜氏利什曼原虫。在我国流行的黑热病是由杜氏利什曼原虫引起的。杜氏利什曼原虫的生活史有前鞭毛体(promastigote)和无鞭毛体(amastigote)两个阶段。前者寄生于节肢动物(白蛉)的消化道内,后者主要寄生于哺乳动物或爬行动物的肝、脾、骨髓、淋巴结等器官的巨噬细胞内,常引起全身症状,如发热、肝脾肿大、贫血、鼻衄等。因虫体致病力较强,患者很少能够自愈,如不治疗常因并发病而死亡。在我国黄河流域以北地区,黑热病在过去曾严重流行,是我国五大寄生虫病之一。

杜氏利什曼原虫 H5 课件

除杜氏利什曼原虫外,寄生于人体致病的利什曼原虫还有:引起皮肤利什曼病的热带利什曼原虫〔*Leishmania tropica*(Wright,1903)Lühe,1906〕和墨西哥利什曼原虫〔*Leishmania mexicana*(Biagi,1953)Garnham,1962〕,引起黏膜皮肤利什曼病的巴西利什曼原虫(*Leishmania braziliensis* Vianna,1911)。

(一)形态

1. 无鞭毛体　又称利什曼型或利-杜小体(Leishman-Donovani body,LD body),寄生于人和哺乳动物单核-巨噬细胞内。虫体很小,呈卵圆形,大小为(2.9～5.7)μm×(1.8～4.0)μm。经瑞氏染色或吉姆萨染色后,原虫细胞质呈淡蓝色或深蓝色,细胞核呈红色或淡紫色,为圆形。动基体(kinetoplast)位于核旁,呈红色或深紫色的细杆状(图 8-1)。

2. 前鞭毛体　寄生于白蛉消化道。成熟的虫体呈梭形,大小为(14.3～20)μm×(1.5～1.8)μm,细胞核位于虫体中部,动基体位于虫体前端。基体位于动基体之前,由此发出一根鞭毛游离于虫体外(图 8-2)。前鞭毛体运动活泼,鞭毛不停地摆动。其在培养基内常以虫体前端聚集成团,排列成菊花状。有时也可见到粗短形前鞭毛体,这与其发育程度不同有关。

(二)生活史

杜氏利什曼原虫的生活史类型为虫媒传播型,包括前鞭毛体和无鞭毛体两个阶段。前鞭毛体寄生于节肢动物(白蛉)的消化道内,无鞭毛体寄生于人或哺乳动物单核-巨噬细胞内,通

NOTE

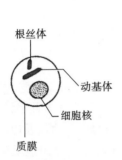

图 8-1 杜氏利什曼原虫无鞭毛体
结构模式图

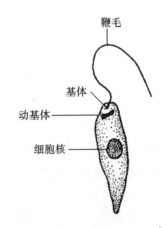

图 8-2 杜氏利什曼原虫前鞭毛体
结构模式图

过雌性白蛉传播。感染阶段为前鞭毛体。杜氏利什曼原虫的生活史发育过程中需要两个宿主,即白蛉、人或哺乳动物。

1. 白蛉体内的发育 当雌性白蛉(传播媒介)叮咬患者或被感染的动物时,宿主血液或皮肤内含无鞭毛体的巨噬细胞被吸入白蛉胃内,经 24 h 发育,无鞭毛体发育为早期前鞭毛体。此时虫体呈卵圆形,鞭毛也已开始伸出体外。发育 48 h 后,虫体从卵圆形逐渐变为宽棱形或长棱形,鞭毛也逐渐变长,形成短粗的前鞭毛体或棱形前鞭毛体。至第 3～4 天出现大量成熟前鞭毛体,长 11.3～15.9 μm,有时可达 20 μm。此时虫体活动力明显加强,并以纵二分裂法进行繁殖,并逐渐向白蛉前胃、食道和咽部移动。一周后,大量成熟的具有感染性的前鞭毛体大量聚集到白蛉口腔及喙。此时,当白蛉叮刺健康人或哺乳动物时,感染阶段前鞭毛体即随白蛉唾液进入人或哺乳动物体内。

2. 在人体内发育 感染了前鞭毛体的雌性白蛉叮吸人或哺乳动物时,前鞭毛体随白蛉唾液进入宿主体内。一部分前鞭毛体被中性粒细胞吞噬消灭,而另一部分则侵入巨噬细胞内发育。侵入巨噬细胞内的前鞭毛体逐渐变圆,并失去其鞭毛的体外部分,开始向无鞭毛体转化,并在巨噬细胞内形成纳虫空泡(parasitophorous vacuole)。无鞭毛体在巨噬细胞的纳虫空泡内不但可以存活,而且还可以进行分裂繁殖,最终导致巨噬细胞破裂,释放出无鞭毛体。游离的无鞭毛体再次侵入新的巨噬细胞内,重复上述增殖过程(图 8-3)。

（三）致病

1. 致病机制

(1)前鞭毛体进入巨噬细胞的机制:前鞭毛体侵入巨噬细胞并非主动的过程,而是前鞭毛体首先黏附于巨噬细胞,然后再通过受体介导的细胞内吞作用,随巨噬细胞的吞噬活动而进入的。黏附的途径大体可分为两种:①配体-受体结合途径。配体是前鞭毛体质膜表面分子质量为 63 kD 的糖蛋白(GP63),该配体多肽链上的 Arg-Gly-Asp 能与巨噬细胞表面的受体 C3b 结合,从而介导前鞭毛体侵入巨噬细胞。②前鞭毛体吸附的抗体和补体与巨噬细胞表面的 Fc 或 C3b 受体结合途径。在抗体调理作用后,黏附于前鞭毛体表面的抗体和补体与巨噬细胞的 Fc 或 C3b 受体结合后再进入细胞。有试验结果表明,当调整(modulation)或封闭这些受体后,前鞭毛体与巨噬细胞的结合大大减少。此外,杜氏利什曼原虫前鞭毛体还可通过从体表脱落多糖类排泄因子(excretory factor,EF),参与结合巨噬细胞。

(2)无鞭毛体的致病机制:杜氏利什曼原虫的无鞭毛体在侵入巨噬细胞后,可在巨噬细胞的吞噬溶酶小泡内生长繁殖。杜氏利什曼原虫表膜上存在的抗原糖蛋白可抵抗溶酶体分泌的

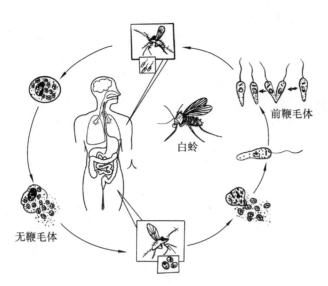

前鞭毛体

白蛉

人

无鞭毛体

图 8-3 杜氏利什曼原虫生活史示意图

各种酶的作用,并且杜氏利什曼原虫体表能分泌超氧化物歧化酶和过氧化物酶等,可中和或清除巨噬细胞内的氧化代谢物,因此无鞭毛体在纳虫空泡内不但可以存活,而且能进行分裂繁殖,最终导致巨噬细胞破裂。

2. 病理及临床表现　人体感染杜氏利什曼原虫后,潜伏期一般为 3~5 个月,也可长达 10~11 个月。患者的主要病理改变和临床表现如下。

(1)脾、肝、淋巴结肿大:无鞭毛体在巨噬细胞内大量繁殖,使细胞破裂后散出的无鞭毛体又可侵入新的巨噬细胞,并在其内寄生繁殖,最终导致巨噬细胞大量破坏和增生,主要见于脾、肝、淋巴结、骨髓等器官;浆细胞也大量增生。细胞增生是脾、肝、淋巴结肿大的基本原因,其中脾肿大最为常见,出现率在 95% 以上。后期则因网状纤维结缔组织增生而变硬。

(2)贫血:黑热病引起的贫血是其主要症状之一。贫血由多种因素引起:①脾功能亢进,导致血细胞在脾内遭到破坏加剧,从而引起全血细胞减少,血液中红细胞、白细胞和血小板都减少。由于血小板减少,患者常出现鼻衄、牙龈出血等症状。②免疫性溶血也是患者出现贫血的重要原因。杜氏利什曼原虫抗原附着在红细胞表面,且虫体的代谢产物与人红细胞表面的抗原相同,导致宿主体内产生的抗利什曼原虫的抗体直接与红细胞膜结合,在补体参与下破坏红细胞,引起Ⅱ型超敏反应的免疫溶血。③骨髓内杜氏利什曼原虫的浸润,阻碍了血细胞的生成。

(3)发热:黑热病患者早期常出现不规则发热,且伴有大汗。1/3 病例呈双峰热型发热,1/3 病例的热型酷似伤寒,还有一些患者表现为突发稽留型高热,以后转变为不规则热型或间歇热型。

(4)A/G 倒置:肝肿大致肝功能受损,肝合成的白蛋白减少。肾小球淀粉样变性以及肾小球内有免疫复合物的沉积,导致肾功能受损,经尿液排出的白蛋白增加,从而使血浆的白蛋白减少;同时患者的浆细胞大量增生,使血中球蛋白增加,最终导致患者出现白蛋白与球蛋白比例倒置(A/G 倒置)现象。

(5)并发症:黑热病患者可出现免疫缺陷,易并发各种感染性疾病,这是造成黑热病患者死亡的主要原因。白细胞减少致机体免疫功能低下,患者易出现细菌、病毒或其他病原体的继发感染,引起肺炎或坏死性口腔炎(也称为"走马疳")等感染性疾病,常导致幼年患者死亡。急性粒细胞缺乏症也是黑热病的常见并发症,患者血液中多核白细胞明显减少,若未得到及时妥善治疗,患者多在 1~2 年内因并发其他疾病而死亡。

我国黑热病有下列特殊临床表现。

(1) 皮肤型黑热病:常发生于部分黑热病患者在用锑剂进行治疗的过程中;或为患者在治愈多年后可能发生的皮肤病变。主要表现为面部、颈部、四肢或躯干等部位皮肤出现许多大小不等的结节或暗色丘疹,结节内含有杜氏利什曼原虫。皮肤型黑热病多见于印度与苏丹等国,在我国多见于平原地区。我国首个病例由姚永正等在江苏北部发现,至今已报道 100 多例。统计数据表明,55%的黑热病患者同时并发皮肤型黑热病与内脏感染,35%的皮肤型黑热病发生在内脏病变消失多年后,10%的皮肤型黑热病患者无黑热病病史,且未见内脏感染。

(2) 淋巴结型黑热病:此型患者的特征是无黑热病病史,病变仅局限于淋巴结内。患者的主要临床表现为全身多处淋巴结肿大,腹股沟和腋窝淋巴结肿大常见,其次是颈部、耳后等部位。肿大淋巴结大小不一,位于皮下较浅表处,无明显压痛或红肿。多数患者的一般情况良好,少数伴发热、头痛、乏力和食欲不振,常见嗜酸性粒细胞增多。淋巴结活检可在类上皮细胞内查见无鞭毛体。本病曾在北京和新疆等地有报道,较常见于内蒙古的黑热病疫区。

(四) 诊断

确诊本病的主要依据是病原学检查,检出原虫即可确诊。

1. 病原学检查

(1) 穿刺涂片法:以骨髓、淋巴结或脾穿刺物直接涂片,经瑞氏染色或吉姆萨染色后,光镜下检获无鞭毛体即可确诊。其中骨髓穿刺涂片法最为常用,原虫检出率为 80%～90%。淋巴结穿刺时多选取腹股沟和颈部等表浅处肿大的淋巴结,检出率为 46%～87%。脾穿刺涂片法检出率较高,可达 90.6%～99.3%,但要求检查者有熟练的技术避免造成脾损伤,风险高,一般少用。

(2) 穿刺物培养法:用无菌方法将病灶穿刺物接种于 NNN 培养基,置于 22～25 ℃温箱内培养一周后,若在培养物中查见运动活泼的前鞭毛体,即可确诊。此法比穿刺涂片法更敏感,但需较长的时间,而且操作及培养过程严格要求无菌。近年来改用 Schneider 培养基,3 天即可查获前鞭毛体。

(3) 穿刺物动物接种法:将上述穿刺物接种于地鼠或 BALB/c 小鼠等易感动物,1～2 个月后取其肝、脾等做印片或涂片、染色、镜检。

(4) 皮肤组织活检法:用消毒针头刺破患者皮肤结节处,抽取少许组织液,或用手术刀刮取少许组织做涂片、染色、镜检。

2. 免疫学检测

(1) 检测血清抗体:可采用酶联免疫吸附试验(ELISA)、间接血凝试验(IHA)、对流免疫电泳(CIE)、dot-ELISA、间接免疫荧光抗体试验、直接凝集试验等方法,阳性率都较高,但假阳性率也较高,使用时应予以注意。近年来,国内外主要采用快速诊断试纸法,即 rk39 免疫层析试纸法,该方法具有特异、灵敏、快速和低损伤性等优点,常用于低发病率流行区内脏利什曼病的诊断和筛查。

(2) 检测血清循环抗原:抗体检测技术在早期诊断和疗效考核等方面存在缺点,而检测寄生虫的循环抗原具有以下优点:①抗体出现前即可检测出抗原,有助于早期诊断;②寄生虫死亡后,循环抗原随之消失,可用于疗效考核;③循环抗原的含量与宿主体内原虫数量密切相关,对内脏利什曼病预后的判定具有应用价值。单克隆抗体-抗原斑点试验(McAb-AST)诊断黑热病的阳性率高(97.03%),假阳性率低(0.2%)。该方法的特异性、敏感性、重复性都较好,而且简易可行,仅需微量血清标本,常用于诊断和疗效评价。

(3) 利什曼素皮内试验(leishmanin intracutaneous test):该方法简便易行,将包含 10^6 个前鞭毛体的 0.1 mL 抗原液注入前臂屈侧皮内,用等量抗原稀释液做对照,48 h 后即可观察结果。若注射部位出现直径大于或等于 0.5 cm 的隆起,或大于对照组者为阳性。该方法必须在患者治愈 1 个月后才呈现阳性反应,但阳性反应一旦出现,则可维持很长时间,甚至终身,故不能作为现症患者的诊断工具。该方法可用于黑热病流行病学调查、确定疫区与非疫区、判定流行程度和趋势,同时对防治效果的考核和黑热病基本消灭后的监测具有一定的价值。

3. 分子生物学方法

(1)聚合酶链反应(PCR):该法用于检测黑热病的特异性和灵敏性均较高,效果好;能从患者血中检测出极少量的 DNA 特异片段,对不易采集骨髓样本的婴幼儿患者而言,具有很高的应用价值。

(2)DNA 探针杂交:该方法取材方便,具有较高的敏感性和特异性,用于检测黑热病能够取得较好的效果。

(五)流行

杜氏利什曼原虫分布广泛。黑热病在世界范围内广泛流行,在亚、欧、非及拉丁美洲的 60余个国家均有流行,主要流行于中国、印度及地中海沿岸国家。黑热病曾在我国长江以北的广大农村中广泛流行,包括山东、河北、河南、江苏、安徽、陕西、甘肃、新疆、宁夏、青海、四川、山西、湖北、辽宁、内蒙古及北京市郊等地区,全国患者 50 余万人。经过大规模的有效防控,近年来病例主要散在分布于甘肃、四川、陕西、山西、新疆和内蒙古等地区。

患者、病犬以及某些野生动物都可作为黑热病的传染源。根据传染源的不同,黑热病在流行病学上可分为人源型、犬源型和自然疫源型三种不同的类型。

(1)人源型:平原地区多见,故也称为平原型。分布在黄淮地区的苏北、皖北、鲁南、豫东以及冀南、鄂北、陕西关中和新疆南部的喀什等平原地区,患者为主要传染源,常出现大规模的流行,可发生皮肤型黑热病,犬类很少感染。患者以年龄较大的儿童和青壮年为主,婴儿极少见。家栖型中华白蛉和新疆的长管白蛉为该病的传播媒介。

(2)犬源型:主要分布于西北、华北和东北的丘陵山区,也称为山丘型。犬是主要的传染源,人的感染大多来自病犬(保虫宿主),患者散在,一般不会形成大的流行。患者以 10 岁以下婴幼儿为主,成人很少感染。近野栖型或野栖型中华白蛉是其传播媒介。

(3)自然疫源型:主要分布在新疆和内蒙古的某些荒漠地区,亦称荒漠型。某些野生动物是主要传染源,人的感染主要发生于在荒漠附近的居民点以及因开垦或从事其他活动而进入这些地区的人群,患者几乎全是幼儿。野栖型吴氏白蛉和亚历山大白蛉是其传播媒介。

有些地区还能见到由荒漠型发展到犬源型或从犬源型过渡到人源型的各种中间类型。在犬源型黑热病流行的西北等山丘地区,很可能有自然疫源型的同时存在,犬的感染可不断地来自某些野生动物中的保虫宿主。我国黑热病的流行范围曾包括以上三种类型,近年来在我国流行的主要是西北部山丘地区的犬源型黑热病。

(六)防治

1. 控制传染源 治疗患者和捕杀病犬是控制传染源的关键措施。治疗患者的常用药物为葡萄糖酸锑钠,疗效可达 97.4%;对少数抗锑患者可采用喷他脒(pentamidine)、二脒替和羟脒替等药物进行治疗;在治疗一年后,骨髓穿刺物培养阴性者才可认为治愈。对于经多种药物治疗无效而脾高度肿大且伴有脾功能亢进者,可考虑脾切除。在我国黑热病山丘疫区,病犬为主要传染源,应定期查犬,及时捕杀病犬。

2. 切断传播途径 黑热病的传播媒介为白蛉,因此,消灭白蛉是防治黑热病的重要途径之一。根据白蛉的生活习性,采用药物杀灭成虫为主要消灭方法。以杀虫剂滞留喷洒,能较好地杀灭家栖或近家栖的长管白蛉。家犬药浴可防止白蛉叮咬,是阻断犬源型黑热病传播的有效措施之一。

知识链接

3. 保护易感人群 加强个人防护,避免和防止白蛉叮咬健康人群。该病的相关疫苗正在研究中。

第二节 锥 虫

锥虫是属于鞭毛虫纲动基体目锥虫科锥虫属的原虫,有 20 余种。锥虫寄生于鱼类、两栖类、爬虫类、鸟类、哺乳类以及人的血液或组织细胞内。寄生于哺乳动物的锥虫可分为通过唾液传播的涎源性锥虫和通过粪便传播的粪源性锥虫两大类。人体内寄生的锥虫有布氏冈比亚锥虫(*Trypanosoma brucei gambiense* Button,1902)、布氏罗得西亚锥虫(*T. brucei rhodesiense* Stephens & Fantham,1910)、克氏锥虫(*T. cruzi* Chagas,1909)和蓝氏锥虫(*T. rangeli* Tegera,1920)。布氏冈比亚锥虫和布氏罗得西亚锥虫同属于人体涎源性锥虫,是非洲锥虫病(African trypanosomiasis)或称睡眠病(African sleeping sickness)的病原体。克氏锥虫属于人体粪源性锥虫,是美洲锥虫病(American trypanosomiasis)或恰加斯病(Chagas disease)的病原体。近年研究发现,动物源性的伊氏锥虫(*T. evansi*)也可寄生于人体,引起伊氏锥虫病,也称"苏拉病"。

一、布氏冈比亚锥虫和布氏罗得西亚锥虫

布氏冈比亚锥虫 H5 课件

布氏冈比亚锥虫与布氏罗得西亚锥虫都属于人体涎源性锥虫。前者简称冈比亚锥虫,后者简称罗得西亚锥虫,两者都可引起非洲锥虫病或称睡眠病。冈比亚锥虫分布于西非和中非河流沿岸或森林地带,而罗得西亚锥虫则分布于东非热带草原及湖岸的灌木地带。这两种锥虫在形态、生活史、致病及临床表现特征方面有共同之处,两者均通过媒介昆虫舌蝇(*Glossina*)吸血传播,可寄生于人体、家畜或野生动物,导致严重的人兽共患寄生虫病。

(一) 形态

冈比亚锥虫与罗得西亚锥虫在人体内的寄生阶段皆为锥鞭毛体(trypomastigote)。锥鞭毛体具有多型性(pleomorphism)的特点,可分为细长型、中间型和粗短型三型。细长型大小为 (20~40) $\mu m \times$ (1.5~3.5) μm,前端尖细,有一根 6 μm 长的游离鞭毛,动基体位于虫体后部近末端。粗短型大小为(15~25) $\mu m \times$ 3.5 μm,鞭毛不游离或游离鞭毛短于 1 μm,动基体呈腊肠型,位于虫体后部近末端,内含 DNA,一端常生出细而长的线粒体。中间型的形态介于细长型和粗短型之间。锥鞭毛体有 1 个细胞核,位于虫体中央稍偏一侧。鞭毛自动基体伸出虫体后与虫体表膜相连。当鞭毛运动时,表膜伸展,即为波动膜(图 8-4)。血涂片用姬氏液或瑞氏液染色后,虫体胞质呈淡蓝色,核呈红色或红紫色,居中。动基体为深红色点状。波动膜为淡蓝色。细胞质内有深蓝色的异染质(volutin)颗粒。

(二) 生活史

冈比亚锥虫和罗得西亚锥虫的生活史类型皆为虫媒传播型,通过媒介昆虫舌蝇吸血传播。两种锥虫的生活史发育过程中都需要两个宿主,即舌蝇和人或其他动物。感染人体的阶段为循环后期锥鞭毛体,感染舌蝇的阶段为粗短型锥鞭毛体。

此两种锥虫的锥鞭毛体在发病早期存在于血液、淋巴液内,晚期可侵入脑脊液。三型锥鞭毛体中,仅粗短型对舌蝇具感染性,经舌蝇吸血传播。粗短型锥鞭毛体随血液进入舌蝇体内后,在舌蝇中肠内进行繁殖,并转变为细长型,以二分裂法增殖。约在感染后 10 天,锥鞭毛体从舌蝇中肠经前胃移行到下咽,再进入涎腺。在涎腺内,锥鞭毛体附着于细胞上,发育转变为上鞭毛体。上鞭毛体经增殖后,转变为循环后期锥鞭毛体(metacyclic trypomastigote),外形

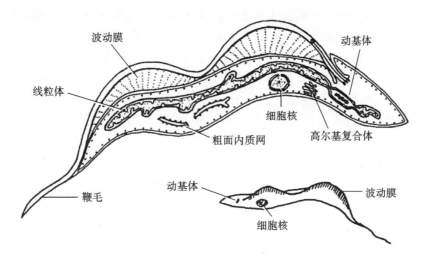

图 8-4 锥虫的锥鞭毛体结构模式图

短粗,无鞭毛,大小约 15 μm × 2.5 μm,对人体具有感染性。当受锥虫感染的舌蝇刺吸人血时,循环后期锥鞭毛体随涎液进入皮下组织,发育为细长型锥鞭毛体,经繁殖后进入血液(图 8-5)。

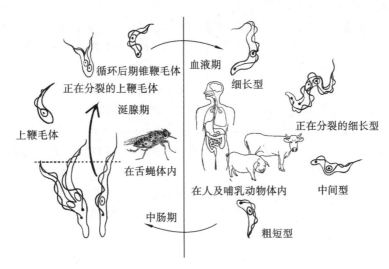

图 8-5 锥虫生活史示意图

（三）致病

冈比亚锥虫与罗得西亚锥虫侵入人体后所诱导的免疫反应不仅对宿主无保护性,还参与免疫病理紊乱。其表面抗原与抗体结合形成的可溶性免疫复合物沉积于血管壁和局部组织内,可引起炎症反应,导致组织损伤,这是非洲锥虫病的基本病理基础。锥虫侵入人体后,先在局部增殖引起局部的初发反应,为初发反应期;随后其在血液和淋巴液内散播,进入血淋巴期;最后侵入中枢神经系统,发展为脑膜脑炎期。

1. 初发反应期　宿主被舌蝇叮咬后,锥虫在侵入局部增殖,引起由淋巴细胞、组织细胞及少数嗜酸性粒细胞和巨噬细胞组成的细胞浸润,导致局部皮肤红肿,中心出现小红点,形成锥虫下疳(trypanosomal chancre)。锥虫下疳约在感染后第 6 天出现,初为结节,以后肿胀,形成硬结,有痛感,约 3 周后,局部皮肤病变可消退。此期病变部位有时可查见锥虫。

2. 血淋巴期　锥虫进入宿主血液和组织间淋巴液后,可长期存在并引起淋巴结普遍肿大,尤以颈后部、颌下、腹股沟淋巴结为显著。颈后三角部淋巴结肿大(Winterbottom 征)是冈比亚锥虫病的特征。肿大淋巴结内的淋巴细胞、浆细胞和巨噬细胞增生。在感染后5～12天，宿主血液中出现锥虫。保护性抗体的出现及虫体抗原的变异，导致血液中锥虫数目出现交替上升与下降现象，其间隔时间为2～10天。锥虫血症高峰可持续2～3天，此时患者伴有发热、头痛、关节痛、肢体痛等症状。发热持续数天，可自行消退进入无热期，隔几天后体温再次升高。除淋巴结广泛肿大外，部分患者还可出现深部感觉过敏（Kerandel 氏征），脾充血、肿大，以及心肌炎、心外膜炎及心包积液等。

3. 脑膜脑炎期　患者发病数月或数年后，锥虫可侵入中枢神经系统引起病变。常见病变为锥虫入侵后引起的弥漫性软脑膜炎，患者脑皮质充血和水肿，神经元变性，胶质细胞增生。患者主要表现为个性改变、呈无欲状态。后期出现异常反射，如深部感觉过敏、共济失调、震颤、痉挛、嗜睡等，最后昏睡。

两种锥虫所致疾病基本相同，但病程略有差异。冈比亚锥虫病呈慢性过程，病程可持续数月甚至数年，症状轻，可有多次发热，有时并无急性症状，但可出现中枢神经系统异常。罗得西亚锥虫病则呈急性过程，病程为3～9个月，患者多表现为显著消瘦、高热和衰竭，有些患者在中枢神经系统未受侵犯以前即已死亡。

（四）诊断

1. 病原学检查

（1）涂片检查法：查获锥鞭毛体是确诊锥虫感染的依据。取患者血液或淋巴液、脑脊液、骨髓、淋巴结穿刺物等，涂片、染色后镜检锥鞭毛体。当患者血中原虫数量多时，锥鞭毛体主要为细长型，而血中原虫数量因宿主免疫作用而减少时，锥鞭毛体则以粗短型多见。

（2）动物接种法：将上述体液接种于大鼠、小鼠或豚鼠。该方法适用于罗得西亚锥虫，但不适用于冈比亚锥虫。该法由于周期较长，主要用于实验研究，极少作为常规诊断方法。

2. 免疫学检测　患者血清 IgM 具有诊断价值，常采用酶联免疫吸附试验（ELISA）、间接免疫荧光抗体试验（IFA）和卡片凝集试验（card agglutination test，CATT）等方法。CATT 法为筛查患者的最佳方法，阳性时再查病原体。锥虫病患者血清和脑脊液中 IgM 增高，治疗后逐渐消失，一年后 IgM 仍高者，有复发的可能。

3. 分子生物学方法　近年来，PCR 及 DNA 探针技术等分子生物学法已应用于锥虫病诊断。此法具有标准化、微量化、易操作、快速简便、特异性强和敏感性高等优点。

（五）流行

冈比亚锥虫的主要传染源为患者及带虫者，牛、猪、山羊、绵羊、犬等多种动物可作为其储存宿主；其主要分布在西非和中非的河流沿岸或森林地带，由须舌蝇（*Glossina palpalis*）等传播。罗得西亚锥虫的主要传染源为受感染的动物与人，非洲羚羊、牛、狮、鬣狗等动物为其储存宿主；其主要分布在东非热带草原和河岸灌木丛地带，由刺舌蝇（*G. morsitans*）和淡足舌蝇（*G. pallidipes*）等传播。人群对两种锥虫感染无先天免疫力，普遍易感。冈比亚锥虫主要感染农村人群；而罗得西亚锥虫既可感染人，也可感染动物，包括旅游者、野外工作者和当地居民，动物主要为林羚、麋羚和牛等。2016 年 WHO 报告，非洲锥虫病（昏睡病）已从 1999 年的 3.7 万新病例下降到 2015 年的远不足 3000 例。

（六）防治

防治非洲锥虫病的主要措施包括早发现、早治疗和消灭舌蝇。治疗药物舒拉明钠在两种非洲锥虫病的早期和中枢神经系统被侵犯前均有效。喷他脒对早期冈比亚锥虫病疗效极好，但对罗得西亚锥虫病疗效不佳。美拉胂醇为三价砷制剂，对两种锥虫病各期都有效，但因毒性较大，仅用于治疗晚期患者。对锥虫已侵入中枢神经系统的患者，须采用有机砷剂治疗。消灭传播媒介舌蝇和防止舌蝇叮咬是防治本病的关键。采用清除灌木林来改变舌蝇的滋生环境，以及喷洒杀虫剂等措施,能有效消灭舌蝇。此外,必要时可采用穿长袖衣和长腿裤、涂抹避虫油等方法进行个人防护。

克氏锥虫 H5
课件

二、克氏锥虫

克氏锥虫,亦称为枯氏锥虫,属粪源性锥虫,寄生人体引起克氏锥虫病,该病最早由巴西学者 Carlos Chagas 发现,因此也称恰加斯病。该虫主要分布于南美和中美,故又称美洲锥虫病,传播媒介为锥蝽。

(一) 形态

因寄生环境不同,克氏锥虫在其生活史中具有三种不同形态:无鞭毛体、上鞭毛体和锥鞭毛体。①无鞭毛体(amastigote):呈球状或卵圆形,长为 2.4～6.5 μm,有细胞核和动基体,鞭毛无或很短,存在于宿主细胞、传播媒介锥蝽的前肠内,以二分裂法进行无性生殖。②上鞭毛体:纺锤形,长 20～40 μm,细胞核的前方有动基体,且游离鞭毛自核的前方发出,该虫期存在于锥蝽的消化道内,进行二分裂生殖。③锥鞭毛体:存在于宿主血液或锥蝽的后肠内(循环后期锥鞭毛体)。外形弯曲如新月状,大小为(11.7～30.4) μm ×(0.7～5.9) μm,游离鞭毛自细胞核的后方发出。本期虫体不进行增殖。

(二) 生活史

克氏锥虫的生活史类型为虫媒传播型,完成生活史需要锥蝽和人或其他动物两个宿主,传播媒介为锥蝽,感染阶段为循环后期锥鞭毛体。

1. 锥蝽体内的发育 当锥蝽吸入人或哺乳动物血液中的锥鞭毛体数小时后,锥鞭毛体即在锥蝽前肠失去游离鞭毛,经 14～20 h 后转变为无鞭毛体。无鞭毛体在细胞内以二分裂法增殖,然后转变为球鞭毛体(sphaeromastigote)。进入中肠后,球鞭毛体发育为上鞭毛体,以二分裂法增殖,并发育为大型上鞭毛体。在吸血后第 5 天,上鞭毛体变圆,发育为循环后期锥鞭毛体,该虫期具有感染性。当受锥虫感染的锥蝽再次吸人血时,具有感染性的循环后期锥鞭毛体随锥蝽粪便排出,并经叮咬的皮肤伤口或黏膜进入人体,也可通过口腔、鼻黏膜或眼结膜侵入人体(图 8-6)。此外,人体还可通过输血、母乳、胎盘或食入被传染性锥蝽粪便污染的食物而获得感染。

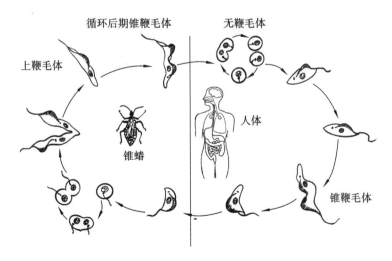

图 8-6 克氏锥虫生活史示意图

2. 人体内的发育 具有感染性的循环后期锥鞭毛体进入人体后,血液内的锥鞭毛体侵入组织细胞内转变为无鞭毛体,进行无性增殖,形成假包囊。约 5 天后,假包囊内无鞭毛体数目可多达 500 个,此时部分无鞭毛体经上鞭毛体转变为锥鞭毛体,锥鞭毛体破假包囊而出,进入血液,再侵入新的组织细胞(主要为心肌、骨骼肌、平滑肌等肌细胞)寄生。

(三)致病

经皮肤黏膜感染克氏锥虫者潜伏期为 1～3 周,经输血感染者潜伏期可长达数月,此期无鞭毛体在细胞内繁殖,所产生的锥鞭毛体在细胞之间传播,并存在于血液中。虫体在人体组织内的寄生可引起相应病变。

1. 急性期 锥虫侵入部位的皮下结缔组织出现炎症反应,感染初期为一过性荨麻疹,1～2 周后,受叮咬局部出现结节,称为恰加斯肿(Chagoma)。如果侵入部位为眼结膜,患者可出现一侧性眼眶周围水肿、结膜炎及耳前淋巴结炎(Romana 征)。大多数患者上述症状不明显,只在感染后 2～3 周出现锥虫血症,并可持续数月。在急性期锥虫血症期间及以后,锥虫可侵入组织,引起心肌炎和脑膜脑炎等。患者主要临床表现为头痛、倦怠、发热、广泛的淋巴结肿大,以及肝脾肿大、面部或全身水肿,部分患者还可出现呕吐、腹泻或脑膜炎症状,以及心动过缓和心肌炎等心脏症状。急性期一般持续 4～5 周,大多数患者可自急性期恢复,病程进入隐匿期,有些患者则转为慢性期。

急性期多见于儿童,患者可因急性心肌炎而死亡。脑膜脑炎主要见于婴幼儿,预后不佳。在因艾滋病而复发的患者中,锥虫可通过血脑屏障引起致死性脑膜脑炎。

2. 慢性期 患者多数在感染 10～20 年后出现临床症状,但血液和组织内很难找到锥虫病原体。临床表现以心脏受损最为常见,常导致心脏增大、心肌变薄,患者可出现心肌炎、心律失常、心悸、胸痛、充血性心力衰竭和血栓栓塞等症状,免疫力低下的慢性患者可出现严重的脑膜脑炎或心脏疾病。此外,脑、肺、肾等器官也可出现栓塞症状。当患者出现食管和结肠的肥大和扩张,继之形成巨食管(megaesophagus)和巨结肠(megacolon)后,患者进食和排便均感严重困难。

(四)诊断

1. 病原学检查 急性期患者血中锥鞭毛体数量较多,可采用血涂片法确诊。采血制作厚、薄血膜涂片后,经吉姆萨染色后镜检。也可采用血沉方法,取棕黄层与血浆的界面血样滴片后,直接镜检查找活体原虫。慢性期患者血中原虫数量较少,可用动物接种法,即用人工饲养的锥蝽幼虫吸食受检者血液,10～30 天后检查锥蝽肠道内是否有锥虫。

2. 免疫学检测 在隐匿期或慢性期,患者血液中锥虫数量少,可用免疫学方法诊断,如酶联免疫吸附试验、间接血凝试验和间接免疫荧光抗体试验。

3. 分子生物学方法 PCR 及 DNA 探针技术对于检测原虫数极低的血标本检出率很高,但操作较烦琐、价格较高。

(五)流行

克氏锥虫病在拉丁美洲分布流行广泛,感染者多达 1600 万。克氏锥虫可寄生于多种野生动物和家养哺乳动物体内,如狐、松鼠、食蚁兽、犬、猫、家鼠等;通过媒介昆虫锥蝽在野生动物之间、野生动物和家养动物之间,以及在人群之间传播,引起人兽共患寄生虫病。具有克氏锥虫血症的动物和人是该病的传染源,主要传播媒介有骚扰锥蝽(*Triatoma infestans*)、长红锥蝽(*Rhodnius prolixus*)、大锥蝽(*Panstrongylus megistus*)和泥色锥蝽(*T. sordida*)。锥蝽可栖息于室内,多于夜间吸血,人因锥蝽吸血时排出含锥虫的粪便而感染。

(六)防治

克氏锥虫病目前尚无有效的治疗药物。硝基呋喃(nitrofuran)类衍生物硝呋莫司,能降低血中克氏锥虫数量,减轻临床症状和减少死亡率,对急性期患者有一定效果。

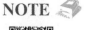

NOTE

知识链接

改善居住条件和房屋结构,防止锥蝽在室内滋生与栖息。喷洒杀虫剂杀灭室内锥蝽。治疗或捕杀动物储存宿主。加强对孕妇与献血者的锥虫感染检查,防止母婴传播、血液传播和人际传播。

第三节 蓝氏贾第鞭毛虫

蓝氏贾第鞭毛虫(*Giardia lamblia* Stile,1915),又称 *G. intestinalis* 或 *G. duodenalis*,简称贾第虫,属于鞭毛虫纲双滴虫目六鞭毛科贾第虫属。该虫主要寄生于人和某些哺乳动物的小肠内,引起以腹泻及营养不良等为主要症状的贾第虫病(giardiasis)。本病常在旅游者中流行,故也称为"旅游者腹泻",严重感染时贾第虫滋养体偶尔可侵入胆道系统引起炎症病变。该虫呈世界性分布,一些家畜和野生动物可作为其保虫宿主。贾第虫病是一种重要的人兽共患寄生虫病。

蓝氏贾第鞭毛虫 H5 课件

(一)形态

1. 滋养体 滋养体形如倒置梨形(图 8-7),两侧对称,前端宽钝,后端尖细,腹面扁平,背部隆起,大小为(9~21) μm ×(5~15) μm ×(2~4) μm。腹面前半部向内凹陷形成两个吸盘,吸盘中线两侧胞质内各含有 1 个相等的泡状细胞核,且每个细胞核前端各具有 1 个核仁,无核周染色质粒。周身被有 4 对鞭毛,分别称前鞭毛、后鞭毛、腹鞭毛和尾鞭毛,均位于两核间靠前端的基体发出,穿过胞质伸出体表。前鞭毛分别从对侧的基体发出,从虫体侧面伸出;后鞭毛和腹鞭毛从吸盘后缘伸出;尾鞭毛长而直,穿过虫体中轴线,从虫体后端伸出。鲜活虫体借助鞭毛摆动做活泼的翻滚运动。一对爪状深染的中体位于吸盘之后,是贾第虫属的特有结构,是鉴别贾第虫的重要结构。

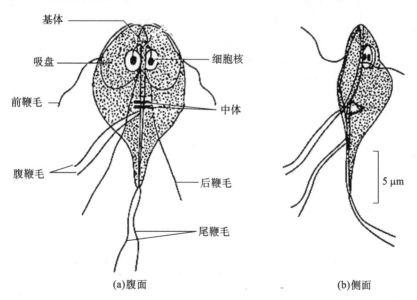

基体
吸盘
前鞭毛
腹鞭毛
后鞭毛
尾鞭毛
细胞核
中体
5 μm

(a)腹面　　　　(b)侧面

图 8-7　贾第虫滋养体结构模式图

扫码看彩图

2. 包囊 包囊大小为(8~14) μm ×(7~10) μm,呈椭圆形。囊壁较厚、无色、光滑。在碘染的标本中,可见囊壁与虫体间有明显的间隙。未成熟包囊胞质内可见 2 个细胞核,成熟包囊内含 4 个细胞核。胞质内可见中体、鞭毛和轴丝的早期结构(图 8-8)。

NOTE

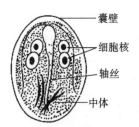

囊壁
细胞核
轴丝
中体

图 8-8　贾第虫包囊结构模式图

（二）生活史

贾第虫生活史类型为人际传播型,包括滋养体和包囊两个阶段。滋养体为其活动、致病阶段,包囊为静止、传播阶段,成熟的四核包囊为感染阶段。

人或动物食入被成熟四核包囊污染的饮水或食物而被感染。在十二指肠内,包囊脱囊形成两个滋养体。滋养体主要在十二指肠或小肠上段寄生(图 8-9),借助吸盘吸附于小肠绒毛表面,以纵二分裂方式进行增殖。若滋养体从附着的肠壁落入肠腔,随肠内容物到达回肠、结肠,肠内环境不利于滋养体活动和繁殖时,滋养体团缩、分泌成囊物质形成包囊,并随成形或半成形的粪便排出体外。包囊对外界环境的抵抗力强,在水中和凉爽环境中可存活数天至 1 个月。

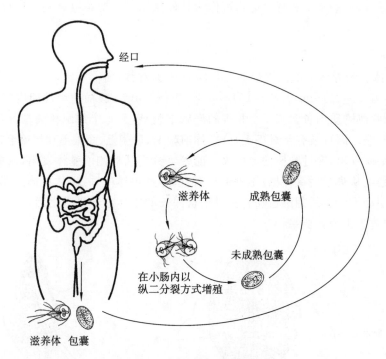

经口

滋养体　成熟包囊

未成熟包囊

在小肠内以纵二分裂方式增殖

滋养体　包囊

图 8-9　贾第虫生活史示意图

（三）致病

1. 致病机制　大多数贾第虫感染者为无症状带虫者,而部分患者则出现急、慢性腹泻,有的甚至出现严重的吸收不良综合征。贾第虫的致病机制目前尚未研究清楚,但可能与下列多种因素有关。

(1)虫株致病力:不同的虫株具有截然不同的致病力,人体吞食包囊后能否感染和发病与虫株致病力密切相关。如 GS 株的致病力较强,而 ISR 株的致病力相对较弱。有研究报道,10 名接受 GS 株包囊感染的志愿者均获得感染,且其中 50% 感染者出现了临床症状。相反,5 名接受 ISR 株包囊感染的志愿者则无一受染。此外,用 GS 虫株的两个表达不同表面抗原(分子质量分别为 72 kD 和 200 kD)的克隆株感染志愿者,结果所有接受表达 72 kD 表面抗原克隆株的 4 名志愿者均获得感染,而接受表达 200 kD 表面抗原克隆株的 13 名志愿者,仅 1 名受染。这些研究结果表明,不同虫株以及相同虫株表达不同表面抗原的克隆株之间具有不同的致病力。

(2)宿主免疫力:血内丙种球蛋白缺乏者、免疫缺陷者、胃酸缺乏者、分泌型 IgA 缺乏者不仅对贾第虫易感,而且感染后可出现慢性腹泻和吸收不良等严重临床症状。丙种球蛋白缺乏大多为后天性,少数为先天性。在一般正常人群中,仅有10%的人缺乏 IgA,这些人对贾第虫易感。胃肠道分泌的 IgA 有清除肠道原虫的作用,而贾第虫滋养体能够分泌降解 IgA 的蛋白酶,因此分泌型 IgA 缺乏者使得贾第虫滋养体可以在小肠内寄生和繁殖,进而致病。

(3)二糖酶缺乏:二糖酶水平降低可加重小肠黏膜病变,是导致宿主腹泻的原因之一。在贾第虫患者和模型动物的肠道内均出现乳糖酶和木糖酶的不同程度缺乏。动物实验表明,在二糖酶水平降低时,贾第虫滋养体可直接损伤小鼠的肠黏膜细胞,导致小肠微绒毛变短,甚至扁平。

(4)其他:大量虫体覆盖于小肠黏膜表面,其吸盘对小肠黏膜表面可产生机械性损伤。虫体分泌物和代谢产物,如外源凝集素(lectin),对肠黏膜微绒毛可产生化学性损伤,影响肠黏膜的吸收功能。虫体代谢过程中消耗结合胆盐,影响脂肪酶活性,妨碍脂肪消化。以上诸多因素造成营养吸收障碍,高渗透性分子堆积肠腔,导致肠腔渗透压增高,从而引起脂肪泻。此外,大量虫体寄生时还与宿主竞争营养,使宿主对胡萝卜素、维生素 B_{12} 和叶酸等脂溶性营养物质的吸收减少,从而造成营养不良。

2. 病理改变 贾第虫感染宿主后,宿主小肠黏膜可出现典型的卡他性炎症病理组织学改变。轻度感染者,滋养体以其腹吸盘吸附于肠上皮细胞表面,虫体边缘嵌入肠微绒毛外表造成组织损伤。而在严重感染且有腹泻症状的患者中,滋养体虫体不仅阻隔了肠黏膜的吸收面积,而且还可侵入肠黏膜。小肠黏膜表现为黏膜固有层急性炎症细胞(多形核粒细胞和嗜酸性粒细胞)和慢性炎症细胞浸润,肠上皮细胞有丝分裂增加,肠黏膜绒毛萎缩变短、变粗,上皮细胞坏死脱落和黏膜下派尔集合淋巴结(Peyer patches)明显增生等。以上病理改变是可逆的,经治疗后可消失。

3. 临床表现 贾第虫病的潜伏期一般平均为1~2周,最长可达45天。临床分期为急性期、亚急性期或慢性期。

(1)急性期:患者有恶心、厌食、上腹及全身不适,或伴低热、寒战等临床症状。此后,可出现突发性恶臭水泻、胃肠胀气、呃逆和上中腹部痉挛性疼痛。粪便内偶见黏液,极少带血。多数患者急性期持续数天即可自行消退,转为无症状包囊携带者。幼儿患者病程可持续数月,出现吸收不良、脂肪泻、衰弱和体重减轻。

(2)亚急性期或慢性期:急性期未得到及时治疗的部分患者可转为亚急性或慢性期。亚急性期患者出现间歇性排软便或粥样便、恶臭,并伴有腹胀、痉挛性腹痛,或有恶心、厌食、嗳气、烧心、头痛、便秘和体重减轻等症状。临床上慢性期患者多见,常表现为周期性稀便、恶臭难忍,病程可达数年而不愈。严重感染且得不到及时治疗的患儿,其病程可持续很长时间,并导致营养吸收不良和生长发育障碍。

贾第虫能否侵入胆道并造成感染不甚明了,有报道严重感染时,贾第虫滋养体偶可侵入胆管系统引起胆囊炎和胆管炎,少数人出现胆绞痛和黄疸。

(四)诊断

1. 病原学检查

(1)粪检:可根据不同的临床表现选用不同的方法。对急性腹泻患者,取其新鲜粪便做生理盐水涂片后,镜检查滋养体。对亚急性期和慢性期患者,可采用2%碘液染色法、醛-醚浓集法和硫酸锌浮聚法等检查成形粪便内的包囊。慢性期患者包囊排出具有间断性,应隔日查一次,连续查三次可明显提高检出率。

(2)小肠液检查:多次粪检阴性时,可采用十二指肠引流或肠检胶囊法采集标本检查滋养体。十二指肠引流液可直接涂片或离心浓集后检查。肠检胶囊法要求患者禁食后,吞下一个装有尼龙线的胶囊,系胶囊的游离端留在口外,胶囊在胃中溶解,尼龙线伸展到达十二指肠和空肠3~4 h后,缓慢拉出尼龙线,取尼龙线上的黏附物镜检,查获滋养体即可确诊。

（3）小肠黏膜活检:此法主要用于前两种方法阴性的可疑病例。借助纤维胃镜摘取小肠黏膜组织,先做压片初检,固定后用吉姆萨染色镜检,可见虫体呈紫色,肠上皮细胞为粉红色。

2. 免疫学检测　免疫学诊断方法有较高的敏感性和特异性,常用于检测粪便内的包囊或滋养体抗原,可作为辅助诊断。酶联免疫吸附试验(ELISA)阳性率可达75%~81%。间接免疫荧光抗体试验阳性率为81%~97%。对流免疫电泳(CIE)的阳性率可达90%左右。

3. 分子生物学检验　用生物素标记的滋养体全基因组 DNA 或用放射性物质标记的 DNA 片段制成的 DNA 探针,可特异性检测贾第虫感染,但该法比较费时费力。近年来,PCR 方法已应用于诊断贾第虫病,其特异性和敏感性都较高,且已有多种检测贾第虫的靶基因和引物序列备选。

（五）流行

贾第虫呈世界性分布,不仅流行于发展中国家,而且在美国、加拿大、澳大利亚等发达国家均有流行。据 WHO 估计,全世界每年有近2.8亿贾第虫病患者,全球贾第虫感染率为2%~20%。近年来,贾第虫合并 HIV 感染及其在同性恋群体中流行的报道不断增多。在我国,贾第虫呈全国性分布,农村人群的感染率高于城市人群,儿童的感染率高于成人,每年有28.5万贾第虫感染者。一些家畜和野生动物可作为贾第虫的保虫宿主,因此贾第虫病属于人兽共患寄生虫病。

1. 传染源　粪便中含有包囊的人和动物均为贾第虫的传染源。多种动物包括家畜（如牛、羊、猪、兔等）、宠物（如猫、狗）和一些野生动物（如河狸）等可作为本虫的保虫宿主。包囊对外界抵抗力强,常用消毒剂的标准浓度均不能将其杀死,人及动物对之高度易感。

2. 传播途径　贾第虫病属于水源性疾病,因此水源传播是贾第虫病传播的重要途径。水源污染主要来自人或动物的粪便。在贫穷、人口过度拥挤、用水不足以及卫生状况不良的地区,粪-口传播是其主要传播方式,同性恋者的性行为也可导致粪-口传播贾第虫病;而在小学、托儿所和家庭成员之间人-人传播的类型更常见,一些媒介昆虫如蝇和蜚蠊等也可传播该病。

3. 易感人群　一般人群对贾第虫均易感,其中幼儿、年老体弱者和免疫功能缺陷者更为易感。有研究报道,贾第虫病是艾滋病患者合并感染的主要机会性致病寄生虫病。

（六）防治

1. 控制传染源　积极治疗患者和无症状的包囊携带者。常用治疗药物有甲硝唑(metronidazole)、呋喃唑酮、替硝唑(tinidazole)和巴龙霉素(paromomycin)。孕妇应使用无致畸性的巴龙霉素治疗贾第虫病。

2. 切断传播途径　加强公共卫生和个人卫生是控制贾第虫病流行的关键。加强人和动物宿主粪便管理,防止水源污染。注意个人饮食卫生、饮水卫生和环境卫生。幼儿园和托儿所应定期消毒共用的儿童玩具。

3. 保护易感人群　加强对艾滋病患者和其他免疫功能缺陷者的贾第虫感染的预防和治疗措施。

第四节　阴道毛滴虫

阴道毛滴虫
H5 课件

阴道毛滴虫(*Trichomonas vaginalis* Donne,1837)隶属于鞭毛虫纲毛滴虫目毛滴虫科毛滴虫属,主要寄生于女性阴道和泌尿道,男性尿道、前列腺和附睾,引起滴虫病(trichomoniasis)。阴道毛滴虫感染引起的疾病为性传播疾病,主要经接触传播。阴道毛滴虫是当今世界最常见的性传播寄生性原虫,是导致 HIV 感染的危险因素之一。

（一）形态

阴道毛滴虫的发育过程中仅有滋养体期。滋养体活体无色透明,有折光性,体态多变,活动力强。固定染色后,滋养体为椭圆形或梨形(图8-10),虫体长达 $30~\mu m$,宽 $10\sim15~\mu m$。椭圆形的泡状核位于虫体前端 1/3 处,核上缘有 5 颗排列成环状的毛基体,4 根前鞭毛(anterior flagellum)和 1 根后鞭毛(recurrent flagellum)由此发出。体外侧前 1/2 处有一波动膜(undulating membrane),为细胞质延展形成的极薄的膜状物,由前向后延伸至虫体中部,其外缘与向后延伸的后鞭毛相连。鞭毛和波动膜是虫体的运动细胞器,借助鞭毛的摆动和波动膜的波动做旋转式前进运动。1 根纤细透明的轴柱由前向后纵贯虫体并于末端伸出体外。胞质内有深染的颗粒状物质,为该虫特有的氢化酶体(hydrogenosome),其超微结构和功能与线粒体类似。

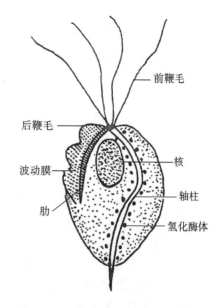

图 8-10 阴道毛滴虫滋养体结构模式图

（二）生活史

阴道毛滴虫生活史类型为人际传播型,其生活史极其简单,仅有滋养体阶段。

阴道毛滴虫滋养体主要寄生在女性阴道,特别在后穹隆多见,偶可侵入尿道。在男性,虫体主要寄生于尿道或前列腺,有时也可侵入睾丸、附睾或包皮下组织。虫体以渗透、吞饮和吞噬等方式摄取营养,并以纵二分裂方式增殖。滋养体既是阴道毛滴虫的繁殖阶段,又是其感染阶段和致病阶段。阴道毛滴虫滋养体对外界环境抵抗力较强,通过直接或间接接触方式在人群中传播。

（三）致病

1. 致病机制 阴道毛滴虫的致病力除与虫体自身毒力相关外,还与虫体的致病因子、阴道内部环境的变化和宿主的生理状态密切相关。

（1）虫体的致病因子:体外试验研究结果表明,阴道毛滴虫对哺乳动物细胞有接触依赖性细胞病变效应(contact-dependent cytopathic effect)。虫体通过直接接触方式杀伤靶细胞。已有研究表明阴道毛滴虫至少有 4 种表面蛋白参与这种杀伤方式的细胞黏附过程。再者,虫体鞭毛分泌的细胞离散因子(cell-detaching factor)能促使体外培养的哺乳动物细胞离散,这与临床观察到的阴道黏膜上皮细胞病变脱落相似,提示细胞离散因子可能是阴道毛滴虫的毒力标志。此外,阴道内雌激素浓度对滴虫性阴道炎的临床症状有影响。雌激素浓度越低,临床症状越严重,反之亦然,这可能与 β-雌二醇能降低细胞离散因子的活性密切相关。因此,临床上治疗滴虫性阴道炎时,可采用在阴道内置入雌激素丸剂,以提高局部雌激素浓度,从而减轻临床症状,达到治疗的目的。

（2）阴道内部环境的变化:在健康女性的阴道内,乳酸杆菌可利用上皮细胞分泌的糖原产生乳酸而使阴道内环境保持酸性(pH 3.8~4.4),进而抑制原虫和(或)细菌的生长繁殖,此称为阴道的自净作用。当阴道毛滴虫寄生时,虫体竞争性消耗了阴道内的糖原,阻碍乳酸杆菌的酵解作用,降低了乳酸浓度,使阴道内环境由酸性转为中性或碱性,破坏了"阴道自净作用",从而有利于阴道毛滴虫的大量繁殖,并引起继发性细菌或真菌感染,造成阴道黏膜发生炎性病变。

（3）宿主的生理状态：妇女卵巢功能减退导致阴道黏膜变薄脆和出现出血点时，阴道毛滴虫易于侵入或加重原有病变。通常，月经后期和妊娠期间的感染率和发病率都较高。月经后期阴道 pH 接近中性，且富含血清，有利于虫体繁殖。妊娠期间由于全身生理和阴道局部环境发生变化，有助于滴虫感染或加重原有病变。

2. 病理改变 该病的典型病理组织学改变为阴道壁黏膜充血、水肿，上皮细胞变性脱落，白细胞浸润等。表皮下层有淋巴细胞和浆细胞浸润和明显的坏死区，病灶内可见虫体。轻度感染者阴道黏膜常无异常。

3. 临床表现 女性患者常见的临床症状为阴道白带增多，外阴瘙痒或有烧灼感。阴道内窥镜检查可见分泌物增多，呈灰黄色、泡状，有异味，或有呈乳白色的液状分泌物，当伴有细菌感染时，白带呈脓液状或为粉红色黏液状。阴道壁可见弥散性黏膜充血和出血点，或仅见片状充血。当阴道毛滴虫感染尿道时，患者可出现尿频、尿急、尿痛等症状，少数病例可见膀胱炎。感染阴道毛滴虫的产妇在自然分娩过程中，虫体可经产道感染婴儿的呼吸道和眼结膜，引起呼吸道和眼结膜的炎症病变。

男性感染者多为无临床症状的带虫状态，可导致配偶连续重复感染。当感染累及前列腺、储精囊或高位输尿管时，男性感染者可出现尿痛、尿频、尿急，前列腺肿大、触痛和附睾炎等症状。有观点认为阴道毛滴虫感染可导致男性不育症，这可能与阴道毛滴虫可吞噬精子，或因感染分泌物增多影响精子活力等相关。男性患者的尿道分泌物或精液内有时可查获虫体。

（四）诊断

1. 病原学检查 取阴道后穹隆分泌物、尿液沉淀物或前列腺液，用生理盐水涂片法或涂片染色法（如瑞氏或吉姆萨染色），镜检，若查获该虫滋养体即可确诊。此外，也可采用肝浸液培养基或 Diamond's 培养基培养法，将待检标本在 37 ℃下培养 48 h 后镜检，查滋养体。

2. 免疫学检测 可用市售的检测本虫抗原的免疫学诊断试剂盒诊断，如酶联免疫吸附试验（ELISA）、直接荧光抗体试验（DFA）和乳胶凝集试验（LAT）。

3. 分子生物学方法 PCR 反应和斑点 DNA 杂交试验都可用于诊断滴虫性阴道炎，敏感性较高。

（五）流行

阴道毛滴虫呈世界性分布，在我国也广泛流行，感染率为 10%～25%，其中 16～35 岁年龄组的女性感染率最高。传染源为滴虫性阴道炎患者和无症状带虫者，或男性带虫者。传播途径包括直接接触和间接接触两种方式，前者以性交为主要的传播方式，后者主要通过使用公共浴池、浴具、公用泳衣裤、便具等传播。滋养体对外界环境有极强的抵抗力，可保持较长时间的活力和感染性。如在湿润的毛巾、衣裤上能存活 24 h，在半干燥环境下可存活 14～20 h，在 40 ℃（相当于浴池水温）的水中可存活 102 h，2～3 ℃水中可存活 65 h，甚至在普通肥皂水中也可存活 45～150 min。因此，人与人之间也可通过间接接触的方式传播。

（六）防治

1. 控制传染源 应及时治疗无症状的带虫者和患者，以减少和控制传染源。在治疗患者时，对已婚夫妇或性伴侣双方应同时治疗方可根治。临床上常用的首选口服药物为甲硝唑，局部用药时可先用 1∶5000 高锰酸钾溶液或 0.5% 乳酸液冲洗阴道后，再用甲硝唑栓或乙酰胂胺（滴维净）治疗。

2. 切断传播途径 注意个人卫生与经期卫生，不使用公用泳衣裤和浴具，提倡使用淋浴，慎用公共马桶，严格消毒妇科器械等，都能有效预防阴道毛滴虫的感染。

3. 保护易感人群 加强卫生宣教工作，普及卫生知识，提高防病意识。

第五节 蠊缨滴虫

蠊缨滴虫(*Lophomomas blattarum* Stein,1860)是一种寄生于白蚁、蟑螂肠道的单细胞原虫,隶属于鞭毛虫纲超鞭毛目缨滴虫科蠊缨滴虫属。本虫可寄生于人肺部及上呼吸道,引起肺部及上呼吸道感染。蠊缨滴虫病是一种新出现的寄生虫病,至今,国内外共报道病例近百例。

(一) 形态

蠊缨滴虫的滋养体多为梨形、圆形或椭圆形(图8-11),虫体大小为(20~60)μm ×(7~20)μm,前端顶部布满鞭毛,后端较透明圆滑。虫体胞质中可见许多大小不等的食物颗粒。圆形或椭圆形细胞核位于虫体的前部,细胞核前端有一个环状丛束排列的生毛体(blepharoplast),由此发出 30~50 条长短不一的鞭毛。鞭毛是该虫的运动细胞器,多数虫体前端的鞭毛左右不停地摆动,少数圆形的虫体以自身为中心不停地快速在原地打转。一束纵行的轴丝(axoneme)位于虫体中部,可延伸至体外。经瑞氏、吉姆萨染色后,细胞质呈淡灰蓝色,细胞核染成深紫红色,鞭毛呈淡粉红色。该虫滋养体主要以二分裂方式进行增殖。

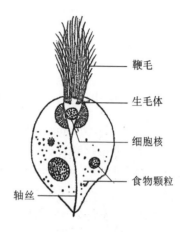

图 8-11　蠊缨滴虫滋养体结构模式图

（标注：鞭毛、生毛体、细胞核、食物颗粒、轴丝）

(二) 生活史

蠊缨滴虫通常寄生于白蚁或东方蜚蠊的肠道内,也可寄生于人肺部及上呼吸道。目前认为该虫可能随蜚蠊的粪便及呕吐物排泄而污染食物或空气,被人食入或吸入导致感染。其具体的生活史尚不清楚。

(三) 致病

该虫的致病机制尚未阐明。临床表现轻重不一,多数患者可出现咳嗽、发热、喘息、咳脓痰、胸闷等症状,肺部听诊可闻及湿啰音及哮鸣音。少数患者严重时可发生呼吸衰竭。感染早期患者多表现为干咳、低热;痰液检查或细菌培养均为阴性;血液实验室检测提示白细胞总数、中性粒细胞计数、红细胞沉降率升高;其他细胞、肝功能、肿瘤标记物、自身抗体等检测均为阴性。目前报道的病例多为呼吸系统感染的蠊缨滴虫,其他部位感染病例报道极少。

(四) 诊断

痰涂片或支气管肺泡灌洗液镜检,查获蠊缨滴虫虫体即可确诊。为保证该虫滋养体的活力,提高检出率,临床行肺泡取灌洗液时应及时取材送检,且样本送检时应注意保温。实验室检查时,该虫体易与支气管纤毛细胞混淆,应注意鉴别。该虫滋养体的鞭毛长短不一,而且运动时鞭毛的摆动方向无规则,而支气管纤毛细胞呈柱状,一端具有整齐而有定向的纤毛,活动时纤毛摆动的方向也整齐一致。

免疫学诊断方法和分子生物学等鉴定方法,目前在国内尚未建立,有待进一步研究。

(五) 流行与防治

蠊缨滴虫病属于新现寄生虫病,其病原体蠊缨滴虫是一种罕见的机会性致病病原体。目前,国内外报道该虫感染的病例不超过 100 例,我国首例病例由陈树鑫等于 1993 年在人体呼吸道发现。

对于有类似症状且使用常用抗菌药物治疗无效的肺部感染患者,若改用甲硝唑治疗后肺部感染得以控制,则可高度怀疑患者为蠊缨滴虫感染。早期发现并给予甲硝唑或替硝唑治疗有效。在免疫缺陷的人群中,尤其在肾移植患者中大多表现为哮喘或并发间质性肺炎,起病后往往病程发展迅速,感染严重时可导致呼吸衰竭,需借助呼吸机辅助呼吸。孕期感染蠊缨滴虫时,可使用中药白头翁、蛇床子等治疗。

预防该疾病的关键在于改善居住环境,妥善处理家中蟑螂。在夏季蟑螂、白蚁等的繁殖高峰期,除做好防虫工作外,还应保持居住环境卫生、通风,注意饮食卫生。

第六节　其他毛滴虫

一、人毛滴虫

人毛滴虫(*Trichomonas hominis* Davaine,1860),也称为人五毛滴虫〔*Pentatrichomonas hominis*(Davaine,1860)Leuckart,1879〕。隶属于鞭毛虫纲毛滴虫目毛滴虫科毛滴虫属,主要寄生于人体盲肠和结肠。1950 年 Hamed 首次在腹泻患者粪便中发现了该虫体。

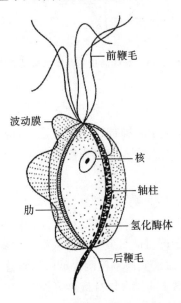

人毛滴虫生活史简单,仅有滋养体阶段,而无包囊阶段。该虫滋养体外形与阴道毛滴虫外形相似,呈梨形(图 8-12),大小为(5～14)μm×(7～10)μm。虫体前端有一胞口(cytostome)和 3～5 根游离的前鞭毛,一根后鞭毛与波动膜外缘相连,沿虫体向后延伸,游离于尾端之外。波动膜的内侧借助一弯曲、薄杆状的肋与虫体相连。肋与波动膜等长,染色后是重要的鉴定依据。细胞核为单个,位于虫体前端,靠近前鞭毛的起始处。核内染色质分布不均匀。轴柱纤细,为一根,由前向后贯穿整个虫体。胞质内含被虫体吞噬的食物泡和细菌。活的虫体可借助鞭毛和波动膜的摆动做急速而无方向的运动。

人毛滴虫的滋养体为其感染阶段,对外界环境有较强的抵抗能力,在牛奶中可以存活 24 h,并且能够耐受胃酸的作用。传播途径为粪-口途径,误摄入被感染期滋养体污染的食物和饮水都可获得感染。虫体以纵二分

图 8-12　人毛滴虫滋养体结构模式图

前鞭毛

波动膜

核

轴柱

肋

氢化酶体

后鞭毛

裂方式繁殖。

人毛滴虫的致病作用尚不明确。一般认为该虫并无致病力,患者腹泻粪便中检测到的虫体可能只是恰好与腹泻症状同时出现。但也有人认为该虫是机会性致病原虫,宿主免疫功能降低是其主要的致病条件。当虫体大量寄生,并伴有其他病原体感染时,可导致腹泻。自 20 世纪 80 年代起,人毛滴虫感染的病例报道有所增加。Chunge 等曾报道从粪便、十二指肠引流液和肝脓肿穿刺液中检测到人毛滴虫。患者常见症状为腹痛、腹泻等消化道症状,伴有低热、腹胀、食欲减退、呕吐、里急后重。患者每天排便数次至十数次,呈糊状。临床上人毛滴虫感染易与其他病原体的消化道感染(如阿米巴痢疾、菌痢和慢性肠炎)等混淆。

粪便生理盐水直接涂片法或涂片染色法检获滋养体是人毛滴虫感染确诊的依据。注意送检粪便标本要新鲜和保温,镜检时应与其他肠道原虫相鉴别。

人毛滴虫呈世界性分布,各国各地的感染率不一,我国的平均感染率为 0.033%。该虫的

感染途径为粪-口传播,蝇可作为机械性传播媒介。人误食被该虫滋养体污染的食物或饮水均可感染。

常用的抗虫药物为甲硝唑。加强粪便管理和控制水源污染,注意饮食卫生和个人卫生等可有效防止人毛滴虫感染。

二、口腔毛滴虫

口腔毛滴虫〔*Trichomonas tenax*(Muller,1773)Dobell,1939〕隶属于鞭毛虫纲毛滴虫目毛滴虫科毛滴虫属,是寄生于人体口腔的一种原虫,常与齿槽化脓同时存在,少见寄生于下呼吸道中。

口腔毛滴虫仅有滋养体期,外形与阴道毛滴虫相似。滋养体呈梨形(图 8-13),大小为(5～16)μm×(2～15)μm。有 4 根前鞭毛和 1 根无游离末端的后鞭毛,波动膜稍长,为虫体大半。虫体借助鞭毛和波动膜的摆动和波动进行摇摆或翻滚运动。肋一根,呈杆状,由位于前端的基体发出,与波动膜曲线平行下行,表面有复杂的横纹,肋的特征可用于虫种鉴定。氢化酶体位于肋的两侧。细胞核 1 个,呈卵形或椭圆形,位于虫体前部中央,核内染色质粒丰富。轴柱 1 根,较纤细,沿虫体末段伸出。

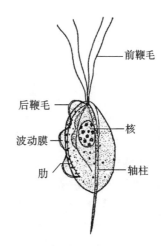

前鞭毛

后鞭毛

波动膜

肋

核

轴柱

图 8-13 口腔毛滴虫滋养体结构模式图

口腔毛滴虫生活史简单,仅有滋养体时期。虫体定居于齿龈脓溢袋和扁桃体隐窝内,以口腔内的食物残渣、上皮细胞和细菌为食。以纵二分裂方式增殖。滋养体对外界环境抵抗力较强,室温下可存活 3～6 天。接吻是口腔毛滴虫的主要传播方式,也可以通过餐具、饮水、飞沫等间接传播。

关于口腔毛滴虫的致病作用尚存争议。有的观点认为该虫为口腔共栖性原虫,并无致病力。但也有观点认为口腔毛滴虫感染与牙龈结石、牙龈炎、牙周炎和龋齿等口腔疾病的发生率密切相关。因此,口腔毛滴虫的存在可以反映感染者的口腔卫生状况不良。除与口腔疾病相关外,也有少数病例报道寄生于口腔内的毛滴虫偶可经咽部进入气管,经呼吸道累及肺脏和胸膜。

病原学诊断可取龈间隙、齿间隙、牙垢及龋齿表面等刮取物做生理盐水直接涂片或染色涂片,镜检查获滋养体即可确诊。也可采用体外培养法,将上述刮取物接种于 Noguchi 和 Ohira 腹水培养基、Loche 液培养基内培养,取培养物经活体染色后镜检观察。此外,PCR 等分子生物学方法也可用于该虫的诊断。

口腔毛滴虫呈世界性分布,感染率为 10%～53.4%。在我国,人群平均感染率为 17.4%,其中口腔门诊患者感染率较高,平均为 26.3%。口腔毛滴虫的传播阶段为滋养体。传播方式主要为接吻和共用消毒不彻底的餐具。人体一旦感染口腔毛滴虫即很难消除,故保持口腔卫生,积极治疗口腔疾病,使用消毒餐具,是预防该虫感染的有效途径。

三、脆弱双核阿米巴

脆弱双核阿米巴(*Dientamoeba fragilis* Jepps & Dobeel,1918)为一种阿米巴型鞭毛虫,分类地位同阴道毛滴虫。该虫最初被误认为是阿米巴原虫,但后经银染色、电子显微镜观察和蛋白的血清学分析研究证实,此虫和阿米巴原虫不同,其特点在分类学上更接近于组织滴虫和毛滴虫属,很可能是失去鞭毛的滴虫。

NOTE

该虫仅有滋养体期,无包囊期。滋养体直径为7～12 μm。胞质内含有大量被吞噬的含有细菌碎片的空泡和一些大而均匀的颗粒状结构,有时会出现一些均匀的包涵体。伪足呈叶状,宽大而透明,边缘呈锯齿状,可运动。细胞核常有2个,中央常有颗粒状染色质4个,未见明显的核周染色质粒,核仁大,位于细胞核中央(图8-14)。

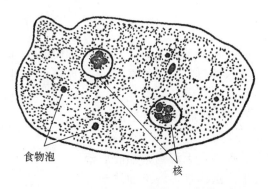

食物泡 　　核

图8-14　脆弱双核阿米巴滋养体结构模式图

脆弱双核阿米巴生活史尚不完全清楚。该虫滋养体寄生于宿主盲肠和结肠黏膜陷窝内,不吞噬红细胞,也从不侵犯组织。人、猪和灵长类动物为其适宜宿主。滋养体既是其传播阶段,也是其感染阶段。滋养体以伪足运动和吞噬等方式进行摄食,以二分裂方式增殖。在排出的新鲜粪便标本内,滋养体运动十分活跃,可存活48 h,但遇冷后便很快变成圆形。滋养体不能抵抗上消化道的消化液,故不能直接经口感染。

脆弱双核阿米巴的致病机制尚未完全阐明。国外资料显示,15%～27%的脆弱双核阿米巴感染者表现的临床症状,主要有恶心、呕吐、腹泻、腹痛、粪内带血或黏液等。儿童患者常出现间歇性腹泻、腹痛、厌食、不适、体重减轻和嗜酸性粒细胞增多等症状。少数患者会出现全身症状或精神症状,表现为低热、体重下降、坐立不安、烦躁易怒等。

病原学诊断方法为粪便直接涂片或经铁苏木精染色,查到脆弱双核阿米巴滋养体即可确诊。由于该虫在外界环境中只能存活24～48 h,因此粪便标本必须及时检查。PCR方法检测的特异性高,可达100%,敏感性也高。

脆弱双核阿米巴在全球广泛分布,主要宿主是人。在一般人群中,本虫流行率为1.5%～20%,但特殊人群如军队或精神病患者中感染率可能更高。传播途径目前尚不十分清楚。治疗药物可选用甲硝唑、羟基喹啉或巴龙霉素等。儿童常用药物为甲硝唑。巴龙霉素对进入卫生条件差或饮用了不安全的饮用水的旅行者具有有效的预防作用。

小结

鞭毛虫是一类以鞭毛作为运动细胞器的原虫,有一根或多根鞭毛,少数种类为无鞭毛的阿米巴型。危害人类健康的重要虫种有利什曼原虫、锥虫(布氏冈比亚锥虫、布氏罗得西亚锥虫和克氏锥虫)、蓝氏贾第鞭毛虫和阴道毛滴虫,其次为蠊缨滴虫、人毛滴虫、口腔毛滴虫和脆弱双核阿米巴等。

本章所述鞭毛虫各虫种都以无性分裂方式进行繁殖。利什曼原虫和锥虫的生活史为虫媒传播型,需借助媒介昆虫进行传播;而蓝氏贾第鞭毛虫和阴道毛滴虫的生活史为人际传播型。除蓝氏贾第鞭毛虫生活史中形成包囊外,其他虫种均无包囊阶段。

利什曼原虫是细胞内寄生的鞭毛虫,导致内脏利什曼病、皮肤利什曼病和黏膜皮肤利什曼病。其无鞭毛体寄生在哺乳动物或爬行动物宿主的细胞内,而前鞭毛体寄生在传播媒介昆虫的消化道。疾病的严重程度取决于感染物种和宿主的免疫反应。

锥虫是血液与组织内寄生的鞭毛虫,导致锥虫病。其中布氏冈比亚锥虫和布氏罗得西亚锥虫是非洲锥虫病或称睡眠病的病原体。克氏锥虫是恰加斯病的病原体。

蓝氏贾第鞭毛虫是肠道内寄生的鞭毛虫,引起以腹泻和消化不良为主要症状的贾第虫病。

阴道毛滴虫寄生在人体的阴道和泌尿道,是导致女性泌尿生殖系统疾病的常见病原体,可引起阴道炎和尿道炎。

（冯金梅）

能力检测

一、名词解释

1.世代交替　2.阴道自净作用　3.滋养体　4.旅游者腹泻

二、问答题

1.为什么机体感染杜氏利什曼原虫后,如不及时治疗,易造成死亡？

2.简述贾第虫的致病因素。

3.简述黑热病造成贫血的机制。

在线答题

参考答案

第九章 孢子虫

孢子虫隶属于顶复门的孢子纲，均为寄生性原虫。细胞内寄生阶段一般无运动细胞器，可有伪足，兼具摄食作用。生殖方式包括无性生殖和有性生殖。无性生殖有裂体生殖产生裂殖子，以及孢子生殖产生具感染性的子孢子；有性生殖是通过雌、雄配子结合进行的配子生殖。两种生殖方式可在一个宿主或分别在两个宿主体内完成，有或无宿主更换。

第一节 疟 原 虫

疟原虫 H5 课件

疟原虫是疟疾（malaria）的病原体，疟疾是世界卫生组织列为严重危害人体健康的重要寄生虫病之一。疟原虫在分类上属孢子纲的球虫亚纲（Coccidiasina）、真球虫目、血孢子虫亚目（Haemosporina）、疟原虫科、疟原虫属。

寄生于人体的疟原虫有四种，即间日疟原虫〔*Plasmodium vivax*（Grassi and Felletti，1890）Labbe，1899〕、恶性疟原虫〔*P. falciparum*（Welch，1897）Schaudinn，1902〕、三日疟原虫〔*P. malariae*（Laveran，1881）Grassi and Felletti，1890〕和卵形疟原虫（*P. ovale* Stephens，1922）；诺氏疟原虫（*P. knowlesi*）可能是新发现的第五种人体疟原虫，分别引起间日疟、恶性疟、三日疟、卵形疟和诺氏疟疾。在我国寄生于人体的主要是间日疟原虫和恶性疟原虫。

我国古代就有治疗疟疾的方法，其中东晋时期葛洪所著的《肘后备急方》中提及青蒿一握，以水二升渍，绞取汁，尽服之，用于治疗疟疾；这句话启发了屠呦呦女士，最终以低温萃取了治疗疟疾的新药——青蒿素，并因此获得 2015 年诺贝尔生理学或医学奖。

（一）形态

疟原虫的基本结构包括细胞核、细胞质和细胞膜，疟原虫在红细胞内发育，消化、分解血红蛋白后，形成最终代谢产物——疟色素（hemozoin）。血涂片经吉姆萨或瑞氏染液染色后，核呈紫红色，胞质为天蓝至深蓝色，疟色素呈棕黄色、棕褐色或黑褐色。四种人体疟原虫的基本结构相同，但发育各期的形态又略有不同。除了疟原虫本身的形态不同外，被寄生的红细胞形态也发生了不同的变化。人体内疟原虫的形态包括肝细胞内形态和红细胞内形态，其中以红细胞内形态最为重要，包括以下阶段。

1. 滋养体（trophozoite） 系疟原虫在红细胞内摄食和发育阶段。按其发育先后，可分为早期滋养体和晚期滋养体，早期滋养体又称为环状体，是疟原虫侵入红细胞后最早的发育时期。虫体胞质少，中间出现大空泡，胞质呈环状，有小而偏于一侧的细胞核，颇似镶宝石的戒指（图 9-1）。检查恶性疟患者的血涂片，可发现其因为虫密度高、环状体数多而产生"满天星"现象。晚期滋养体或大滋养体阶段虫体继续长大（图 9-2），胞核增大，胞质增多，有时伸出伪足或出现空泡。同时胞质中开始有疟色素出现。间日疟原虫和卵形疟原虫寄生的红细胞形态胀大，颜色变浅，并出现染成淡红色的薛氏点（Schüffner's dots）；恶性疟原虫寄生的红细胞出现粗大黑褐色的茂氏点（Maurer's dots）；三日疟原虫寄生的红细胞可有齐氏点（Ziemann's dots）。

2. 裂殖体（schizont） 晚期滋养体发育成熟，虫体变圆，胞质内空泡消失，核开始分裂后

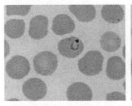 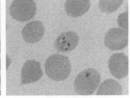 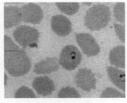 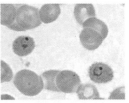

(a)间日疟原虫　　　　(b)恶性疟原虫　　　　(c)三日疟原虫　　　　(d)卵形疟原虫

图 9-1　四种疟原虫早期滋养体(吉姆萨染色,40×)

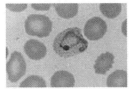 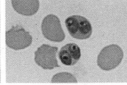 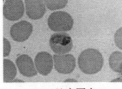 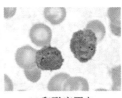

(a)间日疟原虫　　　　(b)恶性疟原虫　　　　(c)三日疟原虫　　　　(d)卵形疟原虫

图 9-2　四种疟原虫晚期滋养体(吉姆萨染色,40×)

即称为裂殖体。裂殖体增殖初期,核开始分裂但细胞质尚未分裂,称为未成熟裂殖体(immature schizont)(图 9-3)。核经过反复分裂后,胞质随之分裂,每个核被部分胞质包裹,成为裂殖子(merozoite)。此时疟色素渐趋集中。含有裂殖子的虫体称为成熟裂殖体(mature schizont)(图 9-4)。因为成熟期恶性疟原虫可以黏附于外周毛细血管及大脑毛细血管中,所以在外周血中不易查见。

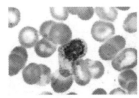 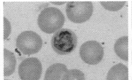 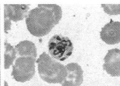 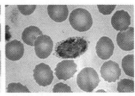

(a)间日疟原虫　　　　(b)恶性疟原虫　　　　(c)三日疟原虫　　　　(d)卵形疟原虫

图 9-3　四种疟原虫未成熟裂殖体(吉姆萨染色,40×)

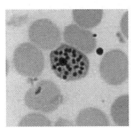 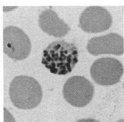 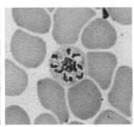 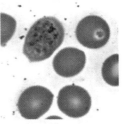

(a)间日疟原虫　　　　(b)恶性疟原虫　　　　(c)三日疟原虫　　　　(d)卵形疟原虫

图 9-4　四种疟原虫成熟裂殖体(吉姆萨染色,40×)

3. 配子体(gametocyte)　系疟原虫有性生殖的开始阶段。疟原虫在红细胞内经过数代裂体生殖后,部分裂殖子侵入红细胞后核增大而不再分裂,胞质增多,最后发育为圆形、椭圆形或新月形的虫体,称为配子体。疟色素均匀分布于虫体内,核 1 个。配子体有雌雄之分。雌配子体(female gametocyte)又称大配子(macrogametocyte),虫体较大,胞质致密,核致密而偏于虫体一侧或居中(图 9-5);雄配子体(male gametocyte)又称小配子体(microgametocyte),虫体较小,核疏松而位于虫体中央(图 9-6)。

薄血膜涂片中 4 种疟原虫的形态比较见表 9-1。

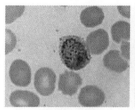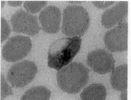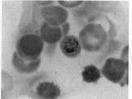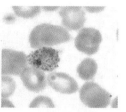

(a)间日疟原虫　　　　(b)恶性疟原虫　　　　(c)三日疟原虫　　　　(d)卵形疟原虫

图9-5　四种疟原虫雌配子体(吉姆萨染色,40×)

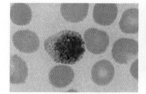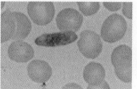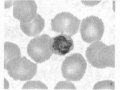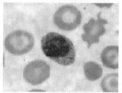

(a)间日疟原虫　　　　(b)恶性疟原虫　　　　(c)三日疟原虫　　　　(d)卵形疟原虫

图9-6　四种疟原虫雄配子体(吉姆萨染色,40×)

表9-1　薄血膜涂片中4种疟原虫的形态比较

	间日疟原虫	恶性疟原虫	三日疟原虫	卵形疟原虫
环状体(早期滋养体)	环较大,约为红细胞直径的1/3;核1个,胞质呈淡蓝色;红细胞内通常只寄生1个疟原虫,偶有2个	环纤细,约为被寄生红细胞直径的1/5;核1~2个,在一个红细胞内有2个以上疟原虫,虫体常位于红细胞边缘	环较粗,约为被寄生红细胞的1/3;核1个,胞质呈深蓝色,红细胞内很少含有2个原虫	似三日疟
大滋养体(晚期滋养体)	核1个;胞质增多,形状不规则,胞质空泡明显;疟色素呈棕黄色,细小杆状,分散在胞质内	一般不出现在外周血中,主要集中在内脏毛细血管。体小,圆形,胞质呈深蓝色;疟色素集中呈黑褐色	体小,圆形或带状,空泡小或无,亦可呈大环状;核1个;疟色素深褐色、粗大、颗粒状,常分布于虫体边缘	虫体圆形,似三日疟,但较大;疟色素似间日疟,但较细小
未成熟裂殖体	核开始分裂,胞质随着核的分裂渐呈圆形,空泡消失;疟色素开始集中	外周血不易见到。虫体仍似大滋养体,但核开始分裂;疟色素集中	体小,圆形,空泡消失;核开始分裂;疟色素集中较迟	体小,圆形或卵圆形,空泡消失;核开始分裂;疟色素集中较迟
成熟裂殖体	虫体充满胀大的红细胞,裂殖子12~24个,排列不规则;疟色素集中成团	外周血不易见到。裂殖子8~36个,排列不规则;疟色素集中	裂殖子6~12个,常为8个,环状排列;疟色素常集中在中央	裂殖子6~12个,通常为8个,常排成环状;疟色素集中在中央或一侧
雌配子体	虫体圆形,占满红细胞,胞质蓝色;核小致密,深红色,偏于一侧;疟色素分散	新月形,两端较尖,胞质蓝色;核致密,深红色,位于中央;疟色素黑褐色,分布于核周围	如正常红细胞大,圆形;胞质深蓝色;核较小致密,深红色,偏于一侧;疟色素多而分散	虫体似三日疟,但稍大;疟色素似间日疟

续表

	间日疟原虫	恶性疟原虫	三日疟原虫	卵形疟原虫
雄配子体	虫体圆形,胞质蓝而略带红色;核大,疏松,淡红色,位于中央;疟色素分散	腊肠形,两端钝圆,胞质蓝而略带红色;核疏松,淡红色,位于中央;疟色素分布于核周围	略小于正常红细胞,圆形;胞质浅蓝色;核较大,疏松,淡红色,位于中央;疟色素分散	虫体似三日疟原虫,疟色素似间日疟原虫
被寄生的红细胞变化	除环状体期外,其余各期均胀大,色淡;滋养体期开始出现较多鲜红色、细小的薛氏点	正常或略小,可有数颗粗大紫红色的茂氏点	正常或略小;偶见少量、淡紫色、微细的齐氏点	略胀大、色淡、多数为卵圆形,边缘不整齐;常见较多红色、粗大的薛氏点,且环状体期已出现

(二)生活史

寄生于人体的四种疟原虫的生活史基本相同,为虫媒传播型,需要人和雌性按蚊两个宿主。在人体内先后寄生在肝细胞和红细胞内,进行无性的裂体生殖(schizogony)。在红细胞内,疟原虫除进行裂体生殖外,部分裂殖子开始有性生殖的初期发育。在按蚊体内,疟原虫进行配子生殖(gametogony)和孢子生殖(sporogony)(图9-7)。

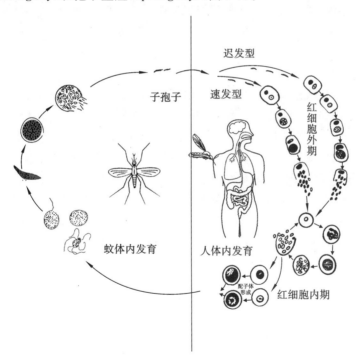

图 9-7 疟原虫生活史模式图

1. 在人体内的发育 疟原虫在人体内分为肝细胞内发育和红细胞内发育两个阶段。

(1)肝细胞内发育:又叫红细胞外期,简称红外期。当涎腺中带有成熟子孢子(sporozoite)的雌性按蚊刺吸人血时,子孢子随唾液进入人体,约经30 min后随血流侵入肝细胞,摄取肝细胞内营养,进行裂体生殖,形成红外期裂殖体。成熟的红外期裂殖体内含数以万计的裂殖子。裂殖子胀破肝细胞后释放出来,一部分裂殖子被巨噬细胞吞噬,其余部分侵入红细胞,开始红细胞内期的发育。各种疟原虫的成熟裂殖体所含裂殖子的数量和完成红外期发育所需的时间不尽相同。间日疟原虫的成熟裂殖体,内含裂殖子约12000个,卵形疟原虫、三日疟原虫和恶性疟原虫的成熟裂殖体内分别含裂殖子约15400个、15000个和40000个;间日疟原虫完成红外期发育的时间为7~8天,卵形疟原虫为9天,三日疟原虫为11~12天,恶性疟原虫为5~6天。

目前认为间日疟原虫和卵形疟原虫的子孢子具有遗传学上两种不同的类型,即速发型子孢子(TS)和迟发型子孢子(BS)。当子孢子侵入肝细胞后,速发型子孢子继续发育,完成红外期的裂体生殖;而迟发型子孢子根据虫株的不同,需经过一段或长或短(数月至一年余)的休眠期后,才完成红外期的裂体生殖。休眠期的子孢子被称为休眠子(hypnozoite),恶性疟原虫和三日疟原虫无休眠子。

(2) 红细胞内发育:即红细胞内期(erythrocytic stage),简称红内期,包括红细胞内裂体生殖和配子体形成两个部分。红外期的裂殖子从肝细胞释放出来,进入血流后很快侵入红细胞,先形成环状体,摄取营养,生长发育,经大滋养体、未成熟裂殖体,最后形成含有一定数量裂殖子的成熟裂殖体。红细胞破裂后,释放出裂殖子,其中一部分被巨噬细胞吞噬,其余再侵入其他正常红细胞,重复红内期裂体生殖的过程。完成一代红内期裂体生殖,间日疟原虫约需48 h,恶性疟原虫需36~48 h,三日疟原虫约需72 h,卵形疟原虫约需48 h。恶性疟原虫的早期滋养体在外周血液中经十几小时的发育后,逐渐隐匿于内脏毛细血管、血窦和其他血流缓慢处,继续发育成晚期滋养体及裂殖体,这两个时期在外周血液中一般不易见到。

(3) 配子体形成:疟原虫经几代红内期裂体生殖后,部分裂殖子侵入红细胞后不再进行裂体生殖,而是发育成雌、雄配子体。恶性疟原虫的配子体主要在肝、脾、骨髓等器官的血窦或微血管里发育,在无性体出现后7~10天才见于外周血液中。

2. 在蚊体内的发育 疟原虫在蚊体内的发育包括在蚊胃内进行配子生殖和在蚊胃壁进行孢子生殖两个阶段。

当雌性按蚊叮咬疟疾患者或带虫者时,红内期疟原虫随血液被吸入蚊胃,但只有雌、雄配子体可以继续发育,并形成雌配子(female gamete)和雄配子(male gamete)。雌、雄配子体结合形成合子(zygote)。合子变长能动,成为动合子(ookinete)。动合子穿过蚊胃壁,在胃壁弹性纤维膜下形成球状的囊合子或称卵囊。卵囊逐渐长大,并进行孢子生殖,至卵囊成熟,卵囊内含数以万计的子孢子。子孢子呈梭形,大小约为 8 μm×1 μm。成熟的卵囊破裂,子孢子进入蚊体腔,随蚊的血液、淋巴进入蚊的唾液腺内。此时,当按蚊再叮吸人血时,子孢子随唾液而侵入人体,又开始在人体内的发育。疟原虫在按蚊体内发育受多种因素的影响,如配子体的数量与活性,外界温度、湿度以及蚊媒的易感性等。在最适宜条件下,疟原虫在按蚊体内发育成熟所需时间:间日疟原虫为9~10天,恶性疟原虫为10~12天,三日疟原虫为25~28天,卵形疟原虫约为16天。

(三) 致病

1. 致病因子 疟原虫的致病性与虫体在宿主细胞内的代谢繁殖直接相关。虫体侵入宿主体内的初期并不引起很明显的病理反应,只有当虫体进入红细胞发育阶段才引起疾病的发生,其中虫体表达的蛋白质成分及代谢产物是疟原虫致病的重要分子。

疟原虫在宿主红细胞内的发育繁殖过程与其他细胞内寄生虫相类似,需要将宿主体内的营养成分(如葡萄糖分子、维生素类、核酸类物质和很多的无机分子)输入细胞内,完成疟原虫自身的特殊代谢过程。同时疟原虫还需要分泌很多蛋白酶到宿主细胞胞质内消化血红蛋白,然后将游离氨基酸运到细胞内合成虫体蛋白质。疟原虫的特殊代谢途径中的关键分子酶类是研究抗疟药物的重要靶标。

血红素是虫体在降解血红蛋白过程中产生的重要副产物。游离的血红素对虫体有很强的毒性,能够导致虫体的裂解。虫体在代谢血红蛋白的过程中,逐渐将虫体内游离的血红素聚集

病例分析 9-1

知识链接

成多聚体即疟色素;后者被转运到虫体外,散落在红细胞细胞质中。很多奎宁类药物就是通过抑制虫体内血红素多聚体的形成而达到抗虫作用的。

2. 病理改变及临床表现 疟原虫引起人体发生疟疾,但有抗病免疫力的受感染者可带虫而无临床症状。疟疾的病理改变及临床表现与疟原虫种类、虫株毒力以及宿主的遗传特性和免疫状态有关。

(1) 潜伏期:疟原虫主要经蚊媒传播,从子孢子经按蚊叮咬注入人体至出现临床症状前的时期为潜伏期,其持续时间长短主要取决于疟原虫红外期裂殖体发育成熟及开始数代红内期裂体生殖所需的时间。按蚊叮咬人血时注入人体的子孢子仅数十条,其中只有一部分能侵入肝实质细胞并发育成熟;红外期裂殖体成熟破裂后释放的红外期裂殖子侵入红细胞后,经过2～3个红内期裂体生殖循环,疟原虫数量呈几何级数增加,当血液中疟原虫超过一定数量(发热阈值)时,就会引起疟疾发作,疟疾的发热阈值因疟原虫种类和宿主的免疫力及耐受力而有差异。间日疟的发热阈值为每微升血液10～500个虫体,恶性疟为500～1300个,三日疟约为140个。恶性疟的潜伏期一般为9～14天,三日疟为18～35天,卵形疟为11～16天。

(2) 周期性寒热发作:典型的疟疾发作包括寒战、高热和出汗三个连续阶段。畏寒期,持续15～60 min,全身畏寒战栗,皮肤干冷,起鸡皮疙瘩(汗毛竖立),脸色苍白,头痛,全身酸痛,体温开始稍有上升。继之为高热期,患者感到无法耐受的高热,体温升至39.5～40 ℃甚至更高,脸潮红,脉搏快而有力,常伴头痛、恶心,此期持续2～6 h。再继之为出汗期,患者全身大汗淋漓,乏力,昏昏欲睡,体温降至正常。以后每隔一定时间又发作一次。

疟疾的寒热发作是由于疟原虫裂殖体成熟,从红细胞破出时释放的裂殖子及红细胞碎片进入血流,其中一部分被巨噬细胞吞噬,刺激这些细胞产生内源性致热原,与疟原虫代谢产物共同作用,刺激下丘脑体温调节中枢,以及激活单核-巨噬细胞,使之产生肿瘤坏死因子(tumor necrosis factor,TNF)及白细胞介素-1(interleukin-1,IL-1),间接影响体温调节中枢所致。体温调节中枢在外源性、内源性致热原的影响下,使体温上调,体温上升后数小时,血内刺激物逐渐被吞噬和降解,对宿主下丘脑体温调节中枢的刺激减弱或消失,机体大量出汗,体温逐渐恢复正常,机体进入发作间歇阶段。发作周期就与占主导地位的疟原虫发育周期一致,间日疟及卵形疟为48 h,三日疟为72 h,但恶性疟的畏寒期往往不明显,发热呈持续性或热度稍有升降,故发作的周期性不很明确。不同种疟原虫混合感染时,发作周期也多不典型。

(3) 再燃(recrudescence)及复发(relapse):疟疾初发停止后,患者若无再感染,仅由于体内残存的少量红内期疟原虫在一定条件下重新大量繁殖超过发热阈值,从而引起的疟疾发作,称为疟疾的再燃。再燃与宿主抵抗力和特异性免疫力的下降及疟原虫的抗原变异有关。疟疾复发是指疟疾初发患者红内期疟原虫已被消灭,未经蚊媒传播感染,经过一段时间后,又出现疟疾发作,称复发。复发与肝细胞内的休眠子复苏有密切关系,恶性疟原虫和三日疟原虫只有再燃而无复发,间日疟原虫和卵形疟原虫既有再燃,又有复发。复发时的症状一般较初发时轻,持续时间较短,易被忽视或误诊,但由于复发者体内一般在第一次出现症状时就有对按蚊有高感染性的配子体,故可成为重要的传染源,必须给予高度重视。

(4) 贫血:疟疾发作数次后,患者可出现贫血,尤以恶性疟严重。常见于怀孕妇女和儿童,严重者血红蛋白含量低于50 g/L,或血细胞比容小于0.15,流行区的高死亡率与严重贫血有关。疟疾性贫血的原因如下:①疟原虫直接破坏红细胞及血红蛋白;②脾功能亢进,吞噬大量正常的红细胞;③免疫病理的损害:疟原虫寄生于红细胞时,红细胞隐蔽的抗原暴露,刺激机体产生自身抗体,导致红细胞被破坏;④宿主产生特异性抗体后,与附着在红细胞上的抗原结合,形成抗原-抗体复合物,并激活补体,引起红细胞溶解或被巨噬细胞吞噬;⑤骨髓造血功能受到抑制。

(5) 脾肿大:疟疾患者常有脾肿大,恶性疟引起的脾肿大最为显著。在疟疾流行区,人们往往将伴有脾肿大作为疟疾流行的一个标志。急性期脾肿大为轻度至中度,重量为正常脾的3～5倍,反复发作者可达1000 g以上。肉眼观,脾呈暗红色,质地柔软,被膜薄,切面呈泥浆状。镜下可见脾窦及脾索内有大量不同发育阶段疟原虫寄生的红细胞,还有吞噬了疟色素、红细胞碎片的巨噬细胞。尽管间日疟和三日疟患者的脾肿大程度较轻,但有的间日疟患者可因受外力冲击而发生致命的脾破裂。慢性期脾肿大为突出,巨大的脾脏有的达到5000 g。此时,脾质地坚实,包膜增厚并与相邻脏器粘连。镜下见脾索广泛纤维化,网状内皮细胞增生并吞噬了大量疟色素。

在非洲和大洋洲的某些地区,部分患者可因疟疾而发生巨脾症,称为热带巨脾综合征(tropical splenomegaly syndrome)。患者脾脏持续性增大,血清中IgM和疟疾特异性抗体异常性增多,并有相对分子量大的免疫复合物存在,全血细胞减少,说明宿主对疟疾的免疫应答异常。

(6)凶险型疟疾(severe malaria):绝大多数由恶性疟原虫所致,但国内也有间日疟原虫引起的报道,常见于幼儿和无免疫力的成人。临床特点如下:病情来势凶猛,患者表现为剧烈头痛、昏迷、谵妄、抽搐、惊厥高热等。昏迷及并发感染是此类患者死亡的主要原因。重症疟疾的临床表现如下。

①脑型疟(cerebral malaria,CM):多发生于3～5岁幼儿及无免疫力的成人,常在发热1～5天后逐渐或迅速转为昏迷,昏迷至少持续30 min,昏迷前患儿多有抽搐,可有角弓反张。

②严重贫血:为正常红细胞性贫血,血细胞比容大于0.15,或血红蛋白含量少于50 g/L。多见于非洲3岁以下婴幼儿恶性疟患者,死亡率很高。

③低糖血症及代谢性酸中毒:高虫血症及用奎宁治疗的疟疾患者常有血糖过低(血糖浓度小于2.2 mmol/L),临床表现为意识水平降低。代谢性酸中毒可与脑型疟同时存在,血浆碳酸氢盐浓度小于15 mmol/L。患者呼吸变深是酸中毒的指征,预后较差。

④肺水肿:最严重的疟疾并发症,病死率超过50%,常由输液过多所致,患者表现为呼吸频率加快、呼吸困难等。

需要注意的是,虽然疟疾重症病例大多由恶性疟原虫引起,但近年来随着疟原虫抗药性等问题加重,一些严重症状也可见于间日疟等"良性"疟疾。

(7)疟疾性肾病:多见于三日疟患者中长期未愈者,以非洲儿童患者居多。主要表现为全身性水肿、腹水、蛋白尿和高血压,最后可导致肾功能衰竭。当病情进展为慢性后,抗疟药治疗也无效。此综合征是由III型超敏反应引起的免疫病理性改变,多发生于有高效价疟疾抗体和高水平IgM抗体者。有的重症恶性疟患者也可发生此症状,但临床表现较轻,药物治疗易愈。

(8)其他类型疟疾:如先天性疟疾、输血疟疾、机场疟等。

先天性疟疾系由胎盘受损或在分娩过程中母体血污染胎儿伤口所致的产道感染引起的。胎儿出生后即出现贫血、脾肿大,血中发现疟原虫。输血疟疾,即由输血引起的疟疾,临床表现与蚊传疟疾相似。其潜伏期长短与输血的疟原虫数、注射途径和受血者的易感性有关。库血储存时间短于6天者最危险,7～12天较安全。当前输血较为普遍,血源复杂,对输血疟疾应予以重视。机场疟是指飞机将感染性的按蚊由疟疾流行区携带到无疟区的机场,患者在机场或机场附近被按蚊叮刺后感染疟原虫并发作。由于患者病史中明显缺乏感染疟原虫的流行病学资料,特别是并没有疟区居住或逗留史,因而可能延误疟疾的诊断和治疗。

(四)免疫

1. 先天免疫 人对脊椎动物的疟原虫不感染或不易感。西非黑种人90%以上因先天性缺少Duffy血型抗原的红细胞,故对间日疟原虫有抵抗力。又如,由于遗传基因改变所造成的镰状细胞贫血的患者或红细胞缺乏葡萄糖-6-磷酸脱氢酶(G6PD)的患者对恶性疟原虫具有抵抗力。

2. 获得性免疫 疟疾的获得性免疫不仅有种、株的特异性,还存在同株各发育阶段的特异性。

(1)疟原虫抗原:疟原虫的保护性抗原主要存在于虫体表面,统称表面抗原。在疟原虫生活史的发育各期,既有共同抗原,又有特异性抗原,已证明成熟子孢子体外附着的环子孢子蛋白(circumsporozoite protein,CSP)具有明显的抗原性。红内期疟原虫在不同发育阶段,其抗原的质和量均有变化,并可在被寄生的红细胞膜上表露出来。

(2)体液免疫:当疟疾血症出现后,血清中 IgG、IgM 和 IgA 抗体水平明显增高,在疟疾免疫中起重要作用。例如,中和抗体能中和相应子孢子而阻止其侵入肝细胞;调理素抗体可增强巨噬细胞或中性粒细胞吞噬受染红细胞的作用;阻断传播抗体能抑制疟原虫在蚊体内发育。

(3)细胞免疫:产生免疫效应的细胞主要是激活的巨噬细胞、中性粒细胞。疟原虫所引起的抗体反应,大部分依赖 T 细胞,因此辅助性 T 细胞的激活是产生特异性抗体的先决条件。肝内期疟原虫的一些抗原,可在肝细胞表面表达,激活杀伤性 T 细胞,特异性地杀伤被寄生的肝细胞。在红外期感染中,细胞免疫起主要保护作用。

(4)带虫免疫:多数疟疾患者在连续急性发作停止之后,虽然血液或组织中仍存在少量疟原虫,但宿主却显示健康状态,形成低度疟原虫感染带虫免疫,这种现象说明机体有特异性抗体,可抑制疟原虫红内期发育。疟疾患者的带虫免疫显示疟原虫具有有效的免疫原性。

(五)诊断

根据患者的病史,例如曾赴疟区旅行、居住史,发病 1～2 周前的输血史,伴发热及周期性寒热发作典型症状等,有助于临床上做出初步诊断。但仍有不少带虫者毫无自觉症状,有些患者虽有发热、全身酸痛或腹泻、呕吐等症状,却不典型,难以根据临床表现进行诊断。因此,实验室诊断对于疟疾确诊有重要意义。目前,用于疟疾的实验诊断方法包括病原学检查、免疫学检测和分子生物学检测三大类。

病例分析 9-1-2

1. 病原学检查

(1)薄、厚血膜染色镜检法:从患者外周血液中检出疟原虫是确诊疟疾的依据。取患者耳垂或指尖血在同一张载玻片上制作厚、薄血膜涂片。用吉姆萨(Giemsa)或瑞氏染液染色后镜检查找疟原虫。间日疟原虫宜在疟疾发作后数小时至 10 小时内采血。恶性疟原虫在疟疾发作时取血,可查到环状体(满天星现象),10 天后可查见配子体(多为用药导致)。除重症患者外,一般在外周血液中很难查到恶性疟原虫晚期滋养体和裂殖体。薄血膜涂片可保持红细胞和疟原虫形态的完整性,便于虫种的鉴定;但因用血量少,故检出率较低,且费时费力。厚血膜用血量可达 $10～20~\mu L$,在制片过程中红细胞已被溶解,疟原虫的形态需要有经验的人员进行判别。厚血膜涂片镜检的敏感性可达血液中原虫 $10～20$ 个$/\mu L$。

(2)荧光检查法:用荧光染料吖啶橙对疟原虫血涂片进行染色,在荧光显微镜下观察,疟原虫的核呈黄绿色,细胞质呈橘红色。近年来进一步发展为血沉棕黄层定量分析法(quantitative buffy coat,QBC),即通过离心将受染的红细胞浓集在正常红细胞的上层和白细胞的下层,加入荧光染料在荧光显微镜下观察结果,此法有浓缩作用,故敏感性高。但该法难以鉴定虫种,且费用较高。

2. 免疫学检测 此法常用于临床的辅助诊断、流行病学调查及输血源的筛选。可分为检测疟原虫抗体和抗原两大类。

(1)抗体检测:疟原虫抗体在感染后 2～3 周出现,故检测抗体对初发患者无早期诊断价值。患者治愈后,体内的抗体仍可维持阳性反应 1～2 年。常用的检测抗体的方法有以下两种。

①间接免疫荧光抗体试验(IFAT):这是国内常用的方法,操作简便,敏感性和特异性均好。以恶性疟原虫或食蟹猴疟原虫(代替间日疟原虫)的厚血膜涂片制备抗原,室温下干燥后固定(10%多聚甲醛或10%甲醛较甲醇固定效果好),滴加待测血清,再用异硫氰酸荧光素标记的人免疫球蛋白第二抗体与之结合,洗涤后即可在荧光显微镜下观察,血清若含疟疾抗体,就可见到发黄绿色荧光的疟原虫虫体。抗原片在-30 ℃中可保存1年左右。抗体滴度≥1:20判为阳性反应。现症成年疟疾患者IFAT阳性率可达98%。

②酶联免疫吸附试验(ELISA)和斑点酶联免疫吸附试验(dot-ELISA):常以恶性疟原虫或食蟹猴疟原虫的可溶性抗原包被塑料反应板小孔或滴加于硝酸纤维素膜上,封闭后加待测血清,使血样中的疟原虫抗体与虫体抗原结合,再加入酶标记的抗人免疫球蛋白的第二抗体,最后加底物。若血清中有疟原虫抗体就会出现颜色反应。ELISA结果可用酶标仪读取光密度值;dot-ELISA结果可用肉眼判断。

(2)抗原的检测:检测疟原虫循环抗原比检测抗体更能说明受检对象是否有现症感染。

3. 分子生物学检测　随着疟原虫基因研究的进展,分子生物学技术为疟疾诊断提供了新的手段。核酸探针杂交和聚合酶链反应(polymerase chain reaction,PCR)特异性强、敏感性高,可应用于疟疾的诊断,尤其在疟原虫虫种的鉴定、基因分型和确定抗药基因等方面具有其他诊断方法不可比拟的优势。

(六)流行

1. 流行因素　疟疾的传播必须具备传染源、传播媒介和易感者三个环节,受地形、气候等自然因素和人类生产、生活等社会因素的影响。

(1)传染源:疟疾现症患者和无症状带虫者的末梢血液中存在配子体时才具有传染性。对按蚊的传染性亦与配子体数量、雌雄比例及成熟与否等有关。

(2)传播媒介:已知42属3200种蚊虫中,唯有按蚊属(*Anopheles*)能传播疟疾。全球按蚊属430多类蚊种中,可作为传播媒介的共70种。我国分布广泛且较为重要的传疟媒介有3种,即中华按蚊、微小按蚊和雷氏按蚊(即嗜人按蚊)。

(3)易感者:不分种族、性别、职业和年龄,人类对各种疟原虫都是易感的。但是,人类某些遗传特性既可使疟疾患者的临床症状减轻,亦可使人完全免于某种疟原虫的感染。

(4)自然因素:疟原虫、按蚊和人这三个生物种群都与自然因素发生直接和间接的联系,温度、湿度、雨量和地形等自然因素对疟疾的传播有一定的作用。如温度影响疟原虫在蚊体内发育的起止时间,从而决定了疟疾传播季节的长短;雨量影响按蚊的数量而决定了疟疾传播季节高峰出现的早晚;地形可决定按蚊滋生地的类型和数量。

(5)社会因素:个体感染疟疾的危险性大小与社会经济因素密切相关。如生活水平、医疗保健、生活习惯(如露宿)、人口移动、战争动乱等,常直接或间接影响着疟疾发病率的升降。由战争、农业灌溉、工程建设等诱发疟疾暴发流行已屡见不鲜。我国近年来疟疾发病率持续下降,除抗疟措施发挥作用外,居民生活水平提高亦是重要影响因素。

2. 世界疟疾的分布和流行概况　据《2018年世界疟疾报告概要》估计,2017年全球共发生2.19亿例疟疾病例,比2010年减少了2000万例,大部分疟疾病例发生在非洲区域(2亿病例,92%),其次分别是东南亚区域(5%)和东地中海区域(2%)。2010年至2017年,全球疟疾发病率从每千人72例降至59例,发病率下降18%;非洲疟疾发病率连续两年保持在每千人风险人群219例;东南亚疟疾发病率从2010年每千人17例降至2017年7例(下降59%)。2017年全球有43.5万人死于疟疾,其中非洲疟疾死亡人数占所有疟疾死亡人数的93%;与之相比,2016年疟疾死亡人数是45.1万人,2010年是60.7万人。

非洲主要流行恶性疟原虫,2017年,恶性疟病例估计占该地区疟疾病例总数的99.7%,在东南亚占 62.8%、东地中海占 69%、西太平洋占 71.9%。美洲主要流行间日疟原虫,占该区域疟疾病例的 74.1%。

3. 我国疟疾的分布和流行概况 在我国流行最广的是间日疟,其次是恶性疟,三日疟患者已极少见,卵形疟仅发现几例。我国疟区分布如下:①北纬 33°以北地区,为非稳定性低疟区,主要在靠近河流、湖泊的低洼地区和水稻区,单纯间日疟流行。中华按蚊为主要媒介,新疆北部为麦赛按蚊,南部为萨氏按蚊。疟疾传播期为 3—6 个月,发病高峰期在 8—9 月。②北纬 25°～30°地区,为非稳定性中、低疟区,以间日疟为主,恶性疟存在,偶见三日疟病例。主要传播媒介:平原区以中华按蚊为主,低山和丘陵地区嗜人按蚊更重要,传播期为 6～8 个月,发病高峰期通常在 8—9 月。③北纬 25°以南地区,属高疟区,其中山区为高疟区,平原为中低疟区,疟疾广泛存在。四种疟疾均有存在,恶性疟较多见,间日疟次之。主要媒介:山区为微小按蚊和嗜人按蚊,平原区为中华按蚊,海南省山区为大劣按蚊。传播期为 9～12 个月,发病高峰期多在 6—10 月。④天然无疟区,包括西北和华北的荒漠干旱地区、西南的高寒地区和华北的山区。

随着我国卫生水平的提升以及对外交流日益频繁,我国疟疾的主要发病形式,已经由原发型疟疾转为输入型疟疾。现阶段绝大部分疟疾病例是由国外病患输入的,我国近几年的疟疾病例平均为 3000 余例,主要分布在云南、四川、江苏等地区。2010 年我国制定并启动了国家消除疟疾行动,计划到 2020 年全国实现消除目标。

(七)防治

1. 疟疾控制计划 疟疾控制计划是根据实际情况设置分阶段达到的系列目标,即包括从减少疟疾疾病负担并维持在较低水平地控制疟疾(malaria control),再达到能够从单个地理区域消除疟疾(malaria elimination),最终达到在全球根除疟疾(malaria eradication)的目的。这种不同程度的控制水平定义如下:疟疾控制是指减少疟疾负担至其不再成为一个公共卫生问题;疟疾消除则要求在一个地理区域内阻断当地疟疾的传播,即虽然有输入性疟疾病例,但无当地传播的病例,此水平段仍需继续采取干预措施;疟疾根除即指在世界范围内疟疾发病率长期持续下降至零。

病例分析 9-1-3

2. 预防和治疗 我国防治疟疾的对策是加强和落实灭蚊和传染源防治的综合措施,解决抗疟药氯喹的研制和生产供应问题,加强疟情监测,严格执行流动人口管理制度,执行因地制宜、分类指导、突出重点的原则。

(1)控制传染源:加强流动人口疟疾管理,制定相应的实施办法或条例,控制流行区传染源的输入和扩散;坚持疟疾监测,监测的内容包括死亡率、发病率、暴发的疫情报告、个案调查、现场观察、媒介情况、人口及环境调查等,以考核防治效果,完善防治策略,巩固防治成果。

对现症患者、复发者和带虫者进行治疗。提倡坚持应用复方制剂、联合用药的治疗原则。现症患者要及时发现、及时根治。抗疟药种类很多,按其对疟原虫生活史各期作用的不同,主要分为以下几类:①杀灭红外期裂殖体及休眠子,如伯氨喹具有抗复发作用,也称根治药;乙胺嘧啶对恶性疟原虫红外期有一定作用。②杀灭红细胞内裂体生殖期,如氯喹、奎宁、青蒿素及蒿甲醚等,用以控制临床发作。③杀灭配子体,如伯氨喹可用于切断传播。④杀灭子孢子生殖期,如乙胺嘧啶可抑制蚊体内的孢子生殖。

(2)切断传播途径:消灭传播媒介,结合农业生产的结构调整和环境卫生综合治理,采取多种措施防蚊灭蚊。

(3)保护易感人群:预防措施主要如下:①防蚊灭蚊,涂擦防蚊剂,既可保护易感人群,同时也切断了传播途径。②预防服药,常用氯喹,或乙胺嘧啶联合磺胺多辛,每种药物疗法不宜超过半年。③疫苗预防,尚处于试验阶段。目前用于疟疾疫苗研究的保护性抗原来自疟原虫

NOTE

三个虫期：子孢子疫苗，可能诱导产生灭虫性免疫，以防止感染；裂殖子疫苗，可诱导产生抑制红内期疟原虫无性生殖的免疫力，以减轻疾病症状，降低发病率与死亡率；配子疫苗，可妨碍蚊体内配子生殖，以阻断传播。

（程　洋）

第二节　刚地弓形虫

刚地弓形虫
H5 课件

刚地弓形虫（*Toxoplasma gondii* Nicolle & Manceaux，1908）属顶复门孢子纲真球虫目弓形虫科弓形虫属，由法国学者 Nicolle 及 Manceaux 在刚地梳趾鼠（*Ctenodactylus gondii*）的脾脏单核细胞内发现，虫体呈弓形，故命名为刚地弓形虫，简称弓形虫。该虫呈世界性分布，广泛寄生于人体及所有温血动物有核细胞，引起人兽共患的弓形虫病（toxoplasmosis），尤其在宿主免疫功能低下时可导致严重后果，是一种重要的机会性致病原虫。弓形虫感染了世界近三分之一的人口，我国感染率为 5%～20%。

（一）形态

弓形虫生活史的全过程有 5 种不同形态的阶段：滋养体（trophozoite）、包囊（cyst）、裂殖体、配子体和卵囊，滋养体又可分为速殖子（tachyzoite）和缓殖子，缓殖子多见于包囊中。

1. 速殖子　在中间宿主细胞内获取营养、快速分裂繁殖的发育阶段。多见于疾病的急性期，常散布于血液、脑脊液及病理渗出液中，单个或两个成对排列（图 9-8），呈香蕉状或半月形，一端较尖，另一端钝圆，长 4～7 μm，最宽处 2～4 μm。虫体经姬氏染剂染色后可见胞质呈蓝色，胞核呈紫红色，位于虫体中央，在核与尖端之间有染成浅红色的颗粒，称副核体。速殖子以滑动方式（gliding motility）侵入宿主细胞内并形成纳虫空泡（parasitophorous vacuole，PV），虫体在其内获取营养并以内二芽殖法快速繁殖，一般含数个至 20 多个虫体，这个由宿主细胞膜包绕的虫体集合体称假包囊（pseudocyst），在一定条件下速殖子可从细胞内逸出感染其他有核细胞（图 9-8）。

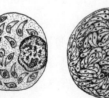

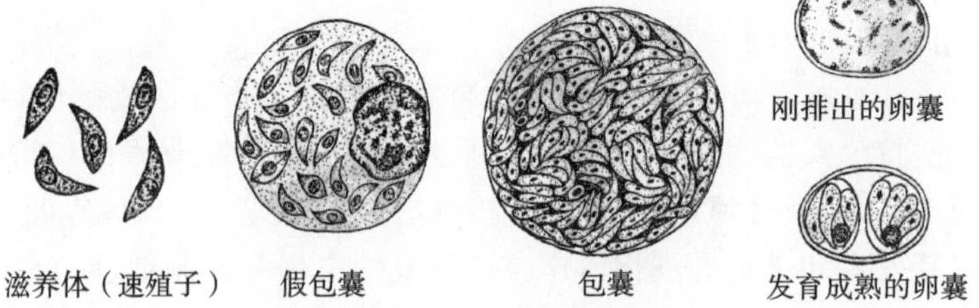

刚排出的卵囊

滋养体（速殖子）　　假包囊　　　　　包囊　　　发育成熟的卵囊

图 9-8　弓形虫形态结构模式图

2. 包囊　见于慢性或隐性感染的中间宿主组织器官内，圆形或椭圆形，具有由虫体分泌的一层富有弹性的坚韧囊壁，直径为 5～100 μm，囊内含数个至数千个滋养体，囊内的滋养体称缓殖子，其形态与速殖子相似，但虫体较小，核稍偏于钝端，繁殖速度慢。包囊在一定条件下可破裂，缓殖子重新进入新的细胞内形成包囊。虫体能以包囊形式长期在组织内生存（图 9-9）。

3. 裂殖体　在猫科动物小肠绒毛上皮细胞内进行无性生殖，成熟的裂殖体为长椭圆形，胞质着色较淡，内含香蕉或新月形的裂殖子，前尖后钝，大小为（3.5～4.5）μm×1 μm，其数目差异很大，可为 4～29 个，但以 10～15 个者占多数，呈扇状排列（图 9-10）。

4. 配子体　游离的裂殖子侵入猫科动物的肠上皮细胞发育形成配子体（图 9-10）。配子

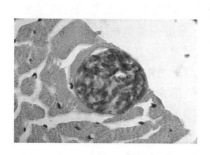

图9-9 小鼠肌肉组织中的弓形虫包囊
（吉姆萨染色，40×）

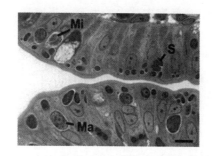

图9-10 猫科动物小肠绒毛上皮细胞内的弓形虫
（苏木素染色，40×）

注：S，裂殖体；Ma，大配子体；Mi，小配子体。

体有雌雄之分。雌配子体呈圆形，直径为10～20 μm，姬氏染剂染色后核染成深红色，较大，胞质呈深蓝色，成熟后成为雌配子。雄配子体为卵圆形或椭圆形，直径约10 μm，成熟后含有12～32个雄配子。雄配子的两端尖细，形似新月，长约3 μm。雄配子体数量很少，为雌配子体的2%～4%。雌、雄配子结合受精则发育为合子（zygote），而后发育成卵囊（oocyst）。

5. 卵囊 刚从猫科动物粪便排出的卵囊是未孢子化卵囊，呈圆形或椭圆形，大小约为10 μm×12 μm，具两层光滑透明的囊壁，其内充满均匀小颗粒。在适宜温度和湿度下迅速发育，数小时后开始孢子

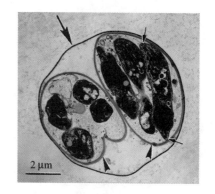

图9-11 含有2个孢子囊的弓形虫卵囊
（透射电镜）

化，成熟卵囊内含2个孢子囊，分别含有4个新月形的子孢子，互相交错挤在一起，大小为（6～8）μm×2 μm，在电镜下子孢子结构与滋养体相似（图9-11）。

（二）生活史

弓形虫生活史比较复杂，属于循环传播型，全过程需要两种宿主。猫科动物为唯一终宿主，弓形虫的有性生殖仅限于猫科动物小肠绒毛上皮细胞内，称肠内期发育，同时在其小肠上皮细胞及肠外其他器官组织的有核细胞内亦可进行无性生殖，称肠外期发育，因此猫科动物又是中间宿主。弓形虫对中间宿主的选择极不严格，除哺乳动物外，鸟类和人等都是中间宿主，在体内只能完成无性生殖。弓形虫对组织的选择也无特异亲嗜性，除红细胞外，任何有核细胞都可被侵犯。弓形虫的卵囊、包囊、假包囊（速殖子）均可作为感染阶段。

微课3：刚地弓形虫生活史

1. 终宿主体内的发育 猫科动物食入含弓形虫包囊、假包囊的动物组织以及成熟卵囊污染的食物或水而感染。包囊内的缓殖子、假包囊内的速殖子、卵囊内的子孢子在小肠腔逸出，主要在回肠部侵入小肠上皮细胞内，经3～7天发育繁殖为裂殖体，成熟后释出裂殖子侵入新的肠上皮细胞重复上述过程，称为裂体生殖循环。猫科动物同时也是中间宿主，部分子孢子、缓殖子或速殖子也可经肠壁淋巴和血流侵入全身其他组织。肠上皮细胞内的虫体经数代裂体生殖后，部分裂殖子发育为雌、雄配子体。雄配子体不断发育，经过核和胞质分裂形成多个雄配子，雌配子体形成1个雌配子。雌、雄配子结合成为合子，最后形成卵囊。卵囊突破小肠上皮细胞进入肠腔，随粪便排出体外。猫科动物吞食不同发育阶段虫体后排出卵囊的时间也不同，通常吞食包囊后3～10天，吞食假包囊或卵囊后19～48天才能排出卵囊，每天可排出卵囊1000万个，持续10～20天。新排出的卵囊未成熟，必须在外界发育一段时间才具感染性。在适宜的温度、湿度环境中经2～4天即发育为含有2个孢子囊（共含有8个子孢子）的成熟卵囊。成熟卵囊对外界环境抵抗力很强，是重要的感染阶段（图9-12）。

NOTE

2. 中间宿主体内的发育 当卵囊、包囊或假包囊被中间宿主如人、牛、羊、猪等吞食后,在肠内逸出的子孢子、缓殖子或速殖子侵入肠壁,经血或淋巴进入单核-巨噬细胞系统内寄生,并扩散至脑、淋巴结、肝、心、肺、肌肉等全身组织器官内发育繁殖,直至细胞破裂,释放速殖子侵入新的组织细胞反复增殖。在免疫功能正常的宿主中,部分速殖子侵入宿主组织器官(特别是脑、眼、骨骼肌)后,虫体增殖速度减慢,转化为缓殖子并分泌成囊物质形成包囊,在囊内进行缓慢增殖。包囊在宿主体内可存活数月、数年甚至终身。当机体免疫功能低下或长期应用免疫抑制剂时,组织内的包囊可破裂,释出缓殖子,进入血流和其他新的组织细胞继续发育增殖形成假包囊,释放的速殖子再感染正常细胞,造成全身感染和严重后果。弓形虫毒力与机体的免疫力之间处于一种动态平衡,可造成急性期和慢性期互相转变的状态。假包囊和包囊既是重要的感染阶段,又是造成中间宿主组织损伤的致病阶段(图 9-12)。

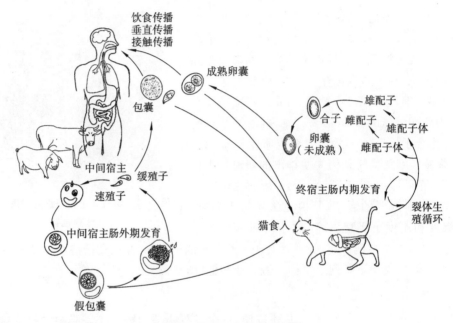

图 9-12 弓形虫生活史示意图

(三)致病

弓形虫作为重要的机会性致病原虫,临床症状与虫株毒力和宿主的免疫状态密切相关。

1. 致病机制

(1)弓形虫毒力:根据虫株的侵袭力、增殖速度、包囊形成与否等,刚地弓形虫可分为强毒株和弱毒株。目前国际上公认的强毒株代表为 RH 株(基因Ⅰ型),繁殖快,可引起人体急性感染;弱毒株代表为 Beverley 株、ME49 株(基因Ⅱ型),繁殖缓慢,可在组织脏器中形成包囊,引起人体长期隐性感染。速殖子(假包囊)是弓形虫急性感染的主要致病阶段,虫体在有核细胞内反复快速增殖引起组织的炎症反应、水肿、单核细胞及少数多核细胞浸润。缓殖子(包囊)是弓形虫隐性感染和慢性感染的主要致病形式。包囊因缓殖子增殖而体积增大,挤压器官,可致其功能障碍。包囊可因多种因素而破裂,释出的缓殖子多数被宿主免疫系统所破坏,一部分缓殖子可侵入新的细胞并形成包囊。死亡的缓殖子可诱导机体产生迟发型超敏反应,并形成肉芽肿、纤维钙化等,多见于脑、眼等部位。当宿主有免疫缺陷或免疫功能低下时则可引起播散性病灶。

(2)宿主免疫力:先天性感染时胎儿的免疫功能还未形成,使那些可识别弓形虫抗原的 T 细胞发生凋亡而导致克隆清除,从而对弓形虫耐受,表现出流产、畸胎、死胎等。免疫功能正常者后天感染弓形虫后,可有一个短暂的急性或轻微的临床症状,随着机体产生保护性免疫,多表现为隐性感染。各种原因造成宿主免疫力下降时,弓形虫在体内繁殖速度较快,形成假包囊,破裂后释放新虫体和代谢产物,造成局部组织和脏器损伤,产生弓形虫病的各种症状。

2. 临床表现 人群中的抗弓形虫抗体阳性率很高,但感染者通常无症状,绝大多数感染者处于隐性感染状态,先天性感染和免疫力低下人群感染可导致严重后果。临床上将弓形虫病分为先天性和获得性两种类型。

(1)先天性弓形虫病:孕妇在孕期感染弓形虫,虫体经胎盘感染胎儿而引起的疾病。据文献报道,孕妇初次感染弓形虫的概率为 0.1%～1%,部分地区高达 9%。胎儿感染率及发病情况因弓形虫侵入母体时间的不同而异。孕前感染弓形虫的孕妇经过治疗后一般不会将虫体传染给胎儿。在妊娠期前 3 个月内感染弓形虫后果严重,可造成孕妇流产、早产、畸胎或死胎,并增加孕妇妊娠并发症,如宫缩无力、产后出血过多、子宫复旧不全、子宫内膜炎等。畸胎发生率高,如无脑儿、小头畸形、小眼畸形、脊柱裂等,存活的婴儿也常因脑部先天性损害而致智力发育障碍或癫痫,有的成年后出现视网膜脉络膜炎。在妊娠中期的 3 个月感染弓形虫时,受感染胎儿多数表现为隐性感染,有的出生后数月甚至数年才出现症状,且常以长期慢性反复发病为特征,如慢性淋巴结炎、头痛、癫痫等。妊娠后期的感染者,病损多数较轻。在先天性弓形虫病患者中,中枢神经系统最易受累,典型临床表现为脑积水、大脑钙化灶、脑膜脑炎、精神或运动障碍;其次表现为弓形虫眼病,如视网膜脉络膜炎,视力模糊、畏光、疼痛及中心性视力缺失。此外,还可伴有发热、皮疹、呕吐、腹泻、黄疸、肝脾肿大、贫血、心肌炎等全身性表现。

(2)获得性弓形虫病:指出生后由外界获得的感染,可侵袭人体任何器官,临床表现复杂多样,无特异性,应与其他疾病相鉴别。免疫功能正常的人群大多无症状,有症状者所占比例为 10%～20%。获得性弓形虫病可分为淋巴结肿大型、脑型、眼型、多组织脏器损害型。淋巴结肿大是获得性弓形虫病最常见的临床表现,多见于颌下和颈后淋巴结,有压痛但无脓液,可伴有长期低热、乏力、不适、肝脾肿大或全身中毒症状。弓形虫常累及脑和眼。脑部感染可引起中枢神经系统损害,如脑炎、脑膜脑炎、癫痫和精神异常;弓形虫眼病以视网膜脉络膜炎多见,成人表现为视力在短期内进行性下降,婴幼儿可出现手抓眼症,也有的出现斜视、虹膜睫状体炎等,多为双侧性病变,出现视力障碍并可伴有全身反应。在机体免疫功能低下的情况下,如长期接受免疫抑制剂及放射治疗的免疫性疾病、恶性肿瘤患者和免疫缺陷人群(如艾滋病患者),隐性感染可转变为急性或亚急性感染,出现广泛播散和迅速发生的多组织脏器感染,表现为高热、脑炎、肺炎、心肌炎等,多因并发弓形虫脑炎而死亡。

(四)免疫

弓形虫可在人及哺乳动物体内引起非消除性免疫。机体的免疫状态,尤其是获得性免疫与感染的发展和转归密切相关。

1. 体液免疫 人类感染弓形虫后能诱导产生特异性抗体。感染早期 IgM 和 IgA 升高,一个月后即被高滴度的 IgG 所替代,并维持较长时间。IgG 能通过胎盘传至胎儿,因此新生儿血清学检查常可出现阳性结果,但不能确诊先天感染,这种抗体通常在出生后 5～10 个月消失,抗感染的免疫保护作用不明显。以往认为体液免疫的保护作用微弱,但近来有研究证实,特异性抗体与速殖子结合,在补体参与下可使虫体溶解或促进速殖子被巨噬细胞吞噬,在控制弓形虫长期慢性感染中可能起到重要作用。

2. 细胞免疫 在弓形虫感染中起主要的保护性作用,主要通过诱导 T 细胞、巨噬细胞、NK 细胞等产生具有多种生物活性的细胞因子而发挥免疫调节作用。这些细胞因子包括免疫上调因子,如 γ 干扰素(IFN-γ)、肿瘤坏死因子 α(TNF-α)、IL-1、IL-2、IL-12 等,以及免疫下调因子,如 IL-4、IL-6、IL-10 等。IL-12 可诱导和调节免疫细胞产生 IFN-γ、TNF-α,IFN-γ 在抗弓形虫免疫中起主导作用,可对 CD8$^+$ T 细胞的分化成熟起促进作用,进而对感染的靶细胞产

NOTE

生较强的细胞毒杀伤作用,IFN-γ 和 TNF-α 均可活化巨噬细胞产生一氧化氮杀伤虫体,抑制虫体增殖;IL-2 可促进 T 细胞增殖,刺激 T 细胞的溶细胞活性;IL-1 可直接增加 T 细胞和巨噬细胞的杀虫活性,促进 IL-12 和 IFN-γ 等细胞因子产生。免疫上调因子在急性感染中发挥重要作用,但诱导过度时也可造成组织损伤,因此需要免疫下调因子进行调节。IL-4 和 IL-10 可抑制 IFN-γ 的表达,IL-10 是 IFN-γ 的有力拮抗剂,在感染弓形虫的宿主体内发挥重要的免疫抑制作用;IL-6 能抑制活化的巨噬细胞杀伤弓形虫。在弓形虫感染的不同时期,免疫上调因子和免疫下调因子的表达水平及出现时间有所不同,细胞因子间的相互作用和相互制约在免疫调解网络中发挥作用,调节弓形虫感染的结局。

尽管机体内具有一系列的免疫监视机制,由于弓形虫可通过分泌多种蛋白酶、形成纳虫空泡等多种机制逃避免疫攻击,自身免疫不能完全消除虫体,甚至难以阻止弓形虫病的发生和发展。

（五）诊断

目前,弓形虫病已经受到世界的普遍重视,除病原学检查外,血清学检查和基因检查已广泛应用到临床。

1. 病原学检查

（1）涂片染色法:弓形虫多引起隐性感染和慢性感染,不易找到虫体,只有在急性发作时,取患者的腹水、胸水、羊水、脑脊液、骨髓或血液等,离心后取沉淀物做涂片,或取各种脏器的穿刺液和渗出液做涂片,经姬氏染液染色,镜检弓形虫滋养体。该法简便,但阳性率不高,易漏检。

（2）动物接种分离或细胞培养法:将待检材料接种于小鼠腹腔,一周后取腹腔液镜检滋养体,阴性者需传代至少 3 次。待检样本亦可与离体培养的单层有核细胞共培养,查假包囊或游离的滋养体。

2. 血清学检查　由于弓形虫病原学检查限制较多,操作烦琐且阳性率不高,所以血清学检查是目前临床广泛应用的辅助诊断方法。

（1）染色试验(dye test,DT):为经典血清学检查方法,其特异性、敏感性和重复性较好。活的弓形虫速殖子在辅助因子参与下,与样本中的特异性抗体协同作用,可使虫体表膜受损,不能被亚甲蓝所染。镜检时 60% 虫体不着色者为阳性,亦可用 50% 虫体不着色的最高滴度作为判断标准。

（2）间接血凝试验(IHA):该法有较好的特异性和敏感性,采用致敏红细胞与受检血清进行反应,根据是否出现凝集反应判断阴性与阳性。操作简易,适用于流行病学调查及筛查性抗体检测。

（3）间接免疫荧光抗体试验:以完整虫体为抗原,与被检血清抗体反应后,以荧光标记的二抗检测相应抗体是否存在。在流行病学调查及临床诊断中均有较高的价值。特异性 IgM 的检出是诊断弓形虫急性感染的可靠指标之一。由于 IgM 不能通过胎盘传给胎儿,如果婴儿血中 IgM 阳性则表示婴儿已受感染。

（4）酶联免疫吸附试验(ELISA):用于检测宿主的特异性循环抗原和抗体,已有多种改良法广泛用于早期急性感染、孕妇弓形虫感染的初步筛查和先天性弓形虫病的诊断。

3. 基因诊断　PCR 和 DNA 探针技术是近年来用于妊娠期间检测先天性弓形虫病的一种方法,主要是为了防止给胎儿造成不必要的后遗症。该方法与其他实验室诊断方法相比,具有高敏感性、高特异性和高阳性检出率等优点,已应用于临床。但由于基因诊断技术的高度敏感性,若操作不当,容易产生假阳性。

此外,流行病学资料和临床表现对诊断也有一定参考价值。B 超、检眼镜、CT、核磁等在弓形虫病的诊断及预后评价中均有广泛的应用。

（六）流行病学

1. 流行概况 该虫呈世界性分布,广泛存在于多种哺乳动物体内,人群感染也较普遍。据血清学检查,人群抗体阳性率为25%～50%,其中北美感染率为16%～40%,而在欧洲和南美的感染率高达80%,估计全球有1/3的人感染弓形虫,绝大多数属隐性感染。我国在20世纪80年代开展全国弓形虫人体流行病学调查,平均血清阳性率为5.17%,在2004年第二次全国普查时提高为7.97%,其中贵州最高(15.09%),其次为广西(12.65%),在苗族、布依族的阳性率分别达到25.44%、25.27%,最低为黑龙江(0.55%)。血清学检查阳性率随年龄的增加而有所升高,无性别差异,与生活习惯、生活条件、接触猫科动物等因素有关。此外,可食用的肉类感染相当普遍,特别是一些与人关系密切的家畜(猪、猫、牛、羊、犬等),感染率可达10%以上,是重要的传染源。

造成弓形虫病广泛流行的原因如下:①生活史中卵囊、包囊、假包囊均具感染性;②中间宿主广泛,140余种哺乳动物易感;③在终宿主之间、中间宿主之间以及终宿主与中间宿主之间均可互相传播;④卵囊排放量大,被感染的猫可每天排放约1000万个卵囊,持续10～20天,卵囊在外界对酸、碱、消毒剂均有较强的抵抗力,可存活几个月甚至1年以上;⑤包囊在中间宿主体内长期存在,猪肉中的包囊在冰冻状态下可活35天。

2. 流行环节

(1) 传染源:猫及猫科动物是重要传染源,其他哺乳动物、禽类亦是传染源。此外,感染孕妇可作为胎儿的传染源。

(2) 传播途径:先天性感染为胎儿在母体内经胎盘垂直感染。后天感染则主要通过消化道感染,如食入未煮熟的含弓形虫的肉制品、蛋品、乳类或被卵囊污染的食物和水,在此过程中节肢动物携带卵囊也具有一定的传播意义。未经严格检测的含滋养体的血液或组织经输血或器官移植也可能引起感染。此外,肉类加工人员和实验室工作人员有可能经口、鼻、眼结膜或破损的皮肤、黏膜感染弓形虫。

(3) 易感人群:人类对弓形虫普遍易感,尤其是胎儿、婴幼儿、肿瘤和艾滋病患者。人的易感性与职业、生活方式、饮食习惯密切相关,如肉类加工人员、屠宰工人、动物饲养员、兽医等,随接触机会增多而上升。

（七）防治

1. 控制传染源 对急性期患者应及时治疗,但至今尚无特效药物。乙胺嘧啶、复方新诺明(TMP-SMZ)对增殖阶段的速殖子有抑制作用,这两种药物联合应用可提高疗效,但毒副作用较大,用药时间长,停药后易复发,在孕期前16周,乙胺嘧啶因其潜在的致畸作用而被禁用。螺旋霉素是大环内酯类抗生素,毒副作用小,组织中浓度高,排泄缓慢,被广泛应用于各类弓形虫病的治疗。孕妇感染弓形虫时首选螺旋霉素,其在胎盘中浓聚但不易穿过胎盘,从而减轻受感染胎儿的疾病严重程度,疗程中适当辅用免疫增强剂,可提高疗效。

病例分析 9-2-3

目前,国内外不断对弓形虫病的治疗进行探索,阿托伐醌和青蒿素类药物对弓形虫有不错的杀伤效果。其他中草药成分,如银杏酸、黄芩、甘草、扁桃酸等通过体内或细胞实验证实对弓形虫病也有一定疗效。近年来,中药配伍和中西医联合用药在我国已有广泛应用。

2. 切断传播途径 严格对猫进行管理和防疫,加强对家畜、家禽和可疑动物的监测和隔离,加强饮食卫生管理,严格执行肉类食品卫生检疫制度。保障环境卫生,消灭苍蝇和蟑螂也是防止卵囊污染食物和水源的重要措施。

3. 保护易感人群 包囊对热敏感,67℃或更高温度短时间内可有效杀死包囊,因此应教育群众不吃生或半生的肉、蛋和奶制品。孕妇应避免与猫、猫粪接触,定期做弓形虫常规检查,及时干预以减少先天性弓形虫病的发生,如有必要可终止妊娠。弓形虫疫苗是一种理想的预防措施,减毒疫苗有较好的保护力,但能经突变恢复毒力,具有潜在致病危险。亚单位疫苗、核酸疫苗等是目前研究的重点,在动物实验中均显示一定的保护效果,但尚未进入临床应用。

第三节　隐孢子虫

隐孢子虫(*Cryptosporidium* Tyzzer,1907)属隐孢子虫科隐孢子虫属,广泛寄生于人、哺乳动物、爬行动物、禽类、两栖类等,呈世界性分布,是机会性致病原虫,患者临床表现以腹泻为主,免疫功能减退、缺陷者更为易感。发达国家人群感染率为 1%～3%,发展中国家人群为 5%～10%,我国隐孢子虫的感染率为 1.33%～3.39%。目前,隐孢子虫有效虫种有 20 余种,另有 60 余种待确定。感染人的虫种主要是人隐孢子虫(*C. hominis*)和微小隐孢子虫(*C. parvum*)。

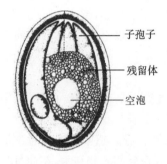

子孢子
残留体
空泡

图 9-13　隐孢子虫卵囊结构模式图

(一)形态

隐孢子虫的生活史有 5 种形态,即配子体、卵囊、子孢子、滋养体、裂殖体,其中卵囊的形态比较重要。成熟卵囊呈圆形或椭圆形,直径为 4～6 μm,内含 4 个裸露的子孢子和残留体(residual body)。子孢子呈月牙形,大小为 1.5 μm×0.75 μm,核 1 个,位于虫体后部。残留体由颗粒状物质和一个空泡组成(图 9-13)。在改良抗酸染色标本中,卵囊为玫瑰红色,背景为蓝绿色,囊内子孢子排列不规则,形态多样,残留体呈暗黑(棕)色颗粒状。

(二)生活史

隐孢子虫的生活史简单,各发育期均在宿主小肠上皮细胞膜与胞质之间形成的纳虫空泡内进行,不需转换宿主就可以完成,为人际传播型。生活史包括无性生殖(裂体生殖和孢子生殖)及有性生殖(配子生殖)两种方式。卵囊随宿主粪便排出即具感染性。

卵囊通过食物或饮水进入人或易感动物消化道,在胆汁和消化酶的作用下,卵囊内的子孢子在小肠内逸出,附着并侵入小肠上皮细胞,在细胞膜下与胞质之间形成纳虫空泡并在其中进行无性生殖。子孢子先发育为滋养体,再经 3 次核分裂发育为Ⅰ型裂殖体。成熟的Ⅰ型裂殖体含有 8 个裂殖子,释放的裂殖子可侵入其他上皮细胞,一部分重新发育为Ⅰ型裂殖体,另一部分发育为第二代滋养体,经 2 次核分裂发育为Ⅱ型裂殖体。成熟的Ⅱ型裂殖体含 4 个裂殖子,侵入肠上皮后发育为雌、雄配子体。雌配子体进一步发育为雌配子,雄配子体产生 16 个雄配子,雌、雄配子结合形成合子,再发育为卵囊,进入孢子生殖阶段。卵囊有薄壁和厚壁两种类型,薄壁卵囊约占 20%,仅有一层单位膜,其子孢子逸出后直接侵入宿主肠上皮细胞,继续无性生殖,形成宿主自身体内重复感染,因此一次吞食少量卵囊就可以引起严重或持续性感染。厚壁卵囊约占 80%,在宿主细胞内或肠腔内孢子化(含 4 个子孢子),之后随宿主粪便排出体外即具感染性。厚壁卵囊在外界环境中抵抗力较强,通过污染的食物、水源可感染新的宿主,整个生活史需 5～11 天(图 9-14)。

(三)致病

1. 致病机制　隐孢子虫是重要的导致人类腹泻的肠道病原体之一,主要寄生于小肠上皮细胞的刷状缘纳虫空泡内。空肠近端是隐孢子虫寄生数量最多的部位,严重者可扩散到整个消化道,隐孢子虫亦可寄生在呼吸道、肺脏、扁桃体、胰腺、胆囊等器官。隐孢子虫可导致小肠

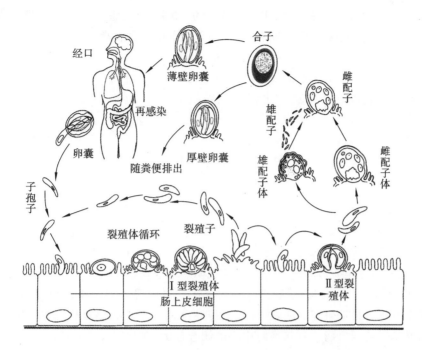

图 9-14　隐孢子虫生活史示意图

黏膜的广泛损伤,肠黏膜表面积减少,多种黏膜酶明显减少,破坏肠道吸收功能,特别是脂肪和糖类吸收功能发生严重障碍,导致患者严重持久的腹泻,大量水及电解质丢失。

2. 病理变化　病变主要集中于小肠。轻度感染者无明显病理变化。中度和严重感染者,黏膜表面出现凹陷,肠上皮细胞的绒毛萎缩、变短、融合甚至脱落。绒毛上皮层及固有层可有多形核白细胞、淋巴细胞和浆细胞浸润。免疫功能减退者可蔓延至结肠、胃、食管以及肠外器官,如可引起急性或坏死性胆囊炎,胆囊壁变厚并可有溃疡,感染肺部引起活动性支气管炎及间质性肺炎。

3. 临床表现　感染隐孢子虫卵囊后,约有 80% 的人可表现出临床症状,其余人则为隐性感染。隐孢子虫病潜伏期一般为 3~8 天,免疫功能正常人群的症状一般较轻,表现为自限性急性腹泻,大便呈水样或糊状,一般无脓血。严重感染的幼儿可出现喷射性水样便,常伴有痉挛性腹痛、腹胀、恶心、呕吐和发热等。病程长短不一,多持续 1~2 周而消退自愈,但仍可持续排出卵囊数周。少数患者迁延 1~2 个月或转为慢性反复发作。免疫功能受损人群常表现为难治性甚至是致死性的霍乱性水样泻,每日腹泻数次至数十次,达数升至数十升,常伴剧烈腹痛,水、电解质紊乱和酸中毒,甚至出现肠道外组织器官(如肺脏和胆道)受累,引起支气管炎或肺炎,急性和坏死性胆囊炎等,病程可迁延数月至 1 年。隐孢子虫是艾滋病患者合并肠道感染的常见病原体,常危及患者生命,国外已将隐孢子虫列为艾滋病患者的常规检查项目之一。

（四）实验诊断

1. 病原学诊断　采用粪便(水样或糊状便)、胆汁、呕吐物、痰液或支气管灌洗液等标本中查得本虫卵囊即可确诊。标本可以是新鲜的,也可以经甲醛固定。

（1）金胺-酚染色法:染色后,在荧光显微镜下卵囊呈圆形,乳白色略带黄绿色荧光。低倍镜下为圆形小亮点,虫体数量多时似夜空中繁星。高倍镜下卵囊周围深染,中央淡染。本法简便,适用于批量标本的过筛检查。

（2）改良抗酸染色法:染色后背景为蓝绿色,卵囊呈玫瑰色,内部可见 1~4 个子孢子,有时可见棕色块状的残留体。本法缺点为粪便标本中多存在非特异性红色抗酸颗粒,易与卵囊相混淆,难以鉴别。

（3）金胺酚-改良抗酸染色法：先用金胺-酚染色，再用改良抗酸染色复染，镜下卵囊为玫瑰色，但非特异性颗粒呈蓝黑色，极易鉴别，使检出率和准确性大大提高。

2. 免疫学诊断　隐孢子虫病的免疫学诊断近年发展较快，主要通过 IFA、ELISA 等方法检测患者粪便卵囊抗原或血清抗体，特异性、敏感性均较高，可用于隐孢子虫病的辅助诊断和流行病学调查。流式细胞计数法可定量检测粪便中卵囊，敏感性更高，也可动态监测评价疗效。

3. 基因检测　采用 PCR 和 DNA 探针技术检测隐孢子虫特异 DNA，具有特异性强、敏感性高的特点，可达 0.1 pg 水平。特别适用于大样本中少量卵囊的检查。

（五）流行

1. 分布　隐孢子虫病呈世界性分布，迄今已有 90 余个国家有病例报道。欧洲和北美洲人群平均感染率为 1%～3%，亚洲为 5%，非洲高达 10%。在腹泻患者中，欧洲、北美洲隐孢子虫检出率为 0.6%～20%，发展中国家为 4.0%～25.0%。我国自韩范等（1987）首次报道 2 例隐孢子虫感染后，许多省市陆续开展了不同规模的调查，感染率为 1.33%～3.39%，所有腹泻病例的 1.4%～13.3% 可归因于隐孢子虫感染。在医院等人群集中的单位，隐孢子虫腹泻暴发流行时有发生。最近研究表明，隐孢子虫是导致 1～11 月龄婴儿腹泻的仅次于轮状病毒的第 2 大病原体。美国疾病控制与预防中心的调查显示，在欧美，11%～21% 的艾滋病患者腹泻粪便中发现该虫卵囊，而在非洲等发展中国家可达 12%～48%，世界卫生组织已将隐孢子虫列为艾滋病的怀疑指标之一，是艾滋病患者的常规检查项目。此外，隐孢子虫也是旅游者腹泻的重要病原体。

隐孢子虫病流行具备下列特点：2 岁以下的婴幼儿和免疫功能低下或缺陷人群发病率较高；温暖潮湿季节发病率较高；农村多于城市，沿海港口多于内地，畜牧地区多于非牧区。

2. 流行环节

（1）传染源：隐孢子虫病患者、无症状带虫者，尤其儿童患者，其粪便及呕吐物中均含具有感染性的卵囊，是主要的传染源。多数患者症状消失后仍有卵囊排出，可维持数周。动物传染源包括家畜，如牛、羊、犬、猫、兔等。

（2）传播途径：隐孢子虫卵囊在环境中普遍存在，患者主要通过粪-口途径饮入或食入被卵囊污染的水和食物而感染。水源污染是造成隐孢子虫病在人群中暴发流行的主要原因。美国、英国、加拿大等国均有因水源污染引起暴发流行的报道。医院和幼儿园等人口密集的地方传播效率也很高。此外，痰液中有卵囊者可通过飞沫传播，同性恋者也可感染隐孢子虫。

（3）易感人群：人对隐孢子虫普遍易感，尤其是大量应用多种抗生素、水痘患者、麻疹患者。婴幼儿、艾滋病患者及接受免疫抑制剂治疗等免疫功能低下者更易感染，且症状较重，甚至危及生命。医务人员、实验室工作者及与牲畜密切接触的人员、兽医等也有较多的感染机会。

（六）防治

1. 控制传染源　及时治疗患者，包括对症治疗、抗虫治疗和免疫治疗等。纠正水、电解质紊乱，加强营养补充和止泻是缓解临床症状的有效手段。目前尚无理想的有效药物，巴龙霉素、螺旋霉素、阿奇霉素、红霉素、复方新诺明（SMZ-TMP）等抗生素能改善临床症状或缩短病程。硝唑尼特可用于治疗免疫功能正常人群中隐孢子虫性腹泻，临床治愈率达 72%～88%。国内试用大蒜素治疗免疫功能正常的儿童患者，获得较好疗效。用人工高免疫牛初乳（HBC）、人血清高价免疫球蛋白、干扰素、IL-2 等免疫制剂可以改善临床症状。对免疫功能受损者，恢复其免疫功能、及时停用免疫抑制剂是主要措施，否则治疗大多无效。

2. 切断传播途径　加强人畜粪便管理，防止患者和病畜粪便中的卵囊污染水源、食物。

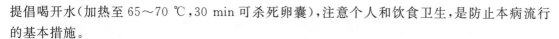

提倡喝开水(加热至 65~70 ℃,30 min 可杀死卵囊),注意个人和饮食卫生,是防止本病流行的基本措施。

3. 保护易感人群 对于免疫功能低下的人群,尤其是艾滋病患者要加强保护,避免与患者、病畜接触,凡与之接触者,应及时洗手消毒。患者用过的便盆等用具必须用 3% 漂白粉浸泡 30 min 后再行清洗。

| 第四节 其他孢子虫 |

一、肉孢子虫

肉孢子虫(*Sarcocystis* Lankester,1882)属于真球虫目肉孢子虫科肉孢子虫属,是一类广泛发现于爬行类、鸟类、人及各种哺乳动物的细胞内寄生原虫。寄生于人体小肠并以人为终宿主的肉孢子虫有两种,即猪肉孢子虫(*S. suihominis* Taelros et Laarman,1976)和人肉孢子虫(*S. hominis* Railleita et Lucet,1891),中间宿主分别是猪和牛,这两种肉孢子虫形态和生活史基本相同,统称为人肠肉孢子虫,引起人肠肉孢子虫病。此外,尚有以人为中间宿主、以肉孢子囊寄生在人肌肉内的林氏肉孢子虫(*S. lindemanni*),又称人肌肉孢子虫。这三种肉孢子虫在我国均有病例报道。

(一)形态与生活史

肉孢子虫包括肉孢子囊(sarcocyst)、卵囊和孢子囊(sporocyst)三个发育阶段。肉孢子囊位于中间宿主的肌肉中,呈圆柱状或纺锤形,与肌纤维平行,大小为 $(1\sim5)$ μm×$(0.1\sim1)$ μm,囊壁内有许多间隔将囊内缓殖子分隔成簇(图 9-15)。成熟卵囊为长椭圆形,内含两个孢子囊,各含 4 个子孢子,卵囊壁薄而脆弱,常在肠内自行破裂,孢子囊即随粪便排出。孢子囊呈椭圆形,壁双层而透明,大小为 $(13.6\sim16.4)$ μm×$(8.3\sim10.6)$ μm。

林氏肉孢子虫的中间宿主是人,其生活史迄今不明。人、猕猴、黑猩猩等为人肠肉孢子虫的终宿主,因食入中间宿主(牛、猪等)肌肉内的肉孢子囊而感染。

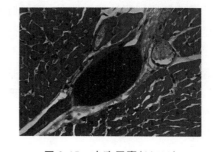

图 9-15 肉孢子囊(×200)

终宿主(人)粪便中的卵囊或孢子囊被牛、猪等草食动物食入后,在这些动物小肠内,孢子囊破裂释放子孢子,之后穿过肠壁侵入血液,随血液循环至肝、肾、脑等脏器的血管内皮细胞内进行裂体生殖。经几代裂体生殖后,释放的裂殖子进入肌肉组织中发育为肉孢子囊。肉孢子囊多见于横纹肌(如咀嚼肌、舌肌及躯干肌等)及心肌,偶见于脑及腺体。肉孢子囊成熟后,其内含新月形、具有感染性的缓殖子。含有肉孢子囊的肉类被人食入后,囊内的缓殖子释放并侵入小肠固有层,无须经过裂体生殖而直接形成雌、雄配子,再结合为合子,最终形成卵囊。大部分卵囊在肠内破裂,释出孢子囊,孢子囊和少数未破裂的卵囊一起随粪便排出(图 9-16)。另外,中间宿主体内的肉孢子囊破裂时,缓殖子可循血流到达肠壁并进入肠腔,随粪便排出体外,也可见于鼻涕或其他分泌物中,因此也可通过粪便或分泌物途径而传播。人偶可作为中间宿主在肌肉组织内形成肉孢子囊。

(二)致病与诊断

肉孢子虫对中间宿主具有较强的致病性,对终宿主致病力较弱,症状的轻重与宿主的免疫状态及虫株毒力有关。临床上可引起人肠肉孢子虫病和人肌肉孢子虫病。

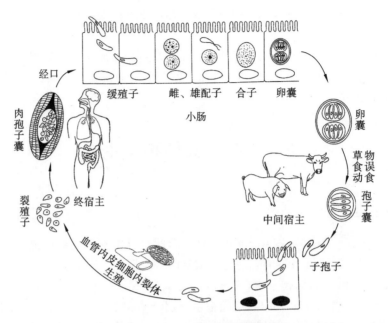

图 9-16　肉孢子虫生活史示意图

人肠肉孢子虫病患者因食入含有肉孢子囊的肉类而感染,囊内的缓殖子侵入肠壁细胞进行裂体生殖,患者出现消化道症状,主要表现为食欲不振、腹痛、腹泻、恶心、呕吐等非特异性消化道症状。人体感染肉孢子虫后还可出现脱水、血性腹泻,严重者可引起贫血、坏死性肠炎,有的表现出内毒素样休克症状、体温升高等。一般来说,免疫功能正常的人群没有或仅有轻微症状,但免疫功能受损者则可出现严重症状。人肌肉孢子虫病的临床表现与寄生部位有关,除肉孢子囊破坏所侵犯的肌细胞外,还可造成邻近细胞的压迫萎缩,引起肌肉水肿疼痛,一般无明显症状。一旦囊壁破裂,释放出的肉孢子毒素可作用于神经系统、心、肾上腺、肝和小肠,引起毒性反应;若寄生于喉头肌可引起支气管痉挛和声音嘶哑;寄生于心肌可引起心肌炎,急性期患者表现为心悸、气促、发热、肌肉肿胀伴红斑、触痛等。

可采用粪便直接涂片法、蔗糖浮聚法或硫酸锌浮聚法等,从粪便中检出孢子囊即可确诊人肠肉孢子虫病。人肌肉孢子虫病患者可做常规活检查肉孢子囊,同时可发现肌炎甚至肌坏死的存在。

（三）流行与防治

肉孢子虫呈世界性分布,家畜自然感染率很高,有些地区高达80％。人肠肉孢子虫病主要见于欧洲、亚洲有生吃或半生吃肉类习惯的地区,尤其是东南亚地区尤为普遍,我国迄今报道300余例,主要集中在云南、广西、西藏。人肌肉孢子虫病多为偶发病例,全世界仅70例,其中40例来自东南亚地区,我国有5例。预防感染以不生食牛、猪等肉类,加强执行肉类检疫制度及家畜科学饲养为主。治疗上尚无特效药物,磺胺嘧啶、甲氧苄啶、吡喹酮和复方新诺明等有一定疗效。

二、贝氏等孢球虫

等孢球虫属于真球虫目、艾美虫科、等孢球虫属,广泛存在于哺乳类、鸟类和爬行类动物肠道内。有两种等孢球虫可引起人类疾病,即贝氏等孢球虫(*Isospora belli* Wenyon,1923)和内塔尔等孢球虫(*I. natalensis* Elson-Dew,1953),前者是主要的病原体,仅寄生于人体引起等孢球虫病(isosporiasis),在免疫正常人群,疾病常呈自限性。贝氏等孢球虫也与旅游者腹泻有关。

（一）形态与生活史

贝氏等孢球虫的卵囊呈长椭圆形，大小为(20～33) μm×(10～19) μm,壁薄光滑,未成熟卵囊内含1个大而圆的细胞,成熟卵囊内含有2个椭圆形孢子囊,每个孢子囊含有4个半月形的子孢子和一个残留体(图9-17)。

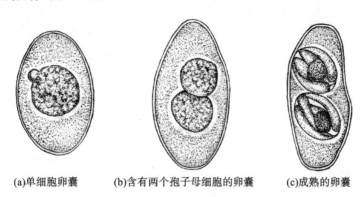

(a)单细胞卵囊　　(b)含有两个孢子母细胞的卵囊　　(c)成熟的卵囊

图9-17　贝氏等孢球虫卵囊结构模式图

贝氏等孢球虫生活史简单,属人际传播型。虫体定植于人类小肠上皮细胞内,可同时存在裂体生殖和孢子生殖。成熟卵囊有感染性,随污染的食物或饮水进入人体消化道,子孢子在小肠上段逸出并侵入肠上皮细胞发育为滋养体,经裂体生殖形成裂殖体,成熟后释放裂殖子侵入邻近的上皮细胞。部分裂殖子形成雌、雄配子体,经配体生殖发育为卵囊,随粪便排出体外。刚排出的卵囊大多为未成熟卵囊,在外界适宜的温度、湿度环境中经48 h左右发育为成熟卵囊(图9-18)。

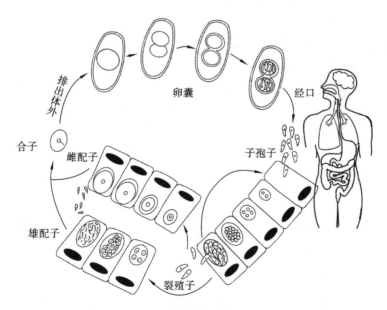

图9-18　贝氏等孢球虫生活史示意图

（二）致病及诊断

贝氏等孢球虫侵入肠黏膜并反复分裂,可引起小肠绒毛变平、变短、萎缩、隐窝增生,固有层中有大量嗜酸性粒细胞、浆细胞、淋巴细胞等浸润,吸收功能减退。患者一般无症状或呈自限性感染,经7～11天的潜伏期后出现厌食、腹痛、腹泻,每天6～10次,呈水样便或软便,持续5～10天可自愈。婴幼儿、艾滋病患者或其他免疫功能低下者病情较为严重,可出现持续性水样或脂肪性腹泻、体重减轻,有些甚至发生肠外感染,出现进行性呼吸困难和发热,可伴有吞咽困难、恶心、呕吐,甚至引起死亡。本病病程常呈慢性,复发普遍。

粪便中检测出卵囊即可明确诊断。通过粪便直接涂片或硫酸锌浓集涂片,应用抗酸染色或改良抗酸染色可以比较清晰地检出卵囊,其孢子囊染成红色。但因卵囊微小,粪检漏诊机会较大,必要时可做十二指肠组织活检。本病尚无有效的血清学检查方法。

(三)流行与防治

该病主要流行于热带和亚热带地区。随着艾滋病的发病率增多,等孢球虫病在艾滋病患者或同性恋男性中发病率也在升高,在美国艾滋病患者中发病率为 15%。我国在浙江、广东、海南等地区均有病例报道。贝氏等孢球虫仅引起人类感染,无其他保虫宿主。人因摄入被成熟卵囊污染的水或食物而感染,亦可通过粪-口途径直接感染。卵囊对外界的抵抗力十分强,在寒冷或潮湿的环境中可存活数月。预防本病应注意饮食卫生,搞好环境卫生,防治卵囊污染。治疗可联合应用乙胺嘧啶(或甲氧苄啶)和磺胺类药物,如磺胺嘧啶,疗程为 1 个月,一般在用药 2 天内即可控制腹泻,但疗程不足易复发。对磺胺类药物过敏者单用乙胺嘧啶治疗亦有效。

三、巴贝虫

巴贝虫(*Babesia* Starcovici,1893)属孢子纲梨形虫亚纲梨形虫目巴贝虫科,有 100 余种,广泛寄生于哺乳动物和鸟类等脊椎动物红细胞内,引起红细胞破坏溶解,往往呈散发或地方性流行。目前已明确 7 种可感染人体,引起人兽共患的巴贝虫病(babesiosis),其中主要为微小巴贝虫(*B. microti*)、分歧巴贝虫(*B. divergens*)和邓肯巴贝虫(*B. duncani*)等。我国最早于 1982 年在云南省发现 2 例,台湾也有血清学检查阳性的报道。

(一)形态与生活史

巴贝虫有大型及小型两类虫体,大型虫体长 2.5~5.0 μm,小型虫体长 1.0~2.5 μm。典型虫体呈梨形,寄生在宿主红细胞内,故又称梨形虫,也可呈逗点状、环状、圆形等,多位于红细胞中央。最具特征的为双梨形,其尖端互相靠近,钝端互成角度,以及排列成十字形的"四联型"。虫体的核呈点、球或块状,为紫红色,一个红细胞内可有多个虫体寄生,以 1~4 个居多(图 9-19)。

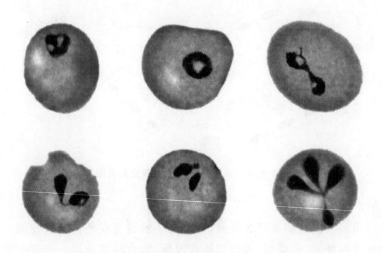

图 9-19 巴贝虫结构模式图

巴贝虫生活史与疟原虫相似,属虫媒传播型,在蜱肠内、唾液腺内分别进行配子生殖和孢子生殖,在脊椎动物红细胞内进行出芽生殖或裂体生殖。蜱吸食感染动物血液后,红细胞内的雌、雄配子体进入蜱的小肠上皮细胞进行有性生殖,经配子、合子发育为动合子,并通过血液、淋巴循环到达蜱各个器官,动合子分裂成许多裂殖子,再形成新的动合子侵入幼蜱唾液腺内发育为梨形的子孢子。有些大型巴贝虫的动合子可进入蜱卵巢并经过卵传递给子代,并可经卵传递数代。蜱叮咬感染宿主后,子孢子进入哺乳动物红细胞内消化血红蛋白,进行出芽生殖或裂体生殖,红细胞破裂后,裂殖子逸出,侵入新的红细胞,重复分裂、繁殖,部分裂殖子发育为配子体,蜱吸血后在其肠内继续发育。

（二）致病与诊断

巴贝虫病的临床表现:由于红细胞内虫体无性生殖,不断破坏红细胞,并发生免疫性溶血、脾功能亢进,分泌毒素而引起弥散性血管内凝血。巴贝虫属于机会性致病原虫,严重感染常发生于脾切除患者、艾滋病患者、免疫功能低下及年龄较大的人群。

巴贝虫病的潜伏期为 1～4 周。免疫功能正常宿主感染时多呈自限性,可出现发热、不适、疲劳、肌痛及食欲减退等症状,偶有心动过缓,仅持续 2～4 周。重症者可突然起病,出现高热、寒战,体温可高达 40 ℃,症状类似疟疾,可出现不同程度的贫血、黄疸及血红蛋白尿,也可有肝、脾肿大。脾切除者往往起病突然,出现血尿、黄疸及严重贫血,血清转氨酶、碱性磷酸酶、未结合的胆红素等水平升高,危重患者出现肝衰竭、肾衰竭、昏迷甚至死亡。另外,被蜱叮咬而发病的患者还出现一些诸如螺旋体、立克次体合并感染的情况,使症状更为严重。

外周血涂片吉姆萨染色镜检查到病原体可确诊。红细胞感染率往往达 49.8%,甚至高达 85%,形态与恶性疟原虫相似,应注意鉴别。也可将患者血液接种到动物腹腔,1 个月后取血染色镜检。血清学检测(如 IHA 和 IFA 等),可用于流行病学调查。PCR、DNA 探针等分子生物学方法已有应用,特异性强,敏感性高。

（三）流行与防治

巴贝虫的宿主非常广泛,多种家畜如牛、羊、马、犬、猫等和野生动物均可被感染,农牧场是本病特发地。人类可感染其中一些虫体,欧洲主要流行牛源性分歧巴贝虫,美国主要流行微小巴贝虫,我国有近 10 例感染两种虫种的报告。国内尚未进行巴贝虫人体感染的流行病学调查。巴贝虫病传染源为患者及感染的动物,可通过蜱叮咬、器官移植、输血和胎盘垂直传播等途径传播。传染巴贝虫的主要蜱种为草原革蜱、森林革蜱、银盾革蜱、中华革蜱、镰形扇头蜱等。

预防本病的措施:加强公共卫生设施管理,加强对家畜的检疫,消灭蜱滋生环境,野外工作时穿着防护服,使用杀蜱或驱蜱剂,有疑似病史者不宜献血。目前已经研制用于牛及其他动物的疫苗,包括减毒疫苗、可溶性抗原疫苗以及重组疫苗。常用药物首选克林霉素和奎宁,联合用药效果好,但毒性较明显,可引起低血压及听力下降等,轻中度患者也可联合用阿托伐醌和阿奇霉素治疗,副作用较小,尤其对分歧巴贝虫病效果好。还可辅以对症治疗,有高热剧痛者予以解热、镇痛处理,有明显溶血者,可予输血。本病治疗停止后易复发,需在一年内复查,免疫功能低下及重症感染者治疗时间相应延长。

四、微孢子虫

微孢子虫(*Microsporidium* Balbiani,1882)是一类专性细胞内寄生的单细胞真核生物,根据 Cox(2003)分类系统可归类为微孢子虫门(Microspora)微孢子虫纲微孢子虫目微孢子虫科。微孢子虫有 150 个属 1200 余种,广泛寄生于节肢动物、鸟类、鱼类、爬行类和哺乳动物,其中至少有 7 个属 15 种微孢子虫能感染人,最主要的为肠上皮细胞微孢子虫属、脑炎微孢子虫属、匹里虫属、微粒子虫属,是引起艾滋病患者腹泻的重要病原体之一,甚至侵入呼吸系统、泌尿系统或神经系统以及角膜、结膜和肌肉等组织,引起微孢子虫病(microsporidiosis)。

(一)形态与生活史

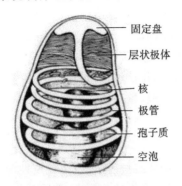

图 9-20　微孢子虫孢子结构模式图

微孢子虫包括孢子、分裂体、母孢子、成孢子细胞等发育阶段。孢子是唯一可在宿主细胞外生存的发育阶段,也是虫体的感染阶段。成熟的孢子呈圆形或椭圆形,大小为(2~7) μm×(1.5~5.0) μm,在光镜下呈绿色折光,内含极管(polar tube),亦称极丝(polar filament),以及感染性的孢子质(sporoplasm)。极管呈螺旋状从孢子前端的固定盘(anchoring disc)连至虫体末端,并缠绕胞核,后端有一空泡。极管的螺旋数依虫属而异,为微孢子虫分类的依据(图 9-20)。

图 9-20 标注: 固定盘、层状极体、核、极管、孢子质、空泡

微孢子虫是专性细胞内寄生原虫,寄生于十二指肠及空肠的上皮细胞内,在同一细胞内同时存在裂体生殖和孢子生殖两种方式,为人际传播型。成熟孢子被宿主吞食后,孢子迅速伸出极管刺入宿主小肠上皮细胞,然后将感染性的孢子质注入宿主细胞而使其感染。孢子质在宿主细胞核附近的空泡内形成分裂体,以二分裂或多分裂方式增殖,在邻近细胞间播散或经血液循环扩散到肝、肾、脑、肌肉等组织器官。经过大量增殖后,转化成母孢子进入孢子生殖阶段,母孢子发育并分裂为成孢子细胞,最终形成孢子。细胞破裂释放出孢子可感染其他细胞,生活史周期一般为 3~5 天。孢子随坏死细胞脱落并排出体外可感染新的宿主。孢子为感染期虫体,对外界环境具有较强抵抗力(图 9-21)。

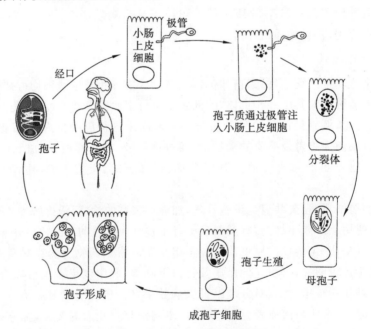

图 9-21 标注: 极管、小肠上皮细胞、经口、孢子、孢子质通过极管注入小肠上皮细胞、分裂体、孢子生殖、母孢子、成孢子细胞、孢子形成

图 9-21　微孢子虫生活史示意图

(二)致病与诊断

微孢子虫为机会性致病原虫,感染后是否出现临床症状与宿主的免疫状态相关,不同种的微孢子虫对人体的致病力和组织亲嗜性也不同。免疫功能正常人群往往仅有轻微的体征和症状,而免疫功能低下者可致严重疾病甚至死亡。目前报道最多的是引起腹泻的微孢子虫虫种,主要寄生于小肠上皮细胞,在虫体聚集部位可见肠绒毛萎缩断裂,上皮细胞变性、排列紊乱、坏死,引起恶心、腹痛、慢性腹泻等,但无脓血便,偶可累及胆囊、角膜等部位引起胆管炎、角膜结

膜炎等。感染脑炎微孢子虫属后,患者出现头痛、喷射性呕吐,发病者以艾滋病患者多见,可扩散至呼吸系统、消化系统及泌尿系统,引起相应症状。微粒子虫属是蚕业养殖中常见的微孢子虫,在人体可感染角膜,也可引起肝、肾等系统性感染。

可用吉姆萨、甲苯胺蓝等染色法从体液、排泄物及感染组织内查到病原体。粪便直接涂片法用改良三色染色法,粪便中的细菌和残渣染成绿色,而孢子呈红色,背景反差大。免疫学方法检测血清抗体已广泛应用,如 ELISA、IFA 等。此外,PCR 检测微孢子虫特异性 DNA 的研究已获得满意效果,逐步应用于临床。

(三)流行与防治

微孢子虫病为人兽共患病,呈世界性分布,主要通过宿主吞食成熟孢子污染的水或食物而引起感染,性接触、胎盘垂直传播等亦可引起感染。由于在患者痰液、鼻腔分泌物中也检出过虫体,因此经呼吸道也可能感染。近年来,微孢子虫在艾滋病患者中的发现率日趋增高,为 7%～50%。对此病尚无理想药物,阿苯达唑曾用于本病治疗,但仅能改善症状,不能使病原体消失,患者易复发;其他药物如甲硝唑、阿托伐醌、阿奇霉素、巴龙霉素等均可试用,但效果有限。预防关键为注意个人卫生及饮食卫生,提高机体免疫功能,减少感染的机会。

五、人芽囊原虫

人芽囊原虫(*Blastocystis hominis* Brumpt,1912)曾被误认为一类对人体无害的空泡型肠道内酵母。1967 年,Zerdt 根据其超微结构等方面的特点将其归为原虫。1993 年江静波和何建国将其归入芽囊原虫亚门芽囊原虫纲芽囊原虫目芽囊原虫科芽囊原虫属。目前认为其是人类腹泻的病原体之一。

(一)形态与生活史

人芽囊原虫形态多样,在体外培养时可见空泡型、颗粒型、阿米巴型、复分裂型、包囊型等五种形态(图 9-22)。空泡型虫体呈圆形或卵圆形,直径为 6～40 μm,虫体中央有一透亮空泡,胞核位于虫体周缘,数目为 1～4 个。颗粒型由空泡型发育而成,充满圆形颗粒物质,该型很少出现在粪便中,只有在培养基中血清含量高时可见此型。阿米巴型形似溶组织内阿米巴滋养体,形态多变,伪足伸缩缓慢移动,胞质中含细菌或颗粒状物质。复分裂型不多见,虫体含多个核,核与核之间有胞质相连,一个虫体可分裂成 3～4 个甚至更多。包囊型有一层厚囊壁,圆形或卵圆形,直径为 2～6 μm,内含 1～4 个细胞核和多个大小不一的糖原泡。粪便中最常见的是空泡型。

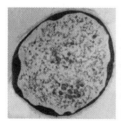 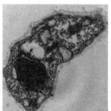 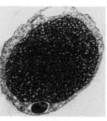 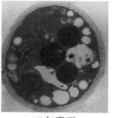

(a)空泡型　　　(b)阿米巴型　　　(c)颗粒型　　　(d)包囊型

图 9-22　人芽囊原虫透射电镜图

扫码看彩图

人芽囊原虫主要寄生于人体回盲部,其生活史尚不完全清楚。一般认为包囊型有感染性,有致病性的为阿米巴型虫体。根据体外观察结果推测,其发育过程可能如下:包囊—空泡型—阿米巴型—包囊。空泡型也可转变为颗粒型和复分裂型。体外培养时观察到其增殖方式多样,包括二分裂、孢子生殖、裂体生殖等。在成形粪便中可有空泡型虫体,腹泻水样便中可发现阿米巴型虫体,但这两者对外界环境很敏感。研究发现包囊型有薄壁包囊和厚壁包囊之分,薄壁包囊可以在肠腔内增殖,造成自体感染,而厚壁包囊则对外界环境抵抗力强,与疾病传播有关。

(二)致病与诊断

该虫广泛寄生于人和灵长类动物,以及家畜、家禽、狗、猫、鼠等动物。发病机理尚未阐明,一般认为致病力较弱,感染后能否发病与侵入的虫体数量及机体免疫状态有关。患者可无任何症状,感染重者可表现为急性或慢性胃肠炎,以腹泻为主要的临床表现,多者达一日 20 余次,呈水样便,亦可为黏液或血样便,伴有痉挛性腹痛、腹胀、呕吐、低热、乏力等全身症状,持续数周、数月或更长时间。免疫功能正常的感染者多为自限性,病程 1～3 天,免疫功能减退人群(艾滋病、器官移植等患者)症状较重,可迁延不愈,治疗十分困难。

从粪便中检获虫体即可确诊,直接涂片后用碘液、铁苏木素或改良抗酸染色,也可用培养法鉴定。需与溶组织内阿米巴、哈门氏内阿米巴、微小隐孢子虫、真菌等相鉴别。血清学诊断尚未应用于临床。

(三)流行与防治

人芽囊原虫呈世界性分布,在热带、亚热带地区,发展中国家及卫生条件较差的地区感染率较高,发达国家为 1.5%～20%,东南亚、南美洲等发展中国家能达到 30%～60%。我国多个地区查到该虫感染,1988—1992 年首次全国人体寄生虫分布调查显示平均感染率为1.40%,其中四川感染率最高(8.01%),其次为福建省(4.85%)。近年来各地区的调查报告显示有上升趋势,青海省感染率为 2.63%,上海为 2.95%,而广西南部沿海地区高达 26.35%。免疫功能受损人群,如艾滋病患者,以及精神障碍或热带地区旅游者等有较高的感染率和发病率。人芽囊原虫也可寄生在猴、狗、猫、猪、鼠等多种动物体内。粪便中排出包囊的患者、带虫者、保虫宿主均是传染源。包囊对外界抵抗力很强,可通过污染水源、食物或用具经口感染,节肢动物在传播中亦起一定作用。一般乡村高于城市。

小结

孢子虫全部为细胞内寄生原虫,生活史较复杂,具有无性裂体生殖、孢子生殖和有性配子生殖,这两种方式可以在一个宿主或两个宿主内完成。重要的虫种有疟原虫、弓形虫,其次为隐孢子虫、肉孢子虫等。

疟原虫是疟疾的病原体,通常由按蚊叮咬吸血而引起感染。疟原虫在红内期的裂体生殖是致病的主要原因,也是病原诊断的依据。疟疾发作呈周期性寒战、高热、出汗退热,贫血和脾肿大是常见的症状和体征。携带配子体的患者和带虫者是主要传染源。间日疟和卵形疟既有再燃又有复发,恶性疟和三日疟仅有再燃。

刚地弓形虫对宿主的选择极广泛,可寄生于所有温血动物的有核细胞内,侵犯任何组织和器官引起弓形虫病。猫科动物是中间宿主兼终宿主,其他哺乳动物为中间宿主,两者均可作为传染源。感染阶段多(假包囊、包囊、卵囊),可通过经口食入、胎盘垂直传播、输血等途径感染。本病分为先天性和获得性两种类型,目前已普及免疫学及基因诊断。

巴贝虫经蜱传播,主要寄生于红细胞内进行裂体生殖,免疫功能正常者呈自限性感染,重症者有高热、寒战,症状与恶性疟相似。

隐孢子虫、肉孢子虫、贝氏等孢子虫、微孢子虫、人芽囊原虫通常经口感染,患者均以腹泻为主要特征,免疫功能正常者多呈自限性感染,而免疫功能受损者后果严重,经粪便查出病原体而确诊。

(杨　瑞)

NOTE

能力检测

问答题

1. 为什么疟疾会出现周期性寒热发作？

2. 弓形虫病广泛流行的原因有哪些？

3. 免疫功能低下或缺陷主要引起哪些孢子虫病？并阐述主要临床症状和病原学诊断方法。

在线答题

参考答案

第十章 纤毛虫

纤毛虫属纤毛门(Ciliophora)动基裂纲毛口目。大多数纤毛虫有纤毛或复合的纤毛细胞器,纤毛在虫体表面有节律地顺序摆动,推动虫体以旋转方式运动。纤毛虫具有大核和小核各一个,偶尔也可见到几个小核,以横二分裂方式增殖或接合生殖。大核为营养核,与虫体代谢和发育有关。遗传特征由小核传递。一般认为大核行无丝分裂,小核行有丝分裂,但也有证据表明大核可能含有决定虫体表型特征的因子。大多数纤毛虫虫体的近前端有一明显的胞口,由胞口吞食食物,下接胞咽,借助虫体后端的胞肛将食物残渣排到体外。多数纤毛虫营自生生活,如具有代表性的草履虫等,少数可寄生于无脊椎动物和脊椎动物的消化道内。寄生于人体的仅有结肠小袋纤毛虫。

结肠小袋纤毛虫(*Balantidium coli* Malmsten,1857)属毛口目小袋科(Balantidiidae)小袋属,是人体最大的寄生原虫。Malmsten 于 1857 年首先在两名痢疾患者的粪便中发现该虫,定名为结肠草履虫(*Paramecium coli*),而后 Leukart(1861 年)也在猪的大肠中发现该虫。Stein 于 1862 年将该虫种归于小袋属,更名为结肠小袋纤毛虫。该虫寄生于人体结肠内,可损伤肠壁导致结肠小袋纤毛虫痢疾,偶尔造成肠道外感染,其流行和致病类似溶组织内阿米巴。世界各地均有病例报道,以热带、亚热带较多,我国有散在病例出现。该虫是动物源性寄生虫,猪是重要的保虫宿主与传染源。

（一）形态

结肠小袋纤毛虫包括滋养体和包囊两个阶段。滋养体呈椭圆形,无色透明或淡绿色,大小为(30~200) μm×(25~120) μm。全身被覆纤毛,借纤毛的摆动呈旋转运动。滋养体极易变形,前端有一凹陷的胞口,内有较长纤毛,下接漏斗状胞咽,颗粒状食物借胞口的纤毛运动进入虫体并形成食物泡,经消化后的残渣经胞肛排出体外。虫体中、后部各有一伸缩泡(contractile vacuole),其大小变化可调节渗透压。苏木素染色后可见一个肾形的大核,在其凹陷处有一个圆形的小核。滋养体以二分裂和接合生殖方式完成分裂繁殖。包囊呈圆形或椭圆形,直径为40~60 μm,淡黄或淡绿色,囊壁厚而透明,染色后可见腊肠状胞核,未成熟包囊可见囊内滋养体的纤毛,成熟后纤毛消失(图 10-1)。

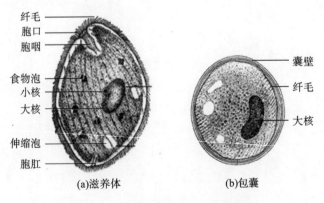

(a)滋养体 (b)包囊

图 10-1 结肠小袋纤毛虫结构模式图

（二）生活史

包囊通过污染的食物和饮水经口进入宿主体内，在胃肠道脱囊逸出滋养体。滋养体在结肠内定居，以淀粉颗粒、细菌及肠壁脱落的细胞为食，迅速生长，以横二分裂方式进行繁殖。在分裂早期虫体变长，小核首先分裂，大核延长并在中部收缩形成两个核，虫体中部收缩分离，核和两个伸缩泡分别进入两个虫体。接合生殖时，两个虫体在胞口附近相互连接，结合处胞膜消失，大核退化，小核通过分裂退化，最终形成一个游动核和一个不动核，两个虫体交换游动核并与不动核结合，然后两个虫体分离继续二分裂增殖。滋养体随肠蠕动至结肠下端，由于肠道渗透压的变化，滋养体固缩变圆，并分泌囊壁物质成为包囊，随粪便排出体外。滋养体若随粪便排出，也有可能在外界成囊，人体内的滋养体较少形成包囊，多是离体后在外界形成包囊，而在猪肠内可形成大量包囊排出，故一般认为猪是重要的保虫宿主（图 10-2）。

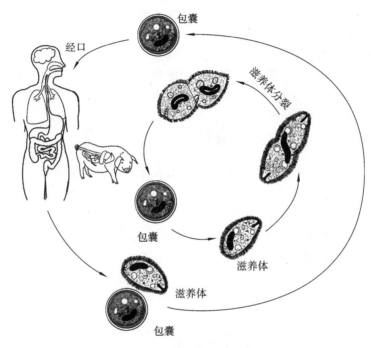

图 10-2 结肠小袋纤毛虫生活史示意图

（三）致病

结肠小袋纤毛虫的致病性与宿主肠道环境及机体的免疫状态密切相关。滋养体主要寄生在结肠，偶尔也可侵犯回肠末端，可分泌透明质酸酶，并借助机械运动侵犯结肠黏膜甚至黏膜下层，表现为黏膜充血、水肿、出血、糜烂或形成口小底大、边缘不整齐的溃疡，周围有嗜酸性粒细胞和淋巴细胞浸润，病理变化似溶组织内阿米巴痢疾，严重病例可出现大面积结肠黏膜的破坏和脱落。临床表现可分为三型，即无症状型、急性型和慢性型。多数感染者无任何症状，但粪便中可有虫体排出，是重要的传染源。急性型亦称痢疾型，患者突然发病，可有腹痛、腹泻和黏液血便，里急后重明显，有的出现脱水、营养不良及消瘦，滋养体偶可经淋巴通道侵袭肠外组织，如肝、肺或泌尿生殖器官等。慢性型患者主要表现为周期性腹泻，粪便呈粥样或水样，常带黏液，但无脓血，可有上腹部不适，回盲部及乙状结肠部压痛。

（四）实验诊断

临床诊断需与阿米巴痢疾、细菌性痢疾和肠炎相鉴别。确诊依据是粪便直接涂片查到滋养体或包囊，由于虫体较大，一般不易漏检。虫体在人体肠道较少形成包囊，检查时以滋养体为主，采集新鲜粪便并反复送检可提高检出率。必要时亦可采用乙状结肠镜进行活组织检查

NOTE

或用阿米巴培养基进行培养。

（五）流行与防治

结肠小袋纤毛虫呈世界性分布，以热带、亚热带较多，已知 30 多种动物能感染此虫，其中猪的感染较普遍，感染率可达 20％～100％，是重要的传染源。一般认为人体的结肠环境对该虫并不适合，因此人体的感染较少，呈散在发生。我国云南、广东、广西、福建、四川、湖北、河南、河北、山东、山西、陕西、吉林、辽宁等地都有病例报道。通常认为人的感染来源于猪，不少病例有与猪接触的病史，但也有的地区猪的感染率很高，而人群中感染率极低，因此也有学者认为猪与人体的结肠小袋纤毛虫存在生理上的差异，不是同一种。

人体主要是通过食入被包囊污染的食物或饮水而感染的。包囊的抵抗力较强，在室温下可存活 2 周至 2 个月，在潮湿环境里能生活 2 个月，在直射阳光下经 3 h 才死亡，对于化学药物也有较强的抵抗力，在 10％福尔马林中能活 4 h。滋养体对外界环境有一定的抵抗力，但在胃酸中很快被杀死，因此，滋养体不是主要的传播时期。

防治本虫的原则与溶组织内阿米巴相同，管理好人和猪粪，保护水源，因地制宜地进行粪便无害化处理。加强卫生宣传教育，注意个人卫生和饮食卫生，消灭苍蝇，做好环境卫生。治疗可用甲硝唑或小檗碱（黄连素）等，均有较好的疗效。

- 小结

与医学有关的纤毛虫仅有结肠小袋纤毛虫，为人体最大的寄生原虫。生活史包括滋养体和包囊两个阶段，包囊是其感染阶段，无症状带虫者及猪是重要的传染源。人食入被包囊污染的食物和饮水而感染。结肠小袋纤毛虫主要寄生于人体结肠，引起腹泻、腹痛、黏液血便、里急后重等，病理表现似溶组织内阿米巴痢疾，同为口小底大的溃疡。粪便中检查到滋养体或包囊可确诊，防治原则同溶组织内阿米巴。

（杨　瑞）

- 能力检测

在线答题

·第三篇·
医学蠕虫学

　　蠕虫(helminth)因借肌肉的收缩做蠕动状运动而得名，属于多细胞无脊椎动物。在分类学上，蠕虫曾是独立的一个动物分支，目前定义的蠕虫包括环节动物门(Phylum Annelida)、扁形动物门（Phylum Platyhelminthes）、棘头动物门（Phylum Acanthocephala）、线形动物门(Phylum Nemathelminthes)，研究寄生蠕虫的科学称为蠕虫学(helminthology)。

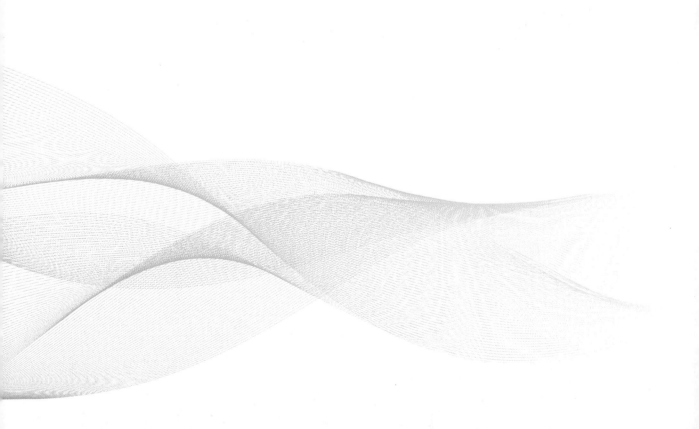

第十一章 医学吸虫学

第一节 吸虫学概论

（一）生物学分类

医学吸虫学概论 H5 课件

吸虫（trematode）属扁形动物门的吸虫纲（Trematoda）；该纲下隶 3 个目，即单殖目（Monogenea）、盾腹目（Aspidogastrea）和复殖目（Digenea）。单殖目吸虫为水生冷血脊椎动物（特别是鱼类）的寄生虫；盾腹目吸虫为软体动物、鱼类和龟、鳖等的寄生虫；复殖目则为寄生于人体的吸虫。复殖目的吸虫种类繁多、生活史复杂，具有有性世代和无性世代交替现象，无性世代在软体动物中寄生，有性世代大多在脊椎动物体内寄生（表 11-1）。

表 11-1 常见医学吸虫的生物学分类及其与致病的关系一览表

纲	目	科	属	种	感染阶段	感染途径	寄生部位
吸虫纲 Trematode	复殖目 Digenea	后睾科 Opisthorchiidae	支睾属 Clonorchis	华支睾吸虫 C. sinensis	囊蚴	经口	肝胆管
			后睾属 Opisthorchis	猫后睾吸虫 O. felineus	囊蚴	经口	胆道
		异形科 Heterophyidae	异形属 Heterophyes	异形异形吸虫 H. heterophyes	囊蚴	经口	肠管
		片形科 Fasciolidae	姜片属 Fasciolopsis	布氏姜片吸虫 F. buski	囊蚴	经口	小肠
			片形属 Fasciola	肝片形吸虫 F. hepatica	囊蚴	经口	胆管
		并殖科 Paragonimidae	并殖属 Paragonimus	卫氏并殖吸虫 P. westermani	囊蚴	经口	肺
			狸殖属 Pagumogonimus	斯氏狸殖吸虫 P. skrjabini	囊蚴	经口	皮下或其他组织器官
		裂体科 Schistosomatidae	裂体属 Schistosoma	日本血吸虫 S. japonicum	尾蚴	经皮肤	肠系膜下静脉、门静脉系统
				埃及血吸虫 S. haematobium	尾蚴	经皮肤	膀胱静脉丛、骨盆静脉丛、直肠小静脉，偶可寄生在门静脉系统

纲	目	科	属	种	感染阶段	感染途径	寄生部位
				曼氏血吸虫 *S. mansoni*	尾蚴	经皮肤	肠系膜小静脉、痔静脉丛、偶可寄生在肠系膜上静脉、膀胱静脉丛及肝门静脉
				间插血吸虫 *S. intercalatum*	尾蚴	经皮肤	门静脉系统
				湄公血吸虫 *S. mekongi*	尾蚴	经皮肤	门静脉系统
				马来血吸虫 *S. malayensis*	尾蚴	经皮肤	门静脉系统
		棘口科 Echinostomatidae	棘隙属 *Echinochasmus*	日本棘隙吸虫 *E. japonicus*	囊蚴	经口	小肠
		裸茎吸虫科 Gymnophallidae	拟裸茎吸虫属 *Gymnophalloides*	徐氏拟裸茎吸虫 *G. seoi*	未明	经口	小肠、胰管、胆管

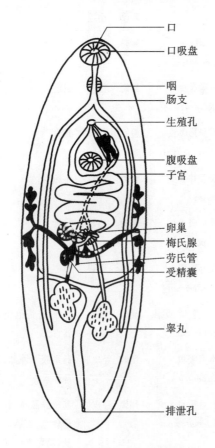

图 11-1　复殖目吸虫成虫结构模式图

口
口吸盘
咽
肠支
生殖孔
腹吸盘
子宫
卵巢
梅氏腺
劳氏管
受精囊
睾丸
排泄孔

（二）形态

1. 成虫　大多数复殖目吸虫成虫身体扁平,呈叶状或舌状,少数呈扁锥状或近圆柱状,大小依虫种而异。虫体表面被光滑或具有小棘的角质层覆盖。吸盘为附着器官,通常有 2 个,其中一个包围着口孔,称口吸盘,另一个位于腹面,称腹吸盘。生殖孔通常位于腹吸盘的前缘或后缘处,个别虫种具生殖吸盘。排泄孔位于虫体的末后端。

（1）体壁:吸虫的体壁是由外层的皮层（tegument）和皮层下的细胞体构成的,系合胞体（syncytium）结构,覆盖于虫体的体表（图 11-1）。皮层和细胞体之间有胞质小管相通。皮层整层为胞质性,无核也无细胞界线,由外质膜（external plasma membrane）、基质（matrix）和基质膜组成。感觉器位于基质中,有纤毛伸出体表之外,另一端有神经突（nerve process）与神经系统相连。基质膜之下为基层,基层之下为外环肌和内纵肌。皮层细胞（tegumentary cell）位于肌层下,大且内有胞核、内质网、核糖体（ribosome）、吞噬体（phagosome）、线粒体和高尔基复合体。有许多胞质通道与基质相通,有的甚至通向实质细胞（parenchymal cell）,胞质内及胞质通道中均有许多分泌小体。吸虫的体壁具有保护、吸收营养和感觉等功能。

（2）消化系统：包括口、前咽（prepharynx）、咽（pharynx）、食道及肠管。口被口吸盘围绕，位于虫体的前端或偏腹面。前咽短小或缺如。咽为肌质构造，呈球状。咽和肠管之间为细长的食道，食道的两侧常有若干个单细胞腺体，各有管道通向虫体前端。肠管分左、右两支向虫体后端延伸，绝大多数虫种的两支肠管在虫体后端形成封闭的盲端，不再合拢，少数吸虫（如裂体科）的两支肠管在体后部联合成单一的盲管。吸虫无肛门，未被消化吸收的废物经口排出体外。

（3）排泄系统：由焰细胞（flame cell）、毛细管、集合管、排泄囊、排泄管和排泄孔组成。焰细胞为凹形细胞，具有一个大的细胞核，显微镜下核仁明显可见，在凹入处有一束纤毛（图11-2）；焰细胞因其纤毛颤动时似火焰跳跃而得名。排泄液借纤毛的颤动而进入胞腔，然后经毛细管、集合管集中到排泄囊，最后从排泄孔排出体外。复殖目吸虫的排泄孔只有一个，位于虫体的后端。

（4）神经系统：复殖目吸虫的神经系统不发达（图11-3）。在咽的两侧各有一个神经节，相当于神经中枢。神经节间彼此有背索相连。两个神经节各发出前后三条神经干，分布于背面、腹面及侧面。向后伸展的神经干，在几个不同的水平上皆有横索相连。感觉末梢由前、后神经干发出到达口吸盘、咽、腹吸盘等器官，以及体壁外层中的许多感觉器。

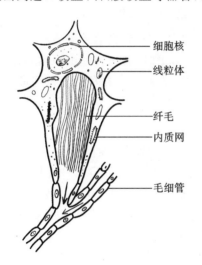

图 11-2　焰细胞结构模式图

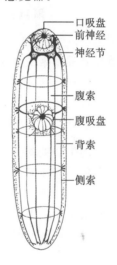

图 11-3　复殖目吸虫的神经系统结构模式图

（5）生殖系统：复殖目吸虫中除了裂体科是雌雄异体外，其他均为雌雄同体。雌、雄吸虫生殖孔开口于生殖窦（genital sinus）内，或各自由生殖孔开口。雄性生殖器官包括睾丸、输出管、输精管、储精囊、射精管、阴茎袋、前列腺与阴茎。阴茎开口于生殖窦或生殖孔，交配时阴茎可经生殖孔伸出体外与雌性生殖器官的远端相交接。雌性生殖器官包括卵巢、输卵管、梅氏腺、卵模（ootype）、卵黄腺（vitelline gland）及子宫等。另外还有劳氏管，其一端接受精囊或输卵管，另一端向背面开口或成为盲管。卵黄腺由许多卵黄泡组成。卵黄细胞或卵黄球由卵黄泡经小管、上下纵管、横卵黄管、卵黄囊进入卵黄总管。卵黄总管与输卵管汇合后在子宫的起点前，其周围有一群单细胞腺即梅氏腺，被梅氏腺包围的部分称卵模。卵细胞由卵巢排出后在输卵管中与精子相遇而受精，然后与由卵黄管排出的卵黄球一同进入卵模；各虫种卵壳的特殊形状为卵模收缩的结果。卵逐个由卵模推进子宫管，并不断向远端移动，卵的成熟程度随移动而增加。子宫长短不一，靠近生殖孔的一段称为子宫末段（metraterm），为肌质结构，虫卵由此排出（图11-4）；子宫远端尚有阴道的作用，吸虫可进行异体受精或自体受精。

2. 虫卵　吸虫卵多为卵圆形或不规则卵圆形，大小相差悬殊，如较大的布氏姜片吸虫卵大小为（130～140）μm ×（80～85）μm，而华支睾吸虫卵大小则为（27～35）μm ×（11～20）

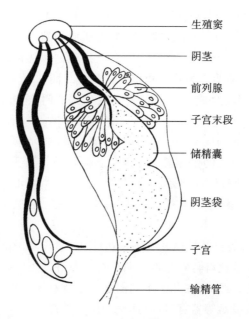

生殖窦
阴茎
前列腺
子宫末段
储精囊
阴茎袋
子宫
输精管

图 11-4　复殖目吸虫成虫生殖系统末段结构模式图

μm。卵壳厚薄不一,呈金黄色、浅黄色或无色,部分虫卵卵壳有侧棘、肩峰等附着物,有或无卵盖。卵内细胞发育程度因虫种而异,有的吸虫卵自人体内排出时,卵内为卵细胞和卵黄细胞,如卫氏并殖吸虫卵;有的则已发育为毛蚴,如日本血吸虫卵;有的虫卵在母体子宫内即发育成熟,自阴门排出时已为幼虫,如卵胎生的旋毛虫。

（三）生活史

复殖目吸虫的生活史复杂,不但具有世代的交替(含有性世代和无性世代),还有宿主的转换。宿主的转换包括有性世代寄生的宿主(终宿主)和无性世代寄生的宿主(中间宿主)的转换,有些吸虫在无性世代还需转换宿主(第一中间宿主、第二中间宿主等)或通过转续宿主进入终宿主体内。复殖目吸虫的第一中间宿主为淡水螺类或软体动物,第二中间宿主依虫种不同可为鱼类、甲壳类或节肢动物等。终宿主大多为脊椎动物和人。

复殖目吸虫的生活史离不开水,虫卵必须入水或在水中被软体动物吞食后才能孵化出毛蚴(miracidium),毛蚴进入中间宿主后发育为胞蚴(sporocyst),胞蚴体内的胚细胞经反复分裂后分化成许多雷蚴(redia),最后从母体逸出。胞蚴和雷蚴都可以不止一代,有的虫种可继续产生三、四代雷蚴,每代雷蚴都同时含有尾蚴(cercaria)及下一代的雷蚴。胞蚴或雷蚴中的尾蚴成熟后,在一定的外界条件影响下即可从母体逸出,借助尾部的摆动,在水中游动,在某些物体上结囊形成囊蚴(metacercaria),或在第二中间宿主体内发育成囊蚴,这种特殊的无性生殖方式叫幼体生殖。裂体科的吸虫无囊蚴期,尾蚴直接侵入终宿主经童虫发育为成虫。囊蚴进入终宿主消化道后,后尾蚴脱囊而出变为童虫,在适宜的寄生部位发育为成虫。

（四）生理

寄生吸虫在其种系发生过程中不仅在形态、结构上发生了一系列与寄生生活相适应的变化,而且也产生了适应寄生生活需要的生理功能。吸虫的营养来源主要为肠内容物、肠黏膜、血液或组织液,具体营养来源依虫种和寄生部位而定。其消化过程主要在肠内进行,但有的吸虫兼有细胞外消化和细胞内消化。寄生吸虫与宿主体液间有一层变动着的界面,这种界面既存在于虫体的体表,也存在于虫体消化管道的内面。气体(如氧气)和小分子物质可经此界面直接进入虫体,如有的吸虫可以通过体表皮层吸收葡萄糖、氨基酸、维生素、核苷等。因此,此层界面可被称为营养界面。吸虫的代谢产物、分泌物等也可经此界面排出体外。

吸虫获得能量的方式主要为有氧代谢和无氧代谢。葡萄糖和糖原等碳水化合物被认为是吸虫重要的能量来源。大多数寄生吸虫的成虫主要依靠糖的无氧酵解获得能量,但在某些吸虫的幼虫期,还需要从有氧代谢中获得一定的能量,以满足快速生长的需要。

吸虫生活史过程基本是需氧的,但吸虫缺乏呼吸系统,氧主要由吸虫体表、消化道内壁或其他与氧接触的部位进入体内,有的虫种需要的氧由食物摄入消化道,然后再向组织扩散。由于不同吸虫寄生的部位不同,因此所处环境的氧含量差别可以很大。即使同一种吸虫,不同发育阶段的虫体对氧的需求也不一样。因此,长期适应的结果使得吸虫获得了良好的调节氧消耗率的能力,并能在氧分压低时更经济地利用氧。

（五）致病

吸虫对人体的危害主要包括掠夺营养、机械性损伤、化学性损伤三个方面,其危害程度取决于吸虫种类、虫荷、发育阶段、寄生部位以及宿主的免疫状态等因素。

1. 掠夺营养 虫体在宿主体内生长、发育和繁殖所需的物质主要来源于宿主,虫荷愈多,被夺取的营养也就愈多。如布氏姜片吸虫在宿主肠道内寄生,夺取大量的养料,并影响肠道吸收功能,引起宿主营养不良及消化道症状。

2. 机械性损伤 吸虫对所寄生的部位及其附近组织和器官可产生损害或压迫作用,尤其个体较大、数量较多时,这种危害是相当严重的。例如,布氏姜片吸虫成虫虫体较大,吸盘发达,吸附力强,可造成明显的肠机械性损伤,数量多时还可覆盖肠壁,妨碍宿主吸收与消化,甚至引起肠梗阻。此外,吸虫幼虫在宿主体内移行可造成严重的损害,如卫氏并殖吸虫童虫从肝表面移行或从肝组织穿过,引起肝局部的出血、坏死。

3. 化学性损伤 吸虫的分泌物、排泄物和死亡虫体的分解物对宿主均有毒性作用,这是寄生虫危害宿主的主要方式。例如,华支睾吸虫的机械性损伤,加上其代谢产物及死亡虫体的分解产物所引起的化学性损伤,有可能导致宿主胆管上皮细胞的脱落、增生及腺瘤样增生。另外,吸虫的代谢产物和死亡虫体的分解物具有抗原性,可使宿主致敏,引起局部或全身变态反应。如日本血吸虫卵内毛蚴分泌物引起周围组织发生免疫病理变化,导致虫卵肉芽肿。

知识链接

第二节 华支睾吸虫

华支睾吸虫〔*Clonorchis sinensis*(Cabbold,1875)Loss,1907〕隶属于吸虫纲复殖目后睾科支睾属。成虫又名肝吸虫(liver fluke),主要寄生在终宿主的肝胆管内,引起华支睾吸虫病即肝吸虫病。患者因生食或半生食含囊蚴的淡水鱼、虾而感染。肝吸虫病属于食源性寄生虫病。我国第一例感染华支睾吸虫的患者为一位香港厨师。

（一）形态

1. 成虫 虫体狭长,背腹扁平,前端稍窄,后端钝圆,形状似葵花子仁。虫体大小为(10～25) mm ×(3～5) mm,半透明。虫体口吸盘略大于腹吸盘,雌雄同体,子宫盘曲于卵巢与腹吸盘之间,呈管状,有一个分叶状的卵巢,受精囊呈椭圆形,睾丸2个,位于虫体的后1/3处,呈分支状,前后排列,故名华支睾吸虫(图11-5)。

2. 虫卵 黄褐色,前端较窄,后端钝圆,形似灯泡。为人体常见寄生蠕虫的小型虫卵,大小为(27～35) μm ×(11～20) μm。显微镜下可见明显的卵盖,两侧有突起的肩峰,卵盖对侧的卵壳有一疣状突起,称为小疣。卵内含成熟的毛蚴(图11-5)。

华支睾吸虫
H5 课件

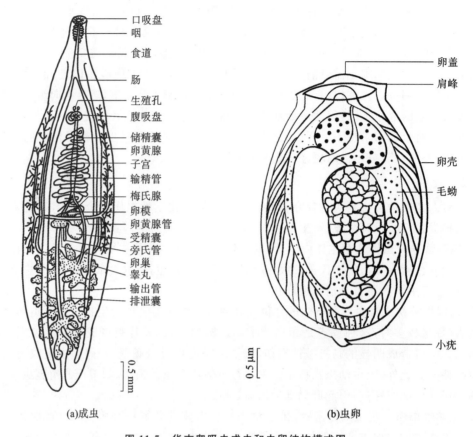

口吸盘
咽
食道
肠
生殖孔
腹吸盘
储精囊
卵黄腺
子宫
输精管
梅氏腺
卵模
卵黄腺管
受精囊
旁氏管
卵巢
睾丸
输出管
排泄囊

0.5 mm

(a)成虫

卵盖
肩峰
卵壳
毛蚴
小疣

0.5 μm

(b)虫卵

图 11-5　华支睾吸虫成虫和虫卵结构模式图

（二）生活史

华支睾吸虫的生活史包括成虫、虫卵、毛蚴、胞蚴、雷蚴、尾蚴、囊蚴、后尾蚴及童虫等阶段。成虫寄生于人或猫、犬等哺乳动物肝胆管内。成虫产卵,虫卵随胆汁进入肠腔,并随宿主粪便排出体外。

虫卵入水后,被第一中间宿主豆螺或沼螺、涵螺等淡水螺类所吞食,在螺体内孵出毛蚴。经胞蚴、雷蚴等无性生殖阶段,增殖形成许多尾蚴。成熟尾蚴陆续自螺体逸出,入水后遇到第二中间宿主,包括淡水鱼、虾。尾蚴钻入其体内发育为囊蚴。囊蚴是感染阶段,人或猫、犬等哺乳动物食入含有活囊蚴的淡水鱼、虾而感染。在消化液作用下,囊蚴中后尾蚴在十二指肠脱囊而出,称为童虫,童虫进入胆总管循胆汁逆流而行,几小时后进入肝胆管发育为成虫。

从食入活的囊蚴到粪便中可查出虫卵约需 1 个月。成虫寿命通常为 20～30 年(图 11-6)。

（三）致病

1. 致病机制　华支睾吸虫病的主要表现为肝脏损害,病变主要发生于肝脏的次级胆管。成虫在肝胆管内破坏胆管上皮及黏膜下血管,虫体在胆道寄生时的分泌物、代谢产物对机体产生化学刺激,可引起胆管内膜及胆管周围的超敏反应和炎性反应,胆管上皮脱落、增生、管壁变厚和管腔狭窄,胆汁淤积、胆管扩张,导致阻塞性黄疸。慢性感染者可出现肝胆管周围纤维结缔组织增生,肝实质萎缩,甚至肝硬化。胆汁滞留,可继发细菌感染,引起胆管炎和胆管肝炎。虫卵、死亡的虫体及脱落的胆管上皮细胞可在胆道内构成结石的核心,引发胆石症。2009 年 WHO 明确提出华支睾吸虫致人类胆管癌证据充分。

2. 临床表现　本病临床症状因感染轻重而异。潜伏期一般为 1～2 个月,多数患者无明显症状,仅在粪便中查见虫卵。患者起病缓慢,出现头晕、上腹不适、食欲减退、消化不良、轻度

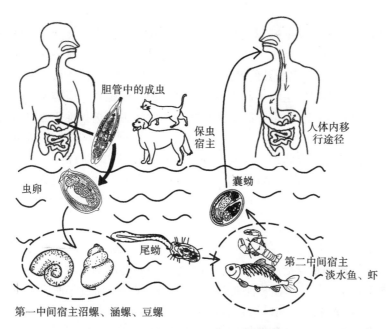

图 11-6 华支睾吸虫生活史示意图

图中标注：胆管中的成虫、保虫宿主、人体内移行途径、虫卵、囊蚴、尾蚴、第二中间宿主淡水鱼、虾、第一中间宿主沼螺、涵螺、豆螺

腹泻、疲乏等症状,并逐渐感到腹痛、腹胀、肝区隐痛,肝脏轻度肿大,晚期可出现肝硬化、腹水、胆管癌,甚至死亡。严重感染患者急性期可出现寒战、高热、肝肿大伴压痛,脾肿大较少见。儿童时期感染华支睾吸虫后,除消化道症状外,可同时伴有营养不良、贫血、水肿、肝肿大和发育障碍,偶尔可导致侏儒症。

（四）诊断

1. 询问病史 了解患者是否来自流行区,以及患者是否有生食淡水鱼、虾史。流行区居民有吃"鱼生粥""生鱼鲊"或捕鱼时用嘴叼鱼等习惯。

2. 病原学检查 粪便检获虫卵是确诊的依据。常用方法如下:①粪便直接涂片法,简便易行,但因所用粪便量少,虫卵小,容易漏检,一送多检或多次送检可提高检出率。②集卵法,一般采用沉淀集卵法,常用水洗离心沉淀法、乙醚沉淀法等,检出率较高。③胆汁离心沉淀法,从十二指肠壶腹部引流胆汁,离心沉淀检查虫卵,检出率接近 100%,但属于创伤性诊疗方法,一般患者难以接受。临床上对患者进行胆汁引流治疗时,还可见活成虫,虫体表面光滑,蜷缩蠕动,其形态特征可作为诊断的依据。

3. 免疫学诊断 可作为本病辅助诊断方法,也可在流行病学调查时使用。常用方法有皮内试验(intracutaneous test,IT)、酶联免疫吸附试验(ELISA)和间接免疫荧光抗体试验等,但检测结果出入较大,交叉反应较明显,不能作为确诊依据。

4. 影像学诊断 B超可见多种异常改变,如肝内光点粗密欠均,呈斑点状、团块状或雪片状,弥漫性中小胆管不同程度扩张,胆管壁粗糙、增厚,回声增强或胆管比例失常及枯枝状回声。CT 可见特异性征象:肝内胆管从肝门向周围均匀扩张,肝外胆管无明显扩张;肝内管状扩张胆管直径与长度比多数小于 1∶10;被膜下囊样扩张小胆管以肝周边分布为主,管径大小相近。

（五）流行

1. 流行情况 华支睾吸虫病主要分布于亚洲的东亚和东南亚。在我国,多个省（区、市）有不同程度的流行,感染率较高的省份是广东、广西、黑龙江等。2001—2004 年调查报告显示,流行区人群感染率为 2.4%,推算感染人数为 1249 万人,流行特点为点状、片状及线状

病例分析 11-1

分布。

2. 流行因素 华支睾吸虫病属人兽共患病,造成流行的因素如下。①传染源广泛:猫、犬、鼠类等多种哺乳动物可作为该虫的保虫宿主。并且保虫宿主的感染率高于人体,对人群具有极大的威胁。人及保虫宿主的粪便可以多种方式污染水源。②中间宿主的广泛存在:在我国,华支睾吸虫的第一中间宿主种类广泛,以纹沼螺、长角涵螺和赤豆螺常见,它们广泛与第二中间宿主共分布于同一坑塘、沟渠等。本虫对第二中间宿主的选择性不强,国内已证实的可作为第二中间宿主的淡水鱼有 68 种,包括鲤鱼科所有种类和野生小型鱼类,如麦穗鱼等,且感染程度亦较重。此外,细足米虾和沼虾等淡水虾也是常见的第二中间宿主。③人群的不良饮食习惯:如食用"鱼生"或"鱼生粥",食用未烧烤熟透的鱼虾,人们在烹调过程中生熟砧板不分等。④儿童抓鱼后不洗手,人群使用接触过生鱼的刀、砧板和器皿等也增加了感染机会。

(六)防治

1. 控制传染源 坚持进行有规划的调查和监控,及时发现患者及带虫者,并对其进行驱虫治疗,是控制传染源的重要措施。目前应用最多的是吡喹酮和阿苯达唑。

2. 切断传播途径 加强粪便和渔业养殖管理,改水改厕,加强粪便无害化处理,防止未经无害化处理的粪便进入水体。同时结合渔业生产定期清理塘泥,药物灭螺。

3. 保护易感人群 本病为食源性感染,预防的关键是把好"口"关,改变生食鱼虾习惯。搞好卫生宣传教育,普及本病防治知识,讲究饮食卫生,改进烹调方法,改变饮食习惯,生熟食物的菜刀、砧板要分开;不用生鱼喂饲猫、犬。

第三节　布氏姜片吸虫

布氏姜片吸虫
H5 课件

布氏姜片吸虫〔*Fasciolopsis buski*(Lankester,1857)Oldhner,1902〕简称姜片虫,隶属于吸虫纲复殖目片形科姜片属,是一种寄生于人、猪小肠内的大型吸虫,可引起姜片虫病。该虫是人类较早认识的寄生虫之一,早在 1600 多年前我国东晋时期就有"肉虫""赤虫"等记载。临床上确诊的第一个病例是在我国广州发现的(Kerr,1873)。姜片虫主要流行于亚洲,故又称亚洲大型肠吸虫(giant Asian intestinal fluke)。

(一)形态

1. 成虫 长椭圆形,背腹扁平,虫体肥厚,肉红色,形似姜片,故称姜片虫;大小为(20～75) mm ×(8～20) mm × 2 mm,是寄生在人体的最大的吸虫。体表有皮棘。口吸盘很小,位于虫体前端,腹吸盘较口吸盘大 4～5 倍,肉眼可见,肌肉发达,位于虫体亚前端,两个吸盘距离很近。睾丸 2 个,前后排列于虫体后半部,高度分支如珊瑚状。卵巢位于睾丸前,呈分支状。子宫盘曲在卵巢与腹吸盘之间(图 11-7)。

2. 虫卵 长椭圆形,淡黄色,大小为(130～140) μm ×(80～85) μm,是人体中最大的寄生虫卵。卵壳薄,卵盖不明显,倾斜。卵内含有 1 个卵细胞,卵细胞周围围着 20～40 个卵黄细胞(图 11-7)。

(二)生活史

姜片虫的生活史包括成虫、虫卵、毛蚴、胞蚴、母雷蚴、子雷蚴、尾蚴、囊蚴、后尾蚴及童虫等阶段。姜片虫需要两种宿主才能完成其生活史,终宿主为人及猪,中间宿主是扁卷螺(*Segmentina*),传播媒介为红菱、荸荠和茭白等水生植物(图 11-8)。

成虫寄生于人或猪的小肠上段,成虫产卵后,虫卵随粪便排入水中,在适宜的温度下(26～32 ℃),经 3～7 周发育,孵出毛蚴。毛蚴侵入扁卷螺体内,在扁卷螺体内经 1～2 个月,先后形

NOTE

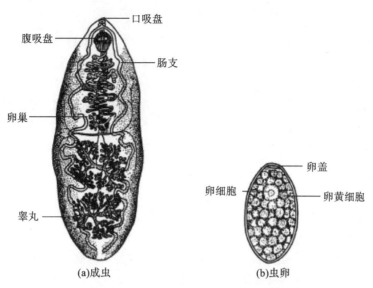

(a)成虫   (b)虫卵

图 11-7　姜片虫成虫与虫卵结构模式图

扫码看彩图

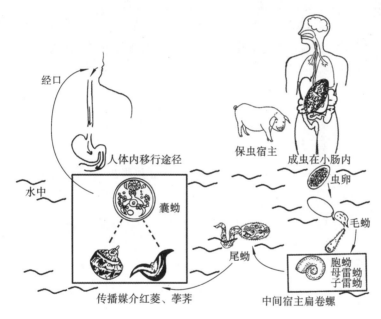

图 11-8　姜片虫生活史示意图

成胞蚴、母雷蚴、子雷蚴及尾蚴。尾蚴自螺体逸出,在水生植物或其他物体的表面附着发育成囊蚴,囊蚴为姜片虫的感染阶段。囊蚴随水生植物经口进入人或猪的小肠内,囊内幼虫(后尾蚴)在肠内消化液和胆汁作用下,脱囊而出,幼虫经 1～3 个月发育为成虫。成虫寿命不超过 2 年。

（三）致病

姜片虫的致病机制主要包括机械性损伤及虫体代谢产物引起的超敏反应。姜片虫的吸盘吸附力强,吸附在肠黏膜易引起炎症反应,肠壁呈点状出血、水肿,甚至可形成溃疡和脓肿。轻度感染时症状不明显。感染虫数较多时,由于虫体覆盖肠黏膜,以及虫体和宿主争夺营养,影响宿主的消化与吸收,导致宿主消化功能紊乱和营养不良。患者临床表现为腹痛、腹泻、消瘦,严重者出现贫血、水肿等症状。多数儿童在反复感染和营养不良时可出现程度不等的生长发育障碍、智力减退等。虫数多时还可引起肠梗阻。

病例分析 11-2

（四）诊断

1. 询问病史　了解患者是否来自流行区，是否有生食水生植物等习惯。

2. 病原学诊断　诊断姜片虫感染的依据是检获粪便中的虫卵。由于本虫体积大，容易识别，常用方法为直接涂片法，但轻度感染的病例往往漏检，沉淀法可显著提高检出率。改良加藤法即可定性检查，又可计算虫卵数。少数患者的粪便中或呕吐物中偶可发现成虫，即可确诊。

3. 免疫学诊断　可作为本病辅助诊断方法，也可在流行病学调查时使用。常用方法有ELISA 和 IFA 等。

（五）流行与防治

1. 流行情况　姜片虫病主要流行于东南亚地区。我国有 18 个省（区、市）流行本病，多分布在密布水生植物的湖沼地区。

2. 流行因素　姜片虫病是人兽共患寄生虫病。猪的姜片虫感染率很高，因而是重要的保虫宿主。造成人和猪感染的原因主要如下：①传染源：人、猪（以青饲料喂猪等饲料法）粪便污染水体。②传播媒介：池塘、沟渠及水田内广泛分布扁卷螺，与人群生活密切相关的水生植物可成为其传播媒介。③传染方式：流行区居民常有生食红菱、荸荠等的不良饮食习惯。

3. 防治原则　加强粪便管理，防止新鲜粪便入水，减少中间宿主的感染机会。提倡科学养猪，开展健康教育，不生吃未经洗净的水生植物。在流行区开展人和猪的姜片虫普查普治工作，治疗药物首选吡喹酮。

第四节　肝片形吸虫

肝片形吸虫
H5 课件

肝片形吸虫（*Fasciola hepatica* Linn,1758）简称肝片吸虫，属于吸虫纲复殖目片形科片形属。成虫寄生于牛、羊等反刍动物的肝脏胆管中，偶尔寄生于人体，引起片形吸虫病（fascioliasis）。

（一）形态

1. 成虫　背腹扁平，呈叶状，体长（20～30）mm，宽（8～13）mm。活时呈深红褐色，固定后呈灰白色。虫体前端有一明显的头锥，其顶部亚腹面有一口吸盘；腹吸盘稍大，位于头锥基部。消化系统有咽、食管和两肠支；肠支向两侧分出许多侧支，呈树枝状，以外侧分支多而长。生殖系统中有两个高度分支的睾丸，前后排列于虫体中部；卵巢 1 个，分支较细，位于睾丸之前、腹吸盘右后方；子宫较短，盘曲在卵巢与腹吸盘之间。

2. 虫卵　椭圆形，淡黄褐色。大小平均为（130～150）μm ×（63～90）μm。卵壳薄，卵的一端有一不明显的小盖，倾斜；卵内含有一个卵细胞和许多卵黄细胞（图 11-9）。

（二）生活史

肝片形吸虫生活史包括成虫、虫卵、毛蚴、胞蚴、母雷蚴、子雷蚴、尾蚴、囊蚴、后尾蚴及童虫等阶段。终宿主为牛、羊等食草性哺乳动物，亦可寄生于人；中间宿主为椎实螺科（Lymnaeidae）的淡水螺。

成虫寄生在终宿主的肝胆管内，虫卵随胆汁经肠道排出体外。在适宜的温度（22～26 ℃）等条件下，虫卵在水中发育成熟，孵出毛蚴，侵入中间宿主体内，经胞蚴、母雷蚴、子雷蚴的增殖发育，产生大量的尾蚴。成熟尾蚴逸出螺体，附着在水生植物表面或在水面上形成囊蚴。囊蚴被终宿主食入后，到达十二指肠内，后尾蚴脱囊逸出为童虫。童虫主动穿过肠壁进入腹腔，钻

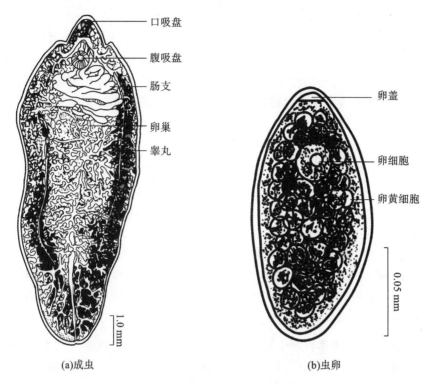

图 11-9 肝片形吸虫成虫及虫卵结构模式图

入肝脏,最后在肝胆管内发育为成虫。

成虫寿命一般为 4～5 年,在人体可存活 12 年;宿主自感染囊蚴到成虫产卵最短需要 10 周,完成整个生活史约需 5 个月。

（三）致病

1. 致病机制 主要是由于童虫在组织器官中移行破坏及成虫寄生引起的机械性损伤和分泌代谢产物产生的毒性作用所致。童虫在宿主体内向肝胆管移行过程中引起组织器官损伤及炎症反应,使肠壁出血和肝组织出现广泛炎症。童虫也可穿入或被血流带至肝脏以外的组织、器官,如皮下、腹壁、脑、肺、咽、眼眶、膀胱等部位,引起异位损害。成虫寄生于肝胆管,可引起慢性胆管炎,胆管上皮细胞和胆管周围纤维组织增生、管壁增厚。虫体阻塞胆管,胆汁淤积,可导致胆管扩张,进而压迫肝实质引起肝组织萎缩、坏死以至肝硬化。胆汁中脯氨酸的大量积聚可能是胆管上皮细胞增生的重要原因。慢性期患者的血浆蛋白发生明显改变,表现为低白蛋白血症及高球蛋白血症。

2. 临床表现 临床表现可分为急性期、隐匿期和慢性期。

（1）急性期:亦称侵袭期,相当于童虫在肝组织内移行的过程,发生在感染后 2～12 周。此期患者主要表现为突发性高热、腹痛,并常伴有乏力、食欲不振、胀气、呕吐、腹泻或便秘等胃肠功能紊乱,以及贫血、肝脾肿大、腹水、嗜酸性粒细胞增多等。

（2）隐匿期:指在急性期与慢性期之间一段无症状的时期,相当于虫体进入胆道初期。通常出现在感染后 4 个月左右,急性期表现减退或消失,慢性期表现尚未显现,患者在数月或数年内无明显症状,或偶有胃肠不适,而胆管病变仍在发展之中。

（3）慢性期:亦称阻塞期,为成虫在肝胆管内寄生引起胆管炎和胆管上皮细胞增生的阶段。患者出现右上腹或上腹部疼痛、间歇性胆绞痛、恶心、不耐脂肪食物、贫血、黄疸、肝肿大等,严重者可并发胆道出血。

（四）诊断

粪便或十二指肠引流液中检获虫卵是确诊的依据。粪检虫卵的方法有直接涂片法、沉淀法等。寄生虫数量较少时易漏检。由于肝片形吸虫卵与姜片虫卵、巨片形吸虫卵、棘口吸虫卵很相似，应注意鉴别。经外科剖腹探查或进行胆管手术发现虫体亦可确诊。对急性期和异位寄生的病例可采用免疫学方法检测特异性抗体，以辅助诊断。

（五）流行

肝片形吸虫呈世界性分布。羊、牛等食草动物感染率高。人体感染多呈散在性发生，但分布范围广泛，遍及非洲、美洲、亚洲、欧洲和大洋洲的 50 多个国家，其中大多是欧美国家的病例，个别地区呈现流行。我国人群感染率为 0.002%～0.171%，分散在 15 个省（区、市），其中甘肃省的感染率最高。全国感染人数估计为 12 万，已经有人体片形吸虫病和感染者 200 余例的报道。2011 年在云南大理暴发的一次肝片形吸虫群体感染，感染人数为 29 人。

肝片形吸虫的传染源主要是食草性哺乳动物。终宿主除羊、牛外，还有猪、马、犬、猫、驴、兔、猴、骆驼、象、熊、鹿等动物。椎实螺是中间宿主。人体感染多因食入囊蚴附着的野生茭苣、野芹菜等而引起；喝生水或半生食含肝片形吸虫童虫的牛肝、羊肝也可引起感染。

（六）防治

开展卫生宣传教育，不生食水生媒介植物；不饮生水；不生食或半生食牛肝、羊肝，防止病从口入。片形吸虫病的治疗药物有硫氯酚和三氯苯达唑（triclabendazole）等。

第五节　并殖吸虫

卫氏并殖吸虫
H5 课件

一、卫氏并殖吸虫

卫氏并殖吸虫〔*Paragonimus westermani*（Kerbert，1878）Braun，1899〕是人体并殖吸虫病的主要病原体，也是最早发现的并殖吸虫，属于吸虫纲复殖目并殖科并殖属。卫氏并殖吸虫成虫主要寄生于终宿主的肺部，故又称肺吸虫，可引起肺吸虫病，此病因生食或半生食含囊蚴的蝲蛄而引起，属于食源性寄生虫病。

（一）形态

1. 成虫　虫体呈红褐色，肥厚，背面稍隆起，腹面扁平，似半粒黄豆，大小为（7.5～12）mm×（3.5～5）mm。口、腹吸盘大小略同，口吸盘位于虫体前端，腹吸盘位于虫体中横线之前。睾丸数量为 2 个，呈指状分支，左右并列于虫体后 1/3 处。卵巢 1 个，分 5～6 叶，与子宫左右并列于腹吸盘之后。雌、雄生殖器官并列分布为本虫的显著特征（图 11-10）。

2. 虫卵　金黄色，呈不规则椭圆形，大小为（80～118）μm×（48～60）μm，卵壳厚薄不均，有卵盖一端稍薄，无卵盖一端增厚，卵盖大而明显，呈稍微倾斜状，内含 1 个卵细胞和 10 多个卵黄细胞（图 11-10）。

（二）生活史

卫氏并殖吸虫的生活史包括成虫、虫卵、毛蚴、胞蚴、母雷蚴、子雷蚴、尾蚴、囊蚴（脱囊后称后尾蚴）及童虫等阶段。终宿主为人和多种肉食类哺乳动物，第一中间宿主为川卷螺，第二中间宿主为溪蟹、蝲蛄等节肢动物。

成虫主要寄生在终宿主肺内，形成的虫囊与支气管相通，虫卵经支气管随痰液或粪便排出体外。虫卵入淡水后，温度适宜时，约经 3 周孵出毛蚴，毛蚴主动侵入第一中间宿主川卷螺体

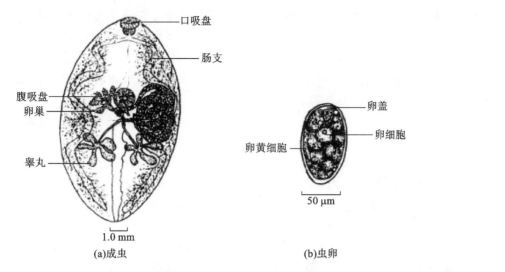

图 11-10　卫氏并殖吸虫成虫及虫卵结构模式图

扫码看彩图

内,经胞蚴、母雷蚴、子雷蚴的发育和增殖,形成大量尾蚴。成熟尾蚴从螺体逸出,侵入或被食入而进入溪蟹或蝲蛄体内发育为囊蚴。人或其他终宿主因食入含有活囊蚴的溪蟹、蝲蛄而感染。囊蚴在小肠内脱囊,钻过肠壁发育为童虫,童虫在各器官及腹腔间徘徊 1～3 周后,穿过膈肌经胸腔进入肺内发育为成虫并产卵(图 11-11)。

成虫寿命一般为 5～6 年,自囊蚴进入终宿主体内到成虫产卵,需 2～3 个月。本虫亦可寄生在皮下、肝、脑、脊髓、心包及眼眶等处,一般不能发育成熟。

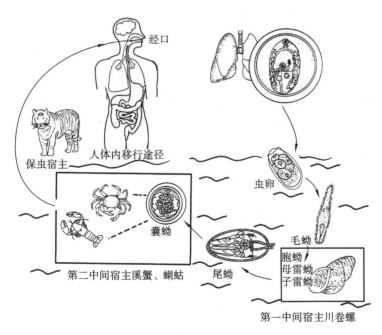

图 11-11　卫氏并殖吸虫生活史示意图

（三）致病

1. 致病机制及病理改变　卫氏并殖吸虫主要由于童虫和成虫的移行、窜扰和寄生,对宿主组织器官造成机械性损伤而致病。虫体的代谢产物还可引起宿主的免疫病理损伤。病变过程基本可分为急性期和慢性期。

（1）急性期:主要是由童虫穿过人体肠壁,在内脏组织器官中移行、窜扰导致组织炎症所

病例分析 11-3

致。症状出现于人体食入囊蚴后数天至 1 个月,重感染者在第 2 天即可出现症状。轻者表现为低热、食欲不振、乏力及荨麻疹等非特异性症状;重者可出现全身性超敏反应、高热、腹痛、腹泻、胸痛及咳嗽等症状,嗜酸性粒细胞明显增多,一般为 20%～40%,高者可达 80% 以上。

(2)慢性期:虫体侵入肺组织或其他脏器寄生而导致慢性损害,发病缓慢,患者多在感染后 3～6 个月内出现症状。其病理变化分为 3 期。

①脓肿期:虫体早期在宿主肺组织中移行寄生造成组织破坏和出血。肉眼可见病变组织呈窟穴状或隧道状,内有血液、虫体及大量炎性渗出物。镜下见中性粒细胞和嗜酸性粒细胞等形成的炎性浸润,在病变组织周围有薄膜状肉芽组织,包裹病灶形成薄壁脓肿。

②囊肿期:脓肿壁因大量肉芽组织增生而变厚,形成肉眼可见的边界清楚的结节状或球状囊肿,呈紫色葡萄状。囊肿内病变组织及浸润的炎症细胞发生变性、坏死、液化,形成赤褐色黏稠液体,镜下可见夏科-莱登结晶和大量虫卵。

③纤维瘢痕期:因虫体死亡或转移至他处,或囊肿与支气管相通,囊内容物被排出或吸收,囊腔由肉芽组织完全填充、纤维化,最后形成瘢痕,病灶愈合。

2. 临床表现　临床表现与感染的部位、时间、程度及宿主免疫力密切相关。由于人体所有器官都受到该虫的侵犯,临床常表现为多个器官同时受累;由于虫体侵入的部位不同,肺吸虫病临床表现各异,按其临床损害可分为以下类型。

(1)胸肺型:最常见,患者以咳嗽、胸痛、咳血痰或铁锈色痰为主要症状,痰中常可见大量虫卵,胸部 X 线检查显示肺部有明显改变,易被误诊为肺结核。

(2)腹肝型:占比约为 1/3,患者以腹痛、腹泻为主要症状;虫体侵犯肝脏时表现为肝功能紊乱、肝肿大、肝痛、转氨酶升高、白蛋白与球蛋白比例倒置等肝损害症状。

(3)皮肤型:约有 10% 的病例可见皮下游走性结节,呈蚕豆状或核桃状,圆形或椭圆形,散在或多个成串,稍隆出皮表,肤色正常,有轻度的痒感或刺痛,初起时较软,后期变硬。常见于腹壁、胸背、头颈等处。

(4)脑脊髓型:患者可出现头晕、头痛、癫痫、偏瘫、视力障碍等神经系统病变。

(5)亚临床型:患者症状不明显,但多种免疫反应阳性,这类患者可能是轻度感染者,也可能处于感染的早期或虫体已被消除的康复期。上述分型并不是绝对的,临床上常有多型并存于同一患者的情况。

(四)诊断

1. 询问病史　患者来自流行区,吃过生的或未熟的石蟹、蝲蛄,出现胸痛或铁锈色痰或有游走性结节及原因不明的癫痫,嗜酸性粒细胞增高,均应考虑本病的可能。

2. 病原学检查　检获虫卵或成虫是确诊的依据。①痰液或粪便虫卵检查:采用痰液或粪便直接涂片法或收集患者 24 h 痰液经 10% NaOH 溶液消化后,离心沉淀镜检,检出虫卵即可确诊。②活检:对有皮下包块或结节者可手术活检,查获虫体做出诊断。③脑脊液检查:脑脊髓型肺吸虫病患者除脑脊液压力及蛋白含量增高外,嗜酸性粒细胞亦可增高,并且在脑脊液中可查见虫卵。

3. 免疫学检查　常用方法有 IHA、ELISA、血清或脑脊液循环抗原检测等,对于卫氏并殖吸虫早期感染、脑脊髓型或皮肤型病例有辅助诊断意义。

4. 影像学检查　X 线、B 超、CT 及 MRI 检查适用于胸肺型和脑脊髓型肺吸虫病患者。胸肺型胸部 X 线片显示:脓肿期可见边缘模糊,界限不清的浸润阴影,伴有胸水时,肋膈角变钝;囊肿期显示边界清楚的结节状阴影,有时见液平面,若虫离开虫囊移到他处形成新的虫囊,这些虫囊可互相沟通,胸部 X 线片显示多房性囊样阴影;纤维瘢痕期可见硬结性或条索状阴影。

（五）流行与防治

1. 流行情况　肺吸虫病在世界分布广泛，以亚洲地区多见，我国为主要流行区，目前已有30多个国家和地区有病例报道。据调查，我国27个省（区、市）有本虫存在。

2. 流行因素　肺吸虫病为人兽共患寄生虫病。除终宿主（人）可感染卫氏并殖吸虫外，多种肉食动物如虎、豹、犬等可感染此虫，是重要的保虫宿主。第一中间宿主为川卷螺，第二中间宿主溪蟹、石蟹及蝲蛄等是肺吸虫病传播和流行的重要环节。在流行区，人们生吃或半生吃溪蟹、石蟹及蝲蛄或食入蝲蛄酱等，均可因食入活囊蚴而感染，不良的饮食习惯是本病传播和流行的关键因素。

3. 防治原则　控制该病的重要措施是健康教育。流行区群众改变不良的饮食习惯，不生食或半生食溪蟹、蝲蛄，不饮生的小溪水是预防本病的关键。常用治疗药物为吡喹酮，具有疗效好、毒性小、疗程短等优点。病情较重者，可需要两个或两个以上疗程。

二、斯氏狸殖吸虫

斯氏狸殖吸虫〔*Pagumogonimus skrjabini*（Chen，1959）Chen，1963〕属于吸虫纲复殖目并殖科狸殖属，可引起皮下型并殖吸虫病，由我国陈心陶教授在果子狸的肺部发现，1959年首次报道。

斯氏狸殖吸虫
H5 课件

（一）形态

1. 成虫　虫体窄长，前宽后窄，两端较尖，肉红色，大小为（3.5～6.0）mm×（11.0～18.5）mm，宽长比例为1∶（2.4～3.2）。腹吸盘位于体前约1/3处，略大于口吸盘；虫体最宽处在腹吸盘稍下水平，在童虫期已显示出体长明显大于体宽的特征。卵巢位于腹吸盘的后侧方，其大小及分支情况视虫体成熟程度而定，虫龄低者，分支数较少；虫龄高者，分支数多，形如珊瑚。睾丸2个，左右并列，可分多叶，其长度占体长的1/7～1/4，有些可达1/3，位于体中、后1/3间部（图11-12）。

2. 虫卵　椭圆形，大多数形状不对称，其大小平均为（64～87）μm×（40～55）μm，金黄色，卵壳厚薄不均匀，后端增厚，卵盖大而倾斜，卵内含1个卵细胞和10个左右

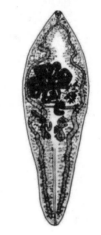

图11-12　斯氏狸殖吸虫形态模式图

卵黄细胞，普通光学显微镜下难以区别卫氏并殖吸虫卵和斯氏狸殖吸虫卵。

（二）生活史

与卫氏并殖吸虫相似，斯氏狸殖吸虫的生活史包括成虫、虫卵、毛蚴、胞蚴、母雷蚴、子雷蚴、尾蚴、囊蚴、后尾蚴及童虫等阶段。第一中间宿主有泥泞拟钉螺、微小拟钉螺、中国小豆螺、建瓯拟小豆螺、中国秋吉螺等，大多栖息于具有溪流的山沟中，附着于枯枝、落叶的下面和石块周围、苔藓之中。

第二中间宿主有锯齿华溪蟹、雅安华溪蟹、河南华溪蟹、福建马来溪蟹等。还在红娘华（一种水生节肢动物）体内发现过囊蚴。多种动物（如蛙、鸟、鸭、鼠等）可作为本虫转续宿主。终宿主为果子狸、猫、犬、豹猫等哺乳动物，人可能是本虫的非正常宿主。从人体检获的虫体绝大部分为童虫，少见发育成熟并产卵者。鸟、蛙、鸡、鼠、野猪等动物可作为转续宿主。

（三）致病

1. 致病机制　本虫是人兽共患、以兽为主的致病虫种。引起的典型病变与卫氏并殖吸虫

相似。在动物体内，虫体在肺、胸腔等处结囊、成熟产卵。若侵入肝，在肝浅表部位形成急性嗜酸性粒细胞脓肿，中心为坏死腔，内含坏死组织。有时也能在肝中成囊并产卵。人可能是本虫的非正常宿主，在人体内，侵入的虫体大多数停留在童虫状态，到处游窜，难于定居，造成局部或全身性病变——幼虫移行症。

2. 临床表现 本病损害器官不定，且多个器官可同时受累。主要表现为游走性皮下包块或结节，常见于胸背部、腹部，亦可出现于头颈、四肢、腹股沟、阴囊等处。包块多紧靠皮下，边界不清，无明显红肿，摘除、切开包块可见隧道样虫穴，有时能查见童虫，镜检可见嗜酸性粒细胞肉芽肿，坏死渗出物及夏科-莱登结晶等。近几年来，屡有报道斯氏狸殖吸虫侵犯胸肺部，患者出现胸闷、胸痛、咳嗽、咳痰，肺部 X 线片可见边缘模糊的浸润阴影或房性囊状阴影，并常伴有肋膈角变钝等征象。如侵犯肝，则出现肝痛、肝肿大、转氨酶升高等表现。如侵犯其他部位，可出现相应的症状和体征。全身症状有低热、乏力、食欲下降等。血常规检查示嗜酸性粒细胞明显增多。本病临床上误诊率相当高，应特别注意与肺结核、肺炎、肝炎等鉴别。

（四）诊断

本病为幼虫移行症，患者的粪便或者痰液中几乎查不到虫卵。免疫学诊断或皮下包块活检是本病的主要诊断方法。

（五）流行与防治

1. 分布 斯氏狸殖吸虫在国外还没有报道。国内已发现于甘肃、山西、陕西、河南、四川、云南、贵州、湖北、湖南、浙江、江西、福建、广西、广东等地。

2. 流行因素 本病的传染源是家猫、犬、豹猫、果子狸、狐等动物。野猪、鼠、鸟、鸡、鸭和蛙等动物可作为该虫的转续宿主。人因生食或半生食含有囊蚴的淡水蟹或含有童虫的转续宿主的肉而感染。

3. 防治原则 防治措施与卫氏并殖吸虫基本相同。

（于晶峰）

第六节 裂体吸虫（血吸虫）

裂体吸虫亦称血吸虫（schistosome）。隶属于扁形动物门吸虫纲复殖目裂体科。成虫寄生于哺乳动物及人的静脉血管内。血吸虫感染引起血吸虫病（schistosomiasis）。在我国流行的血吸虫是日本血吸虫（*Schistosoma japonicum* Katsurada，1904）。从湖南长沙马王堆出土的西汉女尸和湖北江陵出土的西汉男尸体内发现典型的日本血吸虫卵推断，血吸虫病在我国的流行距今有两千多年。此外，可以寄生于人体的血吸虫还有埃及血吸虫〔*S. haematobium*（Bilharz，1852）Weinland，1858〕、曼氏血吸虫（*S. mansoni* Sambon，1907）、间插血吸虫（*S. intercalatum* Fisher，1934）、湄公血吸虫（*S. mekongi* Voge et al，1978）和马来血吸虫（*S. malayensis* Greer et al，1988）等。其中以日本血吸虫、埃及血吸虫和曼氏血吸虫引起的血吸虫病流行范围最广，危害最大。血吸虫病主要分布于亚洲、非洲和拉丁美洲。

一、日本血吸虫

（一）形态

日本血吸虫
H5 课件

1. 成虫 虫体呈圆柱状（图 11-13），外观似线虫，体表有细皮棘，口、腹吸盘位于虫体前端，食道被食道腺围绕。雌雄异体，成虫在宿主体内呈雌雄合抱状态。雄虫长 10～20 mm，宽

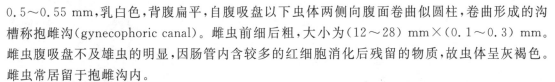

0.5～0.55 mm，乳白色，背腹扁平，自腹吸盘以下虫体两侧向腹面卷曲似圆柱，卷曲形成的沟槽称抱雌沟（gynecophoric canal）。雌虫前细后粗，大小为（12～28）mm×（0.1～0.3）mm。雌虫腹吸盘不及雄虫的明显，因肠管内含较多的红细胞消化后残留的物质，故虫体呈灰褐色。雌虫常居留于抱雌沟内。

（1）消化系统：有口、食道、肠管。肠管在腹吸盘后分为左、右两支，延伸至虫体中部之后左、右肠支汇合成单一盲管，以盲端终止。

（2）生殖系统：雄虫由睾丸、输出管、输精管和储精囊、生殖孔组成。睾丸多为7个，呈串珠状排列，每个睾丸发出一输出管，汇于输精管，向前通于储精囊，生殖孔开口于腹吸盘后方。雌虫生殖系统包括位于虫体中部、呈长椭圆形的卵巢一个，由卵巢下部发出一输卵管，绕过卵巢向前，与来自虫体后部的卵黄管在卵巢前汇合于卵模，虫卵在卵模内成形。卵模外有梅氏腺，并与子宫相接。子宫开口于腹吸盘下方的生殖孔，内含虫卵50～300个（图11-13）。

（3）排泄系统：由焰细胞经集合管汇合于虫体末端的排泄管，再由排泄孔与体外相通。

（4）神经系统：由中枢神经、两侧纵神经干及延伸至口、腹吸盘和肌层的许多神经分支组成。

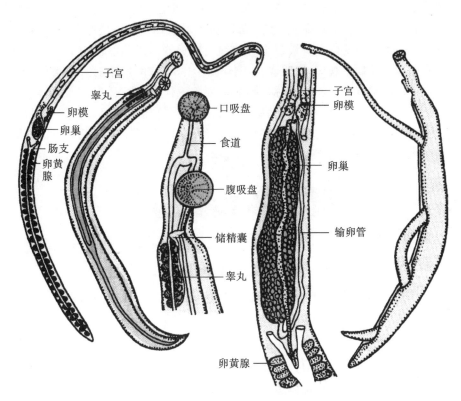

图 11-13 日本血吸虫成虫形态结构模式图

2. 虫卵 成熟虫卵为椭圆形（图11-14），大小平均为 89 μm × 67 μm，淡黄色，卵壳厚薄均匀，无小盖，卵壳一侧有一小棘，表面常附有许多宿主组织残留物。卵壳内侧有一薄层的胚膜，内含一成熟的毛蚴，毛蚴和卵壳间常可见到大小不等的圆形或椭圆形的油滴状毛蚴分泌物，为可溶性虫卵抗原（soluble egg antigen，SEA）。

3. 毛蚴 游动时呈长椭圆形，静止或固定后呈梨形（图11-15）。平均大小为 99 μm ×35 μm。周身被覆纤毛。前端有一锥形的顶突（亦称钻孔腺），体内前部中央有一袋状的顶腺，开口于顶突，顶腺呈油滴状，两个侧腺或称头腺位于顶腺稍后的两侧，呈长梨形，它们均开口于钻器或顶突。毛蚴的腺体分泌物 SEA 中含有中性黏多糖、蛋白质和酶等物质，在毛蚴未孵出前，

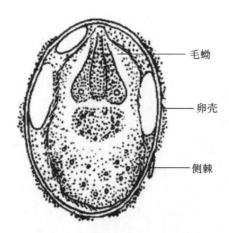

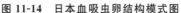

图 11-14　日本血吸虫卵结构模式图

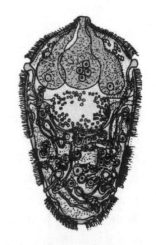

图 11-15　日本血吸虫毛蚴形态模式图

可经卵壳的微管道释出。毛蚴以纤毛的摆动和顶突的伸缩动作钻入钉螺外露的软体部位。

4. 尾蚴　属叉尾型,分体部和尾部,尾部又分尾干和尾叉(图 11-16)。尾蚴全长为 280～360 μm,体部长 100～150 μm,尾干长 140～160 μm。其表面被覆一层厚 0.5～1.0 μm 的多糖膜,称糖萼(glycocalyx)。尾蚴全身被覆小棘和纤毛感觉器。体部前端为头器,内有一单细胞头腺。口孔位于虫体前端正腹面,腹吸盘位于体部后 1/3 处,由发达的肌肉组成,具有较强的吸附能力。腹吸盘周围有 5 对左右对称排列的单细胞腺体,称钻腺。位于腹吸盘前的 2 对称前钻腺,腹吸盘后的 3 对称后钻腺。前钻腺内含钙、碱性蛋白和多种酶类,具有粗大的分泌颗粒,呈嗜酸性,后钻腺内含丰富的糖蛋白和酶,具较细的分泌颗粒,呈嗜碱性。前、后钻腺分别由 5 对腺管向体部前端分左右 2 束开口于头器顶端。

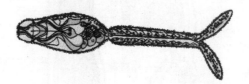

图 11-16　日本血吸虫尾蚴形态模式图

5. 童虫　尾蚴钻入宿主皮肤后,即脱掉尾部,进入血液,在体内移行,直至发育为雌、雄成虫之前均被称为童虫(schistosomulum)。

(二) 生活史

日本血吸虫的生活史为间接型,其终宿主为人或多种哺乳动物,成虫寄生于终宿主的门静脉系统;中间宿主为钉螺,尾蚴自螺体逸出后经皮感染终宿主。其生活史包括虫卵、毛蚴、母胞蚴、子胞蚴、尾蚴、童虫和成虫等阶段(图 11-17)。

1. 成虫产卵及卵的排出　日本血吸虫成虫寄生在终宿主肠系膜下静脉内,可逆血流到肠黏膜下层的静脉末梢内交配产卵。日本血吸虫的排卵量较其他种类血吸虫大,每条雌虫每日排卵达 300～3000 个。由于雌虫阵发性成串地排卵,虫卵在宿主肝、肠血管内往往呈念珠状沉积,约经 11 天卵细胞发育成毛蚴,含毛蚴的成熟虫卵在 10～11 天后死亡,故虫卵在组织内的寿命为 21～22 天。成熟虫卵内毛蚴的分泌物 SEA 可透过卵壳,引起虫卵周围组织和血管壁炎症坏死,在血流的压力、肠蠕动和腹内压增加的情况下,虫卵可随破溃的组织落入肠腔,并随粪便排出体外。雌虫产出的虫卵大部分沉积于肠、肝等组织内,仅有小部分被排出体外。排出体外的虫卵不耐高温,粪尿(1:7)混合物中的虫卵在 53.3 ℃时 1 min 即死亡。大便中虫卵在

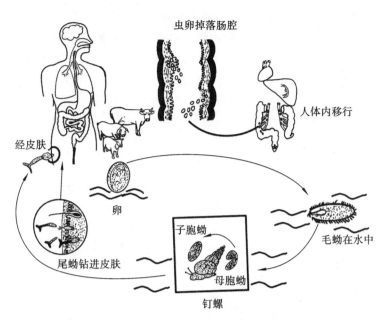

图 11-17 日本血吸虫生活史示意图

10 ℃以下可存活 40～60 天。

2. 毛蚴的孵化 成熟的虫卵在宿主体内不能孵化,随粪便排出体外入水后,待粪便被稀释到一定混浊度以下即可孵化。水的低渗透压是孵化的主要条件,在清水中(渗透压接近 12 mOsm)毛蚴的孵化率达 100％,盐浓度达 1.2％时孵化完全被抑制。孵化的最适 pH 为 7.5～7.8,最适温度是 25～30 ℃。日本血吸虫毛蚴在温度低于 10 ℃或高于 37 ℃时,孵化被抑制,黑暗环境也可抑制日本血吸虫毛蚴的孵化。温度和光照对孵化过程起促进作用。在适宜的条件下,毛蚴孵出一般在 18～24 h 达高峰。孵出后的毛蚴用其体表的纤毛在水中做直线游动,遇障碍便转折再做直线游动。毛蚴游动的速度受其孵出的时间、温度、光照以及水质等因素的影响。日本血吸虫毛蚴具有向光性和向温性,毛蚴孵出后多分布于水体的表层。毛蚴在水中自然温度下,一般能存活 15～94 h。毛蚴孵出的时间愈久,感染钉螺的能力愈低,温度愈高,毛蚴活动度愈大,死亡也愈快。37 ℃时,在 20 min 内活动已大为减少,至 2 h,毛蚴几乎不再活动而死亡。

3. 日本血吸虫在钉螺体内的发育和无性生殖 日本血吸虫的中间宿主钉螺常栖居于水体岸边。毛蚴通过其前端钻腺的吸附作用和顶腺分泌的蛋白酶,以及毛蚴的交替伸缩运动钻入螺体。钻入螺体后,其体表纤毛和外膜消失,逐渐发育成袋状的母胞蚴。母胞蚴体内的胚细胞经过增殖、分裂成若干小团而形成子胞蚴。子胞蚴在螺体内移行至消化腺中后,体内胚细胞又经分裂而发育成尾蚴。一条毛蚴钻入螺体后经过母胞蚴、子胞蚴两代无性生殖,可陆续逸出十几万条尾蚴,同一钉螺逸出的尾蚴常呈单一性别。

4. 尾蚴的逸出 成熟的尾蚴从子胞蚴钻出后,逸出螺体。尾蚴逸出的首要条件是水,钉螺在只有少许露水的草地或有极薄水膜的潮湿泥土地上也能逸出尾蚴。水温、光照和 pH 也影响尾蚴的逸出。尾蚴逸出的最适温度为 20～25 ℃。黑暗环境下无尾蚴逸出,随着光照度的增加,尾蚴逸出数也增多。逸出后的尾蚴可自主游动,多集中于水面,以腹吸盘接触水面、尾部向下弯曲的姿态静止于水面下。尾蚴从螺体逸出后在水中的生存时间及其感染力随环境温度、水的性质和尾蚴逸出后时间长短而异。环境温度愈高,寿命愈短;即使在适宜温度下,随着其体内糖原耗竭越多,运动越慢,其侵袭力越差。

病例分析 11-4

5. 日本血吸虫在终宿主体内的发育、有性生殖和寿命 尾蚴与宿主皮肤接触时,即利用

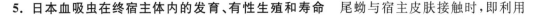

其口、腹吸盘黏附作用,吸附在皮肤上,借助穿刺腺分泌物的酶促作用、体部的强烈伸缩活动和尾部摆动的机械作用而钻入宿主皮肤。尾蚴钻皮过程非常迅速,在 20～25 ℃,10 s 即可侵入宿主皮肤。尾蚴钻入皮肤后其尾部和体表的糖萼脱落,形成童虫。童虫在宿主皮下组织停留 5～6 h,继续钻穿抵达真皮层,进入血管或淋巴管,随血流经右心到肺,再由左心进入大循环,到达肠系膜动脉,穿过毛细血管进入肝门静脉。童虫在肝门静脉发育到性器官初步分化后,即雌雄合抱,再移行到肠系膜静脉及直肠静脉寄居、交配、产卵。从尾蚴钻入皮肤到虫体成熟并产卵,约需 24 天。雌雄合抱是日本血吸虫发育成熟并产卵的必要条件,日本血吸虫在人体的平均寿命为 4.5 年,最长可达 40 年。

日本血吸虫主要寄生在门静脉系统的血管内,产出的虫卵一般沉积在肝脏及肠壁。成虫寄生或虫卵沉着在此范围以外的器官或组织时称异位寄生,所造成的损害称异位血吸虫病。以脑及肺的异位寄生多见。红细胞是日本血吸虫在宿主体内赖以生存的主要营养来源,日本血吸虫经口不断将宿主的红细胞吞入肠道。合抱的雄虫体内每小时约摄入 3 万个红细胞,雌虫的摄入量则为雄虫的 10 倍。

(三) 致病

日本血吸虫感染人体后,其尾蚴、童虫、成虫和虫卵等各虫期释放的抗原均能诱发宿主的免疫应答,这些特异性免疫应答的后果是引起一系列免疫病理变化,对宿主造成损害。

1. 尾蚴所致的损害 宿主初次受尾蚴攻击后,其局部皮肤一般无病理变化。但当尾蚴再次钻入宿主皮肤后,即可引起尾蚴性皮炎(cercarial dermatitis)。尾蚴性皮炎发生机制中既有早期出现的速发型(Ⅰ型)超敏反应,也有较迟发生的迟发型(Ⅳ型)超敏反应。早期局部出现水肿和多形核细胞浸润,后期以单核细胞浸润为主。尾蚴侵入皮肤后 1 h 到 2 天之内局部皮肤出现刺痛,继之出现丘疹和瘙痒。重复接触尾蚴后反应逐渐加重,严重者可伴有全身水肿及多形红斑。

2. 童虫所致的损害 童虫在宿主体内移行过程中对所经过的器官造成机械性损伤,从而造成一过性的血管炎,毛细血管栓塞、破裂、局部细胞浸润,感染 24 h 可引起内脏(特别是肺部)点状出血。当再次感染的童虫通过肺时,比初次感染者引起更加迅速和明显的细胞浸润。因此,童虫对机体除引起机械性损伤外,还可因其代谢产物引起Ⅱ型超敏反应。在童虫发育为成虫前,患者嗜酸性粒细胞增多,可有潮热、背痛、咳嗽、食欲减退甚至腹泻等症状。

3. 成虫所致的损害 成虫定居于门静脉系统内,利用口腹吸盘的交替吸附血管壁而做短距离移动,因而可引起静脉内膜炎及静脉周围炎。成虫吸食的宿主血液在虫体肠道内被分解,后被肠管上皮细胞所吸收,肠管内未经吸收的成分通过口腔排入宿主血液中,其中含有肠上皮细胞分泌的肠相关抗原。日本血吸虫皮层外质膜不断更新脱落于宿主血液中,这些抗原性物质刺激机体产生相应抗体,形成免疫复合物,引起免疫复合物型(Ⅲ型)超敏反应;同时对虫卵肉芽肿的形成具有促进作用。

4. 虫卵所致的损害 雌虫产下的虫卵约 50% 沉积于结肠黏膜下层组织中,23% 顺门静脉血流进入肝脏沉积下来,10% 沉积于小肠组织中,16% 落入肠腔,随粪便排出体外,因此,病变以结肠及肝脏最为严重。

(1)虫卵肉芽肿的形成:其主要形成机制为Ⅳ型超敏反应。沉积在组织中的虫卵发育成熟后,卵内毛蚴可释放可溶性虫卵抗原(SEA),SEA 经卵壳上的微孔渗到宿主组织中,被巨噬细胞吞噬处理并呈递给迟发型超敏性 T 细胞(TD);同时摄取了抗原的巨噬细胞还释放白细胞介素-1(IL-1)激活辅助性 T 细胞(Th)。致敏的 TD 细胞再次受到同种抗原刺激后产生各种淋巴因子,引起淋巴细胞、巨噬细胞、成纤维细胞、嗜酸性粒细胞、中性粒细胞及浆细胞集聚于虫卵周围,形成虫卵肉芽肿(egg granuloma)。

虫卵肉芽肿早期以嗜酸性粒细胞、中性粒细胞为主,后期组织细胞及浆细胞日益增多,并伴有不同程度纤维化。由于日本血吸虫产卵量大,常在宿主组织内成簇聚集,所引起的虫卵肉芽肿体积也较大,肉芽肿急性期易液化而出现嗜酸性脓肿,形成"嗜酸性肉芽肿"。虫卵周围出现许多浆细胞,伴以抗原-抗体复合物沉着,苏木素-伊红染色的组织切片上可见虫卵周围出现红色放射状物质,称何博礼现象。当虫卵内毛蚴死亡后,逐渐停止释放抗原,肉芽肿开始缩小,虫卵逐渐消失,代之以纤维化。

虫卵肉芽肿为日本血吸虫感染对宿主造成的基本病理变化。虫卵肉芽肿形成后,有利于避免虫卵所分泌的可溶性抗原对邻近肝细胞造成损害,保护了肝细胞和机体,避免局部或全身免疫性疾病的发生或加剧。在虫卵肉芽肿内聚集的各种细胞中,嗜酸性粒细胞紧密地黏附于虫卵表面,经过亲细胞抗体或淋巴因子的活化,能够破坏日本血吸虫卵;与此同时,沉积在宿主肝、肠组织中的虫卵引起的肉芽肿又可不断破坏肝、肠的组织结构,引起慢性血吸虫病,虫卵的长期刺激甚至可导致黏膜腺体的异常增生并癌变。肠壁的纤维性增厚可使虫卵排出困难而使大便中很难查到虫卵,影响病原学诊断。

(2)结肠病变:病变主要发生在降结肠、乙状结肠与直肠。有时也累及右侧结肠与阑尾。急性期肠黏膜充血、水肿,有散在的点状出血和浅表溃疡。镜下可见黏膜下层成堆的虫卵结节。肠黏膜坏死脱落后形成溃疡,较表浅的虫卵结节在肠内压增高、腹内压增高或血管内压增高的情况下,随坏死组织一起落入肠腔;此时,临床上出现腹痛、腹泻、便血等症状。慢性期感染较轻者肠壁结缔组织轻度增生,临床上无明显症状。感染较重者肠壁明显增厚,甚至出现息肉与肠腔狭窄,肠系膜增厚、缩短。由于重复感染,雌虫不断产卵,虫卵分批沉积于肠壁,往往病变新老不一。在此基础上有癌变的可能。

(3)肝脏及脾脏病变:在肝脏病变早期,虫卵顺血流到门静脉肝内分支的终端沉积,引起肝肿大,表面可见粟粒状虫卵结节。肝血窦扩张充血,汇管区可见以嗜酸性粒细胞为主的细胞浸润。在脾脏病变早期,脾窦充血,脾小体增大,网状内皮细胞增生,导致脾脏肿大。以后受影响的肝脏汇管区发生纤维化并扩张。由小到大的门静脉血管逐渐被肉芽肿阻塞,进一步引起门静脉血管扩张。同时肝动脉扩张,并形成新的动脉血管分支。某些门静脉分支亦扩张并呈血管瘤状。重度感染时门静脉周围出现广泛的纤维化,甚至肝切面上可见许多纤维插入肝小叶周围,由此所引起的肝硬化又称干线型纤维化。肝脏的广泛纤维化可引起窦前阻塞,导致门静脉高压,引起血流动力学改变,脾脏因阻塞性充血而肿大、变硬,并发脾功能亢进。门静脉阻塞使侧支循环开放,导致腹壁、食管下端及胃底静脉曲张,患者可并发上消化道出血及腹水等,此为肝脾型血吸虫病。病变继续发展,肝脏体积因纤维组织挛缩、肝组织营养不良而缩小,肝表面凹凸不平,以左叶为主。肝坏死与再生现象不明显,肝小叶结构完整。

5. 各病期临床表现

(1)急性血吸虫病(acute schistosomiasis):常见于对日本血吸虫无免疫力的初次感染的患者,但少数慢性患者再次大量感染尾蚴后亦可发生。多发生在夏秋季,以男性成人及儿童感染为主,往往因游泳、捕鱼摸蟹、打湖草、防汛等活动大面积接触疫水而感染。感染初期部分患者可患尾蚴性皮炎。大多数病例于感染后40天左右出现临床症状,此时正是成虫大量产卵、卵内毛蚴向宿主血液循环释放大量抗原的时期。毛蚴释放的抗原引起特异性抗体水平急剧升高,在抗原过剩的情况下,形成抗原-抗体复合物,引起血清病样综合征。

发热是急性血吸虫病的主要临床表现,发热的高低、持续期限与感染度及机体免疫状态有关。体温多在38～40 ℃之间,午后体温升高伴畏寒。重症者可有持续高热,意识淡薄,精神萎靡。发热期限多数在1个月左右,重症者可长达数月,伴消瘦、贫血。有时患者可出现荨麻疹、血管神经性水肿、全身淋巴结肿大。约50%的患者出现腹泻、黏液血便,3～5次/日,伴恶心呕吐,重者可达20～30次/日。有时可引起腹膜刺激征。直肠镜与乙状结肠镜检可见病变部位以充血水肿为主。肝肿大一般在剑突下 5 cm 内,有明显压痛。半数患者脾脏轻度肿大。约50%的病例表现为干咳,肺部 X 线检查可见絮片状或粟粒状阴影对称分布于两侧,以中下肺部居多,3~6 个月内逐渐消散。少数患者有蛋白尿。个别病例出现偏瘫、昏迷、癫痫等脑型血吸虫病症状。

急性血吸虫病经治疗后,病程一般不超过 6 个月,如不治疗,可发展为慢性甚至晚期血吸虫病。

(2) 慢性血吸虫病(chronic schistosomiasis):出现于急性期症状消失而未经治疗者,或反复轻度感染而获得免疫力的患者。在流行区,慢性血吸虫病患者占感染者的多数,多无急性发作史。由于宿主经常少量反复感染,获得一定抵抗力,因而对日本血吸虫各期抗原,产生耐受性,表现为慢性血吸虫病。常出现隐匿型间质性肝炎或慢性血吸虫性结肠炎,临床上可分为无症状(隐匿型)和有症状两类。隐匿型患者一般无症状,少数可有轻度的肝或脾肿大,但肝功能正常,常于粪便普查或因其他疾病就医时被发现。有症状者主要表现为慢性腹泻、腹部隐痛、稀便偶带血。重者可有脓血便,里急后重。肝肿大较为常见,肝左叶肿大为甚。脾多数呈轻度肿大。慢性血吸虫病患者由于粪便虫卵量少,诊断困难,常需血清免疫学试验或直肠黏膜活检协助诊断。90%以上病例可在直肠黏膜活检时找到虫卵。

(3) 晚期血吸虫病(advanced schistosomiasis):晚期血吸虫病是指尾蚴反复、大量感染宿主后,宿主肝脏及肠壁形成虫卵肉芽肿,导致患者肝纤维化门静脉高压综合征,引起严重生长发育障碍或结肠显著肉芽肿性增殖。我国将晚期血吸虫病分型如下。

①腹水型:门静脉高压与肝功能代偿失调的结果。患者腹部膨隆,上腹部胀满不适、呼吸困难、脐疝、股疝、下肢水肿、右侧胸水和腹壁静脉曲张。腹水形成的主要原因是门静脉高压、血浆胶体渗透压降低、肝淋巴液漏出等。

②巨脾型:脾肿大超过脐平线或横径超过腹中线。伴有脾功能亢进、门静脉高压或上消化道出血者。

③结肠增殖型(结肠肉芽肿型):除慢性和晚期血吸虫病的其他表现外,以结肠病变较为突出。大量虫卵在肠壁形成虫卵肉芽肿,引起肠壁纤维化、腺体增生、息肉形成及溃疡等,反复继发感染,肠壁逐渐变狭窄。患者表现为腹痛、腹泻、便秘或便秘与腹泻交替出现。大便变细,出现不完全性肠梗阻。触诊可于左下腹或腹部其他部位扪及条索状肿块。X 线钡剂灌肠或乙状结肠镜检查可见肠腔强直狭窄、肠壁溃疡、息肉形成等变化。本型有并发结肠癌的可能。

④侏儒型:系患者在儿童时期反复感染日本血吸虫,引起慢性或晚期血吸虫病,影响内分泌功能,其中以垂体前叶和性腺功能不全较为明显。患者表现为身材矮小、面容苍老、无第二性征、性器官发育不良、骨骼成熟延迟等临床征象,但智力接近正常。同时伴有慢性或晚期血吸虫病的其他表现。

晚期血吸虫病的主要合并症有上消化道出血、肝性昏迷和肠道并发症。50%以上的晚期患者死于上消化道出血,出血部位多位于食管下段或胃底静脉。肝性昏迷占晚期患者总数的1.6%~5.4%,以腹水型为最多。晚期患者若并发肝性昏迷,死亡率可达 70%以上。并发阑尾炎时易引起穿孔、局限性脓肿或腹膜炎。结肠虫卵肉芽肿可并发结肠癌。

(4) 异位血吸虫病(ectopic schistosomiasis):当重度感染时,如果童虫在门静脉系统以外寄生并发育为成虫,此为异位寄生。异位寄生的成虫产出的虫卵沉积,或当肝纤维化引起的门-腔静脉吻合支扩大时,肠系膜静脉内的虫卵被血流带到门静脉系统以外的器官或组织,均可引起虫卵肉芽肿,由此造成的损害称异位损害或异位血吸虫病。人体常见的异位损害部位是肺和脑,其次为皮肤、甲状腺、心包、肾、肾上腺皮质、疝囊、生殖器及脊髓等组织或器官。

(四) 对血吸虫感染的免疫应答

1. 抗原 血吸虫作为一种多细胞生物,其抗原复杂。血吸虫在宿主体内的发育过程在不同的环境条件下,其分泌、代谢产物作为抗原性物质引起宿主的免疫反应不同,其中有些代谢产物在不同虫期中普遍存在,但有些代谢产物却具有种、株甚至虫期的特异性。这些特点决定了不同种的血吸虫既具有共同抗原,又具有各自特异性抗原。血吸虫抗原的化学构成包括多肽、蛋白质、糖蛋白、脂蛋白和多糖。共同抗原通常是多糖、糖蛋白或糖脂。特异性抗原在血吸虫病的免疫诊断、免疫病理或诱导宿主的保护性免疫方面具有重要作用。血吸虫 SEA 和肠相关抗原(gut associated antigen,GAA)是有用的诊断抗原,也是诱导宿主组织免疫病理变化的重要因子。血吸虫的排泄分泌抗原和虫体的表面抗原可直接接触或致敏宿主的免疫细胞。除表面抗原外,血吸虫内部结构中的某些成分,如副肌球蛋白也可诱发宿主的保护性免疫。排泄分泌抗原常具有酶的性质,进入血流后成为循环抗原(circulating antigen,CAg),诱发宿主的保护性免疫,或形成抗原-抗体复合物,引起免疫病理变化。一般认为循环抗原的存在提示有活虫,可用于判断现症患者及评价疗效等,因此循环抗原可成为一种诊断靶抗原。由于循环抗体在患者接受有效治疗后仍能长期存在,故不能区分现症感染和既往感染,不宜作为疗效考核的指标,而虫体的表面抗原常是免疫效应攻击的靶抗原。

2. 宿主对血吸虫感染的免疫应答及适应性免疫 人类和哺乳类终宿主对血吸虫感染均无固有免疫力,从非流行区进入流行区,感染后可出现急性血吸虫病,免疫应答优势表现为 Th1 应答;流行区居民一般不发生急性血吸虫病,免疫应答以 Th2 应答为主。其免疫应答结果可诱发机体免疫病理变化或保护性免疫,这种保护性免疫属"非消除性免疫",表现为宿主对再次入侵的童虫具有一定的杀伤作用,而对原发感染的成虫无杀伤作用。这种在原发感染继续存在的情况下,对再感染具有一定免疫力的现象又称为"伴随免疫(concomitant immunity)"。人类对血吸虫的免疫效应机理为抗体依赖细胞介导的细胞毒作用(ADCC),参与免疫反应的成分包括抗体(主要有 IgG 和 IgE)、补体、效应细胞(嗜酸性粒细胞、巨噬细胞、中性粒细胞和肥大细胞,主要作用于幼龄童虫);因此,再感染时童虫被清除的部位主要在皮肤和肺。杀伤童虫的机制是效应细胞通过抗体桥联黏附于童虫表面,使效应细胞脱颗粒,释放主要碱性蛋白质、过氧化物酶、磷酸酯酶 B 等细胞毒性物质,作用于童虫表面,使效应细胞得以侵入,导致童虫表膜泡化乃至死亡。

流行病学调查证明,反复感染是血吸虫流行区人群获得保护性免疫力发展的前提和基础,但血吸虫感染所诱导的抵抗力持续时间短,发展慢,更需要频繁的重复刺激。这表现在人体对血吸虫感染的适应性免疫具有年龄依赖性,即再感染率和再感染强度随年龄增大而降低。这是因为在儿童时期,保护性免疫力的表达被所谓"阻断反应"抑制。随着年龄逐渐增大,阻断抗体水平逐渐下降,而抗童虫抗体对童虫的杀伤作用逐步得以发挥,于是人体对再感染出现抵抗力。

3. 血吸虫的免疫逃避 血吸虫能长期寄生于宿主体内而不被宿主的免疫系统完全清除,说明血吸虫在长期进化过程中形成了某种能够逃避宿主免疫攻击的能力。这种免疫逃避的机理尚不十分清楚,目前有抗原伪装和抗原模拟、表面受体、表膜改变、封闭抗体等假说。

（五）诊断

流行病学资料及临床表现可作为诊断参考,病原学检查是确诊依据。但对轻度感染者和晚期患者及经过有效防治的疫区感染人群,病原学检查常发生漏检。免疫学技术是当前诊断血吸虫病的常用手段。目前分子生物学方法的引入推动了血吸虫病诊断学的发展。

1. 流行病学资料 发病前 2 周至三个月接触过疫水;居住在流行区或曾到过流行区,有多次疫水接触史。

2. 临床表现 发热、肝脾肿大、腹胀、腹痛、腹泻、脓血便、门静脉高压、结肠肉芽肿表现及嗜酸性粒细胞增多等。

3. 病原学检查

(1) 粪便直接涂片法:此法快速、简单,但因仅少数虫卵随粪便排出体外,加之后期肠壁增厚,虫卵不易排出,故虫卵检出率低,仅适用于重度感染和急性感染者。

(2) 自然沉淀与孵化法:由于孵化法可采用全部粪便沉渣,因此检出率较粪便直接涂片法高。此法是利用虫卵中的毛蚴在适宜条件下孵出并在水中运动具有一定的特点而设计的。大规模普查时,可采用尼龙绢集卵孵化法,此法可缩短集卵时间,适用于气温较高季节。

(3) 透明法:利用甘油的透明作用使粪便涂片薄膜透明,以便于发现虫卵的一类方法。此法可用于虫卵计数(常用每克粪量的虫卵数,EPG)检查,可用于测定人群的感染度和考核防治效果。常用的有加藤法、改良加藤法和定量透明集卵法。

(4) 直肠、乙状结肠镜活检:适用于慢性特别是从粪便中查找虫卵困难的晚期血吸虫病患者。此法有助于发现沉积于肠黏膜内的虫卵。虫卵被发现只能证明感染过血吸虫,无疗效考核价值。有出血倾向或严重痔疮、肛裂以及极度衰弱者不宜做该项检查。

4. 免疫学检查

(1) 检测抗体:常用的方法有环卵沉淀试验(circumoval precipitin test,COPT)、间接血凝试验(IHA)、酶联免疫吸附试验(ELISA)、免疫印迹技术(immunoblotting)、间接免疫荧光抗体试验、乳胶凝集试验(latex agglutination test,LA)、快速试纸法和斑点金免疫渗滤试验(DIGFA),其中 COPT、IHA、ELISA 和快速试纸法具有简便快捷和经济等优点,适合现场查病时使用。

(2) 循环抗原的检测:宿主体液中的循环抗原是由活虫产生的,感染一旦终止,循环抗原也会很快消失,因此检测循环抗原在诊断和考核疗效方面都有重要意义。由于循环抗原在体液中的含量通常很低,一般方法难以检出,但随着单克隆抗体技术的进步,血吸虫循环抗原检测技术水平也随之提高。目前检测循环抗原的技术基本上类同于检测抗体的酶联免疫吸附试验,不同点是用单克隆抗体代替抗原包被反应板。据估计,对慢性轻度感染者,检测循环抗原方法的敏感性为 $60\%\sim81\%$,治愈 1 年后 90% 患者的循环抗原转阴。

5. 分子生物学诊断方法 主要检测血吸虫在宿主体内排放的虫源性核酸分子。目前血吸虫特异性的高拷贝基因组 DNA 片段及编码核糖体(rRNA)基因片段是首选的理想靶分子。常用技术有实时定量 PCR(RT-PCR)、常规 PCR 和环介导同温 DNA 扩增法(LAMP)。RT-PCR 和常规 PCR 的敏感性和特异性较高,但其检测需使用 PCR 仪与电泳设备,时程长、成本高、对技术要求高,在基层推广有难度。LAMP 法因其不需要使用核酸扩增设备及电泳设备,检测结果可以经肉眼观察来判断,是一种比较理想的能在血吸虫病防治现场推广应用的血吸虫核酸检测方法。

(六) 流行

1. 流行概况 日本血吸虫病主要流行于亚洲的中国、菲律宾、印度尼西亚及日本。我国日本血吸虫病曾流行于长江流域及以南的湖南、湖北、江西、安徽、江苏、云南、四川、浙江、广东、广西、上海、福建等地区。经过几十年的努力,我国血防工作取得了显著的成效。到 2015 年底,上海、浙江、福建、广东、广西等地已达到日本血吸虫病传播阻断标准,四川、云南、江苏、湖北、安徽、江西及湖南等省已达到传播控制标准。据中国疾病预防控制中心 2012 年初至 2017 年 9 月报告的数据,全国有日本血吸虫病患者 53226 例。

2. 流行环节

(1) 传染源:日本血吸虫病属人兽共患寄生虫病,终宿主包括人、多种家畜及野生动物,其中,患者和病牛是重要的传染源。我国台湾地区的日本血吸虫系动物株,主要感染犬,尾蚴侵入人体后不能发育为成虫。传染源的作用与宿主排出虫卵的数量的多少及所排虫卵进入钉螺滋生场所概率的大小有关。在同样的暴露条件下,初次感染者排出虫卵量高于慢性期患者。

(2)传播途径:日本血吸虫的传播途径包括虫卵入水、毛蚴在水中孵出、侵入钉螺、尾蚴从螺体逸出和侵入终宿主这一全过程。在传播途径的各个环节中,含有日本血吸虫卵的粪便污染水体、水体中存在钉螺和人群接触含尾蚴的疫水是3个重要环节。除了当地有钉螺是构成日本血吸虫病流行的必需条件以外,人的生活、生产的行为是感染日本血吸虫的主要因素。湖北钉螺(*Oncomelania hupensis*)是日本血吸虫的唯一中间宿主,平原地区的钉螺螺壳表面有纵肋,称肋壳钉螺,山丘地区钉螺表面光滑,称光壳钉螺。

日本血吸虫尾蚴自钉螺逸出后常集中在逸出处的水面上,有时可因风向或水流而飘离逸出地点,尾蚴横向飘离的距离不超过300 m。在钉螺滋生处的草叶上水滴内或潮湿泥土上均可有尾蚴的存在。人们因生产和生活活动接触疫水而感染日本血吸虫,如抢收、放牧、打湖草、捞鱼苗、推舟、插秧、抗洪抢险、游泳戏水、日常盥洗等。

(3)易感者:所谓易感者是指对日本血吸虫有易感性的人或动物。不同种族和性别的人对日本血吸虫均易感,但在流行区,人群对日本血吸虫再感染的感染度随年龄的增加而降低。宿主活动性感染与机体对日本血吸虫的再次入侵具有抵抗力或排斥力同时存在(即伴随免疫)。

3. 流行区类型 根据流行病学特点及钉螺滋生地的分布情况,我国的日本血吸虫病流行区可划分为如下3个类型。

(1)水网型:又称平原水网型,分布特点为线状分布。主要指长江与钱塘江之间的长江三角洲的广大平原地区。有螺面积占全国钉螺总面积的7.9%。这类地区气候温和,雨量充沛,河道纵横如蛛网,钉螺随网状水系而分布,人群主要因生产或生活接触疫水。

(2)湖沼型:亦称江湖洲滩型,分布特点为片状分布。主要指于长江中、下游的湘、鄂、赣、皖、苏等地的沿江洲滩及与长江相通的大小湖泊沿岸,为当前我国日本血吸虫病流行的主要地区。有螺面积约占我国钉螺总面积的82.1%。该地区水位有明显的季节性涨落,洲滩有"冬陆夏水"的特点。

(3)山丘型:分布特点为点状分布。山丘型流行区有螺面积约占我国钉螺总面积的10%。该型的地理环境复杂,包括平坝、丘陵和高山。钉螺一般沿山区水系分布,水系以山峰为界,因此钉螺的分布单元性强。有螺面积虽不算大,但其地形复杂且交通不便,给日本血吸虫病防治带来较大难度。

目前,按流行程度又将流行区分为5类,即以行政村的居民粪检阳性率为依据划分:人畜粪检阳性率≥10%的为一类地区;人畜粪检阳性率≥5%且<10%的为二类地区;人畜粪检阳性率≥1%且<5%的为三类地区;人畜粪检阳性率<1%,不出现当地感染的急性血吸虫病患者、连续两年查不到感染性钉螺的为四类地区(传播控制地区);连续5年未发现当地感染的患者、病畜,未发现感染性钉螺的为五类地区(传播阻断地区)。日本血吸虫消除标准是指达到传播阻断后,连续5年未发现当地感染的日本血吸虫病患者、病畜和感染性钉螺。

4. 影响日本血吸虫病流行的因素

(1)自然因素:主要是指与中间宿主钉螺滋生有关的地理环境、气温、雨量、水质、土壤、植被等。适宜钉螺滋生繁殖的气温及水温为15~25 ℃,是钉螺交配、产卵、卵的孵化及幼螺成长的较佳温度范围。高于30 ℃或低于10 ℃均使钉螺的活动受影响。毛蚴的孵化、尾蚴的逸出以及它们在外界生存时间的长短均与水的温度有密切关系。

(2)社会因素:涉及社会制度、生活水平、文化素质、农田水利建设、人口流动、人群生产方式和生活习惯等。在控制日本血吸虫病流行过程中,社会因素起主导作用。

（七）防治

联合国可持续发展目标将血吸虫病作为需重点防控的疾病之一，世界卫生大会于2012年通过了"2025年全球消除血吸虫病公共卫生问题"的决议。党中央、国务院高度重视血吸虫病防治工作，公布施行《血吸虫病防治条例》，制定了中长期规划纲要，实施综合防治策略，使防治工作取得了显著成绩。我国对血吸虫病坚持以传染源控制为主的综合性防治策略。防治原则是综合治理，因地制宜，加强区域性防治，监测预警，及早发现、处置疫情，分类指导。健全联防联控机制。具体措施如下。

1. 控制传染源 人畜同步化疗。吡喹酮是当前治疗血吸虫病的首选药物，具有安全有效、使用方便的特点。人群化疗措施可根据当地的流行程度，因地制宜，分全民化疗、选择性化疗和高危人群化疗三种。

2. 切断传播途径

（1）灭螺：可以结合农田水利建设和生态环境改造，改变钉螺滋生的环境，以及局部地区配合使用杀螺药。目前世界卫生组织推荐使用的化学灭螺药为氯硝柳胺。在短期内不易消灭钉螺的湖沼、洲滩地区，采用建立"安全带"的方法，即在人畜常到的地带（称易感地带）反复灭螺，以达到预防和减少感染的目的。

（2）粪便管理：感染血吸虫的人和动物的粪便污染水体是血吸虫病传播的重要环节，因此，管好人、畜粪便在控制血吸虫病传播方面至关重要。由于人尿和尿素分解后产生的氨能杀灭虫卵，因此采用粪便、尿液混合储存的方法杀灭粪便中的虫卵，有助于控制血吸虫病的传播。

（3）安全供水：结合农村卫生建设规划，建设安全供水设施，可避免水体污染和减少流行区居民直接接触疫水的机会。漂白粉、碘酊及氯硝柳胺等对尾蚴也有杀灭作用。尾蚴不耐热，在60℃的水中会立即死亡，因此家庭用水可采用加温的方法杀灭尾蚴。

3. 保护易感者 开展健康教育，引导人们改善生产方式、生活习惯。有螺地带禁牧、淘汰耕牛、以机代牛、家畜圈养、兴林抑螺。对难以避免接触疫水者，可使用防护药具，如穿长筒胶靴、经氯硝柳胺浸渍过的防护衣，或涂擦防护药物等。由我国学者自行研制的青蒿素衍生物蒿甲醚和青蒿琥酯对童虫有很好的杀灭作用，对已接触过疫水者，在接触疫水后第7天至第10天服用青蒿琥酯，可达到早期治疗的目的。世界卫生组织针对血吸虫病防治工作于1984年提出了人畜化疗结合健康教育、辅以局部或季节性灭螺的策略。

目前我国防治血吸虫病的基本方针是"积极防治、综合措施、因时因地制宜"。积极防治是指积极治疗患者和开展各种预防措施，综合措施是指治疗患者、病畜，灭螺、防护、粪管、水管及宣传教育同时进行的措施，因时因地制宜是指在不同类型流行区，根据不同的流行因素，采取不同的防治策略，如在钉螺难以控制的湖沼地区和山区，采取以化疗为主导和有重点地消灭钉螺，而不是强调以消灭钉螺为主的综合措施。

二、寄生人体的其他血吸虫

根据各国研究报道，寄生于人体的血吸虫共有6种。除日本血吸虫外，还有埃及血吸虫、曼氏血吸虫、间插血吸虫、湄公血吸虫和马来血吸虫等。各种血吸虫的形态、生活史、流行病学及地理分布各异，见表11-2、表11-3。

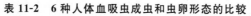

表 11-2 　6种人体血吸虫成虫和虫卵形态的比较

		日本血吸虫	曼氏血吸虫	埃及血吸虫	间插血吸虫	湄公血吸虫	马来血吸虫
大小/mm	♂	长10~20 宽0.5~0.55	长6~14 宽0.8~1.1	长10~15 宽0.75~1.0	长11~14 宽0.3~0.5	长15~17.8 宽0.2~0.41	长4.3~9.2 宽0.24~0.43
	♀	长12~28 宽0.3	长7~17 宽0.25	长20~26 宽0.25	长11~26 宽0.25	长12 宽0.23	长6.5~11.3 宽0.21
表皮	♂	无结节,有细皮棘	结节明显,上有束状细毛	结节细小	有结节和细皮棘	有细皮棘	无结节,有细皮棘
	♀	小皮棘	小结节	末端有小结节	光滑	小皮棘	小皮棘
肠支		体后半部汇合,后盲管短	体前半部汇合,后盲管长	体中部后汇合,后盲管短	体后半部汇合,后盲管很短	体后半部汇合,后盲管很短	体中部后汇合,后盲管短
睾丸/个		6~8	2~14	4~5	4~6	3~6	6~8
卵巢位置		体中部	体中线之前	体中线之后	体中线之后	体中部	体中线
子宫含卵数		100个以上	1~2个	10~100个	5~50个	20~130个	许多
虫卵/μm		长70~105 宽50~80 卵圆形或圆形,侧棘短小	长112~182 宽45~73 长卵圆形,侧棘长大	长83~187 宽40~70 纺锤形,一端有小棘	长140~240 宽50~85 纺锤形,端棘长、细尖	长50~67 宽30~59 卵圆形,侧棘短小	长52~90 宽33~62 卵圆形,侧棘短小

表 11-3 　6种人体血吸虫生活史的区别

	日本血吸虫	曼氏血吸虫	埃及血吸虫	间插血吸虫	湄公血吸虫	马来血吸虫
成虫寄生部位	门静脉系统	肠系膜小静脉、痔静脉丛,偶可寄生在肠系膜上静脉、膀胱静脉丛及肝门静脉	膀胱静脉丛、骨盆静脉丛、直肠小静脉,偶可寄生在门静脉系统	门静脉系统	门静脉系统	门静脉系统
虫卵在人体的分布	肠壁、肝	肠壁、肝	膀胱及生殖器官	肠壁、肝	肠壁、肝	肝、肠壁
虫卵排出途径	粪便	粪便、偶尔尿液	尿液、偶尔粪便	粪便	粪便	粪便
保虫宿主	牛、猪、犬、羊、猫等7个目40余种	猴、狒狒、啮齿类等7个目40余种	猴、狒狒、猩猩、猪、羊等3个目9种	羊、灵长类、啮齿类	牛、猪、羊、犬、田鼠	啮齿类
中间宿主	湖北钉螺	双脐螺	水泡螺	水泡螺	拟钉螺	小罗伯特螺
地理分布	中国、菲律宾、印尼、日本	非洲、拉丁美洲、亚洲	亚洲、非洲、葡萄牙	喀麦隆、加蓬、乍得、扎伊尔	柬埔寨、老挝、泰国	马来西亚

NOTE

三、毛毕吸虫和东毕吸虫

裂体科下分 10 个属,其中只有裂体属的虫种能在人体寄生,其他属的虫种寄生于鸟类或哺乳动物,但有的虫种的尾蚴可钻入人体引起皮肤超敏反应。由禽类或兽类血吸虫尾蚴钻入人体皮肤引起的超敏反应称尾蚴性皮炎(cercarial dermatitis)。在我国具有代表性的是寄生于鸭的多种毛毕吸虫和寄生于牛的东毕吸虫(Orientobilharzia),所引起的尾蚴性皮炎在不少国家都有流行或病例报道,我国的吉林、辽宁、江苏、上海、福建、广东、湖南、四川等地也有流行。人群主要在种植水稻、养鸭或捕鱼等活动中被感染。在我国的稻田区,尾蚴性皮炎又称稻田性皮炎;在国外,人多因游泳而感染,故称游泳者痒;在日本称"湖岸病"。

（一）分类

1. 包氏毛毕吸虫(*Trichobilharzia paoi*) 毛毕吸虫中,最常见的是包氏毛毕吸虫。其正常的终宿主是家鸭、多种候鸟。成虫寄生在家鸭的门静脉内,其中间宿主为椎实螺。椎实螺分布于我国南方农村稻田、水沟和饲养家鸭的池塘。毛蚴在水中自卵内孵出后,侵入椎实螺,经 1 个月左右的发育释出尾蚴,又感染新的小鸭。人因接触疫水、尾蚴经皮肤侵入而引起皮炎。毛毕吸虫尾蚴在水中分布较分散,一般在清晨逸出,午后减少,具有强烈的向光性。每年 5—6 月是感染高峰。

2. 土耳其斯坦东毕吸虫(*Orientobilharzia turkestanica*) 我国北方引起稻田皮炎的主要病原。该虫终宿主是牛、羊等,寄生于终宿主门静脉血管内。中间宿主是卵圆萝卜螺(*Radix ovata*),滋生于水流缓慢、水草、芦苇丛生的水塘与水沟中,毛蚴侵入螺体后,经 23 天左右的繁殖,逸出尾蚴,其尾蚴体部向下倒置浮在水中,常在距水面数厘米处渐渐下降又上升。人因接触疫水而感染。患者以农民居多,感染高峰季节是 7—8 月。

（二）致病

尾蚴性皮炎属Ⅰ型和Ⅳ型超敏反应。初次感染尾蚴后,机体被致敏,尾蚴分泌腺产物及尾蚴在皮肤内死亡后崩解的蛋白质和多糖,成为特异性致敏原。同种或同类尾蚴再次入侵时,皮肤迅速受到特异性抗体和免疫细胞的杀伤和破坏,表现为患者皮肤接触尾蚴后 1 h 至 2 天,入侵部位出现刺痒,继之出现点状红斑和丘疹,反复感染者丘疹数量多且可融合成风团,部分患者出现荨麻疹和水疱;如搔破皮肤,可出现继发性感染,出现脓疱、淋巴管炎、发热。尾蚴性皮炎属自限性疾病,症状一般在 3～4 天达高峰,若无继发感染,1 周左右消散。疫区患者往往反复感染,次数越多,皮炎出现越早,疹块越大,消退越迟。一般人类对禽类血吸虫尾蚴的反应较剧烈,对兽类的次之。

（三）防治

预防除采取粪便管理及灭螺等措施外,还要加强个人防护。下水前涂防护剂,如复方聚乙烯醇缩丁醛液、邻苯二甲酸二丁酯制剂、松香制剂等。治疗主要是止痒,局部止痒可用复方炉甘石洗剂,中药如五倍子、蛇床子等煎水洗浴;症状严重的可用抗过敏药如苯海拉明、氯苯那敏等。

知识链接

（宋文剑）

第七节　其他人体寄生吸虫

一、异形吸虫

异形吸虫是指属于异形科的一类小型吸虫。成虫寄生于鸟类、哺乳动物,也可寄生人体引起异形吸虫病(heterophydiasis)。我国常见的异形吸虫有十多种,其中已有人体感染报告的有 9 种,即:异形异形吸虫(*Heterophyes heterophyes* V. Siebold,1852)、横川后殖吸虫(*Metagonimus yokogawai* Katsurada,1912)、钩棘单睾吸虫(*Haplorchis pumilio* Looss,1899)、多棘单睾吸虫(*Haplorchis yokogawai* Katsuta,1932)、扇棘单睾吸虫(*Haplorchis taichui* Katsuta,1932)、哥氏原角囊吸虫(*Procerovum calderoni* Africa&Garcia,1935)、施氏原角囊吸虫(*Procerovum sisoni* Africa,1938)、镰刀星隙吸虫(*Stellantchasmus falcatus* Onji&Nishio,1924)和台湾棘带吸虫(*Centrocestus formosanus* Nishigori,1924)。

（一）形态

虫体微小(图 11-18),成虫体长一般为 0.3～0.5 mm,大的也不超过 2～3 mm,体表具有鳞棘。呈椭圆形,前半略扁,后半较肥大,除口、腹吸盘外,很多种类还有生殖吸盘。生殖吸盘或单独存在,或与腹吸盘相连构成腹殖吸盘复合器。前咽明显,食道细长,肠支长短不一。睾丸 1～2 个,储精囊明显,卵巢位于睾丸之前,受精囊明显。卵小,各种异形吸虫的虫卵形态相似,自宿主体内排出时卵内已含成熟的毛蚴。除台湾棘带吸虫的卵壳表面有格子状花纹外,其他异形吸虫卵与后睾科吸虫(如华支睾吸虫)和微茎科吸虫的虫卵形态相似,鉴别有一定困难。

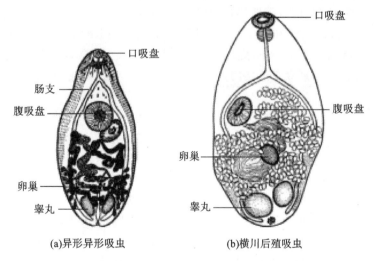

(a)异形异形吸虫　　　(b)横川后殖吸虫

图 11-18　异形异形吸虫与横川后殖吸虫成虫结构模式图

（二）生活史

各种异形吸虫的生活史基本相同,成虫寄生于终宿主鸟类及哺乳动物的肠道,产出的虫卵随宿主粪便进入水中。虫卵被第一中间宿主淡水螺类吞食,毛蚴在其体内孵出,历经胞蚴、雷蚴(1～2 代)和尾蚴阶段后,尾蚴从螺体逸出,侵入第二中间宿主鱼或蛙体内,发育为囊蚴。终宿主吞食含有囊蚴的鱼或蛙而获得感染,囊蚴在终宿主消化道内脱囊,在小肠内发育为成虫并产卵。

（三）致病

成虫体小,在肠道寄生时有钻入肠壁的倾向,因而虫卵可进入肠壁血管。异形吸虫在小肠一般只引起轻度炎症反应,如侵入肠壁则可造成组织脱落、压迫性萎缩与坏死,可导致腹泻或其他消化功能紊乱,重度感染者可出现消化道症状。

成虫深入组织时,肉眼可见到微小的充血及黏膜下层的淤点。异形吸虫成虫寄生的周围组织可见炎症反应,出现组织增生和不同程度纤维化。进入肠黏膜下层肠壁血管的虫卵有可能进入小静脉,也可能从门静脉通过肝小叶叶间小静脉进入血窦,经血流进入体循环,虫卵也就被带至人体各种组织或器官,如脑、脊髓、肝、脾、肺、心肌等,引起急性或慢性损害。

临床表现因寄生的虫数多少及是否有异位寄生而异。虫数少时症状轻微或无明显表现,虫数多时可引起消化功能紊乱,如有异位寄生则视虫卵沉积的部位而定。若虫卵沉积于脑、脊髓,则可有血栓形成、神经细胞及灰白质退化等病变,甚至血管破裂而引起死亡;如虫卵沉积在心肌及心瓣膜,可致心力衰竭。

（四）诊断

常规的病原学检查方法是用粪便涂片法及沉渣法镜检虫卵,但要注意与华支睾吸虫、后睾吸虫、微茎吸虫等鉴别。异形吸虫多在十二指肠以下的肠道寄生,华支睾吸虫则寄生于胆管系统。如十二指肠引流液未找到虫卵而粪便出现虫卵,应考虑到异形吸虫的可能。异形吸虫在人体内寄生时虫数少,产卵量也不多,而华支睾吸虫产卵量较大,因此每个视野有多个虫卵时华支睾吸虫感染的可能性大,当然也不排除两类吸虫混合感染的可能。

此外,了解一个地区的吸虫流行种类,特别是该地区有无异形吸虫存在,将有助于鉴别诊断。若能获得成虫,可根据成虫形态进行判断。

（五）流行与防治

异形吸虫病在亚洲地区的日本、朝鲜、菲律宾、土耳其、以色列等国都有流行,欧洲一些地区和非洲尼罗河流域的国家如埃及也有流行。我国的上海、浙江、江西、湖南、海南、福建、湖北、安徽、新疆、广西、山东、广东等地都有发现。

异形吸虫囊蚴在酱油、醋和5%的盐水中可分别存活13 h、24 h和4天。50 ℃水中7 min,80 ℃水中3 min,开水中20 s,囊蚴即可被杀死。因此,注意饮食卫生,不吃生的或未煮熟的鱼肉和蛙肉是避免异形吸虫感染的重要方法。治疗可试用吡喹酮。

二、棘口吸虫

棘口科(Echinostomatidae)吸虫种类繁多,全世界已报道的有600多种。宿主主要是鸟禽类,其次是哺乳类、爬行类,少数寄生于鱼类。也可寄生于人类引起棘口吸虫病(echinostomiasis)。有的棘口吸虫往往可在多种动物宿主内寄生。

寄生于人体的棘口吸虫主要分布于东南亚地区,已知的有三亚科7属22种。我国已报道的可在人体寄生的棘口吸虫有十几种,主要包括圆圃棘口吸虫(*Echinostoma hortense* Asada,1926)、马来棘口吸虫(*Echinostoma malayanum* Leiper,1911)、接睾棘口吸虫(*Echinostoma paraulum* Dietz,1909)、卷棘口吸虫(*Echinostoma revolutum* Dietz,1909)、卷棘口吸虫日本变种(宫川棘口吸虫)、曲领棘缘吸虫(*Echinoparyphium recurvatum* Linstow,1973)、日本棘隙吸虫(*Echinochasmus japonicus* Tanabe,1926)、抱茎棘隙吸虫(*Echinochasmus perfoliatus* Dietz,1910)、九佛棘隙吸虫(*Echinochasmus jiufoensis* Liang,1988)、藐小棘隙吸虫(*Echinochasmus liliputanus* Looss,1896)和福建棘隙吸虫。

（一）形态与生活史

棘口吸虫的虫体呈长形(图11-19),体表有棘。口吸盘位于体前端亚腹面,周围有环口圈或头冠,环口圈或头冠之上有1或2圈头棘。腹吸盘发达,位于体前部或中部的腹面。睾丸2个,一般前后排列在虫体的后半部。卵巢位于睾丸之前。虫卵大,呈椭圆形,壳薄,有卵盖。成虫寄生于肠道,偶尔也可侵入胆管。第一中间宿主为淡水螺类,毛蚴侵入螺体后经胞蚴和2代雷蚴阶段后发育成尾蚴。第二中间宿主包括鱼、蛙或蝌蚪。但棘口吸虫对第二中间宿主的要求不严格,尾蚴也可在子雷蚴体内结囊,或逸出后在原来的螺体内结囊,或侵入其他螺体或双壳贝类体内结囊,有的还可在植物上结囊。人或动物因食入含囊蚴的中间宿主而感染。

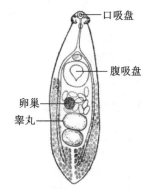

图 11-19 日本棘隙吸虫成虫结构模式图

（二）临床表现与诊断

成虫多寄生于小肠上段,以头部插入小肠黏膜,引起局部炎症,轻度感染者常无明显症状,或者仅出现腹痛、腹泻或其他胃肠道症状,严重感染者可有厌食、下肢水肿、贫血、消瘦、发育不良,甚至死亡。

实验室诊断常用粪检法,如直接涂片法、沉淀法等,但由于多种棘口吸虫的虫卵在形态上都很相似,因此不易区分,若能获得成虫,则有助于鉴别。

（三）流行与防治

人体棘口吸虫病主要见于亚洲东部和东南亚,以日本、朝鲜和我国报道的病例较多,多数是散发病例。在我国主要分布于福建、江西、湖北、云南、海南、安徽、新疆、广东、湖南等地。日本棘隙吸虫在福建和广东局部地区有流行,藐小棘隙吸虫在安徽局部地区的人群感染率达13.71%。圆圃棘口吸虫感染病例在东北报道较多。棘口吸虫病是人兽共患病。棘口吸虫在我国动物体内很常见,因此具备感染人的可能性,实际上的病例可能更多。

人多因食入含囊蚴的鱼、蛙及螺类而感染。已证实泥鳅为圆圃棘口吸虫的第二中间宿主,在我国,感染的病例多为用偏方吞活泥鳅治疗肝炎或食入烹调未熟的泥鳅所致。因此,改变不良的饮食习惯是预防本病的关键。

治疗可用吡喹酮或硫氯酚。

三、徐氏拟裸茎吸虫

徐氏拟裸茎吸虫(*Gymnophalloides seoi* Lee,Chai and Hong,1993)隶属于复殖目裸茎吸虫科拟裸茎吸虫属。1988年,从韩国的一例患急性胰腺炎妇女的粪便中首次发现该虫。

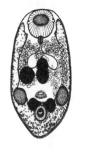

图 11-20 徐氏拟裸茎吸虫成虫形态模式图

（一）形态

1. 成虫 呈短卵圆形,前端钝圆,后端略尖(图 11-20)。体长0.33～0.50 mm,中部宽 0.23～0.33 mm;口吸盘位于前端,腹吸盘位于虫体后 1/5～1/4 处。虫体的咽发育良好,食道短,肠支呈囊状,常延伸至虫体中部。在虫体腹部后 1/3 处腹吸盘之前有一凹孔,即腹凹(ventral pit),是徐氏拟裸茎吸虫的特征性结构。睾丸2个,呈卵圆形,左右对称,位于腹凹和腹吸盘之间。子宫盘曲,大多数位于虫体中部1/3处。

2. 虫卵 很小,长 20～25 μm,宽 11～15 μm。椭圆形,透亮似小水泡;卵壳薄而透明,有一透明的卵盖。

（二）生活史

成虫主要寄生在人、砺鹬等鸟类的小肠,也可寄生于胰管、胆囊及胆管。第二中间宿主是牡蛎(*Crassostrea gigas*),后尾蚴通过发达的口吸盘吸附在牡蛎的被膜表面,常成群寄生。至今尚未发现其他软体动物感染。徐氏拟裸茎吸虫胞蚴至尾蚴的发育过程及其第一中间宿主尚未明确,根据其他拟裸茎吸虫生活史推测其第一中间宿主可能也是牡蛎。

（三）致病

1. 致病机制　徐氏拟裸茎吸虫引起的病理变化,与宿主的易感性、宿主免疫状态、感染虫数及寄生部位密切相关。致病机制主要是虫体口吸盘吸吮小肠绒毛引起的机械性损伤及分泌代谢产物引起的化学刺激。动物实验发现,成虫发达的口吸盘吸住小肠黏膜,导致绒毛萎缩、滤泡增生,并伴有炎症反应。

2. 临床表现　人体感染徐氏拟裸茎吸虫后,多数表现为胃肠道症状,出现腹痛、腹泻、消化不良,还可有发热、消瘦、无力、便秘、反应迟钝、视力减退等症状。有的伴随口渴、多尿等糖尿病症状。轻度感染者症状往往不明显。

（四）诊断

徐氏拟裸茎吸虫病的诊断较为困难。由于患者缺乏特征性临床症状,加之虫卵体积很小,成虫每日排卵数量少,常规粪检、醛醚法或改良加藤法检查虫卵极易漏检。检验人员经验不足时也很容易忽略,虫卵易误判为气泡或某种人为形成结构。即使粪检发现虫卵,最后的确诊仍需进行成虫鉴定。

（五）流行

徐氏拟裸茎吸虫在韩国分布极广,由于其自然宿主是候鸟,因而推测徐氏拟裸茎吸虫也可能分布在与韩国相毗邻的中国、日本、俄罗斯东海岸。

人是徐氏拟裸茎吸虫的终宿主。除人以外的自然终宿主有涉水候鸟砺鹬,其感染率可达71.4%。其他野生鸟类也是自然终宿主。

在自然环境中,存在中间宿主牡蛎和自然终宿主蛎鹬的区域就有可能存在徐氏拟裸茎吸虫,此处居民若有生食牡蛎的饮食习惯,就有机会发生人群感染,出现徐氏拟裸茎吸虫病。在韩国沿海村庄,本虫持续流行并具有高感染率,其主要原因是牡蛎中后尾蚴感染度高,且居民有生吃牡蛎的习惯。

（六）防治

注意饮食卫生、改变不良饮食习惯是预防本病的重要措施。治疗可用硫氯酚和吡喹酮。

四、后睾吸虫

后睾吸虫(*Opisthorchis*)属于后睾科后睾亚科后睾属(*Opisthorchis*)。后睾属吸虫与支睾属吸虫不同之处在于其睾丸呈裂瓣状,斜列于虫体后端,限于两肠支之间;其排泄管呈 S 形穿过两个睾丸之间到达虫体末端。

本属吸虫主要寄生于禽类,也可寄生于哺乳动物,其中猫后睾吸虫(*O. felineus*)和麝猫后睾吸虫(*O. viverrini*)可寄生于人体。瓜亚基尔后睾吸虫和继母后睾吸虫(*O. noverca*)也偶尔感染人体。

猫后睾吸虫(*Opisthorchis felineus* Branchard,1895)最初由 Gurlt 于 1831 年在意大利猫体内发现,定名为 *Distomum conus*;1892 年学者 Winogradoff 首次在人体发现本虫,定名为 *Distomum sibricum*;1895 年 Branchard 最后将其定名为猫后睾吸虫(*Opisthorchis felineus*)。

（一）形态

1. 成虫　猫后睾吸虫的成虫体长 7～12 mm,宽 2～3 mm。前端狭细,后端钝圆,与华支睾吸虫很相似。体表无棘,口吸盘与腹吸盘大小相近,直径约 0.25 mm,腹吸盘位于虫体前

1/4 处。睾丸两个,呈浅裂状分叶,前后斜列于虫体后 1/4
处。睾丸之前是卵巢及较大的受精囊,卵巢呈椭圆形。子
宫从卵模开始盘绕而上,位于虫体中 1/3 两肠支之间。卵
黄腺由许多横列的腺泡所组成,位于虫体两侧中 1/3 处。
生殖孔开口于腹吸盘前缘。排泄管在睾丸之间呈 S 状弯
曲,开口于虫体后端(图 11-21)。

2. 虫卵 与华支睾吸虫卵相似,呈浅棕黄色,长椭圆
形,大小为(26～30) μm×(11～15) μm,卵盖旁的肩峰不
明显,内含 1 个成熟的毛蚴(图11-21)。

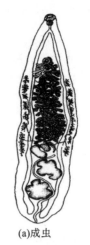

(a)成虫　　　(b)虫卵

**图 11-21　猫后睾吸虫成虫和虫卵
形态模式图**

（二）生活史

猫后睾吸虫成虫可寄生于猫、犬或人的肝胆管内,虫卵
随胆汁进入小肠,经粪便排出体外,被第一中间宿主李氏豆
螺(*Bithynia leachii*)吞食后,在其消化道内孵出毛蚴。毛
蚴呈梨形,大小为(25～33) μm×(9～12) μm,毛蚴穿过肠
壁进入螺体腔,经过 1 个月左右发育为胞蚴,胞蚴发育为雷蚴,雷蚴自胞蚴逸出进入螺体内,发
育成尾蚴。螺被感染后 2 个月就开始有成熟尾蚴自螺体逸出。尾蚴在水中遇到第二中间宿主
淡水鱼类后,吸附于鱼体表,脱掉尾部经皮侵入鱼体,在其组织内经过 6 周发育为囊蚴,当终宿
主生食或半生食含有猫后睾吸虫囊蚴的淡水鱼时,囊蚴经口感染,在消化液的作用下,后尾蚴
脱囊而出,逆胆汁流动方向进入肝胆管寄生,经 3～4 周发育为成虫。

人主要因食用含有活囊蚴的鱼类而感染。保虫宿主有猫、犬、狐、狼、狮、獾、猪、鼠、兔、海
豹等动物。实验宿主为小白鼠、大白鼠和仓鼠。

（三）致病

1. 致病机制 猫后睾吸虫成虫寄生于胆道,可以引起胆管上皮细胞的炎症反应、增生、纤
维化,胆管肿胀和胆汁淤滞,严重时可波及胆囊,并由于压迫性坏死而导致门静脉周围性肝硬
化,个别可发展为肝癌。从动物实验中还可以看到,由于免疫复合物对肝内小血管产生损伤,
小血管可发生具有增生性纤维化病变的血管炎。

猫后睾吸虫病的病理变化及临床症状与感染的虫数多少及感染时间的长短有关,也与感
染时宿主的免疫状态有一定关系。一般说来,感染的猫后睾吸虫虫数较少时,寄生部位虽然可
以出现局部损伤,但不严重,肝脏所受的影响不大,因此患者没有明显的临床症状。感染虫数
较多时,患者可出现肝脏肿大及脾脏充血,并伴有黄疸、胆管壁局部嗜酸性粒细胞浸润、胆管炎
等,最后出现慢性肝炎、肝纤维化或肝硬化及腹水。有时可以围绕虫卵形成胆结石。

2. 临床表现 轻度感染者多无明显临床症状,较重感染者可出现腹痛、腹胀、腹泻或便
秘、嗳气、恶心、呕吐、食欲减退、乏力、消瘦等。患者嗜酸性粒细胞普遍升高,可达15％～88％。

（四）诊断

诊断本病主要依靠流行病学和病原学诊断。应询问患者是否到过流行区,有无生吃或半
生吃鱼的习惯,但检获虫卵是确诊本病的重要依据。应用于华支睾吸虫病的病原学及免疫学
诊断方法,均适用于猫后睾吸虫病的诊断。

（五）流行

本病流行于东欧、西伯利亚及东南亚的一些国家和地区。在德国勃兰登堡州鲤鱼囊蚴检
出率达 70％。在儿童中以 13～15 岁的年龄组感染率最高。

NOTE

（六）防治

预防本病主要是改变食生鱼肉或半生鱼肉的不良饮食习惯,及时清洗和消毒切生鱼的刀、砧板以防止囊蚴的污染。喂猫、犬的鱼类也应煮熟或进行冷冻处理。

治疗本病可选用吡喹酮、六氯乙烷及六氯对二甲苯治疗。

小结

吸虫为生物源性蠕虫,生活史均需要中间宿主。有的需要一个中间宿主,有的需要两个中间宿主才能完成生活史。重要的虫种有日本血吸虫、华支睾吸虫、卫氏并殖吸虫,其次为布氏姜片吸虫、肝片形吸虫、毛毕吸虫和东毕吸虫等。

日本血吸虫终宿主为人或多种哺乳类动物,成虫寄生于人的门静脉系统;中间宿主为钉螺,尾蚴自螺体逸出后经皮肤感染人。日本血吸虫感染人体后,其各虫期释放的抗原均能诱发宿主的免疫应答,其中以虫卵引起的特异性免疫应答的后果最为严重,基本病理变化为肝脏、结肠等部位的虫卵肉芽肿。晚期血吸虫病危害严重,临床上分为腹水型、巨脾型、结肠增殖型和侏儒型。

华支睾吸虫主要寄生在终宿主的肝胆管内,引起肝吸虫病。患者多因生食或半生食含囊蚴的淡水鱼、虾而感染,属于食源性寄生虫病。肝吸虫病病变主要发生于肝脏的次级胆管,严重时可导致人的胆管癌。病原学检查手段为粪便检获虫卵。

卫氏并殖吸虫成虫主要寄生于终宿主的肺部,引起肺吸虫病。患者多因生食或半生食含囊蚴的蝲蛄感染,属于食源性寄生虫病。幼虫和成虫均可对人体造成损害,病原学检查手段以痰液检获虫卵为主。布氏姜片吸虫和肝片形吸虫感染阶段均为囊蚴,感染途径多数为食源性经口感染,造成肠道及肝脏等部位的病变。寄生于鸭的毛毕吸虫和寄生于牛的东毕吸虫,可引起流行区人群的尾蚴性皮炎。

治疗吸虫药物首选吡喹酮。

（于晶峰）

能力检测

一、名词解释

1.毛蚴　2.囊蚴　3.尾蚴　4.可溶性虫卵抗原　5.环卵沉淀试验　6.何博礼现象

二、问答题

1. 试述吸虫病的流行特点。

2. 试述吸虫病的防治原则。

3. 简述血吸虫卵肉芽肿的形成对机体的影响。

4. 为什么寄生在终宿主门静脉及肠系膜静脉内的日本血吸虫产出的虫卵会随粪便排出体外?

5. 如何改变不良的饮食习惯,从而有效预防肺吸虫的感染?

在线答题

参考答案

第十二章 医学绦虫学

第一节 绦虫学概论

绦虫形似带状,背腹扁平,目前已知的有 1000 余种。绦虫成虫大多寄生在脊椎动物的肠道,约有 30 种寄生于人体。我国常见的绦虫包括曼氏迭宫绦虫、阔节裂头绦虫、链状带绦虫、肥胖带绦虫、亚洲牛带绦虫、细粒棘球绦虫、多房棘球绦虫、微小膜壳绦虫和缩小膜壳绦虫等。

医学绦虫学概论 H5 课件

(一)生物学分类

绦虫属于扁形动物门(Phylum Platyhelminthes)绦虫纲(Cestoidea)。分属于多节绦虫亚纲的圆叶目(Cyclophyllidea)和假叶目(Pseudophyllidea)。常见医学绦虫生物学分类及其与致病的关系见表 12-1。

表 12-1 常见医学绦虫生物学分类及其与致病的关系一览表

目	科	属	种	感染阶段	感染途径	寄生部位
圆叶目 Cyclophyllidea	带科 Taenia	带属 *Taenia*	肥胖带绦虫 *T. saginata*	囊尾蚴	经口	小肠
			链状带绦虫 *T. solium*	虫卵、囊尾蚴	经口	小肠
			亚洲牛带绦虫 *T. asiatica*	囊尾蚴	经口	小肠
			水泡带绦虫 *T. hydatigena*	虫卵	经口	腹腔、肠系膜等
		棘球属 *Echinococcus*	细粒棘球绦虫 *E. granulosus*	虫卵	经口	肝、肺等
			多房棘球绦虫 *E. multilocularis*	虫卵	经口	肝
	膜壳科 Hymenolepidae	膜壳属 *Hymenolepis*	微小膜壳绦虫 *H. nana*	虫卵、似囊尾蚴	经口	小肠
			缩小膜壳绦虫 *H. diminuta*	似囊尾蚴	经口	小肠
		假裸头属 *Pseudanoplocephala*	克氏假裸头绦虫 *P. crawfordi*	似囊尾蚴	经口	小肠
	代凡科 Davaineidae	瑞列属 *Raillietina*	西里伯瑞列绦虫 *R. celebensis*	似囊尾蚴	经口	小肠

续表

目	科	属	种	感染阶段	感染途径	寄生部位
			德墨拉瑞列绦虫 *R. demerariensis*	似囊尾蚴	经口	小肠
	囊宫科 Dilwpididae	复孔属 *Dipylidium*	犬复孔绦虫 *D. caninum*	似囊尾蚴	经口	小肠
	中殖孔科 Mesocestoididae	中殖孔属 *Mesocestoides*	线中殖孔绦虫 *M. lineatus*	四盘蚴	经口	小肠
	裸头科 Anoplocephalidae	伯特属 *Bertiella*	司氏伯特绦虫 *B. studeri*	似囊尾蚴	经口	小肠
假叶目 Pseudophyllidea	裂头科 Diphyllobothriidae	迭宫属 *Sprirometra*	曼氏迭宫绦虫 *S. mansoni*	原尾蚴、 裂头蚴	经口、经 黏膜接触	小肠
		裂头属 *Diphyllobothrium*	阔节裂头绦虫 *D. latum*	裂头蚴	经口	小肠

(二)形态

1. 成虫　虫体扁平如带状,为白色或乳白色,由头节(scolex)、颈部(neck)和链体组成。体长因虫种不同,为数毫米至数米。头节上有吸盘(sucker)或吸槽(bothrium)等吸附器官。圆叶目绦虫头节多呈圆球状,顶端有 4 个吸盘,有些种类还有中央可伸缩的顶突(rostellum)及 1～2 圈环形排列的矛状小钩。假叶目绦虫头节一般呈梭形,背腹侧面各有一条内陷形成的沟槽。颈部位于头节下方,较头节细,具有生发细胞(germinal cell),由此可不断发生新的节片。链体由前后相连的节片构成。靠近颈部的节片细小,其内的生殖器官尚未发育成熟,称为幼节(immature proglottid),其后相连的生殖器官发育成熟的节片称为成熟节片或成节(mature proglottid)。每一成熟节片内有雌、雄生殖器官各一套。雄性生殖系统包括睾丸数个至数百个,呈圆形、滤泡状,每一个睾丸发出一条输出管,汇合成输精管,延伸入阴茎囊,末端为阴茎,开口于生殖腔;雌性生殖系统有分叶的卵巢和位于卵巢后方的卵黄腺,输卵管从卵巢发出后,膨大形成卵模,再与子宫相通,连接阴道,通往生殖腔。在链体后部,子宫中已有虫卵的节片称为孕节片(gravid proglottid)。新的幼节不断由颈部发生,孕节片可从链体末端脱落,排出终宿主体外,是绦虫发育传播的主要形式。

(1)体壁:绦虫体壁由皮层和皮下层构成(图 12-1)。

①皮层:最外面有微毛,微毛顶部有小棘样的尖端,遍布虫体表面,是虫体吸收营养物质的主要结构。皮层内层为较厚的胞质区,有大量的空泡。胞质区下是皮层的最内层,含有大量的线粒体。整个皮层部分无细胞结构。皮层和皮下层之间由基膜(basal membrane)分开。

②皮下层:位于基膜以下,由肌层(muscle layer)组成。包括环肌、纵肌和少量的斜肌。节片成熟或衰老后,节片间的肌纤维逐渐退化,导致孕节片自链体脱落。肌层下有大量称之为核周体的细胞结构。通过若干连接小管穿过肌层和基膜与皮层相通。

核周体分泌的蛋白质、脂质或糖原小滴进入皮层,促进其更新。绦虫实质组织中散布着许多石灰体(calcareous body),可能具有缓冲绦虫代谢所产生的酸性物质的作用。

(2)神经系统:神经系统包括头节中的神经节和由它向链体部分发出的 6 根纵行的神经干,左、右侧各有一根主干和 2 根辅干,均贯穿整个链体,在头节和每个节片中还有横向的连接支。感觉末梢分布于皮层,与触觉感受器和化学感受器相连。

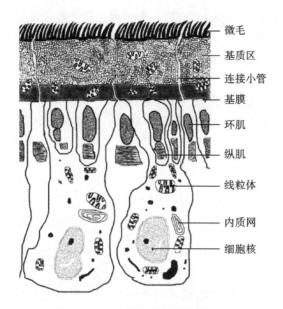

图 12-1 绦虫体壁超微结构模式图

（微毛、基质区、连接小管、基膜、环肌、纵肌、线粒体、内质网、细胞核）

（3）排泄系统：由若干焰细胞、毛细管、集合管及与其相连的 4 根纵行的排泄管组成。排泄管贯穿链体，每侧 2 根，以近腹面的一根较粗大，并在每一节片的后部有横支左右连通。头节排泄管发达，形成排泄管丛。排泄系统既有排出代谢产物的作用，也有调节体液平衡的功能。

（4）生殖系统：链体的每个节片内各有一套雌、雄生殖系统，雄性生殖系统一般比雌性生殖系统先成熟。雄性生殖系统具有几个甚至几百个睾丸。睾丸呈球状，位于节片上、中部的实质中，通常靠近虫体的一面，习惯上称此面为背面。每个睾丸发出一条输出管，然后汇合成输精管，输精管通常盘曲延伸入阴茎囊，在阴茎囊内或囊外输精管可膨大成储精囊。输精管在阴茎囊中接纳前列腺后延伸为射精管，前列腺可位于阴茎囊内或囊外。射精管的末端是阴茎，其上具小刺或小钩，并能从阴茎囊伸出，为交合器官。雌性生殖系统有一个卵巢，大多分成左、右两叶，位于节片中轴的腹面、睾丸之后。卵黄腺呈无数滤泡状，分散于实质的表层中，或卵黄腺聚集成单一的致密实体，位于卵巢后方。由卵黄腺发出的卵黄小管汇集成卵黄总管，常膨大成卵黄囊，并与输卵管连接。阴道是略弯曲的小管，多数与输精管平行，其远端开口于生殖孔，近端常膨大成受精囊。输卵管自卵巢发出后，依次与阴道、卵黄总管连接，然后膨大成卵模，再与子宫相通。子宫呈管状或囊状，管状的子宫盘曲于节片中部，开口于腹面的子宫孔；囊状的子宫无子宫孔，随着其内虫卵的增多和发育而膨大，或向两侧分支，几乎占满整个节片。

2. 虫卵 圆叶目绦虫卵内有胚膜，内含有六个小钩的幼虫，称之为六钩蚴（oncosphere）；假叶目绦虫卵似吸虫卵，具有卵盖，卵内有一个卵细胞和许多卵黄细胞。

3. 中绦期（metacestode） 指绦虫幼虫寄生于中间宿主体内的阶段。幼虫因种类不同、发育阶段不同、形态不同而有不同的名称，如囊尾蚴（cysticercus）、棘球蚴、泡球蚴、似囊尾蚴（cysticercoid）、原尾蚴（procercoid）和裂头蚴等。

（三）生活史

绦虫的生活史复杂，各阶段均营寄生生活。成虫寄生于终宿主（脊椎动物）的消化道内，幼虫有多个发育阶段，需要不同种类的中间宿主。寄生于人体的绦虫主要是假叶目绦虫和圆叶目绦虫，生活史有明显不同。

1. 假叶目绦虫 幼虫的发育需要有水的环境和两个中间宿主。虫卵自子宫口排出并随终宿主粪便排出体外，在水中发育，孵出的幼虫称钩球蚴（coracidium），具有 3 对小钩，体外被覆一层纤毛,能在水中游动。钩球蚴若被第一中间宿主甲壳类或桡足类节肢动物吞食,可在其体内发育为原尾蚴。第二中间宿主鱼、蛙等脊椎动物吞食了含有原尾蚴的第一中间宿主后,原尾蚴在其体内发育为裂头蚴。裂头蚴是感染期幼虫,必须进入终宿主肠道后才能发育为成虫。

2. 圆叶目绦虫　幼虫发育只需要一个中间宿主,个别种类甚至不需要中间宿主。脱落的孕节自终宿主粪便排出,由于孕节被挤压,虫卵散出。虫卵被中间宿主吞食后,卵内已发育成熟的六钩蚴在宿主消化道内孵出,然后钻入肠壁,随血液和淋巴循环至(中间)宿主周身组织器官,发育为中绦期幼虫,如囊尾蚴、似囊尾蚴、棘球蚴和泡球蚴等。中绦期幼虫若被终宿主食入,其头节则在终宿主肠道内翻出,发育为成虫。

(四) 生理

绦虫成虫寄生在终宿主的肠道里,由于其没有口和消化道,直接通过皮层的扩散、易化扩散和主动运输等方式吸收宿主消化道内的营养物质。皮层外遍布带有尖棘的体表微毛,既有固着作用,防止虫体从消化道排出,又能擦伤宿主肠上皮细胞,使富含营养的高浓度细胞质渗出到虫体周围便于虫体吸收。皮层胞质区的大量空泡具有对营养物质的胞饮作用和运输作用。有的绦虫头节上的顶突可能穿入宿主的肠腺,经胞饮作用摄取黏液和细胞碎片以及其他营养微粒。绦虫从宿主肠内吸收的营养物质包括氨基酸、糖类、脂肪酸、甘油、维生素以及嘌呤和嘧啶等。

绦虫主要通过糖代谢来获得能量。成虫主要依靠糖酵解,少数也可通过三羧酸循环和电子传递系统获得能量,从蛋白质代谢和脂类代谢获得的能量很少。绦虫有合成蛋白质和核酸的能力,但难以合成脂类,其体内的脂肪酸主要来源于宿主。

绦虫都是雌雄同体的个体,其交配及受精可以在同一节片或同一虫体的不同节片之间完成,也可在两条虫体间进行。除成虫营有性生殖外,一些幼虫可进行无性生殖,如细粒棘球绦虫幼虫棘球蚴的生发层,可以向囊内不断地生发出原头蚴。

(五) 致病

1. 幼虫致病　幼虫在人体寄生造成的危害远较成虫大,猪带绦虫囊尾蚴和曼氏迭宫绦虫裂头蚴可在皮下和肌肉内引起结节或游走性包块;若侵入眼、脑等重要器官则可引起严重的后果。棘球蚴在肝、肺等脏器寄生可造成严重危害,其囊液一旦进入宿主组织便可诱发超敏反应而致宿主休克,甚至死亡。

2. 成虫致病　成虫寄生于宿主肠道,可大量掠夺宿主的营养物质,造成维生素的丢失,但引起宿主出现症状的主要原因是虫体固着器官吸盘和小钩以及微毛对宿主肠道的机械性刺激和损伤,以及虫体释出的代谢产物所产生的刺激。成虫引起的症状通常并不严重,患者仅有腹部不适、饥饿痛、消化不良、腹泻或腹泻与便秘交替出现等症状。

第二节　曼氏迭宫绦虫

曼氏迭宫绦虫(*Spirometra mansoni* Joyeuxet Houdemer,1928)属假叶目裂头科迭宫属。成虫主要寄生于猫、犬的小肠内,偶尔寄生于人体。中绦期幼虫裂头蚴,可在人体寄生,引起曼氏裂头蚴病(sparganosis mansoni),其对人的危害程度远较成虫大。

(一) 形态

1. 成虫　呈扁平带状,长 60～100 cm,宽 0.5～0.6 cm,乳白色。头节呈梭形,在背、腹面各有一个吸槽。颈部细长,链体有节片约 1000 个,链体节片一般宽大于长,但后端的节片长宽

曼氏迭宫绦虫
H5 课件

NOTE

几乎相等。成节和孕节结构基本相似,有雄性生殖器官和雌性生殖器官各一套,节片中央有雌、雄两个生殖孔,一后一前位于节片前部中央腹面;睾丸呈小圆球状,有320~540个,散布在整个节片的深层实质组织中,由睾丸发出的输出管在节片中央汇合成输精管,然后弯曲向前并膨大成储精囊和阴茎,再通入节片前部中央腹面的圆形雄生殖孔。卵巢分两叶,位于节片后部,自卵巢中央发出短的输卵管,其末端膨大为卵模后连接子宫,卵模外有梅氏腺包绕。阴道为纵行的小管,其月牙形的外口位于雄性生殖孔之后,另一端膨大为受精囊再连接输卵管。卵黄腺呈小滤泡状,散布在节片实质组织的表层,包绕着其他器官,子宫位于节片中部,螺旋状盘曲,基部宽而顶端窄小,呈发髻状,亦开口于节片中央,位于雌性生殖孔之后(图12-2)。

2. 虫卵 呈椭圆形,两端稍尖,长52~76 μm,宽31~44 μm,浅灰褐色,卵壳薄,一端有卵盖,卵内有一个卵细胞和许多卵黄细胞(图12-2)。

3. 裂头蚴 呈长带形,不分节,有横纹。大小约300 mm×0.7 mm,呈白色。体前部稍膨大,最前段有一明显凹陷,末端钝圆。

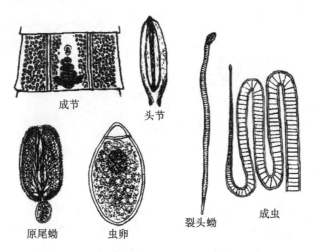

图 12-2 曼氏迭宫绦虫各阶段形态模式图

（二）生活史

曼氏迭宫绦虫生活史为间接型,需要中间宿主的参与,其生活史包括虫卵、钩球蚴、原尾蚴、裂头蚴和成虫等阶段。终宿主主要是猫科和犬科动物等食肉动物,如猫、犬、虎、豹、狐和豹猫;第一中间宿主是剑水蚤,第二中间宿主主要是蛙;蛇、鸟类和猪等多种脊椎动物可作为其转续宿主。人可成为它的第二中间宿主、转续宿主,甚至终宿主。

微课 6:曼氏迭宫绦虫生活史

成虫寄生于终宿主小肠,虫卵自子宫口产出,随宿主粪便排出体外,但需入水后才能发育。在适宜水温下,卵细胞经2~5周发育为钩球蚴,从卵中孵出,被第一中间宿主剑水蚤吞食进入消化道,穿过肠壁进入血腔,经3~11天发育为原尾蚴。含原尾蚴的剑水蚤被第二中间宿主蝌蚪吞食,在蝌蚪体内发育为裂头蚴。当蝌蚪发育为蛙时,多数移居到蛙的腿部肌肉。受感染的蛙在被转续宿主蛇、鸟或猪吞食后,裂头蚴穿过肠壁,进入腹腔,仍以裂头蚴的形式寄居在转续宿主体内。当猫、犬等捕食含裂头蚴的第二中间宿主或转续宿主后,裂头蚴在其小肠内发育为成虫,一般在感染3周后,虫卵可出现在终宿主的粪便中。成虫在猫体内可存活3~5年(图12-3)。

当人误吞含原尾蚴的剑水蚤或皮肤黏膜接触蛙体内的裂头蚴时,裂头蚴可在人体皮下、肌肉、内脏或大脑寄生;当人误食含有裂头蚴的蛙或蛇时,裂头蚴可在人体肠道内发育为成虫,也可经消化道黏膜进入人体组织内寄生,保持裂头蚴状态。

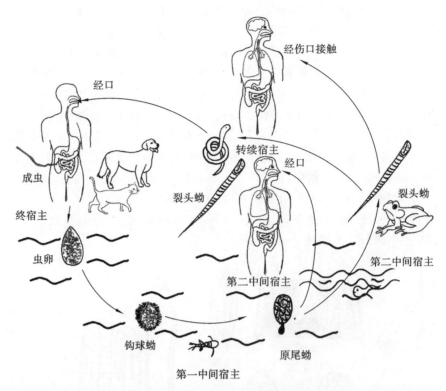

经伤口接触

经口

转续宿主

经口

成虫

终宿主

裂头蚴

裂头蚴

虫卵

第二中间宿主

第二中间宿主

钩球蚴

原尾蚴

第一中间宿主

图 12-3　曼氏迭宫绦虫生活史示意图

（三）致病

1. 幼虫致病　曼氏迭宫绦虫的幼虫裂头蚴寄生于人体较为多见,危害也大。我国已有数千例报道。常见的寄生部位依次为眼睑部、皮下、口腔颌面部、脑和内脏。被侵袭部位可形成酸性肉芽肿囊包,内有囊腔,腔内盘曲裂头蚴 1～10 条,囊包直径为 1～6 cm。临床上常见有以下类型。

（1）眼裂头蚴病:常见,多累及单侧眼睑或眼球,患者表现为眼睑红肿、结膜充血、畏光、流泪、微疼、奇痒或有虫爬感等;在红肿的眼睑和结膜下可有游动性、硬度不等的肿块或条索状物,直径约 1 cm。偶尔破溃,裂头蚴自动逸出而自愈。若裂头蚴侵入眼球内,可发生眼球凸出、眼球运动障碍,严重者出现角膜溃疡,甚至并发白内障而失明。

（2）皮下裂头蚴病:临床常见,躯干表浅部出现游走性皮下结节,可呈圆形、柱状或不规则条索状,大小不一,直径为 0.5～5 cm,局部可有瘙痒、虫爬感等,若有炎症时可出现间歇性或持续性疼痛或触痛,或有荨麻疹。

（3）口腔颌面部裂头蚴病:临床少见,颊部皮下或口腔黏膜出现硬结,直径为 0.5～3.0 cm。患处红肿、发痒、有虫爬感,并有小白虫(裂头蚴)逸出史。

（4）脑裂头蚴病:少见,临床表现酷似脑肿瘤,患者常有阵发性头痛,重者呕吐、昏迷、癫痫、瘫痪,甚至死亡。

（5）内脏裂头蚴病:罕见,临床表现因裂头蚴移行位置而定。有的可经消化道侵入腹膜,引起炎症反应;有的可经呼吸道咳出;还有的见于脊髓、椎管、尿道和膀胱等处,引起较严重后果。

2. 成虫致病　成虫偶尔寄生于人体,其机械性或化学性刺激作用可引起上腹部的不适或轻微的消化道症状。

（四）诊断

确诊本病的主要依据是病原学检查。成虫寄生时,通过粪检可查出虫卵,幼虫寄生时,对病灶进行活检查出裂头蚴可确诊。询问病史有一定参考价值,必要时还可以进行动物感染实验。综合采用 CT 等放射影像技术可提高脑裂头蚴病确诊率,亦可用裂头蚴抗原进行各种免疫辅助诊断。

（五）流行

裂头蚴病多见于东亚和东南亚各国。我国已有数千例报告,分别来自广东、吉林、四川、浙江、福建、湖南、海南、广西、江苏、云南、贵州、湖北、江西、河南、新疆、安徽、辽宁、上海、河北、北京和台湾等地。人体感染裂头蚴的主要方式有以下几种类型:①局部贴敷生蛙肉,裂头蚴经皮肤侵入人体;②生食蛙、蛇等,裂头蚴通过消化道黏膜,移行到其他脏器;③饮用生水,误食含有原尾蚴的剑水蚤或游泳时接触原尾蚴,经皮肤或眼结膜侵入人体。

曼氏迭宫绦虫成虫引起的人体感染并不多见,国外仅见于日本、俄罗斯等少数国家。在我国,成虫感染病例报道近 20 例,分布在上海、广东、台湾、四川和福建等地。

（六）防治

移风易俗,讲究卫生。不用蛙肉等贴敷皮肤、黏膜,不饮生水和不生食蛙、蛇肉类,以防感染。药物治疗可驱除成虫,常用药物有吡喹酮和阿苯达唑等;裂头蚴则需手术摘除,也可用40%酒精普鲁卡因 2～4 mL 局部杀虫。

第三节 阔节裂头绦虫

阔节裂头绦虫(*Diphyllobothrium latum* Linn,1758)属假叶目裂头科裂头属。阔节裂头绦虫成虫主要寄生在终宿主犬科和猫科动物消化道,也可寄生于人体,裂头蚴寄生于各种鱼类。

阔节裂头绦虫
H5 课件

（一）形态

1. 成虫 形态与曼氏迭宫绦虫基本相似,但虫体可长达 10 m,最宽处 2 cm,具有 3000～4000 个节片。头节细小,呈匙状,长 2～3 mm,宽 0.7～1.0 mm,其背、腹侧各有一条深凹的吸槽。颈节细长,节片的宽度大于长度,成节和孕节尤为明显。睾丸较多,为 750～800 个,雄生殖孔和阴道外口共同开口于节片前部腹面的生殖孔。子宫盘曲呈玫瑰花状,开口于生殖孔之后(图 12-4)。

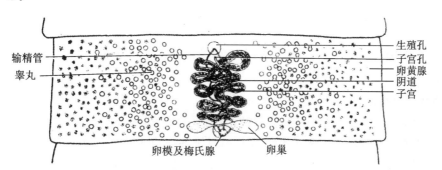

图 12-4 阔节裂头绦虫成节结构模式图

2. 虫卵 近卵圆形,大小为(58～76) μm ×(40～51) μm,浅灰褐色,卵壳较厚,一端有卵盖,另一端有一小棘,虫卵内含一个卵细胞和若干个卵黄细胞(图 12-5)。

NOTE

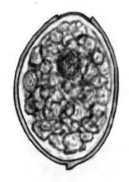

图 12-5 阔节裂头绦虫虫卵
形态模式图

（二）生活史

生活史与曼氏迭宫绦虫相似，不同点在于其第二中间宿主是鱼类；人是终宿主，食用含裂头蚴的鱼后，裂头蚴在人体肠道发育为成虫。成虫主要寄生于犬、猫、熊、狐和猪等终宿主小肠内。虫卵随宿主粪便排出后，在 15～25 ℃的水中，经过 7～15 天的发育，孵出钩球蚴。当钩球蚴被剑水蚤吞食后，即在其血腔内经过 2～3 周的发育成为原尾蚴。当受感染的剑水蚤被鱼吞食后，原尾蚴即可在鱼的肌肉、性腺、卵及肝等组织内发育为裂头蚴，裂头蚴可随着鱼卵排出。当大的肉食鱼类吞食含有裂头蚴的小鱼或鱼卵后，裂头蚴可侵入大鱼的肌肉和组织内继续生存。终宿主食入带裂头蚴的鱼时，裂头蚴在其肠内经 5～6 周发育为成虫。成虫在终宿主体内可活 5～13 年。

（三）致病与诊断

患者感染后一般无明显症状。偶尔可因虫体长大而导致肠道、胆道阻塞，甚至穿孔。少数患者可有维生素 B_{12} 缺乏，发生恶性贫血。

从患者粪便中查到虫卵即可确诊。

（四）流行与防治

阔节裂头绦虫主要分布在欧洲、美洲及亚洲的亚寒带和温带地区，占全世界该病患者人数的一半以上。我国仅在黑龙江及国外归国人员中发现数例阔节裂头绦虫感染病例。人体感染是由于误食了生的或未熟的含裂头蚴的鱼所致。不同国家和民族的人群虽食鱼方式不同，但因喜食生鱼及生鱼片，或食用少量盐腌、烟熏的鱼肉或鱼卵、果汁浸鱼，以及在烹制鱼过程中尝味等都极易受感染。

防治关键在于健康教育，改变不良的饮食卫生习惯，加强对犬、猫等动物的管理，避免粪便污染河、湖水。驱虫药物同猪带绦虫，对并发贫血者补充维生素 B_{12}。

第四节 链状带绦虫

**链状带绦虫
H5 课件**

链状带绦虫（*Taenia solium* Linnaeus，1758）属圆叶目带科带属。因其中间宿主是猪，又称猪带绦虫或猪肉绦虫；加之头节有两圈小钩，故亦称有钩绦虫。猪带绦虫成虫寄生于人的肠道，可引起猪带绦虫病。我国医圣张仲景在《金匮要略》中称其为"寸白虫"；唐朝《外台秘要》中有用槟榔、南瓜子驱虫的记录。猪带绦虫幼虫除寄生于猪体外，也可寄生于人体各组织器官，引起猪囊尾蚴病（cysticercosis），对人健康的危害程度远大于猪带绦虫病。

（一）形态

1. 成虫 呈带状，体分节，长 2～4 m，乳白色。头节略呈球状，直径为 0.6～1.0 mm，除有 4 个吸盘外，还有顶突和大小相间排列的两圈小钩，有 25～50 个。链体由 700～1000 个节片组成。节片较薄，略透明。成节具雌、雄生殖系统各一套，卵巢位于节片后 1/3 的中央，具有 3 叶，除左、右两叶外，还有一中央小叶。卵黄腺呈块状，位于卵巢之后。子宫呈带状，位于节片中央。睾丸 150～200 个，散布在节片子宫两侧。输精管由节片中部向一侧横走，经阴茎囊开口于生殖腔；阴道在输精管的后方且与其并行，也开口于节片边缘的生殖腔。孕节只有子宫，向两侧分支，有 7～13 支，且排列不甚整齐（图 12-6）。

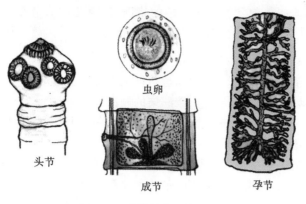

扫码看彩图

头节

虫卵

成节

孕节

图 12-6 猪带绦虫形态模式图

2. 虫卵 呈圆形或近圆形,卵壳极薄,虫卵在脱离子宫时,易脱落卵壳而暴露出胚膜;无卵壳虫卵直径为 31～43 μm。胚膜较厚,棕黄色,光镜下显示放射状条纹。胚膜内幼虫呈球状,直径为 14～20 μm,有 3 对小钩,故称六钩蚴(图 12-6)。

3. 猪囊尾蚴 俗称囊虫,黄豆大小,为白色半透明囊状物,其内充满囊液,并有一向囊内反卷的头节,其中头节的区别与成虫相似,除有 4 个吸盘外,还有顶突和大、小两圈小钩。

(二)生活史

猪带绦虫生活史为间接型,需要中间宿主的参与,其生活史包括虫卵、六钩蚴、囊尾蚴和成虫等阶段。人是猪带绦虫的唯一终宿主;家猪和野猪是主要的中间宿主,人也可因囊尾蚴的寄生而成为中间宿主(图 12-7)。

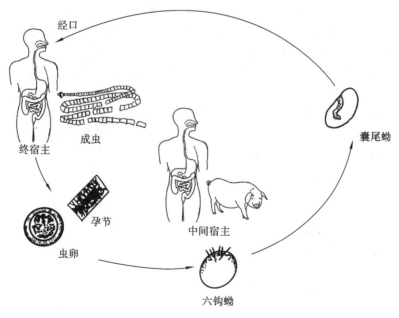

经口

终宿主

成虫

孕节

虫卵

中间宿主

六钩蚴

囊尾蚴

图 12-7 猪带绦虫生活史示意图

成虫寄生在人的小肠内,成熟的孕节脱落后,随粪便排出体外。当孕节或虫卵被中间宿主食入后,虫卵内六钩蚴在其小肠内孵出,穿过肠壁,随血流到达猪的各组织器官,此后虫体小钩消失,中间液化,逐渐形成头节。经 10 周左右,囊尾蚴发育成熟。囊尾蚴在猪体内寄生部位以股内侧肌最多,其次为深腰肌、肩胛肌、咬肌、腹内斜肌、膈肌、心肌和舌肌等;还可寄生于脑、眼等器官。被囊尾蚴寄生的猪肉俗称"豆猪肉"或"米猪肉"。当人误食虫卵时,囊尾蚴可在人体皮下、肌肉、眼和大脑等部位寄生。

当人食入生的或未煮熟的含有猪囊尾蚴的猪肉时,囊尾蚴头节在人的肠道内外翻,经过2~3个月可发育为成虫。成虫寿命可长达25年以上。

（三）致病

猪带绦虫病和猪囊尾蚴病可单独发生,也可同时存在。发生自体感染的患者常既感染猪带绦虫病,又感染猪囊尾蚴病。有家庭集聚感染的倾向。

1. 幼虫致病 猪带绦虫幼虫囊尾蚴寄生于人体组织,引起囊尾蚴病,俗称囊虫病。临床表现和危害程度因猪囊尾蚴寄生部位和数量的不同而异。猪囊尾蚴在人体的寄生部位常见有皮下、肌肉、脑和眼等处。幼虫寄生的器官常引起占位性病变,可压迫正常组织,引起局部炎症反应和组织水肿;而其分泌的抗原性物质,亦可诱发超敏反应。猪囊尾蚴在人体中可存活数年,最后钙化死亡。但猪囊尾蚴死亡后患者症状不一定随之消失。根据猪囊尾蚴常见的寄生部位,分为以下三种临床类型。

病例分析 12-1

（1）皮下及肌肉囊尾蚴病:表现为1至数千个直径为0.5~1 cm的皮下或肌肉内的结节,主要分布在躯干和头部,结节与周围组织不粘连,无炎症反应和色素沉着。可成批周期性出现,亦可逐渐消失。

（2）脑囊尾蚴病:危害最重,与寄生部位,囊虫数量和机体反应有很大关系,可突然致死,也可终身无任何症状。若虫体压迫脑组织,可引起炎症、软化和水肿。发病时间以感染后1个月至1年多见。临床表现较为复杂。常见的如下:①癫痫发作,最为常见,占脑囊尾蚴病患者的90%以上。这是因为猪囊尾蚴寄生于大脑皮层运动区,癫痫发作后常遗留一时性肢体瘫痪、颅神经麻痹、失语等症状。②共济失调,多由于猪囊尾蚴寄生于小脑或第4脑室,患者表现为步态蹒跚、眩晕、恶心、呕吐等。③颅内压升高,这是由于猪囊尾蚴寄生所引起的机械性压迫,使脑脊液循环发生梗阻所致,患者表现出头晕、头痛、恶心、呕吐、耳鸣等症状。

（3）眼囊尾蚴病:猪囊尾蚴可寄生于眼的任何部位,但以玻璃体和视网膜下多见。炎症起始于虫体周围,并扩延至其他部位,造成视力障碍。

2. 成虫致病 寄生在人体小肠的成虫一般仅为1条,但在地方性流行区,患者感染的成虫可为2.3~3.8条,国内报道感染最多的一例为19条。猪带绦虫病患者一般无明显症状或仅有轻微的消化道症状。粪便中发现节片是患者就诊的主要原因。少数患者有上腹部或全腹部隐痛、消化不良、腹泻、体重减轻等症状。偶有因头节固着于肠壁而致局部损伤,少数穿破肠壁或引起肠梗阻。

（四）诊断

1. 猪带绦虫病的诊断 患者常有白色节片逸出史,另询问病史,包括食生肉习惯、是否来自流行区等,必要时还可试验性驱虫。注意鉴别成虫各节片特点进行确诊。

2. 猪囊尾蚴病的诊断 皮下及肌肉结节可做活检加以证实;脑囊尾蚴病则主要依赖核磁共振和CT的影像学特征,结合免疫学试验和临床表现予以确诊;眼囊尾蚴病则可利用检眼镜检查。另外,免疫学试验具有重要的辅助诊断价值;目前常用的免疫学试验有酶联免疫吸附试验(ELISA)、间接血凝试验(IHA)等。

（五）流行

猪带绦虫呈世界性分布,呈散发状态。主要流行于中美洲、亚洲和欧洲一些国家。在我国几乎遍及全国各省区,其中云南、黑龙江、吉林、山东、河南、河北、陕西、湖北、甘肃、青海、福建和江苏等地均有局部流行,其中以黑龙江省感染率最高。云南和广西等少数民族地区有生食猪肉的习俗,如"生皮""过桥米线"和"沙茶面"都是用生猪肉制作或将生猪肉在热汤中稍烫即食,故感染率较高。居民制作猪肉时,炊具(菜刀、砧板)被污染也可引起人体感染。

人体感染方式主要有自体感染和异体感染,前者又分为体内感染和体外感染。自体体内感染是指由某种原因引起胃肠道逆蠕动(如呕吐等),孕节片在胃中被消化,虫卵散出,被孵化而引起感染;自体体外感染是指患者排出的虫卵污染环境或手,又被自己食入而引起感染。异体感染则是患者排出的虫卵感染他人的情况。

在流行区,由于猪的饲养不当,猪被放养、散养或厕所直接建在猪圈(连茅圈)上,猪极易吃到孕节片而被感染。猪带绦虫卵在外界可存活较长时间,4 ℃左右能活 1 年,－30 ℃和 37 ℃时,分别能活 3～4 个月和 1 周左右。虽然虫卵对 2% 的碘酒和高温较敏感,但 70% 的酒精、酱油和食醋均不能将其杀死。在被虫卵污染的环境中,个人因不良的卫生习惯,误食虫卵或在感染了猪带绦虫后未及时驱虫,造成内源性感染则是引起猪囊尾蚴病的重要因素。

(六)防治

1. 控制传染源　及时治疗患者和带虫者,驱虫常用吡喹酮、阿苯达唑和甲苯达唑,都有很好的疗效。另外中药槟榔-南瓜子合剂也有很好的疗效。用南瓜子、槟榔各 60～80 g,清晨空腹服下南瓜子,1 h 后服下槟榔煎剂,半小时后再服 20～30 g 硫酸镁导泻。中药驱虫后应检查有无头节。

2. 切断传播途径　加强对人粪便的管理,废除连茅圈或"开放式"厕所,防止猪随意吃到人的粪便;提倡建圈养猪,避免猪被感染。

3. 保护易感人群　加强卫生宣传,改变不卫生的饮食习惯,不生食猪肉或未煮熟的猪肉;加强肉类检查,提倡肉畜统一宰杀,特别要加强农贸市场上个体商贩出售的猪肉的检查,严禁出售含猪囊尾蚴的猪肉。

第五节　肥胖带绦虫

肥胖带绦虫(*Taenia saginata* Goeze,1782)又称牛带绦虫或牛肉绦虫,属圆叶目带科带属,头节无顶突和头钩,故又称无钩绦虫。因患者粪便中不断出现孕节片,在我国古代医籍中与猪带绦虫一起被称为"寸白虫"或"白虫"。

肥胖带绦虫
H5 课件

(一)形态

1. 成虫　成虫外形与猪带绦虫相似(图 12-8),但虫体大小和结构有差异,主要鉴别要点见表 12-2。

表 12-2　猪带绦虫、牛带绦虫的形态鉴别

	猪带绦虫	牛带绦虫
虫体长度	2～4 m	4～8 m
节片	700～1000 节,较薄,略透亮	1000～2000 节,较厚,不透亮
头节	球状,直径约 1 mm,具有顶突和 25～50 枚小钩,分两圈排列	略呈方形,直径为 1.5～2.0 mm,无顶突和小钩
成节	卵巢分 3 叶,有左、右两叶和中央小叶	卵巢分 2 叶,子宫前端常可见短小的分支
孕节	子宫分支排列不规则,每侧为 7～13 支	子宫分支排列较规则,每侧为 15～30 支
囊尾蚴	头节具有顶突和小钩,可寄生于人体引起猪囊尾蚴病	头节无顶突和小钩,一般不寄生于人体

2. 虫卵　与猪带绦虫卵相似,从形态学上无法区别。

3. 囊尾蚴　略小于猪囊尾蚴,结构相似,囊内头节形态结构同成虫头节,受胆汁刺激后可

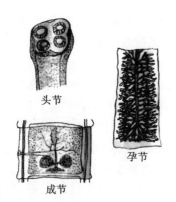

头节

孕节

成节

图 12-8　牛带绦虫成虫形态模式图

外翻。

（二）生活史

牛带绦虫生活史类似猪带绦虫，人是牛带绦虫的唯一终宿主，牛囊尾蚴主要寄生于中间宿主牛体内，亦可寄生于羊、美洲驼、长颈鹿和羚羊等动物体内。牛带绦虫成虫寄生在人的肠道，链体末段的孕节脱落后，随粪便排出或自行蠕动从肛门逸出。孕节或虫卵被牛食入后，卵内六钩蚴在小肠内孵出，穿过肠壁，随血流到达各组织器官，尤以牛肌肉组织内多见，发育为牛囊尾蚴。人食入生的或未煮熟的含有牛囊尾蚴的牛肉后，牛囊尾蚴头节在人的肠道内外翻，沿着颈部不断生出新节片，经过 2～3 个月可发育为成虫。成虫寿命可长达 20 年以上（图 12-9）。

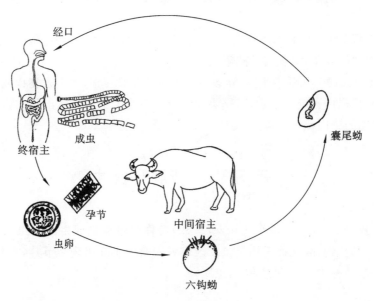

图 12-9　牛带绦虫生活史示意图

（三）致病

寄生在人体的牛带绦虫，多为 1 条，最多的一例达 31 条。患者一般无明显症状，或仅有腹部不适、消化不良、恶心和腹泻等消化道症状，有多条成虫寄生时，可能会出现营养不良、体重减轻等。因牛带绦虫孕节片可自行蠕动从肛门逸出，故患者常伴有肛门瘙痒的局部症状。此外也有脱落的孕节片移动、阻塞而引起阑尾炎或肠梗阻的报道。

（四）诊断

询问病史，包括食生肉习惯、是否来自流行区，以及排节片史。肛门拭子法或透明胶带法对虫卵的检出率高于粪检。

（五）流行

牛带绦虫呈世界性分布，在食牛肉的地区，尤其有生食或食用不熟牛肉习惯的地区中流行。我国多个省（区、市）有散在分布的牛带绦虫病患者，但在很多少数民族聚集地区，牛带绦虫病呈地方性流行，如新疆、西藏、云南、宁夏、四川、广西、贵州等地区；其中西藏感染率最高，局部地区可高达 70% 以上。

流行因素主要是患者或带虫者的粪便污染牧场和水源，居民食用牛肉的方法不当以及炊具(菜刀、砧板等)被污染所致。

（六）防治

1. 控制传染源 治疗患者和带虫者，在流行区普查普治，以消灭传染源。驱虫方法同猪带绦虫。

2. 切断传播途径 加强对人粪便的管理，做到人有厕所，畜有圈。勿使粪便污染草场水源，避免牛被感染。

3. 保护易感人群 加强卫生宣传，改变不卫生的饮食习惯，不生食或食用不熟的牛肉。加强肉类检查，严格执行肉检制度，禁止出售含牛囊尾蚴的牛肉。

病例分析 12-2

第六节　亚洲牛带绦虫

亚洲牛带绦虫（*Taenia saginata asiatica*）或称牛带绦虫亚洲亚种。有学者认为它应作为一个新的虫种，称亚洲绦虫（*Taenia asiatica*），属圆叶目带科带属。成虫寄生于人的小肠，幼虫囊尾蚴寄生于家猪和野猪等动物的肝脏。

亚洲牛带绦虫
H5 课件

（一）形态与生活史

亚洲牛带绦虫的成虫与牛带绦虫在形态上非常相似，头节上均无顶突和小钩，虫体外形及成熟节片的睾丸数目、分布，以及孕节子宫的分支数目等均相似；只有亚洲牛带绦虫虫体稍短、节片数略少一些。二者的区别主要在于囊尾蚴阶段，即亚洲牛带绦虫囊尾蚴体积较小，其内的头节上具有两圈小钩；而牛带绦虫的囊尾蚴较大，头节上没有小钩（表 12-3）。

亚洲牛带绦虫的生活史和牛带绦虫相似，不同处在于其中间宿主是家猪、野猪及其他一些野生动物，囊尾蚴主要分布在中间宿主的肝脏，特别是肝脏的表面，囊尾蚴的发育成熟时间约 4 周，人是终宿主，生吃或吃未熟的猪肉或其他动物的内脏而受到感染，在人的小肠内发育为成虫。

表 12-3　两种牛带绦虫的比较

	亚洲牛带绦虫	牛带绦虫
成虫节片数	260～1016 节	1000～2000 节
头节直径/μm	1430～1197	935～1430
成节睾丸数	354～1197 个	800～1200 个
孕节子宫分支数	11～32	14～32
中间宿主	家猪、野猪等	牛、其他牛科动物
囊尾蚴分布	肝脏（多见于表面）	全身肌肉，内脏较少见
发育时间	4 周	10～12 周
囊尾蚴长/μm	450～2000	1650～5720
宽/μm	580～1850	1160～3580
囊尾蚴头节直径/μm	580～1850	1160～3580
头节小钩	有 2 圈小钩	无

（二）致病与诊断

与牛带绦虫相似。

（三）流行与防治

亚洲牛带绦虫主要流行于东亚和东南亚，日本、韩国、泰国、新加坡、缅甸和菲律宾等都有亚洲牛带绦虫的分布。我国台湾、云南、广西和四川等地区都相继发现感染病例。亚洲牛带绦虫的感染与人们的饮食习惯和猪的饲养方式不当有关，如贵州布依族喜食生的或未煮熟的猪肝和猪脑等。

防治原则同猪带绦虫。

第七节　微小膜壳绦虫

微小膜壳绦虫
H5 课件

微小膜壳绦虫（*Hymenolepis nana* V. Siebold，1852）也称短膜壳绦虫，属圆叶目膜壳科膜壳属。该虫主要寄生于鼠类，亦可寄生于人体，引起微小膜壳绦虫病。

（一）形态

1. 成虫　呈扁平带状，体分节，乳白色，体长 5～80 mm，宽 0.5～1 mm。头节呈球状，直径为 0.13～0.4 mm，具有 4 个吸盘、1 个短而圆且可自由伸缩的顶突，顶突上有一圈小钩，通常为 20～30 个。颈部较长而纤细。链体有 100～200 个节片，最多时可达近千个节片，所有节片均宽大于长，并由前向后逐渐增大。成节有 3 个较大的圆球状睾丸，横列在节片中部，储精囊较发达；卵巢呈分叶状，位于节片中央；卵黄腺呈椭圆形，在卵巢后方的腹面。孕节大小为（0.15～0.30）mm ×（0.8～1.0）mm，各节片生殖孔均位于虫体同侧，孕节内子宫呈袋状，其中充满虫卵并占据整个节片（图 12-10）。

2. 虫卵　呈圆球状或近圆球状，无色透明，大小为（48～60）μm ×（36～48）μm。卵壳薄，其内有较厚的胚膜，胚膜两端略凸起，并由该处各发出 4～8 根丝状物，弯曲地延伸在卵壳和胚膜之间，胚膜内含有一个六钩蚴（图 12-10）。

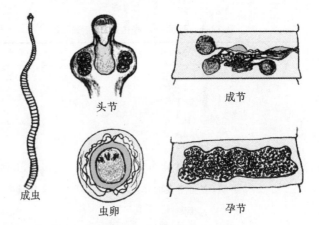

成虫　头节　成节　虫卵　孕节

图 12-10　微小膜壳绦虫形态模式图

扫码看彩图

（二）生活史

微小膜壳绦虫的生活史比较特殊，既可以需要中间宿主，也可以不需要中间宿主（图 12-11）。微小膜壳绦虫成虫除寄生于鼠和人体外，还可感染其他啮齿类动物，如旱獭、松鼠等。另外，曾有在犬粪便中发现微小膜壳绦虫卵的报道。

1. 直接发育　成虫寄生在宿主人或鼠类的小肠里，脱落的孕节或虫卵随宿主粪便排出体外，若被另一宿主吞食，则虫卵在其小肠内孵出六钩蚴，然后钻入肠绒毛，约经 4 天发育为似囊尾蚴，6 天后似囊尾蚴返回肠腔，以头节吸盘固着在肠壁上，逐渐发育为成虫。从虫卵被吞食到发育至成虫产卵共需时 2～4 周。成虫寿命仅数周。另外,当孕节在所寄生的宿主肠道中被消化而释放出虫卵后,可直接在肠内孵出六钩蚴,而引起自体重复感染。

2. 经中间宿主发育 面粉甲虫、拟谷盗及蚤等小型昆虫等均可作为微小膜壳绦虫的中间宿主。当这些昆虫吞食该绦虫卵后,卵内的六钩蚴可在血腔内发育为似囊尾蚴。人和鼠若吞食带有似囊尾蚴的中间宿主昆虫,似囊尾蚴可在终宿主肠道内发育为成虫(图 12-11)。

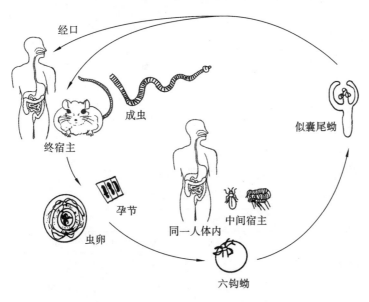

图 12-11 微小膜壳绦虫生活史示意图

（三）致病

该虫的致病作用主要是由成虫头节上的小钩和体表微毛对宿主肠壁产生的机械性损伤以及虫体的毒性分泌物所引起的。在虫体附着部位,肠黏膜发生坏死,有的可形成深达肌层的溃疡,并有淋巴细胞和中性粒细胞浸润。人体感染数量少时,一般无明显症状;感染严重者(特别是儿童)可出现胃肠道和神经系统症状,如恶心、呕吐、食欲不振、腹痛、腹泻,以及头痛、头晕、烦躁、失眠,甚至惊厥。有的患者还可出现皮肤瘙痒和荨麻疹等过敏症状,嗜酸性粒细胞增多,血黏度增加,同时产生特异性的 IgM 和 IgG。微小膜壳绦虫感染者由于使用糖皮质激素治疗造成的免疫抑制,可引起内脏中似囊尾蚴的异常增生和播散,因此,患者在临床上进行免疫抑制治疗前应先驱除该虫。

（四）诊断

从患者粪便中查到虫卵或孕节为确诊的依据。采用水洗沉淀法或浮聚浓集法均可增加检出虫卵的机会。

（五）流行

微小膜壳绦虫呈世界性分布,在温带和热带地区较多见。国内新疆的乌鲁木齐、伊宁和喀什感染率较高,分别为 8.7％、11.38％和 6.14％;其他各地的感染率一般低于 1％。各年龄组人群都有受感染记录,但以 10 岁以下儿童感染率较高。

由于微小膜壳绦虫生活史可不需要中间宿主,虫卵可以直接感染人体,故该虫的流行主要与个人卫生习惯有关。虫卵在粪便、尿液中能存活较长时间,如在抽水马桶内可存活 8.5 h,但虫卵对外界的干燥环境抵抗力较弱,在外环境中不久即丧失感染性。虫卵主要通过粪-手-口途径进入人体,在儿童聚集的场所易互相传播。偶然误食带有似囊尾蚴的昆虫是感染的另一途径。

（六）防治

彻底治疗患者，以防止传播和自身感染；加强健康教育，养成良好的个人卫生习惯，饭前便后洗手；注意环境卫生，消灭鼠类、蚤类；注意营养、提高个体抵抗力是预防本病的重要措施。

驱虫治疗可用吡喹酮 15～25 mg 一次顿服，治愈率达 90%～98%；亦可使用阿苯达唑等。

第八节　缩小膜壳绦虫

缩小膜壳绦虫
H5 课件

缩小膜壳绦虫（*Hymenolepis diminuta* Rudolphi，1819），又称长膜壳绦虫，属圆叶目膜壳科膜壳属。该虫是鼠类常见的寄生虫，偶可寄生于人体，引起缩小膜壳绦虫病（hymenolepiasis diminuta）。

（一）形态

与微小膜壳绦虫基本相同，但虫体较大；两者区别见表 12-4。

表 12-4　两种膜壳绦虫形态的区别

区别	微小膜壳绦虫	缩小膜壳绦虫
虫体	小型绦虫，长 5～80 mm	中型绦虫，长 200～600 mm
节片数	100～200 节	800～1000 节
头节	顶突发育良好，可自由伸缩，上有小钩 20～30 个	顶突发育不良，藏在头顶凹中，不易伸出，上无小钩
孕节	子宫袋状	子宫袋状，但四周向内凹陷呈瓣状
虫卵	较小，圆形或近圆形，大小为（40～60）μm ×（36～48）μm，无色透明，卵壳较薄，胚膜两端有 4～8 根丝状物	稍大，多为长圆形，大小为（60～79）μm × 86 μm，黄褐色，卵壳较厚，胚膜两端无丝状物，但卵壳与胚膜间有透明的胶状物

（二）生活史

生活史过程与微小膜壳绦虫相似，但发育过程必须经过中间宿主。鼠类和人是缩小膜壳绦虫的终宿主；中间宿主为小型昆虫，如蚤类、甲虫、蟑螂、倍足类和鳞翅目等昆虫，以大黄粉虫（*Tenebrio molitor*）、谷蛾、具带病蚤（*Nosopsyllus fasciatus*）和印鼠客蚤多见。成虫寄生在终宿主小肠中，脱落的孕节和虫卵随粪便排出体外。虫卵被中间宿主吞食后，在其肠中孵出六钩蚴，然后穿过肠壁至血腔内，经 7～10 天发育成似囊尾蚴，鼠类或人吞食了带有似囊尾蚴的昆虫后，似囊尾蚴在肠腔内经 12～13 天发育为成虫。

（三）致病

感染者一般无明显的临床症状，或有轻微的神经系统和胃肠道症状，如头痛、失眠、磨牙、恶心、腹胀和腹痛等。严重感染者可出眩晕、精神呆滞或恶病质。

（四）诊断

方法同微小膜壳绦虫。

（五）流行

人体感染缩小膜壳绦虫比较少见，国内报道的人体感染病例仅百余例；西藏、湖北、江苏、云南、浙江、湖南、台湾、广东、四川、上海、山东、安徽、北京、福建、江西、河南、新疆、宁夏、辽宁、河北、贵州、陕西、广西和海南等地区均有病例报告，多数为散发的儿童病例。

人体感染主要是因误食了含有似囊尾蚴的昆虫而引起的。缩小膜壳绦虫的中间宿主种类较多,分布广泛,特别是它的中间宿主——粮食害虫大黄粉虫和谷蛾等,易造成栖息在粮库和仓库等地鼠类高度感染。儿童因不良卫生习惯则更易误食昆虫,故感染率较高。

（六）防治

防治原则与微小膜壳绦虫相同,应严格管理粮食仓库、消灭仓库害虫、灭鼠等。

（陈　根）

第九节　细粒棘球绦虫

**细粒棘球绦虫
H5 课件**

细粒棘球绦虫(*Echinococcus granulosus* Batsch,1786)属圆叶目带科棘球属,又称包生绦虫。成虫寄生于犬科食肉类动物肠道,幼虫称棘球蚴或包虫,寄生于人和多种食草类家畜及其他动物肝、肺、心脏、脑等组织中,引起一种严重的人兽共患病,称棘球蚴病(echinococcosis)或包虫病。

棘球蚴病分布广泛,随着世界畜牧业的发展而不断扩散,严重危害人类健康和畜牧业发展,现已成为全球性重要的公共卫生和经济问题。在我国,该病被列为重点防治的寄生虫病之一。

（一）形态

1. 成虫　成虫是绦虫中较小的几种之一,体长 2～7 mm,平均 3.6 mm;除头节和颈节外,整个链体只有幼节、成节和孕节各一节,偶或多 1 节。头节略呈梨形,直径为 0.3 mm,具有顶突和 4 个吸盘。顶突富含肌肉组织,伸缩力很强,其上有两圈大小相间的小钩,共 28～48 个(通常 30～36 个),呈放射状排列,颈节内含生发细胞,再生能力强。各节片均为狭长形。成节的结构与带绦虫略相似,生殖孔位于节片一侧的中部偏后。睾丸45～65 个,均匀地散布在生殖孔水平线前后方。孕节的生殖孔更靠后,子宫具不规则的分支和侧囊,含虫卵 200～800 个(图 12-12)。

2. 虫卵　形态上与猪、牛带绦虫卵基本相同,在光镜下难以区别。

3. 幼虫　即棘球蚴,为圆形囊状体,随寄生时间长短、寄生部位和宿主不同,直径可不足 1 cm,也可为数十厘米。棘球蚴为单房性囊,由囊壁和囊内含物(生发囊、原头蚴、囊液等)组成。有的还有子囊和孙囊。囊壁外有宿主的纤维组织包绕(图 12-13)。囊壁分两层,外层为角皮层(laminated layer),厚约 1 mm,乳白色、半透明,呈粉皮状,较松脆,易破裂;内层为生发层(germinal layer)亦称胚层,厚约 20 μm,紧贴在角皮层内,具有细胞核。囊腔内充满囊液,亦称棘球蚴液(hydatid fluid),对人体有抗原性。

生发层(胚层)向囊内长出许多原头蚴,原头蚴呈椭圆形或圆形,大小为 170 μm × 122

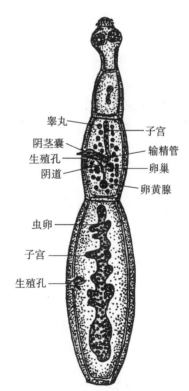

睾丸
阴茎囊
生殖孔
阴道

子宫
输精管
卵巢
卵黄腺

虫卵

子宫

生殖孔

**图 12-12　细粒棘球绦虫成虫
形态模式图**

μm，为向内翻卷收缩的头节，其顶突和吸盘内陷，保护着数十个小钩。

生发囊（brood capsule）也称育囊，是具有一层生发层的小囊，直径约 1 mm，由生发层的有核细胞发育而来，小囊壁上生成数量不等的原头蚴，多者可达 30～40 个。原头蚴可向生发囊内生长，也可向囊外生长为外生性原头蚴。

子囊（daughter cyst）可由母囊（棘状蚴囊）的生发层直接长出，也可由原头蚴或生发囊进一步发育而成。子囊结构与母囊相似，其囊壁具有角皮层和生发层，囊内也可生长原头蚴、生发囊以及与子囊结构相似的小囊，称为孙囊（granddaughter cyst）。有的母囊无原头蚴、生发囊等，称为不育囊（infertile cyst）。原头蚴、生发囊和子囊可从胚层上脱落，悬浮在囊液中，称为囊砂或棘球蚴砂（hydatid sand）。

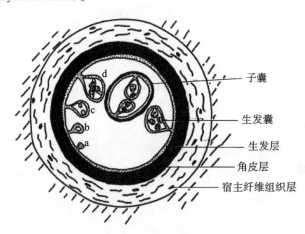

图 12-13　细粒棘球绦虫棘球蚴结构模式图

（二）生活史

细粒棘球绦虫的终宿主是犬、狼和豺等食肉动物；中间宿主是羊、牛、骆驼、猪和鹿等偶蹄类动物，偶可感染马、袋鼠、某些啮齿类、灵长类和人（图 12-14）。

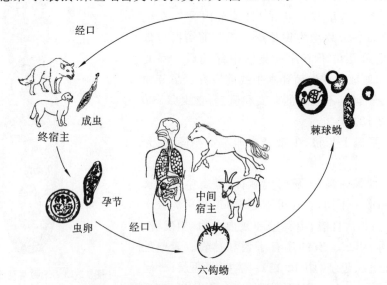

图 12-14　细粒棘球绦虫生活史示意图

成虫寄生在终宿主小肠上段，以顶突上的小钩和吸盘固着在肠绒毛基部隐窝内，孕节或虫卵随宿主粪便排出。孕节有较强的活动能力，可沿草地或植物蠕动爬行，致使虫卵污染动物皮毛和周围环境，包括牧场、畜舍、蔬菜、土壤及水源等。当中间宿主吞食了虫卵或孕节后，六钩蚴在其肠内孵出,然后钻入肠壁,经血液循环至肝、肺等器官,经3～5个月发育成直径为1～3 cm的棘球蚴。随棘球蚴囊的大小和发育程度不同,囊内原头蚴可有数千至数万个,甚至数百万个。原头蚴在中间宿主体内播散可形成新的棘球蚴,在终宿主体内可发育为成虫。

棘球蚴被犬、狼等终宿主吞食后,其所含的每个原头蚴都可发育为一条成虫。故犬、狼肠内寄生的成虫也可达数千至上万条。从感染至发育成熟排出虫卵和孕节约需8周时间。大多数成虫寿命为5～6个月。

人可作为细粒棘球绦虫的中间宿主。当人误食细粒棘球绦虫卵后,虫卵内的六钩蚴在小肠内孵出,钻入肠壁小静脉或淋巴管,随血液循环侵入组织,引起急性炎症反应。若六钩蚴未被杀死,则周围逐渐形成一个纤维性外囊,囊内六钩蚴缓慢地发育成棘球蚴,故棘球蚴与宿主组织间有纤维被膜分隔。一般感染半年后囊的直径达0.5～1.0 cm,以后每年增长1～5 cm,最大可长到数十厘米。棘球蚴在人体内可存活40年甚至更久,但如遇继发其他感染或外伤时,可发生变性坏死,囊液混浊而最终被吸收和钙化。

棘球蚴可寄生于人体内几乎所有部位,最多见的部位是肝(占69.9%),多在肝右叶,肺(19.3%)次之,此外是腹腔(3%),以及原发部位在肝再向各器官转移(5.3%),其他部位分别是脑(0.4%)、脾(0.4%)、盆腔(0.3%)、肾(0.3%)、胸腔(0.2%)、骨(0.2%)、肌肉(0.1%)、胆囊(0.1%)、子宫(0.1%),以及皮肤、眼、卵巢、膀胱、乳房、甲状腺等(0.4%)。在肺和脾内棘球蚴生长较快,在骨组织内则生长极慢。巨大的棘球蚴囊多见于腹腔,它可以占满整个腹腔,挤压膈肌,甚至使一侧肺叶萎缩。棘球蚴在人体内一般为单个寄生,但多个寄生也不少见,多个寄生者占比为20%以上。

（三）致病

棘球蚴病俗称包虫病。棘球蚴对人体的危害以机械性损害为主,严重程度取决于棘球蚴的体积、数量、寄生时间和部位。因棘球蚴生长缓慢,人体往往在感染后5～20年才出现症状。原发的棘球蚴感染多为单个,继发感染常为多发,可同时累及多个器官。由于棘球蚴不断生长,压迫周围组织、器官,引起组织细胞萎缩、坏死,因此,患者临床表现极其复杂,常见症状如下。

1. 局部压迫和刺激症状 受累部位有轻微疼痛和坠胀感。如累及肝脏可引起肝肿大、肝区疼痛、坠胀不适、上腹饱满、食欲减退,若囊肿巨大可使膈肌抬高,导致呼吸困难。若囊肿压迫肝门静脉可致腹水,压迫胆管可致阻塞性黄疸、胆囊炎等;若囊肿位于肺部可使患者出现呼吸急促、胸痛、干咳或咳血痰等呼吸道刺激症状;若囊肿位于脑顶叶及额叶可使患者出现癫痫、颅内压增高症状,如头痛、恶心、呕吐、视乳头水肿、惊厥甚至偏瘫等;骨棘球蚴病常发生于骨盆、椎体的中心和长骨的干骺端,可破坏骨质,易造成骨折或骨碎裂。位置表浅的棘球蚴可在体表形成包块,触之坚韧,压之有弹性,叩诊时有震颤感。

2. 过敏反应和中毒症状 过敏反应主要有荨麻疹、哮喘、血管神经性水肿、嗜酸性粒细胞增多和过敏性休克等。囊液大量流出时可引起过敏反应,如进入血液循环可引起严重的过敏性休克,甚至死亡。中毒和胃肠功能紊乱主要表现为食欲减退、体重减轻、发育障碍和恶病质等。

3. 继发性感染 一旦棘球蚴囊破裂,可造成继发性感染。如肝棘球蚴囊破裂,囊液可进入胆道,引起急性炎症,患者出现胆绞痛、寒战、高热、黄疸等。破入腹腔可致急性弥漫性腹膜炎。肺棘球蚴如破裂至支气管,患者可咳出小的生发囊、子囊和角皮碎片。

病例分析 12-3-1

（四）诊断

询问病史,了解患者是否来自流行区,以及是否有与犬、羊等动物和皮毛接触史,对诊断有一定参考价值。

1. 病原学检查 即手术取出棘球蚴,或从痰液、胸水、腹水或尿液等检获棘球蚴碎片或原头蚴等。

2. 免疫学检测 免疫学试验是重要的辅助诊断方法。常用的有皮内试验和血清学检查法,如 ELISA、对流免疫电泳(CIEP)、IHA、亲和素-生物素-酶复合物酶联免疫吸附试验(ABC-ELISA)和斑点酶联免疫吸附试验(dot-ELISA)。

3. 其他 X 线、B 超、CT、MRI 及同位素扫描等对棘球蚴病的诊断和定位也有帮助。特别是 CT 和 MRI,不仅可早期诊断出无症状的带虫者,且能准确地检测出各种病理形态影像。

（五）流行

病例分析 12-3-2

细粒棘球绦虫有较广泛的宿主适应性,分布遍及世界各大洲牧区,主要以犬和偶蹄类家畜之间循环为特点,在我国主要是绵羊-犬循环,牦牛-犬循环仅见于青藏高原和甘肃省的高山草甸和山麓地带。

我国是世界上棘球蚴病流行较严重的国家之一。棘球蚴病主要流行于我国西部和北部广大农牧地区,即新疆、青海、甘肃、宁夏、西藏、四川等地区,其次是陕西、山西和河北部分地区。另外,在东北三省、河南、山东、安徽、湖北、贵州和云南等地也有散发病例。迄今全国已有 23 个省(区、市)证实有当地感染的患者。据几个重点流行地区的不完全统计,全国受棘球蚴病威胁的人口约 5000 万人,患病人数为 50 万～60 万人,人群中最易感染者是学龄前儿童(新疆 15289 例患者中,15 岁以下者占 32.1%)。主要动物中间宿主绵羊的感染率在 3.3%～90% 之间,家犬的感染率在 7%～71% 之间。随着西部大开发战略的实施,对本病的防治日益成为重要的任务。

流行因素主要有以下三点:①虫卵对环境的污染:牧区犬感染通常较重,犬粪中虫卵量大,随动物的活动以及尘土、风、水等播散,导致虫卵严重污染环境。虫卵对外界低温、干燥及化学药品有很强抵抗力。在 2 ℃水中能活 2.5 年,在冰中可活 4 个月,经过严冬(-14～-12 ℃)仍保持感染力。一般化学消毒剂不能杀死虫卵。②人、畜的感染方式:牧区儿童喜欢与家犬亲昵,极易受到感染,成人感染可因从事剪羊毛、挤奶、加工皮毛等引起,此外,通过食入被虫卵污染的水、蔬菜或其他食物也可受染。③病畜内脏处理不当:家犬和野生动物的感染常因以病畜内脏喂狗,或将其随地乱抛致使野犬、狼、豺等受到感染,从而又加重羊、牛感染所致,使流行愈趋严重。

在非流行区,人可因偶尔接触受感染的犬,或接触来自流行区的动物皮毛而受感染。随着我国经济迅速发展,流行区的畜产品大量流向内地,各地也不断开辟新的牧场和草场,引进和饲养大批牲畜,新的污染地带可能形成,因此,必须加强对本病的防治。

（六）防治

在流行区应采取综合性预防措施,主要包括以下几个方面。

1. 控制传染源 定期为家犬、牧犬驱虫,以减少传染源。治疗棘球蚴病患者,首选外科手术,术中应注意务必将虫囊取尽并避免囊液外溢造成过敏性休克或继发性腹腔感染。对早期的小棘球蚴,可使用药物治疗,目前以阿苯达唑疗效较好,亦可使用吡喹酮、甲苯哒唑等。

2. 切断传播途径 加强卫生法规建设和卫生检疫,强化群众的卫生行为规范,根除以病畜内脏喂犬和乱抛的陋习。加强对屠宰场和个体屠宰户的检疫,及时处理病畜内脏。对犬粪进行无害化处理。

3. 保护易感人群 加强健康教育,宣传、普及棘球蚴病知识,提高全民的防病意识,在生产和生活中加强个人防护,避免感染。

知识链接

原卫生部在 1992 年颁布了全国包虫病防治规划,经过在流行区多年的实施,已取得明显效果,许多地方的家犬和绵羊的感染率都已迅速下降。

第十节 多房棘球绦虫

多房棘球绦虫(*Echinococcusnultilocularis* Leuckart,1863)属圆叶目带科棘球属,形态和生活史均与细粒棘球绦虫相似,但它的成虫主要寄生于狐,中间宿主是啮齿类或食虫类动物,幼虫期是多房棘球蚴(alveolar hydatid),亦称泡球蚴。在人体引起严重的泡球蚴病,亦称泡型包虫病或多房性包虫病。

多房棘球绦虫
H5 课件

（一）形态

1. 成虫 成虫外形和结构都与细粒棘球绦虫相似,但虫体更小,长仅为 1.2～3.7 mm,平均 2.13 mm,头节、顶突、小钩和吸盘等都相应偏小,顶突小钩为 13～34 个。虫体常有 4～5 个节片。成节生殖孔位于节片中线偏前,睾丸数较少,为 26～36 个,都分布在生殖孔后方。孕节子宫为简单的囊状,无侧囊,内含虫卵 187～404 个。

2. 虫卵 虫卵形态和大小均与细粒棘球绦虫难以区别。

3. 多房棘球蚴(泡球蚴) 为淡黄色或白色的囊泡状团块,常由无数囊泡相互连接聚集而成,呈弥漫性浸润生长。囊泡呈圆形或椭圆形,直径多为 0.1～1 mm,很少超过 3 mm,囊泡内含胶状物和原头蚴。囊壁具有生发层和角皮层,但角皮层薄且不完整,整个泡球蚴与宿主组织间无纤维组织分隔。囊泡以外生性出芽生殖向组织侵蚀。人体感染时,囊泡内无原头蚴。

（二）生活史

常见的终宿主是狐,其次是狗、狼、獾和猫等。在有多房棘球绦虫寄生的终宿主体内也可同时有细粒棘球绦虫寄生。

泡球蚴主要寄生在野生啮齿类动物如田鼠、麝鼠、仓鼠、大沙鼠、棉鼠以及褐家鼠体内。在我国,见于报道的还有黄鼠、鼢鼠、长爪沙鼠、小家鼠、鼠兔,以及牦牛、绵羊等。寄生部位主要是肝。人是本虫的非适宜中间宿主,因误食虫卵而感染。

当体内带有泡球蚴的鼠或其他动物脏器被狐、狗和狼等终宿主吞食后,一般经 45 天,原头蚴可以在终宿主小肠内发育为成虫(图 12-15)。成虫产出的孕节或虫卵随宿主粪便排出,鼠类常因觅食终宿主粪便而受感染。地甲虫由于喜食狐粪而在消化道和体表携带上虫卵,可起转运虫卵的作用;鼠类可因捕食地甲虫而感染。

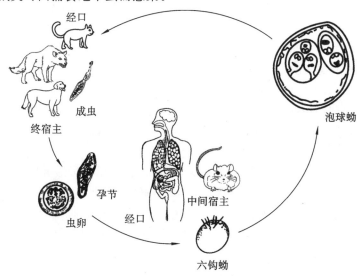

图 12-15 多房棘球绦虫生活史示意图

泡球蚴主要寄生在肝，以外生性出芽生殖不断产生新囊泡侵入组织，少数也可向内芽生形成隔膜而分离出新囊泡，一般1～2年被寄生的器官几乎全部被囊泡占据，呈葡萄状的囊泡群还可向器官表面蔓延至体腔内，酷似恶性肿瘤。两种棘球绦虫的形态区别见表12-5。

表12-5 两种棘球绦虫的主要鉴别点

主要区别点	细粒棘球绦虫	多房棘球绦虫
成虫体长/mm	2～7	1.2～3.7
节片数	3～6个	4～5个
头节	顶突伸缩力强，28～48个小钩	顶突小，13～34个小钩
成节	睾丸45～65个	睾丸26～36个
孕节	生殖孔常偏后，子宫具不规则的分支和侧囊	子宫无侧囊
幼虫形态	称棘球蚴，单房性，内含生发囊、原头蚴、子囊、孙囊、囊液等，囊壁分两层，囊壁外有纤维组织包绕	称泡球蚴，囊泡状团块，由无数囊泡相连聚集而成，囊泡内含囊液和原头蚴或含胶状物而无原头蚴，整个泡球蚴与周围组织间无被膜分隔
主要中间宿主	羊、牛、骆驼、猪、人	黄鼠、田鼠、大沙鼠、小家鼠、人
主要终宿主	犬	狐、犬
在终宿主体内成熟时间	8周或更长	约45天

（三）致病

人泡球蚴病通常比细粒棘球蚴病更严重，病死率较高。致病机制主要包括泡球蚴直接侵蚀、毒性损害和机械性压迫三个方面。与细粒棘球蚴病不同，泡球蚴病几乎100%原发于肝。肺、脑等其他部位的继发感染多由血液循环转移而来。由于泡球蚴在肝实质内呈弥漫性浸润生长，并逐渐波及整个肝脏，对肝组织的破坏特别严重，可引起肝功能衰竭而导致肝昏迷，或诱发肝硬化而引起门静脉高压，患者并发消化道大出血而死亡。若肝内外胆管受压迫和侵蚀，可引起黄疸。泡球蚴若侵入肝门静脉分支，则沿血流在肝内广泛播散，形成多发性寄生虫结节，引起肉芽肿反应，可诱发肝硬化和胆管细胞型肝癌；侵入肝静脉则可随血液循环转移到肺和脑，引起相应的呼吸道和神经系统症状，如咯血、气胸和癫痫、偏瘫等。

由于泡球蚴生长缓慢，患者感染后一般潜伏期较长。主要的临床表现是右上腹缓慢增长的肿块或肝肿大（96.6%）。许多患者有与细粒棘球蚴病相似的肝区疼痛、压迫、坠胀感等，但触诊时肿块较坚硬并有结节感。另有腹痛（77.1%）和黄疸（26.1%）以及门静脉高压的表现（10.7%）。几乎所有患者有肝功能损害，如食欲不振、消化不良等，晚期患者甚至出现恶病质。本病症状类似肝癌，目前将两者混淆者仍屡见不鲜。据国内资料，误诊率达6.6%～36.7%。主要鉴别点是肝泡球蚴病病程通常很长，短期内无恶化趋势，甲胎蛋白试验阴性，而肝癌患者多为阳性，具有重要鉴别意义。术中单凭肉眼观察亦难以区别，故宜做冷冻病理切片以便确诊。

由于泡球蚴在肝实质内芽生蔓延，直接破坏和取代肝组织，可形成巨块状泡球蚴，其中心常发生缺血性坏死、崩解液化而形成空腔或钙化，呈蜂窝状，大小囊泡内含胶状物或豆渣样碎屑，无原头蚴，故肉眼难以与肝癌鉴别。此过程中产生的毒素又进一步损害肝实质。四周的组织则因受压迫而发生萎缩、变性甚至坏死，由此肝功能严重受损。

（四）诊断

询问病史，了解患者是否来自流行地区，是否与狐狸、狗或其皮毛有接触史，具有一定意义。体检时发现肝脏肿块,特别是触诊时发现肿块质地坚硬又有结节感时更应高度警惕。

1. 病原学检查 用于诊断细粒棘球绦虫病的方法都适用于多房棘球绦虫患者。

2. 免疫学检查 由于泡球蚴周围缺乏纤维组织被膜,虫体抗原很容易进入血液,故血清学检查方法有很好的诊断效果和价值。针对泡球蚴特异性多肽抗原的 ELISA 方法已被世界卫生组织(WHO)推荐使用,利用针对多房棘球绦虫重组抗原的 ELISA 方法检测可与细粒棘球蚴病鉴别。

3. 其他 用于细粒棘球蚴病的各种仪器和实验室检查如 X 线、B 超、CT、同位素扫描都适用于泡球蚴病的诊断。

鉴别诊断:首先要注意与肝癌和细粒棘球蚴病相鉴别,其次是与肝硬化、肝脓肿、黄疸型肝炎以及肺癌、脑瘤或脑胶质病等区别。

（五）流行

多房棘球绦虫分布地区比细粒棘球绦虫局限,其主要流行在北半球高纬度地区,从加拿大北部、美国阿拉斯加州,直至日本北海道、俄罗斯西伯利亚,遍及北美、欧、亚三洲的寒冷地区和冻土地带。

在我国,人们曾经认为泡球蚴病是罕见疾病,但自 1958 年首例报道以来,我国各地报道的泡球蚴病患者已逾 400 例,实际感染人数远超过这一数字。原发患者分布在宁夏、新疆、青海、甘肃和四川。该病已成为我国西部严重危害农牧民健康的疾病之一。现已查明我国有两个地理流行区:①中部流行区,自宁夏西北部起,横穿甘肃东部至四川西北部地区,特别是海拔2000～2800 m 的高寒山区。多房棘球绦虫循环于狐狸、野狗和多种啮齿类动物之间。狐狸和野狗成为人体感染来源。患者多数是农民,主要因捕猎、饲养狐狸,或剥制狐皮而受感染。藏族群众因宗教原因不伤野狗并喂饲它们,造成野狗成群,到处流窜,人则因与野狗接触而感染。②西部流行区:呈散点状分布在新疆和青海,患者分布与野生红狐分布地区一致,患者多是牧民,感染主要是因为猎狐,也可能通过饮水等间接方式感染。这些地区往往同时也有细粒棘球蚴病流行。

流行因素:①多房棘球绦虫在野生动物中的存在,使自然疫源地形成。②终宿主、中间宿主广泛,多房棘球绦虫既可在野生动物之间传播,又可在人和动物之间传播。③虫卵污染环境(如土壤、植物、蔬菜和饮用水)而引起间接感染。狐粪和狗粪中的虫卵抗寒能力很强,在严冬的冰雪中仍保持活力,故冬季牧场上的牧人以融化的冰雪作为唯一饮用水也是受感染方式之一。④流行区居民生产、生活活动的特殊性,如猎狐、饲养狐和加工、买卖和贩运毛皮制品等是该病流行扩散的原因之一。

（六）防治

1. 控制传染源 灭狐和消灭野鼠是根除传染源的主要措施。泡球蚴病患者的主要治疗方式是手术,故应争取早期诊断,许多患者直到出现明显症状如肝硬化、黄疸和门静脉高压才就诊,往往已错过手术根治时机。早期患者药物治疗可使用阿苯达唑、甲苯达唑和吡喹酮等。

2. 切断传播途径 加强法规建设和卫生检疫。病死的牦牛、绵羊等动物尸体、内脏严禁喂犬,应彻底焚烧或深埋,野狗也应杀灭或控制,对家犬则应定期驱虫。

3. 保护易感人群 加强卫生宣传教育,使群众认识和了解泡球蚴病的危害和预防方法。流行区应对人群进行普查,使用免疫学试验和 X 线、B 超等手段可早期发现患者,以便及时根治。注意个人防护,讲究个人及饮食卫生,生产及生活中注意防止虫卵污染。因虫卵耐寒而怕热,对污染的器具物品可用热力消毒。

第十一节 犬复孔绦虫

犬复孔绦虫
H5 课件

犬复孔绦虫(*Dipylidium caninum* Linnaeus,1758),圆叶目囊宫科复孔属,是犬和猫的常见寄生虫。偶可感染人体,引起复孔绦虫病(dipylidiasis)。

（一）形态

1. 成虫 小型绦虫,长 10～15 cm,宽 0.3～0.4 cm,约有 200 个节片。头节近似菱柱体,横径约 0.4 mm,具有 4 个吸盘和 1 个发达的棒状可伸缩的顶突,其上有约 60 个玫瑰刺状的小钩,常排成 4 圈(1～7 圈),小钩数和圈数可因虫龄和顶突受损伤程度不同而异。颈部细而短,近颈部的幼节较小,外形短而宽,往后节片渐大并接近方形,成节和孕节为长方形。每个节片都具有雌、雄生殖器官各两套。两个生殖腔孔对称地分别开口于节片近中部的两侧缘。成节有睾丸 100～200 个,各经输出管、输精管通入左、右两个储精囊,开口于生殖腔。卵巢两个,位于两侧生殖腔后内侧,靠近排泄管,每个卵巢后方各有一个呈分叶状的卵黄腺。孕节子宫呈网状,内含若干个储卵囊,每个储卵囊含虫卵 2～40 个(图 12-16)。

2. 虫卵 呈圆球形,直径为 35～50 μm,具两层薄的卵壳,内含一个六钩蚴。

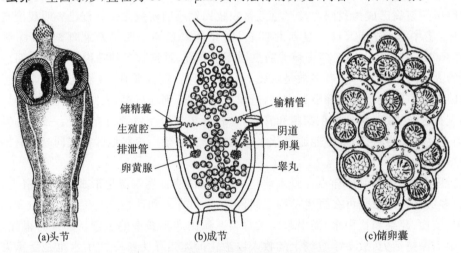

(a)头节 (b)成节 (c)储卵囊

储精囊
生殖腔
排泄管
卵黄腺

输精管
阴道
卵巢
睾丸

图 12-16 犬复孔绦虫虫体形态结构模式图

（二）生活史

成虫寄生于犬、猫的小肠内,其孕节单独或数节相连地从链体脱落,常自动逸出宿主肛门或随粪便排出,并沿地面蠕动。节片破裂后虫卵散出,如被中间宿主蚤类的幼虫食入,则在其肠内孵出六钩蚴,然后钻过肠壁,进入血腔内发育。约在感染后 30 天,当蚤幼虫经蛹羽化为成虫时发育成似囊尾蚴。随着成蚤到终宿主犬、猫体表活动,该处 31～36 ℃温度有利于似囊尾蚴进一步成熟。一个蚤体内的似囊尾蚴可多达 56 个,受染的蚤活动迟缓,甚至很快死亡。当终宿主犬、猫舔毛时吞食病蚤,似囊尾蚴得以进入,然后在其小肠内释出,经 2～3 周,发育为成虫。人体感染常因与猫、犬接触时误食病蚤引起。犬栉首蚤、猫栉首蚤和致痒蚤是重要的中间宿主。

（三）致病与诊断

人体感染后临床表现主要与感染的数量有关。一般可无明显症状,感染严重者尤其是儿童可有食欲不振、消化不良、腹部不适等症状,间或有腹痛、腹泻,甚至可有孕节自动从肛门逸出而引起肛门瘙痒和烦躁不安。诊断主要依靠粪检,发现虫卵或孕节即可确诊。

（四）分布与防治

犬复孔绦虫广泛分布于全世界各地。犬和猫的感染率很高，狐和狼等也有感染；但人体复孔绦虫病比较少见。全世界至今报道仅 200 例左右。患者多为 6 月龄至 3.5 岁婴幼儿，并有一家人同时受感染的报道。我国仅有数例报告，散在分布于北京、辽宁、广东、四川、山西、山东和福建等地，除山东的一例为 44 岁成人外，其余均为 9 月龄至 2 岁的婴幼儿，这是因为儿童与犬、猫接触机会较多。

防治原则同缩小膜壳绦虫，即注意治疗患者，灭蚤和讲究卫生。家庭饲养犬、猫时尤应注意定期给动物灭蚤和驱虫，以防人体受到感染。

第十二节 其他人体寄生绦虫

一、石渠棘球绦虫

石渠棘球绦虫（*Echinococcus shiquicus* Xiao et al，2005），圆叶目带科棘球属，是肖宁等于 2005 年在四川石渠不同感染动物中收集到的棘球绦虫新种，目前尚未发现人和家畜的石渠棘球蚴感染。

（一）形态和生活史

成虫虫体极为短小，长度为 1.2～1.8 mm。头节有 4 个吸盘，吸盘呈卵圆形，最大直径为 63.0～73.0 μm，成虫的顶突钩在目前发现的棘球绦虫中最小，头钩数为 18～36 枚，顶突钩较多房棘球绦虫更易脱落，大钩长 20.0～24.0 μm，小钩长 16.0～18.0 μm；生殖孔位于体侧，开口于节片前 1/3～1/4 处，较多房棘球绦虫更偏前；成节含雌、雄生殖器官各一套，且开口于同一生殖孔；孕节子宫中虫卵数较多房棘球绦虫少。雄茎囊呈梨形，含小的雄茎，输精管卷曲。卵巢分两叶，呈椭圆形，直径为 53.0～76.0 μm。卵黄腺呈球状，直径为 67.0～84.0 μm。卵巢和卵黄腺位于成节中央。睾丸呈球状，直径为 25.0～46.0 μm，有 10～18 枚，主要分布在卵黄腺后，个别睾丸位于生殖孔前。孕节长 624.0～802.0 μm，宽 274.0～352.0 μm。生殖孔在孕节前 1/3 处。雄茎囊、阴道、储精囊残留在孕节中。孕节子宫不分支，呈囊状，延伸至节片后 1/3 处。受孕子宫内虫卵数为 30～80 枚。虫卵直径为 33.0～41.0 μm，含六钩蚴。各种棘球绦虫生物学比较见表 12-6。

表 12-6 不同种棘球绦虫的主要鉴别点

形态	石渠棘球绦虫	细粒棘球绦虫	多房棘球绦虫	少节棘球绦虫	伏氏棘球绦虫
成虫体长/mm	1.2～1.8	2.0～7.0	1.2～3.7	2.2～2.9	3.9～5.5
节片数	2～3 个	3～6 个	4～5 个	3 个	3 个
大钩长/μm	20.0～24.0	25.0～49.0	24.9～34.0	43.0～60.0	49.0～57.0
小钩长/μm	16.0～18.0	17.0～31.0	20.4～31.0	28.0～45.0	30.0～47.0
成节	成节近节片前缘	成节位于节片中线后	成节位于节片中线前	成节位于节片中线前	成节位于节片中线之后
孕节位置	孕节位于节片中线靠前	孕节位于节片中线后	孕节位于节片中线前	孕节靠近节片中线	孕节位于节片中线之后
孕节子宫	囊状	折叠分支	囊状	囊状	管状

形态	石渠棘球绦虫	细粒棘球绦虫	多房棘球绦虫	少节棘球绦虫	伏氏棘球绦虫
成节睾丸数	10~18	45~65	26~36	15~46	50~67
幼虫	内脏单囊	内脏单囊	内脏多囊泡	肌肉多囊	内脏多囊
中间宿主	高原鼠兔	偶蹄类动物	啮齿类	新热带啮齿类	新热带啮齿类
终宿主	藏狐	犬等食肉类动物	狐	野生猫科动物	灌木犬
地理分布	青藏高原	全球	北半球	中、南美洲	中、南美洲

石渠棘球蚴目前仅在高原鼠兔体内发现。石渠棘球蚴为单房型，直径约 10 mm。囊内含有大量的育囊（生发囊），牢固附着在生发层上，内含大量原头节；未见子囊。

（二）致病及诊断

人体对石渠棘球绦虫本身不易感，或即使感染，石渠棘球绦虫也不能正常发育。据研究，石渠棘球绦虫主要存在于藏狐和高原鼠兔野生动物循环中，人可能并非其适宜的和（或）敏感的中间宿主，因此该虫种可能不会导致人体感染和发病。

（三）分布与流行

目前此寄生虫仅发现于青藏高原东部地区，已见报道的有四川石渠及相邻的青海等地。

二、西里伯瑞列绦虫

瑞列属绦虫属于圆叶目代凡科，是哺乳动物和鸟类的常见寄生虫，共有 200 多种，分布广泛。有少数种类偶然可寄生于人体，在我国人体发现的仅西里伯瑞列绦虫（*Raillietina Celehensis* Janicki,1902）一种。

（一）形态和生活史

成虫大小约为 32 cm×0.2 cm，有 185 个节片。头节钝圆，横径为 0.46 mm，4 个吸盘上均有细小的刺，顶突常缩在四周微凸的浅窝内，其上具有两排长短相间的斧形小钩，约 72 个。成节略呈方形，生殖孔都开口在虫体同侧，睾丸 48~67 个，输精管长而弯曲，阴茎囊呈瓜瓢形。卵巢分两叶，呈蝶翅状，卵黄腺位于卵巢后方，略似三角形。孕节略呈椭圆形，各节连续似念珠状，孕节内充满圆形或椭圆形的储卵囊，有 300 多个，每个储卵囊中含虫卵 1~4 个。虫卵呈船状，约 45 μm × 27 μm，具有内、外两层薄的壳，内含圆形的六钩蚴，其直径为 7.2~9 μm（图 12-17）。

成虫主要寄生于鼠类的肠道，孕节脱落随宿主粪便排出体外。实验证明虫卵能在脑踝蚁属蚂蚁体内发育为似囊尾蚴，该属蚂蚁为其中间宿主和传播媒介。鼠因吞食带似囊尾蚴的蚂蚁而感染；人体也可能因误食这种蚂蚁而感染。

（二）致病与诊断

感染者一般无明显的临床症状，仅偶见腹痛、腹泻、肛门瘙痒，以及夜间磨牙、流涎、食欲不振或消瘦等，有的患者出现贫血、白细胞增多现象。多数患者大便中常有白色、能伸缩活动的米粒大小的孕节排出。故诊断主要靠粪检虫卵和孕节。

（三）分布及防治

西里伯瑞列绦虫广泛分布于热带和亚热带，主要终宿主有黑家鼠、褐家鼠（*R. norvegicus*）及小板齿鼠（*Bandicota bengalensis*）等。人体感染的报道集中在东南亚，如越南、缅甸、泰国，以及日本、非洲和澳洲的一些国家，约有 50 例。我国台湾、福建、广东、广西、浙江和江苏等地共发现 30 余例。感染者多为 7 岁以下的儿童，以 2~5 岁为最多，最小的仅 18 个月。脑踝蚁

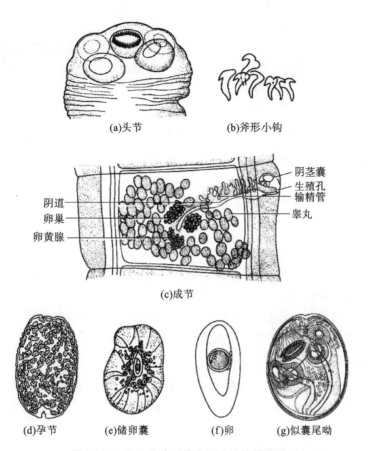

(a)头节　　　　　　　　(b)斧形小钩

阴茎囊
生殖孔
输精管

阴道
卵巢
卵黄腺

睾丸

(c)成节

(d)孕节　　　(e)储卵囊　　　(f)卵　　　(g)似囊尾呦

图 12-17　西里伯瑞列绦虫形态结构模式图

属蚂蚁在热带地区很普遍,在我国南方沿海省份常见。它们常在厨房或居室内营巢,与家鼠接触机会较多,幼儿常在地面玩耍,容易误食蚂蚁,因而受感染。

防治措施同微小膜壳绦虫。

三、克氏假裸头绦虫

克氏假裸头绦虫圆叶目膜壳科假裸头属,最早发现于斯里兰卡的野猪体内,以后在印度、中国和日本的猪体内也有发现,该虫的正常终宿主是家猪和野猪,中间宿主是赤拟谷盗(*Tribolium castaneum*)等昆虫。1980 年在我国陕西首次发现 10 例由本虫引起的人体感染,由此引起了人们注意。

（一）形态和生活史

成虫为乳白色链体,外形与缩小膜壳绦虫相似;但虫体较大,长度为 97～167 cm 或更长,宽 0.31～1.01 cm,有 2000 多个节片。头节近圆形,具有 4 个吸盘和不发达的顶突,无小钩。全部节片都为宽扁的矩形,生殖孔大多开口在虫体的同一侧,偶尔开口于对侧。成节中央是呈菜花形的卵巢,其后是形状不规则的卵黄腺。睾丸 24～43 个,不均匀地分布在卵巢和卵黄腺的两侧,靠近生殖孔的一侧数目较少。孕节中呈袋状的子宫内充满虫卵,为 2000～5000 个,并占据整个节片(图 12-18)。虫卵近圆形,棕黄色,与缩小膜壳绦虫卵较相似,但较大,直径为 84～108 μm,卵壳较厚而脆弱,表面有颗粒状突起,易破裂,内层为胚膜,胚膜与卵壳内充满胶质体;胚膜内含一个六钩蚴,六钩蚴与胚膜之间有明显的空隙。

克氏假裸头绦虫主要寄生在家猪、野猪和褐家鼠的小肠内,虫卵或孕节随猪粪排出后,被中间宿主赤拟谷盗吞食,在后者的体腔内经 27～31 天发育为似囊尾蚴,但 50 天才具感染性。

NOTE

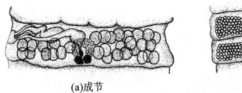

(a)成节　　　　　　　　　　　(b)孕节

图 12-18　克氏假裸头绦虫形态模式图

当猪食入带有似囊尾蚴的中间宿主后,经 10 天即可在小肠内发育为成虫,30 天后成虫子宫中的虫卵开始成熟。人体感染是因为偶然误食赤拟谷盗所致。当赤拟谷盗在吃到猪粪中的虫卵后,可能进入粮仓、住室和厨房污染食物、餐具等,人不慎误食赤拟谷盗可引起感染。

（二）致病与诊断

轻度感染的病例常无明显症状。感染虫数较多时可有腹痛、腹泻、恶心、呕吐、食欲不振、乏力、消瘦、失眠和情绪不安等症状。腹痛多为阵发性隐痛,以脐周围较明显。腹泻一般每日3～4 次,大便中可见黏液。

诊断主要依靠从粪便中检获虫卵或孕节,该虫节片与虫卵都与缩小膜壳绦虫相近,但可根据其虫体和虫卵体积都偏大、成节中睾丸数较多的特征做出鉴别。

（三）分布和防治

克氏假裸头绦虫分布在日本、印度、斯里兰卡及我国。我国在上海、陕西、甘肃、福建、广东等地的家猪和野猪中流行;人体感染见于陕西,感染者年龄为 4～48 岁,感染虫数为 1～12 条;辽宁营口也发现 4 例患者。防治上除了要注意个人卫生和饮食卫生(如保持食物、餐具清洁)外,还应注意灭鼠、消灭粮仓及厨房害虫。治疗患者可使用巴龙霉素,疗效很好,也可用灭绦灵、甲苯达唑。

四、水泡带绦虫

水泡带绦虫也称泡状带绦虫(*Taenia hydatigena*),圆叶目带科带属,其成虫寄生于犬、猫、狼、狐狸等食肉动物的小肠内,其中绦期幼虫称细颈囊尾蚴(*Cysticercus tenuicollis*),寄生于猪、黄牛、绵羊、山羊等多种家畜及野生动物的肝脏浆膜、网膜及肠系膜等处。幼虫可感染人体,引起细颈囊尾蚴病。

成虫是较大型的虫体,体长为 75～500 cm,白色或微带黄色。链体有 250～300 个节片,头节稍宽于颈部,顶突上有 30～40 个小沟排成两圈(大钩 170～220 μm,小钩 110～160 μm)。成节有睾丸 600～700 个,孕节被子宫和虫卵充满,子宫每侧有 5～10 个粗大分支,每支又有小的分支。虫卵近似椭圆形,大小为 38～39 μm,内含六钩蚴。

细颈囊尾蚴俗称水铃铛,呈囊泡状,囊壁乳白色,泡内充满透明液体。囊泡为黄豆至鸡蛋大。肉眼即可见到囊壁上有一个不透明的乳白色结节,是其内陷翻转的头节和颈部所在。若翻转结节即可见其内有一个相当细长的颈部和游离端的头节。但在组织中寄生时,由于其囊泡外通常有一层由宿主组织反应形成的厚膜包囊,故在外观上常容易与棘球蚴相混淆。

成虫寄生在食肉动物小肠内,孕节随终宿主粪便排出,虫卵污染了牧草、饲料和水源后,被中间宿主家畜和野生动物吞食,在消化道内逸出六钩蚴,然后钻入血管,随血流至肝表面和腹腔内发育。人因误食虫卵而感染。国内人体感染仅在贵州和安徽有两例报道。

五、巨颈带绦虫

巨颈带绦虫(*Taenia teaniaformis*)又名带状带绦虫、带状泡尾绦虫等,圆叶目带科带属。

成虫寄生于猫、犬等食肉动物,分布甚广。中绦期幼虫称叶状囊尾蚴或带状囊尾蚴(Cysticercus fasciolaris),寄生在啮齿类动物的肝脏,特别在鼠类极为常见,幼虫偶可感染人类。

成虫体长 15～60 cm,头节外观粗壮,顶突肥大,呈半球状突出,4 个吸盘也呈半球状,向外侧突出,头节后颈部极不明显。因此又被称为"粗头绦虫"或"肥颈绦虫"。幼虫属链尾蚴型,呈长链状,头节裸露不内嵌,后接一假分节的链体,后端为一小伪囊。

寄生在猫等动物的巨颈带绦虫成虫,其孕节随宿主粪便排出后,通常可自行蠕动,在蠕动时即可释放虫卵污染外界环境。鼠、兔等中间宿主吞食了虫卵后,六钩蚴在消化道内逸出,钻入小肠壁,然后随血流到肝,经过 2～3 个月发育为链尾蚴。猫等动物捕食了带有链尾蚴的鼠或其他啮齿动物后,链尾蚴进入小肠,尾泡和假链体脱落,头节吸附在肠壁上,在 1 个月后发育为成虫。人体因误食虫卵而感染。我国台湾报告了 1 例由该虫引起的人体感染;斯里兰卡报道了一名儿童从猫体感染了本虫。

六、德墨拉瑞列绦虫

德墨拉瑞列绦虫(*Raillietina demerariensis*),圆叶目代凡科瑞列属,可寄生于人、野生啮齿类和猴类。可引起人兽共患的德墨拉瑞列绦虫病。

成虫长 10～20 cm,宽 3 cm。有 5000 个节片,节片宽大于长。头节具有卵圆形的吸盘 4 个,每个吸盘上有 8～10 排小钩,顶突具有两圈小钩。成节有睾丸 26～46 个。卵巢位于节片中央,椭圆形,有 10～15 个分瓣。孕节长稍大于宽,每节含 200～250 个储卵囊。卵的直径为 25～30 μm。分布地区为南美北部、西印度群岛、圭亚那、厄瓜多尔、巴西。

七、司氏伯特绦虫

司氏伯特绦虫(*Bertiella studeri* chard,1891),圆叶目裸头科伯特属,是猩猩、猴等灵长类常见的寄生虫,偶可寄生于人体,引起伯特绦虫病,我国至今仅由孙新等于 2006 年在安徽报道首例人体感染病例。

成虫虫体长 150～450 mm,最长可达 700 mm,最宽处为 10 mm。头节稍扁,顶突已退化,有 4 个卵圆形吸盘。成节宽度大于长度,孕节子宫内充满虫卵。虫卵多为类圆形,大小为(45～46) μm×(49～50) μm,外周有一层很薄很脆易破裂的卵膜,其内侧为无色透明的卵壳,卵壳下有一层蛋白膜包绕的梨形结构,其一端具有突起的两角,突起的尖端可达卵壳,梨形结构内含有 1 个六钩蚴。

成虫寄生在人、猩猩、猴等终宿主的肠内,其脱落的孕节或虫卵随粪便排出体外,被螨类吞食后,卵内的六钩蚴经一系列中间过程发育至似囊尾蚴,人因误食含有似囊尾蚴的螨类而感染,虫体在宿主体内经消化液作用翻出头节,发育为成虫,在 45～60 天后开始排片段。感染者一般无明显临床表现,少数可有食欲不振、消化不良、体重减轻,有时有腹痛、腹泻、恶心、呕吐、便秘或腹泻交替出现等症状。可通过在患者粪便中检获孕节和虫卵而确诊。治疗选用甲苯哒唑、吡喹酮等均有效果。人感染本病主要是由误食含有似囊尾蚴的螨类而引起的,因此切断从螨类传播到人的途径是预防的关键。

小结

绦虫,又称带虫,属于扁形动物门的绦虫纲,虫体背腹扁平、长如带状。成虫通常寄生于脊椎动物终宿主的肠道中,幼虫则需在中间宿主体内发育,常被称为中绦期幼虫。一般而言,中绦期幼虫的危害往往比成虫更严重。

人体寄生的绦虫主要有圆叶目的猪带绦虫、牛带绦虫、细粒棘球绦虫、多房棘球绦虫、微小膜壳绦虫、缩小膜壳绦虫等,及假叶目的曼氏迭宫绦虫。

　　猪带绦虫是十大食源性寄生虫之首,人体通过误食含有活囊尾蚴的猪肉而感染。成虫寄生于宿主肠道,通常不引起明显的临床表现,或引起轻微的消化道症状。而由幼虫囊尾蚴寄生人体所导致的猪囊虫病,往往可以对人类的大脑、眼球或皮下肌肉组织等造成严重的炎症反应,可引起严重后果。

　　细粒棘球绦虫和多房棘球绦虫是寄生在犬科动物肠道内的小型绦虫,虫卵可随犬科动物等的粪便污染环境,人或其他中间宿主误食虫卵后可导致棘球蚴或泡球蚴的感染,通常称为包虫病。包虫病可以出现在人体肝脏、大脑、肺部等全身各处,形成占位性病变,形似肿瘤,是目前我国西部牧区重点防治的寄生虫病之一。

　　曼氏迭宫绦虫生活史比圆叶目绦虫生活史相对复杂,需要两种或以上中间宿主的参与才可以完成。通常情况下,人体是通过贴敷生青蛙肉导致蛙肉中的裂头蚴进入皮肤而引起感染的,也可以通过食用未充分煮熟的含有裂头蚴的蛇、鸟、猪肉等转续宿主而导致感染。人可以充当中间宿主、转续宿主或终宿主。

（邹菊　罗嫚）

能力检测

在线答题

一、名词解释

1.中绦期　2.裂头蚴　3.似囊尾蚴　4.囊尾蚴病　5.棘球蚴砂

二、问答题

1.圆叶目绦虫和假叶目绦虫在形态上有何区别?

2.试述人体感染曼氏裂头蚴的途径和方式。

3.为什么绦虫幼虫比成虫对人体的危害更大?

4.猪带绦虫和牛带绦虫对人体的危害有何不同? 在诊断中应怎样鉴别?

5.以包虫病为例,请结合寄生虫病的流行环节制订相应的防治策略。

参考答案

第十三章　医学线虫学

第一节　线虫学概论

线虫形似线状或圆柱状,种类多,数量大,目前已知约 25000 种。大部分虫种营自生生活,广泛分布在水、土壤等自然环境中;少数虫种营寄生生活。我国已知的医学线虫约有 35 种,包括蛔虫、鞭虫、蛲虫、钩虫、丝虫、旋毛虫等。

医学线虫学概论 H5 课件

（一）生物学分类

线虫的生物学分类目前尚有争议。根据形态学及分子生物学特征,人们认为其隶属于线虫动物门,根据尾感器的有无分为无尾感器纲(Aphasmidea)和尾感器纲(Phasmidea)。常见的医学线虫生物学分类及其与致病关系见表 13-1。

（二）形态

1. 成虫　呈线状或圆柱状,两侧对称,前端钝圆,后端逐渐变细,体表光滑,不分节。虫体大小相差悬殊,大者长度为 1 m 以上,如麦地那龙线虫;小者长度只有 1～2 mm,如旋毛虫;大多数长 1～15 cm,如蛔虫、钩虫等。虫体多为乳白色、粉红色,或无色半透明;有的虫体可有红白交织的螺旋纹,如广州管圆线虫。线虫一般雌雄异体,雌虫大于雄虫,尾部尖直;雄虫尾端或向腹部卷曲呈钩状,或膨大为交合伞。

（1）体壁:线虫体壁由外向内由角皮层、皮下层及纵肌层构成(图 13-1)。

①角皮层:覆盖于虫体表面,由皮下层分泌物形成,坚韧光滑有弹性,无细胞结构,由蛋白质、糖类及少量类脂构成,是虫体的保护层。该层在虫体前、后端衍生出特殊结构,如唇瓣、乳突、翼、嵴、环纹及交合伞、交合刺等,这些结构与虫体的感觉、运动、附着、交配等生命活动有关,也是鉴定虫种的重要依据。

②皮下层:位于角皮层之内,由合胞体构成,无细胞界限,含有丰富的糖原颗粒、线粒体、内质网及酯酶,其分泌物形成角皮层。该层在虫体背面、腹面和两侧面中央均向内增厚、凸出,形成四条皮下纵索(longitudinal cord),分别称为背索、腹索和侧索。背索和腹索内有纵行的神经干;两条侧索内有排泄管通过;两索之间的部分为索间区。

③纵肌层:位于皮下层之内,由单一纵行排列的肌细胞组成,能储存大量糖原,肌细胞收缩与松弛,使虫体发生运动。纵肌层可分为三种肌型(图 13-2)。肌细胞多且突入原体腔明显者,称为多肌型(polymyarian type),如蛔虫;在每一索间区内只有 2～5 个大肌细胞者,称为少肌型(meromyarian type),如钩虫;肌细胞多而细小者,为细肌型,如鞭虫。

（2）原体腔:线虫体壁与消化管之间的腔隙,无体腔膜(上皮细胞)覆盖,又称假体腔。原体腔内充满液体,富含蛋白质、葡萄糖和钠、钾、氯、锌、铁等多种元素,参与虫体的新陈代谢,对于保护内部器官和虫体的运动、排泄等功能均有重要作用。

（3）消化系统:线虫具有完整的消化系统,包括消化管和腺体两个部分。消化管由口孔、口腔、咽管、中肠、直肠和肛门组成(图 13-3)。口孔在头部顶端,外被唇瓣。口腔的形状大小因

表 13-1 常见的医学线虫生物学分类及其与致病的关系一览表

纲	目	科	属	种	感染阶段	感染途径	寄生部位
尾感器纲 Phasmidea	小杆目 Rhabditida	类圆科 Strongyloididae	类圆线虫属 Strongyloides	粪类圆线虫 S. stercoralis	丝状蚴	经皮肤	小肠
		小杆科 Rhabditidae	小杆线虫属 Rhabditis	艾氏小杆线虫 R. axei	感染期幼虫	经口、泌尿道	消化系统、泌尿系统
		比翼线虫科 Syngamidae	兽比翼线虫属 Mammomonogamus	港归兽比翼线虫 M. gangguiensis	感染期虫卵	经口	呼吸道
	圆线目 Strongylata	钩口科 Ancylostomatidae	钩口线虫属 Ancylostoma	十二指肠钩口线虫 A. duodenale	丝状蚴	经皮肤 接触	小肠
			板口线虫属 Necator	美洲板口线虫 N. americanus	丝状蚴	经皮肤 接触	小肠
		毛圆科 Trichostrongylidae	毛圆线虫属 Trichostrongylus	东方毛圆线虫 T. orientalis	丝状蚴	经口	小肠
		管圆科 Angiostrongylidae	管圆线虫属 Angiostrongylus	广州管圆线虫 A. cantonensis	感染期幼虫	经口	神经系统
	蛔目 Ascaridata	蛔科 Ascaridae	蛔线虫属 Ascaris	似蚓蛔线虫 A. lumbricoides	感染期虫卵	经口	小肠
		异尖科 Anisakidae	异尖线虫属 Anisakis	简单异尖线虫 A. simplex	感染期幼虫	经口	胃肠壁
	尖尾目 Oxyurata	尖尾科 Oxyuridae	住肠线虫属 Enterobius	蠕形住肠线虫 E. vermicularis	感染期虫卵	经口	盲肠、结肠
	旋尾目 Spirurata	颚口科 Gnathostomatidae	颚口线虫属 Gnathostoma	棘颚口线虫 G. spinigerum	感染期幼虫	经口	皮肤、内脏

续表

纲	目	科	属	种	感染阶段	感染途径	寄生部位
		筒线科 Gongylonematidae	筒线虫属 Gongylonema	美丽简线虫 G. pulchrum	感染期幼虫	经口	口腔、食管
		吸吮科 Thelaziidae	吸吮线虫属 Thelazia	结膜吸吮线虫 T. callipaeda	感染期幼虫	经皮肤果蝇舐吸	眼结膜囊
		龙线虫科 Dracunculidae	龙线虫属 Dracunculus	麦地那龙线虫 D. medinensis	感染期幼虫	经口	皮下组织
	丝虫目 Filariata	盘尾科 Onchocercidae	吴策线虫属 Wuchereria	班氏吴策线虫 W. bancrofti	丝状蚴	经皮肤蚊媒叮咬	淋巴系统
			布鲁线虫属 Brugia	马来布鲁线虫 B. malayi	丝状蚴	经皮肤蚊媒叮咬	淋巴系统
			罗阿线虫属 Loa	罗阿丝虫 L. loa	丝状蚴	经皮肤斑虻叮咬	皮下组织
			盘尾线虫属 Onchocerca	旋盘尾线虫 O. volvulus	丝状蚴	经皮肤蚋叮咬	眼部、皮下
无尾感器纲 Aphasmidea	鞭尾目 Trichurata	毛形虫科 Trichinellidae	旋毛形线虫属 Trichinella	旋毛形线虫 T. spiralis	幼虫囊包	经口	肌肉组织
		鞭虫科 Trichuridae	鞭虫属 Trichuris	毛首鞭形线虫 T. trichiura	感染期虫卵	经口	盲肠、结肠
		毛细科 Capillariidae	毛细线虫属 Capillaria	肝毛细线虫 C. hepatica	感染期虫卵	经口	肝组织
	膨结目 Dioctophymata	膨结科 Dioctophymatidae	膨结线虫属 Dioctophyma	肾膨结线虫 D. renale	感染期幼虫	经口	泌尿系统

NOTE

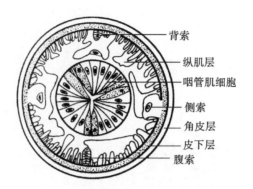

图 13-1　线虫横切面体壁结构模式图

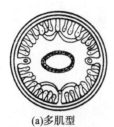 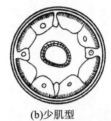 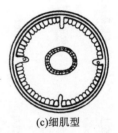

(a)多肌型　　　　　　　(b)少肌型　　　　　　　(c)细肌型

图 13-2　线虫的肌型结构模式图

种而异。咽管呈圆柱状,下段常膨大,其形状是重要的分类特征。大部分线虫的咽管壁肌肉内有 3 个咽管腺,可分泌各种酶类,如蛋白酶(protease)、淀粉酶(amylase)及乙酰胆碱酯酶等。咽管与中肠相接处常有三叶活瓣,以控制食物的流向。肠管为非肌性结构,肠壁由单层柱状上皮细胞构成,含有丰富的线粒体、糖原颗粒、内质网及核蛋白体等,具有吸收和输送营养物质的功能。雄虫的直肠通入泄殖腔而开口于体外,雌虫的肛门通常位于虫体末端的腹面。

（4）生殖系统:线虫的生殖系统由细长弯曲的管状结构和生殖腺组成(图 13-3)。雄虫生殖系统为单管型,由睾丸、储精囊、输精管、射精管及交配附器构成,呈长管状。睾丸末端与储精囊相连,经输精管、射精管开口于泄殖腔。雄虫尾端多有单个或成对角质交合刺,可自由伸缩。雌虫生殖系统则多为双管型,也有单管型者(如旋毛虫),每一管道包括卵巢、输卵管、受精囊、子宫、排卵管、阴道和阴门等部分。卵巢内的卵母细胞经输卵管到达受精囊,在受精囊内受精后到达子宫,两个子宫发出的排卵管汇合通入阴道,开口于虫体腹面的阴门。阴门位于肛门之前。

（5）神经系统:线虫的神经系统主要包括神经环、神经干和感觉器官(图 13-3),咽部神经环为其中枢部分,是神经节的联合体。咽部神经环向前发出 3 对神经干,支配口周感受器;向后发出 3～4 对神经干,分别控制虫体的运动和感觉。线虫的感觉器官主要是分布在头部和尾部的乳突、头感器和尾感器,可对机械刺激和化学刺激做出反应,并能调节腺体的分泌。尾感器的有无是人体寄生线虫的重要分类标志。

（6）排泄系统:线虫的排泄系统有管型和腺型两种(图 13-3)。有尾感器的虫种为管型结构,无尾感器的虫种为腺型。管型的基本结构是一对长排泄管,由一短横管相连,在横管中央腹面有一小管经排泄孔通向体外。腺型则只有一个大细胞核的排泄细胞,该排泄细胞位于肠管前端,开口于咽部神经环附近。

2. 虫卵　线虫卵多为卵圆形或椭圆形,常见虫卵长短径为 $20\sim100~\mu m$,卵壳为黄色、棕黄色或无色,无卵盖。卵壳自外而内由三层结构组成:①外层较薄,由脂蛋白构成,称为卵黄膜或受精膜层;②中层较厚,含壳质及蛋白质,能抵抗外界的压力,称为壳质层(chitinous layer),

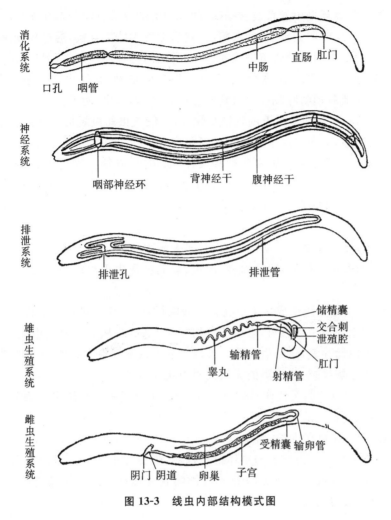

图 13-3　线虫内部结构模式图

是卵壳的主要组成部分；③内层薄，称为脂层或蛔苷层，含脂蛋白和蛔苷，可以调节渗透压，防止虫卵内水分丢失和外界化学物质对虫卵的破坏。卵内细胞发育程度因虫种而异，有的线虫卵自人体内排出时，卵细胞尚未分裂，如受精蛔虫卵；有的正在分裂，如钩虫卵；有的则已发育为蝌蚪期胚胎，如蛲虫卵；有的虫卵在母体子宫内即发育成熟，自阴门排出时已为幼虫，如卵胎生的旋毛虫。

（三）生活史

线虫的基本发育过程分为虫卵、幼虫和成虫三个阶段。线虫生活史可根据其发育过程中是否需要中间宿主分为两种类型。

1. 直接发育型生活史　这类线虫生活史简单，发育过程中无需中间宿主，感染期虫卵或幼虫可直接进入人体发育，肠道内寄生线虫多属此型，如蛔虫、钩虫等，亦可称为土源性线虫。

2. 间接发育型生活史　这类线虫生活史较复杂，发育过程中需中间宿主，幼虫必须在中间宿主体内发育至感染期后，再经媒介昆虫叮咬或经饮食感染人体，组织内寄生线虫大多属于此型，如丝虫、旋毛虫，亦可称为生物源性线虫。

此外，某些兼性寄生线虫的生活史过程更为复杂，包括在自然界中的自生世代和人体内的寄生世代现象，如粪类圆线虫。

（四）生理

1. 虫卵孵化期　部分线虫虫卵，条件适宜时（如温度、相对湿度、光照、pH 及二氧化碳分

NOTE

压等),受精卵能在外界环境中发育成含蚴卵,幼虫的活动及其分泌的孵化酶可破坏卵壳,使水分浸入,卵内压增高,导致卵壳破裂,幼虫孵出,然后发育为感染期蚴,通过皮肤感染人体,如钩虫;有些虫种的含蚴卵则通过消化道进入人体,在肠道内特殊环境条件(温度、pH、消化液及二氧化碳分压等)刺激下,孵出幼虫,如蛔虫;某些卵胎生的虫种,其幼虫需在中间宿主体内发育为感染期蚴后,通过节肢动物叮咬或经饮食而感染人体,如丝虫、旋毛虫。

2. 幼虫蜕皮期　幼虫期最显著的特征是蜕皮,一般线虫幼虫蜕皮 4 次后进入成虫期。幼虫蜕皮时,皮下层增厚,旧角皮层下逐渐形成新角皮层,在幼虫分泌的蜕皮液作用下,旧角皮层自内向外逐渐溶解,最终破裂而脱离。有些虫种(如钩虫)在第二次蜕皮后,发育为感染期幼虫,此为寄生性线虫生活史中由自生生活向寄生生活转化的一个重要过渡阶段,感染期幼虫以脂类代谢为主,不摄食,不活动,维持最低的能量消耗。

3. 成虫期

(1)营养来源:线虫成虫寄生部位不同,营养来源也有所不同。蛔虫寄生于肠道内,以肠内容物为食;钩虫可咬破肠黏膜,吸食血液;丝虫、旋毛虫寄生于组织内,则以组织液或体液作为其食物来源。

(2)糖类代谢:大部分线虫成虫主要通过三羧酸循环,对糖类进行有氧代谢获取能量。虫体可通过体壁从寄生环境中吸收氧,也可从食物中摄入氧,或从宿主血液中吸取氧,许多线虫可利用自身血红蛋白储存氧,供缺氧时用。长期生活于低氧环境中的虫种(如蛔虫),则通过糖酵解及延胡索酸还原酶系统,从糖类的无氧代谢中获得能量。

(3)脂类代谢:线虫的脂类代谢是需氧过程,与寄生环境中氧分压密切相关。在有氧的条件下,脂肪酸可氧化并释放能量;缺氧时,脂类代谢变慢或中止,游离的脂肪酸形成甘油三酯。

(4)蛋白质代谢:线虫在生长、繁殖、产卵等过程中,氨基酸及蛋白质代谢十分重要,但并非线虫能量的主要来源。蛋白质参与虫体组织构成,如虫卵中含有大量的蛋白质。蛋白质代谢的主要产物是氨,它能改变虫体细胞的 pH,影响其通透性。游离氨通过体表扩散排出,离子状态氨则通过肠道排出。

(五)致病

线虫对人体的危害主要包括掠夺营养、机械性损伤、化学性损伤三个方面,其危害程度取决于线虫种类、虫荷、发育阶段、寄生部位以及宿主的免疫状态等因素。

1. 幼虫致病　幼虫感染人体,以及其在宿主体内的移行过程,均可造成相应的组织脏器的损伤,从而导致局部或全身性病变。例如,钩虫幼虫侵入皮肤,可以引起钩蚴性皮炎;蛔虫幼虫在体内移行会引起蛔蚴性肺炎;旋毛虫幼虫寄生于横纹肌内可导致肌炎。

2. 成虫致病　线虫成虫掠夺宿主营养可导致宿主贫血、营养不良;机械性损伤及化学性损伤可导致宿主组织出血、炎症、增生及坏死等病变。不同的寄生部位可引起不同的临床表现,如肠道内寄生线虫主要引起消化道症状,如腹痛、腹泻、恶心、呕吐等表现。组织内寄生线虫对人体的危害一般较为严重,如广州管圆线虫寄生于中枢神经系统造成脑膜脑炎和脑膜炎,丝虫寄生于淋巴系统可引起象皮肿、乳糜尿。

知识链接

第二节　似蚓蛔线虫

似蚓蛔线虫
H5 课件

似蚓蛔线虫(*Ascaris lumbricoides* Linnaeus,1758),尾感器纲蛔目蛔科蛔线虫属,简称蛔虫,是最常见的人体肠道寄生虫。蛔虫成虫寄生于人体小肠,引起蛔虫病(ascariasis)及各种并发症。蛔虫呈世界性分布,全球约有 10 亿人感染。我国古代医书早在 2400 年前就有蛔虫的记载,称之为"蛟蛕""长虫"。

(一)形态

1. 成虫 呈长圆柱状,头、尾两端略细,形似蚯蚓,为寄生人体的肠道线虫中体型最大者,雌虫长 20~35 cm,最宽处直径为 3~6 mm,雄虫长 15~31 cm,最宽处直径为 2~4 mm,活虫呈粉红色或微黄色,死后呈灰白色。体表可见细横纹和两条明显的侧索。口孔位于虫体顶端,呈不规则的三角形,其周有三个呈"品"字形排列的唇瓣(1 个较大的背唇瓣,2 个略小的亚腹唇瓣),唇瓣内缘有细齿,外缘有乳突(图 13-4);直肠短,雌虫消化道末端开口于肛门,雄虫则通入泄殖腔,肛门位于尾端腹面。雌虫生殖系统为双管型,盘绕在虫体后 2/3 部分的原体腔内,阴门位于虫体前、中 1/3 交界处的腹面,尾端钝圆。雄虫生殖系统为单管型,盘绕在虫体后半部的原体腔内,尾端向腹面卷曲,具有一对象牙状交合刺,在泄殖腔前、后有多对乳突。

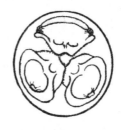

图 13-4 蛔虫唇瓣形态模式图

扫码看彩图

2. 虫卵 自人体粪便中检获的蛔虫卵有受精卵(fertilized egg)和未受精卵(unfertilized egg)两种,受精卵呈宽椭圆形,大小为(45~75)μm×(35~50)μm,未受精卵呈长椭圆形,大小为(88~94)μm×(39~44)μm。卵壳外有一层由虫体子宫分泌形成的蛋白质膜,表面凹凸不平,在肠道内被胆汁染成棕黄色,是蛔虫卵区别于其他线虫卵的特征之一。蛋白质膜脱落后为脱蛋白质膜蛔虫卵,表面光滑,无色半透明,注意与钩虫卵相鉴别。受精卵卵壳厚,由外向内分别为受精膜层、壳质层及蛔苷层,在普通光学显微镜下难以区分;卵内含一个大而圆的卵细胞,与卵壳间形成新月形空隙;随着卵细胞的分裂,此空隙逐渐消失,最后形成内含幼虫的感染期虫卵。未受精蛔虫卵的蛋白质膜与卵壳均较薄,卵内为大小不等的折光细胞,为卵黄细胞(图 13-5)。

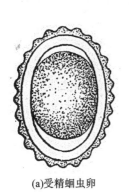 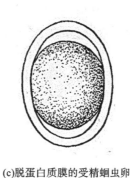

(a)受精蛔虫卵　　　　(b)未受精蛔虫卵　　　　(c)脱蛋白质膜的受精蛔虫卵

图 13-5 蛔虫虫卵形态模式图

扫码看彩图

(二)生活史

蛔虫为土源性线虫,其生活史类型为直接发育型,生活史不需要中间宿主,包括虫卵在土壤中发育和虫体在人体内发育两个阶段。

1. 在土壤中发育 受精蛔虫卵随粪便排出体外,在潮湿、荫蔽、氧气充足和适宜温度(21~30 ℃)的土壤中,经 5~10 天卵内的细胞经分裂发育为幼虫;再经 1 周,卵内幼虫经第 1 次蜕皮后发育为第二期幼虫。卵内含有第二期幼虫的蛔虫卵,称为感染期卵。未受精的蛔虫卵不能发育(图 13-6)。

2. 在人体内发育 人体误食感染期卵污染的食物、饮水后,卵内幼虫在小肠消化液和缺氧等条件刺激下,分泌含有透明质酸酶、壳质酶和蛋白酶等孵化液,加上卵内幼虫的活动,卵壳

微课 8:蛔虫生活史

被破坏,幼虫孵出。孵出的幼虫侵入小肠黏膜和黏膜下层,进入肠壁小血管或淋巴管中,随血液循环或淋巴循环,经肝、右心移行至肺,穿过肺泡毛细血管进入肺泡,在肺泡内停留10天左右,幼虫经第2次和第3次蜕皮后发育为第四期幼虫,再沿支气管、气管上行至咽部。随宿主吞咽动作再次经食管、胃到达小肠,最终在小肠内第4次蜕皮后,经数周逐渐发育为成虫(图13-6)。

蛔虫成虫主要寄生于人的小肠,以空肠多见,其次是回肠,以肠腔内消化、半消化食糜作为食物来源。一条发育成熟的雌虫每天排卵可多达24万个。自感染期虫卵进入人体到雌虫开始产卵需60~75天。成虫在人体内存活时间通常为1年左右。

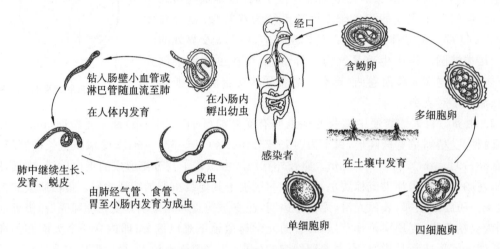

图 13-6　蛔虫生活史示意图

(三)致病

蛔虫的幼虫和成虫均可对人体造成损害,成虫是主要的致病阶段,主要包括掠夺营养、机械性损伤和化学性损伤。

1. 幼虫致病　幼虫在人体内移行时,不仅可造成组织器官的机械性损伤,其分泌物及代谢物,亦可作为抗原性物质,导致局部和(或)全身的超敏反应。幼虫在肺部停留时间最长,可引起细支气管上皮细胞脱落,肺部点状出血,嗜酸性粒细胞和中性粒细胞浸润。少量幼虫感染患者可能无明显症状,大量幼虫在肺部可引起蛔蚴性肺炎或蛔蚴性哮喘,临床表现为发热、咳嗽、咳血痰、胸闷、哮喘、荨麻疹等;重度感染时,可引起肺出血、肺水肿、支气管扩张及黏液分泌增加。肺部 X 线检查,可见浸润性病变,两侧肺门阴影增深,肺纹理加粗,有点状、片状或絮状阴影,病灶常有游走现象。痰液检查可见有嗜酸性粒细胞及夏科-莱登结晶(Charcot-Leyden crystal),偶可检获幼虫。血液检查可见嗜酸性粒细胞增多。这种单纯性肺部炎症细胞浸润和血液中嗜酸性粒细胞增多的现象为肺蛔虫症,亦称 Loeffler 综合征。病程持续 7~10 天,多数患者在发病后 4~14 天自愈。当重度感染时,幼虫还可侵入甲状腺、脾、脑、肾等器官,引起异位寄生。

2. 成虫致病

(1)掠夺营养和损伤肠黏膜:成虫摄食宿主小肠内半消化食糜,掠夺宿主营养。此外,蛔虫唇齿的机械作用以及代谢产物的化学刺激可损伤肠黏膜,影响机体对蛋白质、脂肪、糖类及维生素等营养物质的吸收,导致营养不良。患者可有食欲不振、恶心、呕吐、腹泻及脐周间歇性疼痛等症状。严重感染的儿童甚至可出现发育障碍。

(2)超敏反应:成虫的代谢产物以及虫体死亡后的崩解产物均是强变应原,可引起 IgE 介导的Ⅰ型超敏反应。患者可出现荨麻疹、哮喘、结膜炎、血管神经性水肿等,儿童感染者还常伴有神经精神症状,如惊厥、夜间磨牙、失眠等。

(3)并发症:蛔虫成虫具有游走和钻孔习性,当寄生环境发生变化时,如发热、胃肠病变、食入辛辣食物以及不适当的驱虫治疗时,可刺激虫体活动力增强,钻入与肠壁相通的各种管道,如胆道、胰管和阑尾,甚至钻入肝脏,引起胆道蛔虫症、蛔虫性胰腺炎、蛔虫性阑尾炎及肝蛔虫病。蛔虫还可穿破肠壁导致肠穿孔和急性腹膜炎。大量虫体扭结成团还可堵塞肠管,引起肠梗阻,以回肠多见。此外,蛔虫上行阻塞气管、支气管,造成患者窒息死亡;也可引起其他组织部位(如尿道、生殖系统、颜面部)的蛔虫病或蛔虫卵肉芽肿。严重的蛔虫并发症多见于重度感染的儿童。

(四)诊断

确诊本病的主要依据是病原学检查,即检获虫卵、幼虫和成虫。

1. 病原学检查

(1)粪便直接涂片法:由于蛔虫产卵量大,每条雌虫每天产卵约 24 万个,常采用粪便生理盐水直接涂片法检查虫卵。1 张涂片检出率约为 80%,连续查 3 张涂片可达 95%。

(2)浓集法:对直接涂片阴性者,必要时可采用饱和盐水浮聚法或沉淀集卵法,可提高检出率。

(3)改良加藤厚涂片法:该方法既可定性又可定量,简便易行,检出率高,目前已应用于大面积普查工作。

(4)虫体鉴定:对疑似蛔蚴性肺炎者,可收集痰液检测幼虫。对于排出或吐出的虫体,可根据其形态特征进行鉴定。

(5)试验性驱虫:对粪检虫卵阴性,而临床表现疑似蛔虫病患者,可予试验性驱虫法,根据排出虫体的形态进行鉴定及确诊。此种情况可能是仅有雄虫寄生(占蛔虫感染的3.4%～5%),或雌虫未发育成熟。

2. 免疫学检测 因检查虫卵的方法简便易行,免疫学方法应用较少,IHA、ELISA 等方法主要应用于流行病学调查。

3. 其他 血常规检查、腹部 B 超检查、腹部 X 线检查、纤维内窥镜检查等也可用于蛔虫病的辅助诊断或鉴别诊断。

(五)流行

蛔虫呈世界性分布,主要流行于温暖、潮湿和卫生条件较差的热带和亚热带地区。流行特点为农村高于城市,儿童高于成人,好发于春、夏季节。全球 218 个国家和地区中,有 153 个国家和地区流行蛔虫病,其中非洲某些地区感染率高达 95%;全球约有 10.08 亿人感染蛔虫病,亚洲估计有 1.5 亿人感染。我国是蛔虫病分布范围最广、感染人数最多的国家,2004 年全国第二次寄生虫病调查结果显示,我国蛔虫病感染率约为 12.72%,推算全国蛔虫感染人数约为 8593 万人,人群蛔虫感染率自东部向中部和西部地区逐渐明显升高,感染率分别为 4.86%、16.47%、18.33%。根据土源性线虫国家监测点的报告,2006—2010 年,蛔虫的感染率分别为 10.05%、8.94%、7.44%、6.42 和 4.63%,云南、贵州、江西、甘肃和青海的蛔虫感染水平较高,如贵州省山区人群感染率高达 69.10%。2017 年我国 24 个省(区、市)监测点土壤蛔虫卵检出率为 5.59%(114/2040),由此可见蛔虫病仍然是严重危害我国人民健康的公共卫生问题之一。

蛔虫感染率高,分布广泛的原因主要如下:①生活史简单,发育过程不需要中间宿主,虫卵在外界直接发育至感染阶段。②产卵量大,1 条发育成熟的雌虫每天可产卵多达 24 万个。③虫卵对外界不良环境的抵抗力强,在荫蔽的土壤或蔬菜上,虫卵一般能存活 1 年;食用醋、酱油或泡菜的盐水,不能将虫卵杀死;10%的硫酸、盐酸、硝酸或磷酸溶液均不能影响虫卵内幼虫

病例分析 13-1-2

NOTE

的发育。④传播途径广泛。使用未经无害化处理的人粪施肥和随地大便,是造成蛔虫卵污染水源、土壤、蔬菜瓜果的主要方式;鸡、犬、蝇类的机械性携带,扩大了蛔虫卵传播范围。⑤感染方式简单。蛔虫经口感染,患者常因生食被感染期虫卵污染的蔬菜瓜果或吞入附在手指上的感染期虫卵而感染。

病例分析 13-1-3

（六）防治

蛔虫病的防治工作应当采取综合性措施,包括普查普治患者及带虫者、加强粪便管理及加强卫生宣传教育、预防感染等。

1. 控制传染源 坚持进行有规划的调查和监控,及时发现患者和带虫者,并对其进行驱虫治疗,这是控制传染源的重要措施。常用的驱虫药物有阿苯达唑(商品名:肠虫清)、甲苯达唑(商品名:安乐士)和左旋咪唑。学龄期儿童可采用集体驱虫治疗,服药时间可选择在感染高峰期后的秋、冬季节。在感染率达 50% 以上的地区,由于重复感染机会多,应每隔半年到一年驱虫 1 次。蛔虫引起的并发症主要靠外科手术进行治疗。

2. 切断传播途径 加强粪便管理、建立无害化粪池、防止粪便污染环境是切断蛔虫传播途径的重要措施。在使用水粪做肥料的地区,可采用五格三池储粪法或沼气池发酵法,利用粪水中游离氨的作用和厌氧发酵,杀灭虫卵,同时也会增加肥效。在用干粪做肥料的地区,可采用泥封堆肥法,三天后,粪堆内温度可上升至 52 ℃或更高,可以杀死蛔虫卵及其他病原体。保障环境卫生,消灭苍蝇和蟑螂也是防止虫卵污染食物和水源的重要措施。

知识链接

3. 保护易感人群 加强卫生宣教工作,普及卫生知识,提高防病意识。注意饮食卫生和个人卫生,做到饭前便后洗手,不生食未洗净的蔬菜瓜果,不饮生水,减少感染机会。

（刘　彦）

第三节　毛首鞭形线虫

毛首鞭形线虫
H5 课件

毛首鞭形线虫(*Trichuris trichiura* Linnaeus,1771)属无尾感器纲鞭尾目鞭虫科鞭虫属,简称鞭虫,是人体肠道常见的寄生线虫之一。鞭虫成虫寄生于人体回盲部,引起鞭虫病(trichuriasis)及各种并发症。鞭虫呈世界性分布,估计全球有 5 亿～10 亿人感染。我国鞭虫感染率约为 4.63%,各地均有报道。

（一）形态

1. 成虫 虫体前端细长,约占体长的 3/5,后端为粗管状,约占体长的 2/5,形似马鞭。雌、雄异体,雌虫长 35～50 mm,雄虫长 30～45 mm,活虫呈肉色或粉红色,死后呈灰白色。口腔和咽管位于虫体前端,口腔极小,有 2 个半月形的唇瓣,唇瓣间有一尖刀状口矛,活动时可从口腔伸出;咽管细长,外包绕杆状体,杆状体由念珠状排列的杆状细胞组成。肠管和生殖器官位于虫体后端,雌虫尾端钝圆,阴门位于虫体粗大部前端的腹面;雄虫尾端向腹面弯曲呈螺旋形,有交合刺 1 根,可自鞘内伸出。雌虫及雄虫的生殖系统均为单管型(图 13-7)。

2. 虫卵 呈腰鼓形或纺锤形,大小为(50～54) μm×(22～23) μm,黄褐色,卵壳厚,两端各有 1 个透明塞状小栓,称盖塞或透明栓。从人体排出的虫卵内有 1 个未分裂的卵细胞(图 13-8)。

（二）生活史

鞭虫为土源性线虫,其生活史类型为直接发育型,生活史不需要中间宿主,包括虫卵在土壤中发育和虫体在人体内发育两个阶段。

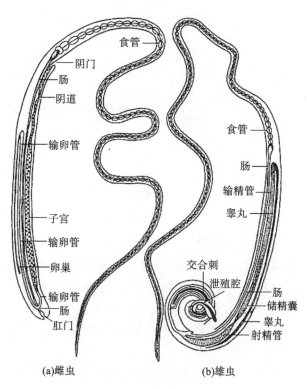

食管
阴门
肠
阴道

输卵管

食管
肠
输精管
睾丸

子宫
输卵管
卵巢

交合刺
泄殖腔
肠
储精囊
睾丸
射精管

输卵管
肠
肛门

(a)雌虫　　　　　　　(b)雄虫

图 13-7 鞭虫成虫结构模式图

1. 在土壤中发育 雌、雄鞭虫成虫交配后,雌虫产卵,虫卵随粪便排出体外,在适宜的温度(26~30 ℃),经 3~5 周,卵细胞发育为成熟的幼虫,即感染期卵。感染期卵是鞭虫的感染阶段。

2. 在人体内发育 人因误食污染了感染期卵的食物、饮水而感染。感染期卵进入人体后,幼虫在小肠内孵出,侵入肠黏膜,摄取营养,经 8~10 天的发育,而后幼虫返回肠腔,移行至盲肠等处发育为成虫。

鞭虫成虫主要寄生于人的盲肠,重度感染时也可见于结肠、直肠及回肠下端,以肠腔内的血液及组织液为食物来源。一条发育成熟的雌虫每天产卵 5000~20000 个。从食入感染期卵至发育为成虫,需 1~3 个月。成虫的寿命为 3~5 年(图 13-9)。

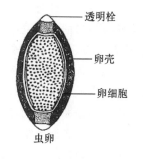

透明栓
卵壳
卵细胞
虫卵

扫码看彩图

图 13-8 鞭虫卵结构模式图

（三）致病

鞭虫的成虫是主要的致病阶段,虫体前端钻入肠黏膜、黏膜下层或肌层,吸食血液和组织液,破坏组织,造成组织的机械性损伤,再加上虫体的分泌物有化学刺激作用,可引起肠壁局部组织慢性炎症、充血、水肿或出血。少数患者,还可出现肠壁组织增厚,甚至形成肉芽肿等。

鞭虫轻度感染者一般无明显症状或仅有轻微的腹泻,只是在做粪便常规检查时,才发现有鞭虫感染,但重度感染者可出现头晕、食欲不振、恶心、呕吐、腹胀、腹痛、腹泻、血便或黏液血便以及贫血等症状。少部分患者还可出现发热、荨麻疹、嗜酸性粒细胞增高以及水肿等临床表现。儿童严重感染者还可出现营养不良、发育迟缓、贫血等,甚至出现直肠套叠、直肠脱垂。

（四）诊断

确诊本病的主要依据是病原学检查,即检获粪便中的虫卵。

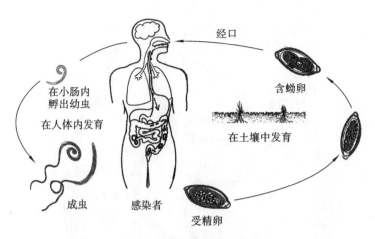

图 13-9　鞭虫生活史示意图

1. 病原学检查　常用粪便直接涂片法,也可采用饱和盐水浮聚法、沉淀集卵法或离心沉淀法等,可提高检出率。还可运用改良加藤厚涂片法来测定鞭虫的感染度及判断疗效。由于鞭虫卵小,容易漏诊,因此需要反复检查,从而提高检出率。

2. 免疫学检测　因检查虫卵方法简便易行,免疫学方法应用较少,IHA、ELISA 等方法主要应用于流行病学调查。

3. 其他　乙状结肠镜或直肠镜等检查也可用于鞭虫病的辅助诊断或鉴别诊断。

（五）流行

鞭虫呈世界性分布,主要流行于温暖、潮湿和卫生条件较差的热带和亚热带地区。鞭虫的感染常与蛔虫的感染同时存在,但感染率低于蛔虫。流行特点为农村高于城市,儿童高于成人,好发于春、夏季节。全球有鞭虫感染者 5 亿~10 亿。我国鞭虫感染率约为 4.63%,推算全国鞭虫感染人数约为 2909 万人,一般南方感染率高于北方,以海南省感染率最高,达到31.35%,由此可见鞭虫病是严重威胁我国人民健康的公共卫生问题之一。

鞭虫感染率高,分布广泛的原因主要如下:①生活史简单,发育过程不需要中间宿主,虫卵在外界直接发育至感染阶段。②虫卵对外界不良环境的抵抗力较强,在温暖、潮湿、荫蔽、氧充足的土壤中,虫卵可保持感染力达数月,甚至数年。③传播途径广泛。使用未经无害化处理的人粪施肥和随地大便,是造成鞭虫卵污染水源、土壤的主要方式;另外家蝇也可以作为传播媒介。④感染方式简单。鞭虫主要经口感染,患者常因生食或半生食被感染期虫卵污染的蔬菜瓜果或食入附着在手指上的感染期虫卵而感染。

（六）防治

鞭虫病的防治原则与蛔虫相似。

1. 控制传染源　对患者和带虫者及时进行驱虫治疗,是控制传染源的重要措施。常用的驱虫药物有阿苯达唑、甲苯达唑和左旋咪唑等,但是驱虫效果不及蛔虫,需反复治疗才可达到理想效果。

2. 切断传播途径　加强粪便管理,建立无害化粪池,防止粪便污染环境是切断鞭虫传播途径的重要措施。消灭家蝇也可防止虫卵污染食物和水源。

3. 保护易感人群　加强卫生宣教工作,普及卫生知识,做好饮食及个人卫生,做到饭前便后洗手,不生食,不生饮,减少感染机会。

第四节　蠕形住肠线虫

蠕形住肠线虫(*Enterobius vermicularis* Linnaeus,1758),属尾感器纲尖尾目尖尾科住肠线虫属,简称蛲虫,蛲虫成虫主要寄生于人体的回盲部,引起蛲虫病(enterobiasis)及各种并发症。蛲虫呈世界性分布,在我国也广泛流行,儿童感染率高于成人,城市感染率高于农村。

蠕形住肠线虫
H5 课件

（一）形态

1. 成虫　虫体细小呈线头状,雌、雄异体,雌虫长 8～13 mm,宽 0.3～0.5 mm,雄虫比雌虫小,长 2～5 mm,宽 0.1～0.2 mm,乳白色。虫体角皮具横纹,前端角皮膨大形成头翼,口孔位于虫体顶端,其周围有三个唇瓣,咽管末端膨大呈球形,称为咽管球。雌虫虫体中部膨大,呈长纺锤形,尾端直而尖细,生殖系统为双管型,阴门位于虫体前 1/3 处腹侧正中线上,肛门位于虫体后 1/3 处腹侧正中线上。

雄虫尾端向腹面卷曲,有尾翼及数对乳突,生殖系统为单管型,泄殖腔开口于虫体末端,有1 根交合刺(图 13-10)。

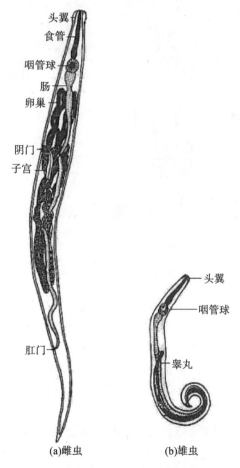

图 13-10　蛲虫成虫结构模式图

扫码看彩图

2. 虫卵　呈不对称椭圆形,一侧扁平,另一侧凸出,形似柿核。大小为(50～60) μm×(20～30) μm。无色透明,卵壳厚,卵壳分 3 层,从外向内为受精膜层、壳质层、脂层。虫卵自虫体产出时,卵内细胞已发育成蝌蚪期胚(图 13-11)。

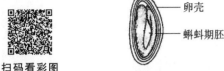

卵壳

蝌蚪期胚

图 13-11　蛲虫卵结构模式图

（二）生活史

蛲虫为土源性线虫，其生活史类型为直接发育型，生活史不需要中间宿主，包括虫卵在外界中发育和虫体在人体内发育两个阶段。

1. 在外界中发育　雌、雄虫交配后，雄虫很快死亡。成熟的雌虫子宫内充满虫卵，压迫咽管球，使虫体不能牢固附着肠壁，而从肠黏膜脱落，抵达直肠，当宿主睡眠时，肛门括约肌松弛，部分雌虫可自肛门爬出体外，受体外温度、湿度变化及氧气的刺激，在肛门周围大量产卵；黏附在肛门周围的虫卵，在适宜的环境作用下，卵内蝌蚪期胚约经 6 h 发育成幼虫，再经 1 次蜕皮，即发育为感染期卵。感染期卵是蛲虫的感染阶段。

2. 在人体内发育　感染期卵经口或随空气吸入等方式进入人体后，在胃和小肠消化液的作用下，虫卵在十二指肠中孵出幼虫。幼虫沿小肠下行，途中蜕皮 2 次，在结肠再蜕皮 1 次而发育为成虫。

蛲虫成虫主要寄生在人体的盲肠、结肠、直肠及回肠下段等处，虫体用其头翼、唇瓣吸附于肠黏膜上，以肠内容物、肠组织液或血液为食。自吞食感染期卵至虫体发育成熟产卵，需 2~6 周。雌虫的寿命为 2~4 周，一般不超过 2 个月（图 13-12）。

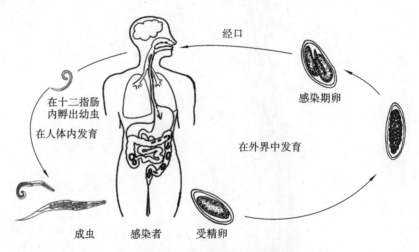

经口

在十二指肠内孵出幼虫

在人体内发育

感染期卵

在外界中发育

成虫　　感染者　　受精卵

图 13-12　蛲虫生活史模式图

（三）致病

蛲虫的成虫是主要的致病阶段。成虫寄生在人体肠道，依靠口腔和头翼附着于肠壁，对肠黏膜造成机械性损伤，可引起慢性炎症及消化功能紊乱。蛲虫雌虫在宿主肛周爬行、产卵时的蠕动及产生的分泌物可引起机械性损害和化学性刺激，造成肛周及会阴部瘙痒，使宿主抓破皮肤，常可导致继发感染。蛲虫病的临床表现根据机体的免疫状态和感染程度的不同而有所不同，常见的表现就是局部瘙痒和继发炎症，有些患者还有烦躁、易怒、失眠、夜惊、注意力不集中、食欲减退等症状。儿童反复感染者，其身心健康会受到影响。蛲虫还可以异位寄生，造成异位损害，如钻入阴道、尿道等部位，可引起阴道炎、子宫内膜炎、输卵管炎和尿道炎；钻入阑尾，可引起蛲虫性阑尾炎；钻入腹腔、腹膜、盆腔等部位，可引起肉芽肿病变。此外肝、肺、肾、脾、膀胱等处，也有异位感染的报道。

（四）诊断

确诊本病的主要依据是病原学检查，即检获虫卵和成虫。

1. 病原学检查

（1）查虫卵：常采用肛门拭子法检查虫卵，多用透明胶纸法和棉签拭子法，其中以透明胶纸法操作简便且检出效果最好。一般在清晨排便前检查虫卵，如为阴性，可连续检查2～3次，能提高检出率。

（2）查成虫：若在粪便中或夜间在患者肛门周围检获雌虫，即可确诊蛲虫病。

2. 免疫学检测 因检查虫卵方法简便易行，免疫学方法应用较少，IHA、ELISA等方法主要应用于流行病学调查。

3. 其他 B超检查、X线检查、CT检查、纤维内窥镜检查等也可用于蛲虫病的辅助诊断或鉴别诊断，有些异位感染还需要做组织活检。

（五）流行

蛲虫呈世界性分布，其感染率与国家或地区的社会经济发展无密切关系，即使在发达国家也较常见。我国流行也很广泛，城市高于农村，儿童高于成人，尤以过集体生活的儿童感染率为高，其中5～7岁幼童感染率最高。我国12岁以下儿童感染率约为10.28％。

蛲虫感染率高，分布广泛的原因主要如下：①生活史简单，发育过程不需要中间宿主，虫卵在外界直接发育至感染阶段。②感染方式多样。主要的感染方式有：a.肛门-手-口感染。雌蛲虫在肛周产卵，导致肛周皮肤奇痒，患儿用手搔抓，虫卵污染手指，未经洗手而取食或吸吮手指，虫卵经口食入。b.间接接触感染。蛲虫卵可污染玩具、衣服、被子等，经手接触后又经口感染。c.吸入感染。虫卵从床单或污染衣裤上脱落于地面，又随尘土飞扬于空中，被吸入而感染。d.逆行感染。虫卵在肛门外孵化出幼虫，幼虫经肛门返回肠腔发育为成虫。

（六）防治

蛲虫病的防治工作应当采取综合性措施，包括普查普治患者及带虫者、加强粪便管理及加强卫生宣传教育、预防感染等多方面。

1. 控制传染源 坚持有规划地对集体生活的儿童进行普查、普治。常用的驱虫药物有阿苯达唑、甲苯达唑和噻嘧啶。也可外用蛲虫膏，有止痒和杀虫作用。

2. 切断传播途径 注意公共卫生和家庭卫生，对桌椅、玩具、用具、衣服、被褥定期进行清洗和消毒。

3. 保护易感人群 加强卫生宣教工作，普及卫生知识，提高防病意识。饭前便后要洗手，勤剪指甲，患儿夜间不穿开裆裤，避免用手指直接搔抓肛周皮肤，以防自身反复感染。

第五节　十二指肠钩口线虫和美洲板口线虫

钩虫（hookworm）属于尾感器纲圆线目钩口科，其中属于人兽共患的钩虫有9种，寄生于人体的钩虫主要有十二指肠钩口线虫（简称十二指肠钩虫，*Ancylostoma duodenale* Dubini，1843）及美洲板口线虫（简称美洲钩虫，*Necator americanus* Stiles，1902）。钩虫成虫寄生在人体小肠，引起钩虫病（hookworm disease）及各种并发症。偶尔可寄生于人体的其他钩虫有锡兰钩口线虫（*A. ceylanicum* Loose，1911）和犬钩口线虫（*A. caninum* Ercolani，1859）等。巴西钩口线虫（*A. braziliense* Gomez de Faria，1910）的幼虫也可以感染人体，但一般不能发育为成虫，仅引起皮肤幼虫移行症（cutaneous larva migrans，CLM）。钩虫呈世界性分布，估计全球有9亿人感染，我国钩虫感染率约为6.12％，我国约有3000万人感染。钩虫病是危害我国人民健康的重要寄生虫病之一。

十二指肠钩口
线虫 H5 课件

（一）形态

1. 成虫　虫体细长略弯曲，前端微向背侧仰屈，形似钩状而得名。钩虫雌雄异体，长约 10 mm，雌虫比雄虫稍大。虫体半透明，活时呈肉红色，死后呈灰白色。十二指肠钩口线虫虫体前端与尾端均向背侧弯曲，呈"C"形；美洲板口线虫虫体前端向背侧弯曲，尾端向腹侧弯曲，呈"S"形。虫体前端顶部有一发达的口囊，由角质构成，口囊上缘为腹面，下缘为背面。十二指肠钩口线虫口囊呈扁卵圆形，腹侧前缘有钩齿 2 对；美洲板口线虫口囊呈椭圆形，腹侧前缘有板齿 1 对。钩虫咽管较长，后端膨大，管壁肌肉发达，肌细胞交替收缩与松弛，能将食物吸进并挤入肠道。虫体前端有 1 对头腺、3 个咽腺和 1 对排泄腺。雌虫尾端尖细，生殖系统为双管型，十二指肠钩口线虫有尾刺，阴门在体中部略后处；美洲板口线虫无尾刺，阴门在体中部略前处。雄虫尾部膨大成伞状，故称交合伞（图 13-13）。十二指肠钩口线虫交合伞略圆，背辐肋远离基部分支；美洲板口线虫交合伞略扁，背辐肋靠近基底部分支，钩虫背辐肋的分支特点是鉴定虫种的重要依据之一（表 13-2）。

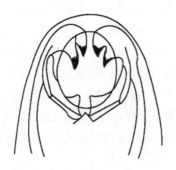
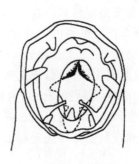

(a)十二指肠钩口线虫口囊　　　　　(b)美洲板口线虫口囊

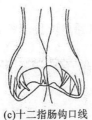
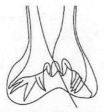
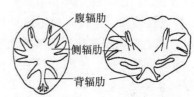

(c)十二指肠钩口线　　(d)美洲板口线虫　　(e)十二指肠钩口线　　(f)美洲板口线虫
虫交合伞（闭合）　　交合伞（闭合）　　虫交合伞（张开）　　交合伞（张开）

图 13-13　钩虫口囊、交合伞结构模式图

表 13-2　两种钩虫成虫形态鉴别一览表

项目	十二指肠钩口线虫	美洲板口线虫
大小	雌虫：(10～13) mm× 0.6 mm 雄虫：(8～11) mm×(0.4～0.5) mm	雌虫：(9～11) mm× 0.4 mm 雄虫：(7～9) mm×0.3 mm
体形	前端与尾端均向背侧弯曲，体呈"C"形	前端向背侧弯曲，尾端向腹侧弯曲，体呈"S"形
口囊	腹侧前缘有 2 对钩齿	腹侧前缘有 1 对板齿
交合伞	撑开时略呈圆形	撑开时略呈扁圆形
背辐肋	远端分 2 支，每支再分 3 小支	基部先分 2 支，每支远端再分 2 小支
交合刺	两刺呈长鬃状，末端分开	一刺末端呈钩状，被包裹于另一刺的凹槽内
阴门	在体中部略后处	在体中部略前处
尾刺	有	无

2. 幼虫 通常称为钩蚴，分为杆状蚴和丝状蚴。杆状蚴有两期，第一期杆状蚴是从卵内刚孵出的幼虫，大小为(0.23～0.4) mm×0.017 mm，虫体体壁透明，前端钝圆，后端尖细，口腔细长，有口孔，能进食；咽管前段较粗，中段细，后段膨大呈球状。第一期杆状蚴蜕皮后形成第二期杆状蚴，大小约为 0.4 mm× 0.029 mm；再蜕皮就形成了丝状蚴，大小为(0.5～0.7) mm×0.025 mm。丝状蚴体表覆盖鞘膜，口腔封闭，不能进食；咽管细长，其内有口矛(或称咽管矛)(图 13-14)，其形状可作为鉴别虫种的重要依据(表 13-3)。丝状蚴具有感染能力，故又称感染期蚴。

表 13-3 两种钩虫丝状蚴主要形态鉴别一览表

项目	十二指肠钩口线虫丝状蚴	美洲板口线虫丝状蚴
外形	圆柱状，虫体细长，头端略扁平，尾端较钝	长纺锤形，虫体较粗短，头端略圆，尾端较尖
鞘横纹	不显著	显著
口矛	透明丝状，背矛较粗，两矛间距宽	黑色杆状，前端分叉，两矛粗细相等，间距窄
肠管	管腔较窄，为体宽的 1/2，肠细胞颗粒丰富	管腔较宽，为体宽的 3/5，肠细胞颗粒较少

3. 虫卵 两种钩虫卵的形态相似，不易区别，均为椭圆形，大小为(56～76) μm×(36～40) μm。卵壳薄，无色透明。新鲜粪便中的虫卵，卵内含 2～4 个细胞，卵壳与细胞之间有明显的间隙。若粪便放置过久或患者便秘，卵内细胞可发育、分裂成为桑葚期卵或幼虫(图 13-15)。

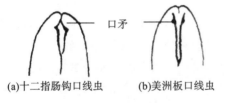

(a)十二指肠钩口线虫　　(b)美洲板口线虫

图 13-14 钩虫幼虫结构模式图

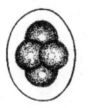

图 13-15 钩虫卵形态模式图

扫码看彩图

(二) 生活史

两种钩虫均为土源性线虫，其生活史类型基本相似，为直接发育型，生活史不需要中间宿主，包括虫卵在土壤中发育和虫体在人体内发育两个阶段(图 13-16)。

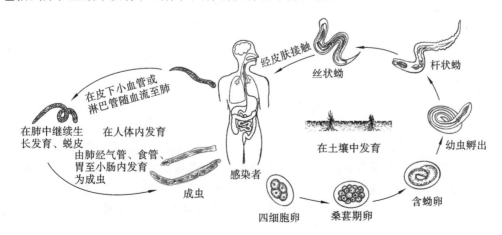

图 13-16 钩虫生活史示意图

1. 在土壤中发育 虫卵随粪便排出体外，在菜地、农田、桑园等温暖(25～30 ℃)、潮湿(相对湿度 60%～70%)、肥沃、荫蔽及含氧充分的疏松土壤中，卵内细胞不断分裂，约经 1 天，

NOTE

卵内的幼虫孵出,刚孵出的幼虫呈杆状,为第一期杆状蚴,此期杆状蚴以土壤中的细菌和其他有机物为食,约经 2 天,进行第一次蜕皮,发育成第二期杆状蚴。再经 5～6 天,虫体口孔封闭,停止摄食,咽管变长,进行第二次蜕皮,变成丝状蚴,丝状蚴是钩虫的感染阶段。丝状蚴主要生存于 1～2 cm 深的表层土壤内,常呈聚集性活动,在污染严重的土壤内,有时可检获几千条幼虫,使宿主与其接触并受感染的机会大大增加,并且此期幼虫还可借助覆盖体表水膜的表面张力,沿植物茎或草枝向上爬行,最高可达 22 cm。丝状蚴对外界环境的抵抗力比较强,在温度、湿度适宜的条件下,可存活 15 周左右,但冬季大多自然死亡。

2. 在人体内发育 丝状蚴有明显的向温性和向湿性,当其与人体的皮肤接触时,受到皮肤温度的刺激,表现出活跃的钻刺活动。丝状蚴主要靠机械性穿刺活动钻入毛囊、汗腺口、皮肤破损处及较薄的指、趾间皮肤,也可通过口腔或食管黏膜侵入人体。丝状蚴侵入人体皮肤、黏膜后,经 24 h,进入小血管或淋巴管,随血流经右心、肺,穿过肺毛细血管进入肺泡,再经支气管、气管上行至咽,然后随人体的吞咽活动,经食管、胃到达小肠。小肠内的幼虫经第三次蜕皮,形成口囊,吸附肠壁,再经 3～4 周,进行第四次蜕皮发育为成虫。

钩虫成虫寄生在人体的小肠上段,借口囊内的钩齿或板齿咬附在肠黏膜上,以人体血液、组织液、肠黏膜及脱落的上皮细胞等作为食物来源。自丝状蚴钻入皮肤或黏膜到成虫交配产卵,一般需 5～7 周。十二指肠钩口线虫每天平均产卵 10000～30000 个,美洲板口线虫每天平均产卵 5000～10000 个,有时冬季出现短期停止产卵现象。钩虫成虫寿命一般为 3 年左右,但有个别报道十二指肠钩虫的寿命长达 7 年,美洲钩虫的寿命长达 15 年。

（三）致病

钩虫的幼虫和成虫均可对人体造成损害,成虫是主要的致病阶段。两种钩虫的致病机制相似,幼虫的入侵、移行及成虫在小肠寄居均可对人体造成损害。十二指肠钩口线虫相比美洲板口线虫,引起皮炎者居多,成虫导致贫血也更严重,而且还是引起婴儿钩虫病的主要虫种,所以十二指肠钩口线虫比美洲板口线虫对人体的危害更大。人体感染钩虫后是否出现临床症状,与感染虫种、感染数量、宿主的健康状况、营养条件和免疫力等有密切关系。

病例分析 13-2

1. 幼虫致病

（1）钩蚴性皮炎:丝状蚴侵入皮肤后,由于机械性穿刺及分泌物的化学性刺激,引起 I 型超敏反应,在数分钟至 1 h,患者可出现皮肤奇痒、灼痛等症状,局部形成丘疹、水疱,若并发细菌感染则形成脓疱,最后结痂、脱皮自愈,称为钩蚴性皮炎,俗称"粪毒""着土痒"或"地痒疹"。多见于接触土壤的部位,如足趾或手指间皮肤薄嫩处,也可见于足背、手背、踝部、手腕等部位。

（2）呼吸系统病变:幼虫移行至肺部,可损伤肺泡和肺毛细血管,引起局部出血、超敏反应和炎症病变,患者可出现咳嗽、咳痰,痰中带血,常伴畏寒、发热等症状,严重者还可引起持续性干咳、哮喘及一过性肺炎,外周血中嗜酸性粒细胞也明显增多。

2. 成虫致病

（1）消化道症状:钩虫成虫以口囊内的钩齿或板齿咬附在人体小肠黏膜,造成肠壁散在性出血点及小溃疡,严重时形成大块出血性淤斑,病变可累及黏膜下层,甚至肌层。患者早期有上腹不适及隐痛,继而出现恶心、呕吐、腹泻等症状,且食欲增加但体重减轻。严重感染者可出现消化道出血,可见黑便、柏油便、血便或血水便,若出血迁延不断可导致严重贫血。钩虫所引起的消化道出血易与消化道溃疡、痢疾、食管-胃底静脉曲张破裂、胃癌等疾病相混淆,应注意区别并引起重视。

（2）贫血:钩虫成虫咬附在人体小肠黏膜,以血液和肠黏膜为食,使患者处于慢性失血状态,且铁和蛋白质不断消耗,致使血红蛋白合成速度较红细胞生成速度慢,因此红细胞体积变小,颜色变浅,患者呈缺铁性小细胞低色素性贫血。

钩虫引起贫血的原因如下:①钩虫吸血时分泌抗凝素,使血液不凝固,导致伤口不断渗血;②钩虫有不断更换吸血部位的习性,以致肠黏膜多处伤口出血;③钩虫自身吸血及吸入的血液会迅速从其消化道排出;④虫体活动造成的组织损伤也可引起血液的流失。已测知,每条美洲板口线虫每日导致的失血量为 0.02～0.10 mL,十二指肠钩口线虫导致的失血量远大于美洲板口线虫,为其 6～7 倍。钩虫引起的贫血一般为慢性过程,患者主要表现为头晕、乏力、心悸、气促、皮肤和黏膜苍白、耳鸣、眼花等症状,重者还可以出现贫血性心脏病,导致劳动力丧失等。妇女感染严重者可引起流产、早产、闭经等。

(3)婴儿钩虫病:病死率高,多由十二指肠钩口线虫引起。可能是母体孕期感染钩虫后,幼虫经胎盘或乳汁感染婴儿。患儿表现为急性血性腹泻,大便呈柏油样,食欲减退,儿童重度感染者,还可出现严重贫血及发育障碍。

(4)异嗜症:一些钩虫病患者喜食生米、生豆、茶叶、泥土、石块等,称为异嗜症。引起异嗜症的原因不明,似与铁质的损耗有关,给患者服铁剂后,症状会自行消失。

(四)诊断

确诊本病的主要依据是病原学检查,即粪便中检获虫卵或培养出钩虫幼虫。

1. 病原学检查

(1)粪便直接涂片法:简便易行,但由于钩虫产卵量少,故检出率低,对于轻度感染者容易漏检。

(2)饱和盐水浮聚法:操作简便,其检出率是粪便直接涂片法的 5～6 倍,是检测钩虫卵最常用的方法。因钩虫卵比重比饱和盐水轻,虫卵容易漂浮于饱和盐水表面而容易检出。

(3)改良加藤厚涂片法:该方法既可定性又可定量,简便易行,检出率高,常用于流行病学调查或疗效考核。

(4)钩蚴培养法:检出率高,其检出率接近饱和盐水浮聚法,可用于鉴定虫种,但操作较烦琐且需时较长,培养 5～6 天后才能出结果,主要用于钩虫感染的流行病学调查。

(5)成虫鉴定:常采用淘虫法或冲洗过筛法收集成虫,根据其形态特征进行鉴定,主要用于钩虫感染的流行病学调查及疗效判断。

2. 免疫学检测 免疫学检测方法有皮内试验、间接免疫荧光抗体试验、酶联免疫吸附试验(ELISA)等,但这些方法特异性比较低且有假阳性存在的可能,所以临床上一般较少使用。

3. 其他 血常规检查、B 超检查、胃镜检查、肠镜检查等也可用于钩虫病的辅助诊断或鉴别诊断。

(五)流行

钩虫呈世界性分布,主要流行于温暖、潮湿和卫生条件较差的热带和亚热带地区,全球约有 9 亿人感染钩虫病。在我国,钩虫病的分布也较广泛,除西藏等干寒地区外,其他各地均有分布,尤其以淮河及黄河以南的广大农村地区为主要流行区。根据 2017 年肠道线虫监测结果,24 个省(市、区)监测点钩虫的感染率为 1.00%(2974/297078),土壤钩蚴检出率为 3.14%(64/2040)。南方高于北方、农村高于城市,其中北方感染以十二指肠钩口线虫为主,南方感染以美洲板口线虫为主,但多数地区为两种钩虫混合感染。钩虫病的流行与自然环境、种植作物类型、生产方式及生活条件等因素密切相关。若当地的气候条件适宜于钩蚴发育,如广东省气候温暖、雨量充沛、氧气充足,则全年均有感染机会;在流行区,使用未经无害化处理的人粪施肥和随地大便,种植作物时又有较多机会与土壤中的钩蚴直接接触,故易造成钩虫感染;在矿井中,温度高、湿度大、卫生条件差、空气流通不畅,有利于钩虫的传播及流行;婴儿除了经胎盘及母乳感染外,母亲在田间劳作时,将婴儿放在有钩蚴的土壤上玩耍,或尿布晾在有钩蚴的地面上且未晾干就直接使用,可使婴儿感染。由此可见钩虫病是危害我国人民健康的重要寄生虫病之一。

（六）防治

钩虫病的防治工作应当采取综合性措施，包括普查普治患者及带虫者、加强粪便管理及加强卫生宣传教育、预防感染等。

1. 控制传染源　坚持进行有规划的调查和监控，及时发现患者和带虫者，并对其进行驱虫治疗，是控制传染源的重要措施。常用的驱虫药物有阿苯达唑、甲苯达唑，此外三苯双脒、噻嘧啶及伊维菌素也具有较好的治疗效果。严重贫血患者可服用铁剂以纠正贫血，并补充蛋白质和维生素 C。

2. 切断传播途径　加强粪便管理，建立无害化粪池，防止粪便污染外环境是切断钩虫传播途径的重要措施。可采用五格三池储粪法或沼气池发酵法以杀灭虫卵。

3. 保护易感人群　加强卫生宣教工作，普及卫生知识，提高防病意识。注意饮食卫生和个人防护，不赤脚下地劳作，提倡穿鞋耕作，减少与土壤接触的机会，必要时可在手、足等皮肤暴露处涂抹 1.5％左旋咪唑硼酸酒精、15％噻苯达唑软膏等预防感染。

第六节　粪类圆线虫

粪类圆线虫〔*Strongyloides stercoralis*（Bavay，1876）Stiles and Hassall，1902〕属尾感器纲小杆目类圆科类圆线虫属。这是一种既可以营自生生活（自生世代）又可营寄生生活（寄生世代）的兼性寄生虫，在寄生世代，成虫主要在宿主（如人、狗、猫等）小肠内寄生，幼虫可侵入肺、脑、肝、肾等组织器官，引起粪类圆线虫病（strongyloidiasis）。粪类圆线虫也是一种机会性致病寄生虫，易感染免疫力低下的患者，导致其严重感染，乃至病情加重，甚至死亡。粪类圆线虫主要分布于热带和亚热带地区，估计全球有 1 亿～2 亿人感染，有些国家人群感染率约为30％。我国主要流行于南部地区，其中海南省感染率最高。

（一）形态

粪类圆线虫在宿主体内可见成虫、虫卵、杆状蚴和丝状蚴 4 个不同的发育阶段。

1. 成虫　呈线状，半透明，体壁薄，体表具细横纹。在自生世代，雌虫长约 1.0 mm，宽0.05～0.075 mm，尾端尖细，生殖系统为双管型，子宫前后排列，各含虫卵 8～12 个，单行排列，阴门位于虫体腹面中部略后；雄虫长约 0.7 mm，宽 0.04～0.05 mm，尾端向腹面弯曲，有 2根交合刺。在寄生世代，雌虫长约 2.2 mm，宽 0.03～0.075 mm，尾端略呈锥形，咽管为体长的 1/3～2/5，生殖系统也为双管型，阴门位于体后 1/3 处。在人体内是否有雄虫寄生，目前尚无定论（图 13-17）。

2. 幼虫　分杆状蚴和丝状蚴两个发育阶段。杆状蚴头端钝圆，尾部尖细，长 0.2～0.45mm，具双球型咽管。丝状蚴即感染期幼虫，虫体细长，长度为 0.6～0.7 mm，咽管呈柱状，约为体长的 1/2，尾端尖而分叉。粪类圆线虫的丝状蚴与钩虫、东方毛圆线虫的幼虫极为相似，应注意鉴定（图 13-17）。

3. 虫卵　呈椭圆形，与钩虫卵相似，大小为（50～58）μm×（30～34）μm。无色透明，卵壳薄，部分虫卵内含有 1 条胚蚴。

（二）生活史

粪类圆线虫的生活史复杂，包括两个阶段，即在土壤中的自生世代和在宿主体内的寄生世代。

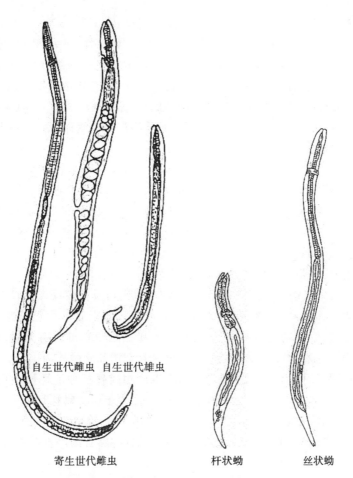

自生世代雌虫　自生世代雄虫

寄生世代雌虫　　　　　杆状蚴　　　　　丝状蚴

图 13-17　粪类圆线虫成虫、幼虫形态模式图

扫码看彩图

1. 自生世代　外界生活的成虫在温暖、潮湿的土壤中产卵,虫卵在数小时内即发育并孵化出杆状蚴,杆状蚴在 1～2 天内经 4 次蜕皮后发育为自生世代的成虫。当外界环境条件适宜时,自生世代可持续多次,此过程称为间接发育。当外界环境不利于虫体发育时,杆状蚴蜕皮 2 次发育为丝状蚴。丝状蚴对宿主具有感染性,可经皮肤或黏膜侵入人体,开始寄生世代,此过程称为直接发育。

2. 寄生世代　丝状蚴侵入人体皮肤后,约经 24 h,随血液循环经右心至肺,穿过毛细血管进入肺泡后,大部分幼虫沿支气管、气管逆行至咽部,随吞咽进入消化道,到达小肠,在小肠黏膜中蜕皮 2 次,发育为成虫。少数幼虫在肺部和支气管也可直接发育成熟。此阶段在人体内有无雄虫寄生,目前尚无定论。雌虫多寄生在小肠黏膜内并产卵。虫卵发育较快,经数小时后即可孵出杆状蚴,并自黏膜内逸出,进入肠腔,随粪便排出体外。严重腹泻的患者,也可有虫卵随粪便排出。自丝状蚴感染人体至杆状蚴排出,至少需要 17 天。被排出的杆状蚴的发育有两条途径,既可经 2 次蜕皮直接发育为丝状蚴,再感染人体,也可在外界进行间接发育为自生世代的成虫。

当宿主机体免疫力低下或发生便秘时,寄生于肠道中的杆状蚴可迅速发育为具感染性的丝状蚴,这些丝状蚴可在小肠下段或结肠经黏膜侵入血液循环,移行至小肠发育为成虫,引起体内自身感染。若排出的丝状蚴附着在肛周,则可钻入肛周皮肤,导致体外自身感染。除肠道外,粪类圆线虫还可寄生在肺或泌尿生殖系统,随痰液排出的多为丝状蚴,随尿液排出的多为杆状蚴。

（三）致病

粪类圆线虫的幼虫和成虫均可对人体造成损害，其致病性与感染程度、侵袭部位及人体的免疫功能密切相关。当机体免疫功能正常时，由于有效的免疫应答，轻度感染可被清除，患者无临床症状；也有一些患者出现慢性自身感染持续存在，甚至长达数年，间歇出现胃肠症状；当免疫功能低下或缺失时，幼虫可进入脑、肝、肺、肾及泌尿系统等器官，导致弥漫性组织损伤，患者可出现腹泻、肺炎、出血、脑膜炎及败血症等，甚至因严重衰竭而死亡。由此可见粪类圆线虫是一种机会性致病寄生虫。

1. 幼虫致病

（1）皮肤损伤：丝状蚴侵入皮肤后，可引起人体皮肤出现小出血点、丘疹，并伴有刺痛和痒感，甚至可出现移行性线状荨麻疹，若皮肤瘙痒挠破后还可伴有继发性细菌感染。病变常反复出现在肛周、腹股沟、臀部等处皮肤。由于粪类圆线虫的幼虫在皮肤内移行较快，因此引起的荨麻疹蔓延速度也较快，每小时可达 10～20 cm。此荨麻疹出现的部位及快速蔓延的特点，是粪类圆线虫的幼虫在皮肤移行的重要诊断依据。

（2）肺部症状：丝状蚴在肺部移行时，可引起点状出血及炎症反应。轻者可表现出过敏性肺炎或哮喘，重者可出现咳嗽、多痰、持续性哮喘、呼吸困难及嗜酸性粒细胞增多等；肺部弥漫性感染者，可出现高热、肺功能衰竭，尸检可见肺泡破裂、出血，肺内有大量幼虫寄生。胸部 X线片示肺部有粟粒状或网状结节样阴影，有时可见肺空洞和胸膜液渗出。

（3）其他：长期使用激素、免疫抑制剂、细胞毒药物或患各种消耗性疾病（如恶性肿瘤、白血病、结核病、糖尿病等）以及原发性免疫缺陷病患者，由于丝状蚴移行扩散到心、脑、肝、肺、胰腺等器官，造成广泛性损伤，形成肉芽肿病变而导致弥漫性粪类圆线虫病，大量幼虫在体内移行时，可将肠道细菌带入血流，引起败血症，还可造成各种器官的严重损害，使患者出现强烈的超敏反应。

2. 成虫致病　成虫寄生在小肠黏膜内主要产生机械性刺激和毒性作用，轻者主要表现为卡他性肠炎，出现肠黏膜充血、小出血点及小溃疡；中度者主要表现为水肿性肠炎，出现肠壁增厚、黏膜萎缩及黏膜下水肿；重者主要表现为溃疡性肠炎，出现肠壁大面积糜烂、溃疡，甚至出现肠穿孔，也可累及胃和结肠。患者可出现长期腹泻、黏液性血便，严重者还伴有恶心、呕吐、腹痛、腹泻、发热、贫血和全身不适等症状，甚至出现全身衰竭而死亡。

（四）诊断

粪类圆线虫病由于缺乏特有的临床表现，故常易误诊。一般若同时出现消化道和呼吸道症状，则应考虑本病的可能，并进一步做有关检查，以明确诊断。确诊本病的主要依据是病原学检查，即检获幼虫、虫卵及成虫。

1. 病原学检查　确诊主要依靠从粪便、痰液、尿液、胃肠液或脑积液中检获幼虫或培养出丝状蚴，或在急性腹泻患者的粪便中检出虫卵，或从胃肠黏膜组织病理切片中查出虫体。由于患者有间歇性排虫现象，故应多次反复进行检查。

（1）粪便直接涂片法：操作简便，但检出率比较低，对于轻度感染的患者不适合。

（2）离心沉淀法：离心沉淀法比粪便直接涂片法检出率高，可达 75%。

（3）贝氏分离法：当常规粪检呈阴性时，可用贝氏分离法直接从粪便中分离幼虫，检出率可达 98%。

（4）培养法：检出率高于贝氏分离法。

（5）虫体鉴定：对于虫体，可根据其形态特征进行鉴定。观察虫体时，滴加碘溶液，可使幼虫显现棕黄色，且虫体的结构特征清晰，便于鉴别。由于该虫体的丝状蚴与钩虫及东方毛圆线虫的丝状蚴非常相似，容易混淆，应注意与之鉴别。

2. 免疫学检测 用粪类圆线虫抗原做酶联免疫吸附试验检测患者血清中特异性抗体,阳性率可达94%以上,对轻、中度感染者,具有较好的辅助诊断价值。用粪类圆线虫抗原做间接免疫荧光抗体试验,其敏感性及特异性高,也具有一定的辅助诊断价值。

3. 其他 血常规检查对于早期轻、中度感染者具有一定的辅助诊断意义。做胃和十二指肠液引流查病原体,对胃肠粪类圆线虫病诊断的价值大于粪检。

（五）流行

粪类圆线虫主要分布于热带和亚热带地区,温带和寒带地区呈散发感染。全球有1亿～2亿人感染,有些国家人群感染率约为30%。我国主要流行于南部地区,根据第二次全国人体寄生虫分布调查报告显示,我国26个省（区、市）有感染者,平均感染率约为0.122%,其中海南省感染率最高,约为1.709%。人体感染主要由土壤中的丝状蚴与皮肤接触所引起,也可能因饮用了丝状蚴污染的水而引起。但因为粪类圆线虫的幼虫对外界抵抗力较弱,所以流行不严重,流行因素与钩虫相似,但感染率比钩虫低。由于猫和犬可作为保虫宿主,因此本病被认为是人兽共患寄生虫病。近年来,随着人民生活水平的提高,饲养家畜的增多,本虫感染的机会也增多。再加上激素、免疫抑制剂、细胞毒药物的使用增多,以及免疫缺陷病患者增多,所以本病有增长的趋势。

（六）防治

粪类圆线虫防治跟钩虫相似,应当采取综合性措施,包括普查普治患者及带虫者、加强粪便管理及加强卫生宣传教育、预防感染等。

1. 控制传染源 坚持进行有规划的调查和监控,及时发现患者和带虫者,对其进行驱虫治疗;保持大便通畅,注意肛门周围皮肤清洁,以防自身感染。常用的驱虫药物有噻苯达唑、阿苯达唑、甲苯达唑、左旋咪唑及伊维菌素等。临床上使用激素类药物、免疫抑制剂或细胞毒药物之前,应做粪类圆线虫常规检查,发现感染者,应给予彻底治疗,以免发生重度自身感染,在驱虫治疗的同时需停用上述药物。还应注意对猫、狗等保虫宿主进行检查和治疗,以防成为人体感染的来源。

2. 切断传播途径 加强粪便和水源的管理,建立无害化粪池,防止粪便污染环境。

3. 保护易感人群 加强卫生宣教工作,普及卫生知识,提高防病意识。注意个人防护及避免发生自身感染。

（谭 潇）

第七节 旋毛形线虫

旋毛形线虫（*Trichinella spiralis* Railliet,1895）,属无尾感器纲鞭尾目毛形虫科旋毛形线虫属,简称旋毛虫。人及多种家养动物或野生动物均可作为该虫的宿主。该虫成虫主要寄生于小肠黏膜,幼虫寄生在同一宿主的横纹肌细胞内,人体因生食或半生食含有旋毛虫活幼虫囊包的肉类及肉制品而感染,引起旋毛虫病（trichinelliasis）,是重要的食源性人兽共患寄生虫病。

我国于1881年首次在厦门猪肉中发现此虫,1964年在西藏林芝首次发现第1例人体旋毛虫病。

（一）形态

1. 成虫 虫体微小,呈细线状,头端较尾端稍细,雌虫大小为(3.0～4.0)mm×0.06 mm,

旋毛形线虫
H5 课件

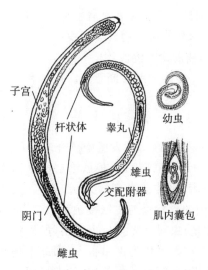

图 13-18　旋毛虫成虫及幼虫结构模式图

雄虫大小为(1.4～1.8) mm×(0.04～0.05) mm,虫体呈乳白色,表皮光滑。咽管结构特殊,占体长的1/3～1/2,其后段的背侧为杆状体,由数十个排列成串的圆盘状杆细胞组成,杆细胞分泌物可经小管排入咽管腔,具有抗原性和消化功能。雌、雄生殖系统均为单管型。雌虫子宫较长,中段含虫卵,后段和近阴道处则充满幼虫,自阴门产出,阴门位于虫体前1/5处。雄虫末端有2片叶状交配附器(图 13-18)。

2. 幼虫　旋毛虫生殖方式为卵胎生(ovoviviparity)。刚产出的幼虫称为新生幼虫,大小约为 124 μm×6 μm。在宿主横纹肌细胞内发育成熟后,卷曲于囊包中,囊包呈梭形,幼虫长度约为 1.0 mm,囊包大小为(0.25～0.5) mm×(0.21～0.42) mm,囊包长轴与肌纤维平行,囊包壁由内、外两层构成,内层厚而外层较薄,由成肌细胞退变及结缔组织增生形成,一个囊包内通常含有 1～2 条幼虫(图13-18)。幼虫的咽管结构与成虫的相似。

(二) 生活史

旋毛虫为生物源性线虫,其生活史类型为间接发育型。该虫成虫寄生于十二指肠和空肠上段,幼虫则寄生于同一宿主的横纹肌细胞内,但其生活史亦需要中间宿主,因其在完成生活史的整个过程中,虽不需要外界发育阶段,但必须转换宿主才能延续下一代,因此,被旋毛虫寄生的宿主既是中间宿主,同时也是终宿主(图13-19)。

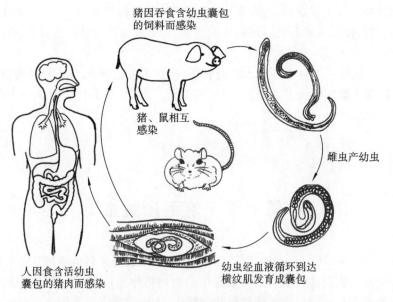

图 13-19　旋毛虫生活史示意图

人因生食或半生食含有活幼虫囊包的肉类而感染。囊包经胃液的消化后,囊包内幼虫逸出,并钻入十二指肠及空肠上段的肠黏膜中发育,一段时间后返回肠腔;在感染后 48 h 内,幼虫蜕皮 4 次,发育为成虫。少数虫体可侵入腹腔或肠系膜淋巴结处寄生。于感染后 4 天左右,雌、雄开始交配,交配完成后,大部分雄虫会死亡,雌虫于感染后 5 天开始以卵胎生的方式产出幼虫,产幼期可持续 4～16 周或更长,在此期间,每条雌虫可产出 1500～2000 条幼虫。雌虫寿命一般为 1～2 个月,个别可长达 3～4 个月。

新生幼虫可通过肠淋巴系统或肠系膜上静脉到达全身各个组织,但只有侵入横纹肌内的虫体才能进一步发育和长大。因幼虫的机械性及化学性刺激,被侵犯的横纹肌细胞出现炎症细胞浸润及纤维组织增生,从而形成幼虫囊包。囊包一般约在感染后 26 天形成。被侵犯的肌肉以膈肌、咀嚼肌、咽喉肌、舌肌、肋肌、肱二头肌及腓肠肌等为多见。成熟囊包对新宿主具有感染性,被吞食后,即可延续其生活史。囊包若无机会进入新宿主,多在感染后半年由两端开始钙化,最后整个囊包钙化,但囊包内幼虫可存活多年,在一些哺乳动物体内甚至可生存到动物死亡,在人体内幼虫最长可存活近 40 年。

（三）致病

旋毛虫的幼虫和成虫均可对人体造成损害,幼虫是主要的致病阶段,致病作用与食入囊包的数量、幼虫的活力及侵犯宿主部位密切相关,人体的其他因素诸如健康情况和年龄等也决定了病程发展。轻度感染者可无任何临床症状,重度旋毛虫病患者的临床表现复杂多样,如未及时诊治,发病后数周内即死亡。旋毛虫致病过程可分为连续的 3 个阶段。

1. 侵入期 或称肠道期,此期病程约 1 周,即幼虫从囊包内逸出至发育为成虫的时间。由于脱囊幼虫和成虫均需侵入肠黏膜组织发育,尤其是成虫以肠绒毛为食,加之虫体不断产出新生幼虫,持续侵入十二指肠和空肠等部位,引起广泛的肠道炎症,并导致局部水肿、充血、出血,甚至出现浅表溃疡等。患者可出现恶心、呕吐、腹痛、腹泻或便秘等症状,同时伴有厌食、乏力、低热等全身反应,此期患者极易被误诊为其他消化道疾病。

2. 幼虫移行期 也称为肠外期或肌肉期,此期病程 2～3 周,即新生幼虫随血液循环、淋巴循环到达各组织器官并侵入横纹肌内发育的过程。新生幼虫在移行过程中可穿破各组织脏器的血管,其代谢产物可引起全身中毒症状及过敏反应,导致全身性血管炎和肌炎。患者的典型临床表现为持续性高热、眼睑和面部水肿、肌肉疼痛、过敏性皮疹及外周血中嗜酸性粒细胞增多等。一般在发病后第 2 周出现持续性发热,体温常在 38～40 ℃之间。水肿以眼睑、眼眶周围及面部较为常见,常在感染后第 7 天内出现并可持续 1 周,重度感染者可伴有下肢甚至全身水肿、肺水肿、胸腔和心包积液等。幼虫侵入横纹肌后,引起肌纤维变性、肿胀、排列紊乱、横纹消失、肌细胞坏死和崩解、肌间质水肿并伴有炎症细胞浸润,因而,患者最突出的症状是全身性肌痛,常有肌肉肿胀,压痛与触痛明显,尤以腓肠肌、肱二头肌及肱三头肌显著;部分患者可伴有吞咽、说话、咀嚼和动眼障碍,甚至呼吸时亦感疼痛,患者还可出现过敏性皮疹,常伴有外周血嗜酸性粒细胞显著增多。

幼虫移行至其他脏器时亦可引起急性炎症与间质水肿,如心肌炎、肺炎、脑炎等。心肌可有不同程度的损害,主要是心肌、心内膜的充血、水肿,间质性炎症甚至心肌坏死,并可伴有肉芽肿形成。重症患者多因心力衰竭而死亡;幼虫移行至肺组织毛细血管时,可致肺水肿、支气管肺炎等;幼虫若侵入中枢神经系统,则可引起非化脓性脑膜脑炎及颅内压增高,并可伴有大脑皮层下肉芽肿样结节。部分患者可出现皮下肿块、皮肌炎、肝和肾功能损害、眼球结膜水肿、视力模糊等。

3. 囊包形成期 亦称为恢复期,为宿主肌细胞修复损伤过程,此期病程为 4～16 周。随着虫龄的增长,其寄生的肌细胞逐渐膨大呈纺锤状,形成囊腔包围虫体。幼虫囊包形成后,肌肉组织随之由损害到修复,急性炎症反应消退,全身症状逐渐减轻或消失,但肌痛可持续数月之久。重症患者可因并发心肌炎、肺炎或脑炎等而死亡。

（四）诊断

患者肌肉活检中查获幼虫囊包即可确诊,但因该病临床症状和体征复杂多样,临床诊断较困难,且因肌肉活检的范围及数量均受限,阴性结果亦不能排除该病,故需非常重视流行病学资料的问诊。该病患者常生食或半生食肉类,在暴发时则常能追溯到同批患者聚餐史,当其有2个以上成员出现发热、眼睑或面部水肿和肌痛时,应结合流行病学史,考虑该病的可能。

1. 病原学检查 采用肌肉活检法,在患者发病10天后,自其疼痛肌肉摘取绿豆大小的肌肉组织压片镜检,但病程早期及轻度感染者均难以检获虫体,即便在晚期患者,因取样范围及数量受限,活检的阳性率仅为50%左右。对肌肉活检标本进行病理学检查时,即使未发现幼虫,发现炎症细胞的浸润及肌细胞的嗜碱性转变也是诊断旋毛虫感染的重要标准之一。需注意的是,并非所有的旋毛虫虫株都会形成囊包。为提高检出率,可采用人工消化的技术检测可疑的肉类。

2. 免疫学检测 目前免疫学方法是诊断该病的主要辅助手段。诊断方法包括环蚴沉淀试验(CLPT)、间接免疫荧光抗体试验(IFAT)、乳胶凝集试验(LAT)及酶联免疫吸附试验(ELISA)等,其中以IFAT和ELISA法较常用,其敏感性及特异性较好,检出阳性率均高于90%。在国内,ELISA法已被用于调查检测旋毛虫病患者的血清,在国外,该法亦被列为商品猪宰杀前的常规检测方法。

3. 其他辅助检查 外周血中嗜酸性粒细胞增多是辅助诊断旋毛虫病的重要线索,患者血中嗜酸性粒细胞在感染后第2周开始增多,3~4周时到达顶峰,其可占白细胞总数的10%~30%,甚至接近90%。除此以外,患者血清中肌组织特异的酶活性如肌酸磷酸激酶、乳酸脱氢酶等明显增高,亦可作为辅助诊断的线索。

（五）流行

旋毛虫病呈世界性分布,流行特点为地方性、群体性及食源性。全世界近70个国家(或地区)有该病分布,如东欧的俄罗斯等国家、南美的智利和墨西哥,东南亚的柬埔寨和老挝等国流行严重。

我国旋毛虫病的流行亦较为严重,除海南及台湾以外,各省(区、市)均有动物间旋毛虫感染的相关报道。在广西、西藏及黑龙江等地区均有本病暴发或散发的病例报道。在2004—2009年之间,我国报道的15次人体旋毛虫病暴发,均发生在西南地区,其中云南9次、四川2次、西藏4次,其中1387例发病,4例患者死亡,而云南发病例数最高,仅普洱市在2005—2014年就发生4次人体旋毛虫病暴发,均与当地少数民族吃生肉的习惯相关。

旋毛虫病是一种危害严重的食源性人兽共患寄生虫病。据调查已有150多种动物如猪、鼠和犬类均可以自然感染旋毛虫,这些动物因吞食腐肉来维持其生活史,并促使该病在野生动物及家养动物生物链中循环及传播,人类的旋毛虫病主要是由生食或半生食含有感染性旋毛虫囊包的肉类及其制品所致。

（六）防治

旋毛虫病的防治工作应当采取综合性措施,包括加强食品及卫生健康宣传教育、改变不良的饮食习惯、严格执行肉类检疫制度等。

1. 控制传染源 通过改善猪的饲养条件,包括保持猪舍清洁卫生,尽量使用熟饲料并防止污染,实施圈养等,从而防止猪感染旋毛虫。灭鼠、野犬等保虫宿主以减少传染源。

2. 切断传播途径 肉类检疫要加强,严禁销售未经检疫的肉类,感染旋毛虫的肉类要坚决销毁。改变错误的饮食习惯和烹饪方法,严禁食入生的或半生的各种肉类及相关肉制品,防止生肉屑污染餐具,涮食肉类要延长时间,以减少感染机会。

3. 保护易感人群 国内目前治疗该病的首选药物为阿苯达唑,也可用甲苯达唑等,其可驱除肠内早期脱囊幼虫和成虫,杀死移行期幼虫和肌肉中幼虫,还可抑制成虫产出幼虫。多数患者服药后3~5天内相关临床症状如水肿、肌痛等即可逐渐消失。对于幼虫成囊后才就诊的患者,治疗则应给予2个以上的疗程。

第八节 广州管圆线虫

广州管圆线虫(*Angiostrongylus cantonensis* Dougherty,1946)属于尾感器纲圆线目管圆科管圆线虫属,是常见的家鼠或大鼠类肺部血管寄生线虫。该虫成虫寄生于鼠类肺动脉内,幼虫偶可侵入人体中枢神经系统,引起嗜酸性粒细胞增多性脑膜脑炎或脑膜炎等。我国首例确诊的广州管圆线虫病(angiostrongyliasis)于 1944 年在台湾报道,原卫生部在 2004 年将该病列为我国新发传染病。

广州管圆线虫
H5 课件

（一）形态

1. 成虫 呈细长的线状,雌虫长 17～45 mm,宽为 0.3～0.66 mm,雄虫长 11～26 mm,宽 0.21～0.53 mm。体表可见微细环状横纹。头端钝圆,头顶中央有一小圆口,缺口囊。雌虫生殖系统为双管型,其尾端呈斜锥形,充满血液的肠管与白色的子宫缠绕成红、白相间的螺旋纹,十分醒目,阴门开口于虫体末端、肛孔前方。雄虫尾端略向腹面弯曲,交合伞对称,呈肾形(图 13-20)。

2. 虫卵 呈长椭圆形,大小为 (64.2～82.1) μm×(33.8～48.3) μm。卵壳薄而透明。新产出的虫卵内多为单个卵细胞,偶可见两个。

3. 第 3 期幼虫 呈细长杆状,大小为 (0.462～0.525) mm×(0.022～0.027) mm,虫体无色透明,体表具有 2 层外鞘,头部稍圆,尾部末端骤变尖细,食管、肠管、排泄孔、肛孔及生殖原基均易看见,该期幼虫为感染期幼虫。

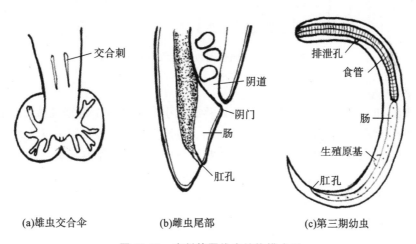

(a)雄虫交合伞　　　(b)雌虫尾部　　　(c)第三期幼虫

图 13-20　广州管圆线虫结构模式图

（二）生活史

广州管圆线虫为生物源性线虫,生活史类型为间接发育型,经历成虫、卵、幼虫三个发育阶段,其生活史需要两个宿主,终宿主多为鼠类动物,中间宿主则为蛞蝓及螺类,蛙、淡水鱼、虾、蟹、蜥蜴等均可为该虫的转续宿主(图 13-21)。

微课 9:广州管
圆线虫生活史

成虫多寄生于鼠类(如黑家鼠、褐家鼠和多种野鼠)的肺动脉内。雌、雄成虫交配后,每条成熟雌虫平均每天可产卵约 15000 个,虫卵随血流进入肺毛细血管,在此发育并孵出第 1 期幼虫,后者穿破肺毛细血管进入肺泡,沿支气管、气管上行至咽部,随后被吞入消化道与宿主粪便一起排出体外。第 1 期幼虫不耐干燥,在体外湿润或有水的环境中可存活 20 天左右,当它主动侵入或被吞入中间宿主(螺类)体内后,在适宜温度下,蜕皮 2 次,经数周发育为第 3 期幼虫

（感染期幼虫）。鼠因吞食含有第3期幼虫的中间宿主、转续宿主或被幼虫污染的食物而受感染。幼虫穿过鼠的肠壁进入血液循环，随血流到达脑部，在此经2次蜕皮，从脑静脉系统通过右心到达肺动脉，定居后发育为成虫。

人为此虫的非适宜宿主，幼虫侵入人体后主要滞留在中枢神经系统，停留在第4期或第5期幼虫阶段，不能在肺血管内完成其发育过程。人因生食或半生食中间宿主和转续宿主而感染，食入生的被第3期幼虫污染的蔬菜、瓜果或喝含幼虫的生水也可感染。动物实验研究表明，第3期幼虫可经皮肤主动侵入宿主。近年有病例报道，在2岁以下婴幼儿患者死后，尸检时在肺部检获成虫，提示该虫如果进入肺内也能完成其发育过程。

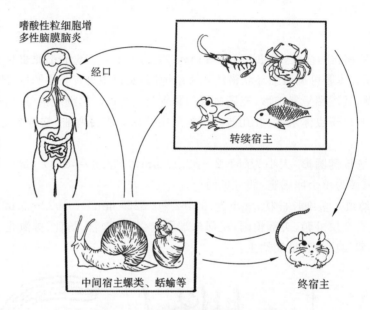

图 13-21　广州管圆线虫生活史示意图

（三）致病

广州管圆线虫病是一种幼虫移行症，虫体移行能引起宿主各个器官机械性损伤及炎症反应，幼虫的排泄分泌物及脱落产物具有毒性作用。最严重的是其可侵犯中枢神经系统，引起嗜酸性粒细胞增多性脑膜脑炎或脑膜炎，此病以脑脊液中嗜酸性粒细胞显著升高为特征，病变主要发生在大脑、脑膜，亦可波及小脑、脑干和脊髓，甚至也可累及脑神经和脊神经。

病理改变主要为充血、出血、脑组织损伤，虫卵、幼虫和成虫均可引起宿主的肉芽肿性炎症反应，以嗜酸性粒细胞、巨噬细胞、淋巴细胞及浆细胞浸润为主。

患者的主要临床表现为急性剧烈头痛、恶心、呕吐、发热、颈项强直，可伴有颈部运动疼痛等，轻度感染者可仅有头痛或无明显症状，重症患者持续性颅内压增高，伴神经系统异常，头痛胀裂至不能忍受，有脑、肺等部位损坏造成的表现，如嗜睡、昏迷，严重者可死亡。

（四）诊断

1. 病原学检查　从脑脊液中、眼内或其他部位查出幼虫或发育期雌性成虫或雄性成虫为本病的确诊依据，但一般检出率较低。

2. 免疫学检测　血清及脑脊液中抗体或循环抗原阳性对诊断本病有重要意义，可用酶联免疫吸附试验（ELISA）、间接免疫荧光抗体试验（IFAT）或金标法检测。其中以ELISA法最为常用。

3. 其他　脑脊液检查可见脑脊液压力增高，嗜酸性粒细胞增多（超过10%，甚至可达70%），蛋白质、糖、氯化物可轻度增高或正常。血液检查可见白细胞总数增加，嗜酸性粒细胞轻中度增多。

因该病病原学检出率不高,应结合患者流行病学史、临床表现及实验室相关检查进行综合诊断,同时应注意与结核性脑膜炎、病毒性脑膜脑炎、流行性脑膜炎、神经性头痛以及脑型裂头蚴病、脑型并殖吸虫病、脑囊尾蚴病、脑型包虫病等脑型寄生虫病相鉴别。

（五）流行

广州管圆线虫主要分布于温暖、潮湿的热带和亚热带地区。在亚洲、非洲、美洲、大洋洲的近 40 个国家和地区均有病例报道;我国病例多散在分布于浙江、广东、福建、海南、北京及云南等地,但也有群体暴发流行的报道,如在 2001—2012 年的 12 年中,福建全省共发现广州管圆线虫病 58 例,其中 30 例在 3 起暴发流行时发现,其余 28 例为散发。2007—2013 年云南大理地区共有 2 次广州管圆线虫病流行,多次散发,累计报告 77 例病例。由于淡水螺类等产品流通便利以及部分地区居民的饮食习惯,此病日益成为威胁我国人民健康的重要食源性寄生虫病。

广州管圆线虫作为一种人兽共患寄生虫,可寄生在包括啮齿类、犬类、猫类和食虫类等几十种动物体内,其中鼠类是主要的传染源,以褐家鼠最为普遍。此外,该虫的中间宿主亦有多个(目前已在自然界或实验室条件下发现有 70 余种软体动物可感染该虫),在我国云南、浙江、福建、台湾和香港等地发现的中间宿主主要有福寿螺和褐云玛瑙螺等。

人是广州管圆线虫的非适宜宿主,感染的主要方式如下:①食入生的或半生的含有广州管圆线虫第 3 期幼虫的中间宿主或转续宿主而感染。②食入被第 3 期幼虫污染的生菜。③饮入含第 3 期幼虫的生水等。不良的饮食习惯是感染此病的最主要原因,太平洋的一些岛屿、泰国以及我国浙江、福建等沿海地区居民有生吃或半生吃鱼、螺、虾、蟹及其制品的习惯,这些都与本病的流行相关。

（六）防治

广州管圆线虫病的防治工作应当采取综合性措施,包括大力开展卫生宣传教育,增强群众自我保护意识,健全卫生执法监督,改变不良饮食习惯等。

1. 控制传染源　重视卫生环境和灭鼠工作,其中防鼠、灭鼠对预防本病意义重大。

2. 切断传播途径　卫生执法监督要加强,对淡水螺食物要加强监测和管理,从事螺肉加工人员要避免污染。严禁食入生的或半生的中间宿主(螺类)及转续宿主(青蛙、蟾蜍等)的肉,不吃未洗净的蔬菜、不喝生水。

3. 保护易感人群　目前认为甲苯哒唑为有效治疗药物。除了驱虫治疗外,应防止虫体死亡崩解诱发的严重炎症反应,所以还需采用对症处理及支持疗法。为减轻脑组织的炎症反应和粘连,可用甲泼尼龙,对颅内压增高者可用甘露醇等降压药物。若能得到及时的诊断与治疗,大部分患者预后良好。

（杨小迪）

第九节　丝　虫

丝虫是一类由节肢动物传播的营寄生生活的线虫,因虫体细长如丝线而得名。可寄生于人体的丝虫主要有 8 种,包括班氏吴策线虫〔*Wuchereria bancrofti*（Cobbold,1877）Seurat,1921〕（简称班氏丝虫）、马来布鲁线虫〔*Brugia malayi*（Brug,1927）Buckley,1958〕（简称马来丝虫）、帝汶布鲁线虫〔*Brugia timori*（Davie et edeson,1964）Partono et al,1977〕（简称帝汶丝虫）、旋盘尾线虫〔*Onchocerca volvulus*（Leukart，1893）Railliet and Henry，1910〕（简称盘尾丝虫）、罗阿罗阿线虫〔*Loa loa*（Cobbold，1864）Castellani and Chalniers，1913〕（简称罗阿丝虫）以及链尾唇棘线虫〔*Dipetalonema streptocercum*（Macfie and Corson，1922）Peeland chardone，1946〕（简称链尾丝虫）、常现唇棘线虫〔*Dipetalonema perstans*（Manson，1891）Orihel and Eberhard，1982〕（简称常现丝虫）、奥氏曼森线虫〔*Mansonella ozzardi*（Manson，1892）Fanst，1929〕（简称奥氏丝虫）。各种可寄生于人体的丝虫的寄生部位、传播媒介、致病性、地理分布以及微丝蚴主要形态特征见表 13-4。此外，犬恶丝虫（*Dirofilaria immitis* Leidy，1856）和匐行恶丝虫（*Dirofilaria repens* Railliet and Henry，1911）偶可寄生于人体，引起人兽共患病。

表 13-4　可寄生于人体的丝虫及微丝蚴主要特征一览表

虫种	寄生部位	传播媒介	致病性	地理分布	微丝蚴主要形态特征及周期性特点
班氏丝虫	淋巴系统	蚊	淋巴结炎、淋巴管炎、鞘膜积液、乳糜尿、象皮肿	世界性，北纬 40°至南纬 28°	有鞘膜，头间隙长宽相等，体核分布均匀，无尾核。在血液中有夜现周期性
马来丝虫	淋巴系统	蚊	淋巴结炎、淋巴管炎、象皮肿	亚洲东部、东南部	有鞘膜，头间隙长：宽＝2：1，体核分布不均，有尾核。在血液中有夜现周期性
帝汶丝虫	淋巴系统	蚊	淋巴结炎、淋巴管炎、象皮肿	帝汶岛、小巽他群岛	有鞘膜，头间隙长：宽＝3：1，体核较少，有尾核。在血液中呈亚周期性
盘尾丝虫	皮下组织、眼	蚋	皮下结节、失明	非洲、中美、南美	无鞘膜，头间隙长宽相等，头端处稍膨大、尾端较细。寄生于皮下
罗阿丝虫	皮下组织、眼	斑虻	皮下肿块，也可致各脏器损害	中非、西非	有鞘膜，头间隙长宽相等，体核致密分布至尾尖部。在血液中呈昼现周期性
链尾丝虫	皮下组织	库蠓	常无致病性	中非、西非	无鞘膜，头间隙长，尾部弯曲，体核较少，有尾核。寄生于皮下
常现丝虫	胸腔、腹腔	库蠓	无明显致病性	非洲、中美、南美	无鞘膜，头间隙长宽相等，体核分布至尾端，尾端钝圆。在血液中无周期性
奥氏丝虫	腹腔	库蠓	无明显致病性，偶尔可致阴囊水肿	中美、南美	无鞘膜，头间隙长，体纤细，体核少，无尾核，尾端钝圆。在血液中和皮下无周期性

班氏吴策线虫
H5 课件

一、班氏丝虫与马来丝虫

班氏丝虫属于尾感器纲丝虫目盘尾科吴策线虫属；马来丝虫则属于盘尾科布鲁线虫属，这两种丝虫成虫均寄生于人体淋巴系统，引起淋巴丝虫病（lymphatic filariasis）。淋巴丝虫病损害淋巴系统，导致身体部位异常增大、疼痛，可引起严重残疾，患者忍受巨大的生理和心理痛苦。据世界卫生组织（WHO）估计，目前全世界仍有数十个国家的数亿人受到淋巴丝虫病的威胁。我国曾经是丝虫病危害严重的国家之一，在我国流行的丝虫是班氏丝虫和马来丝虫两种。经过全国上下艰苦卓绝的努力，终于在 2007 年，经世界卫生组织审核认可：中国成为全球第一个宣布消除丝虫病的国家。

（一）形态

1. 成虫　两种丝虫的形态、结构相似。班氏丝虫雌虫长 58.5～105.0 mm，宽 0.2～0.3 mm，雄虫长 28.2～42.0 mm，宽 0.1～0.15 mm；马来丝虫虫体较细短，雌虫长 40.0～69.1 mm，宽 0.12～0.22 mm，雄虫长 13.5～28.1 mm，宽 0.07～0.11 mm。虫体呈乳白色，细长如丝线，体表光滑，头后至尾部体表有环状横纹。头端略膨大，口在顶端，周围有两圈乳突。雄虫尾部向腹面弯曲成圈，可达 2～3 圈，生殖系统为单管型，睾丸位于虫体前部，泄殖腔内有交合刺 1 对。雌虫尾部略向腹面弯曲，生殖系统为双管型，子宫膨大，靠近卵巢侧含有大量虫卵，随着子宫的延伸，虫卵逐渐变得壳薄而透明，内含卷曲的幼虫，在靠近阴门处，卵壳伸展为鞘膜，包被于幼虫外面，此时称为微丝蚴（microfilaria）。阴门位于虫体前端腹面。两种丝虫头端和尾端乳突的数目及交合刺的大小、形状、结构略有不同，可据此鉴别。

2. 微丝蚴　在光学显微镜下两种微丝蚴均虫体细长，头端钝圆，尾部尖细，外被鞘膜。虫体内含有圆形的体核，头部无体核区称头间隙。虫体前部约 1/5 处有神经环，其后为排泄孔，排泄孔后是一个排泄细胞。虫体尾端的细胞核称尾核（图 13-22）。两种微丝蚴在有无尾核、头间隙长与宽比例、体核分布等方面均有所不同，可据此鉴别。二者主要形态特征的比较见表 13-5。

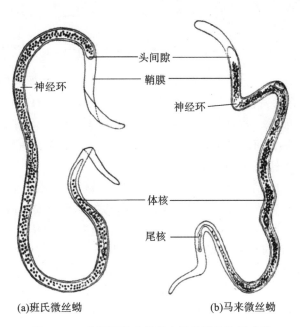

(a)班氏微丝蚴　　　　　(b)马来微丝蚴

图 13-22　我国两种人体丝虫微丝蚴结构模式图

表 13-5　班氏微丝蚴和马来微丝蚴的形态结构比较

项目	班氏微丝蚴	马来微丝蚴
大小	长 244～296 μm，宽 5.3～7.0 μm	长 177～230 μm，宽 5.0～6.0 μm
体态	体态柔和，弯曲较大	体态硬直，大弯上有小弯
头间隙	长与宽相等或长仅为宽的一半	长约为宽的 2 倍
体核	圆形或椭圆形，大小均匀，排列整齐，清晰可数	椭圆形，大小不等，排列紧密，常互相重叠，不易分清
尾部	后 1/3 尖细，无尾核	有 2 个尾核，前后排列，尾核处略膨大

3. 丝状蚴(filariform larva) 丝虫第三期幼虫（即感染期幼虫），虫体细长，呈线形，活动力强，具有完整的消化道，尾端有乳突。班氏丝状蚴体长平均为 1.6 μm，马来丝状蚴体长平均为 1.3 μm。两种丝状蚴尾端乳突形态也不同。

（二）生活史

班氏丝虫和马来丝虫的生活史基本相似，均为生物源性线虫，都需要经过幼虫在蚊体内的发育和成虫在人体内的发育两个阶段（图 13-23）。

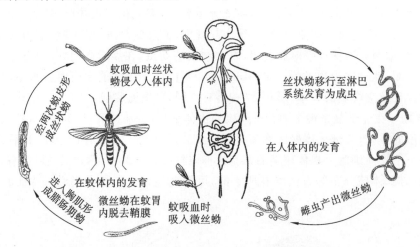

蚊吸血时丝状蚴侵入人体内　丝状蚴移行至淋巴系统发育为成虫　经两次蜕皮形成丝状蚴　在人体内的发育　进入胸肌形成腊肠期蚴　在蚊体内的发育　微丝蚴在蚊胃内脱去鞘膜　蚊吸血时吸入微丝蚴　雌虫产出微丝蚴

图 13-23　丝虫生活史示意图

1. 在蚊体内的发育 当蚊吸食带有微丝蚴的患者血液时，微丝蚴随血液进入蚊的胃内，经 1~7 h，脱去鞘膜，穿过胃壁，一般在吸血后 6~17 h（最早在 4 h），经血腔侵入胸肌，于 2~4 天内发育为腊肠期蚴，即第一期幼虫。其后，幼虫内部组织分化，形成消化道、体腔，蜕皮两次，发育为第三期幼虫（即感染期幼虫），离开胸肌，进入血腔，大多数到达蚊的下唇。当蚊再次吸血时，感染期幼虫自下唇逸出侵入人体。

幼虫在蚊的体内只发育不繁殖，而且进入蚊体内的微丝蚴并不能全部发育至感染期，很多幼虫中途死亡或者被排出，所以能最终发育至感染期幼虫并到达蚊下唇者数量并不多。幼虫在蚊体内的寄生和移行可损伤蚊体组织，体内幼虫密度越高，蚊的死亡率也越高。

微丝蚴在蚊体内发育至感染期幼虫所需的时间与环境的温度和湿度有关。在适宜温度 20~30 ℃，相对湿度 75%~90% 条件下，班氏丝虫幼虫在易感蚊体内需 10~14 天发育至感染期，马来丝虫幼虫需 6~6.5 天。感染期幼虫侵入人体时，也需要较高的温度和湿度。

2. 在人体内的发育 当带有感染期幼虫的蚊吸食人血时，幼虫自蚊下唇逸出，经吸血伤口或正常皮肤侵入体内。幼虫在人体的移行途径，至今尚不完全清楚。一般认为幼虫可迅速侵入附近的淋巴管，再移行至大淋巴管和淋巴结，在此蜕皮 2 次发育为成虫。成虫以淋巴液为食，常互相缠绕在一起，交配后雌虫产出微丝蚴。一般认为，自感染期幼虫侵入人体，至发育为成虫并产出微丝蚴所需时间为 3 个月到 1 年。

两种丝虫成虫在人体寄生的部位有所不同，马来丝虫多寄生于上、下肢浅部淋巴系统，以下肢为多见。班氏丝虫除寄生于浅部淋巴系统外，还可寄生于深部淋巴系统中，多见于下肢、阴囊、精索、腹股沟、腹腔、肾盂等处。两种丝虫均存在异位寄生现象，尤其是班氏丝虫，可寄生于眼前房、乳房、肺、脾、心包等处。成虫寿命一般为 4~10 年，个别丝虫可达 40 年。微丝蚴的寿命为 1~3 个月，也有 2 年以上者，在体外 4 ℃条件下可活 6 周。

雌虫产出微丝蚴后，微丝蚴可停留在淋巴液中，但多随淋巴液经胸导管入血。白天一般滞留在肺毛细血管中，夜间出现在外周血液中，微丝蚴的这种在外周血液中夜多昼少现象称为夜现周期性（nocturnal periodicity）。班氏微丝蚴一般为夜晚10时至次日凌晨2时，马来微丝蚴为晚上8时至次日晨4时。按不同种丝虫微丝蚴在外周血的出现情况，可将其分为夜现周期性、昼现周期性（diurnal periodicity）、亚周期性和无周期性。关于夜现周期性形成的机制，目前尚未完全清楚。但总的来看，微丝蚴在外周血液中出现的高峰时间总是与当地蚊虫叮吸人血活动的高峰时间相一致。

至今未发现班氏丝虫有保虫宿主。马来丝虫除寄生于人体外，还可在多种脊椎动物体内发育成熟，如长尾猴、黑叶猴、群叶猴、银叶猴，以及家猫、狸猫、豹猫、麝猫、穿山甲等，并可由动物传播至人。在印尼、马来西亚、菲律宾和泰国，呈亚周期性的马来丝虫引起的森林动物丝虫病已成为重要的动物源性寄生虫病。

（三）致病

丝虫病的发生发展取决于多种因素，如宿主对丝虫抗原是否产生炎症性应答、侵入的虫种和数量、感染的次数、虫体发育阶段、虫体的死亡情况以及寄生部位和时间等。潜伏期为4～5个月，也有的为1年甚至更长时间。临床表现一般认为有以下几种类型：微丝蚴血症、急性期过敏和炎症反应、慢性阻塞性病变及隐性丝虫病。

1. 微丝蚴血症　潜伏期末微丝蚴出现在血液中，达到一定密度后趋于相对稳定，患者一般无任何症状或仅有轻微的发热、淋巴管炎等表现，称为带虫者。如不治疗，微丝蚴血症可持续10年以上。

2. 急性期过敏和炎症反应　成虫和幼虫的代谢产物、成虫子宫分泌物、幼虫蜕皮液、死亡虫体崩解产物等均可刺激机体产生局部和全身反应，表现为淋巴管炎、淋巴结炎、丹毒样皮炎及丝虫热等。班氏丝虫还可引起男性生殖器官炎症如精索炎、附睾炎及睾丸炎。淋巴管炎的特点是"逆行性"，以下肢淋巴管多见，上肢较少，发作时皮下一条红线自上而下离心性发展，俗称"流火"或"红线"，淋巴管内膜肿胀、内皮细胞增生，周围组织炎症细胞浸润，管壁增厚、瓣膜受损。淋巴结炎主要发生在腹股沟、股部、骨盆、腹部、腋窝、颈部及锁骨上淋巴结等处，局部淋巴结肿大、压痛。当炎症波及浅表微细淋巴管时，局部皮肤出现弥漫性红肿，状似丹毒，故称丹毒样皮炎，表面光亮，有压痛和灼热感，多见于小腿内侧及内踝上方。班氏丝虫还可寄生在精索、附睾和睾丸附近淋巴管内，引起精索炎、附睾炎和睾丸炎，表现为腹股沟至阴囊疼痛，睾丸和附睾肿大，精索上有1个或多个结节性肿块。

患者常伴有畏寒、发热、肌肉关节疼痛，称丝虫热。有的患者仅有畏寒、发热，无局部淋巴管炎、淋巴结炎症状，可能是深部淋巴管炎和淋巴结炎的表现。

3. 慢性阻塞性病变　随着炎症的反复发作，以及重复感染，病灶部位形成肉芽肿，肉芽肿中心为变性的虫体和嗜酸性粒细胞，其周围包裹有纤维结缔组织，以及大量淋巴细胞、类上皮细胞、巨噬细胞等。随着组织反应的继续，最终淋巴管部分阻塞甚至全部阻塞，淋巴回流受阻，阻塞部位淋巴管内压力升高，淋巴管曲张甚至破裂，淋巴液流入周围组织导致淋巴积液。淋巴管阻塞及破裂部位不同，引起的临床表现亦不相同。

（1）象皮肿（elephantiasis）：多发生于下肢和阴囊，也可发生于上肢、乳房、阴唇等部位，是晚期丝虫病最常见的体征（图13-24）。淋巴回流受阻及淋巴管破裂致使高蛋白含量的淋巴液滞留于皮下组织，刺激纤维组织增生而引起象皮肿。初期为淋巴液肿，在肢体多为凹陷性水肿，抬高肢体位置可消退，随后组织纤维化，出现非凹陷性水肿，抬高肢体位置不能消退，局部皮肤和皮下组织增厚，变粗变硬而形成象皮肿。象皮肿形成后，局部出现血液循环障碍，皮肤汗腺、脂腺及毛囊功能消失，抵抗力下降，易合并细菌感染，出现急性炎症或慢性溃疡，反过来加重淋巴管阻塞和纤维组织增生，促进象皮肿形成。马来丝虫多引起上、下肢象皮肿，而班氏丝虫除引起上、下肢象皮肿外，还可引起生殖系统象皮肿。象皮肿患者血液中一般不易查到微

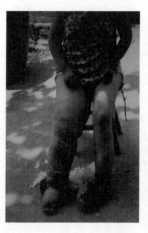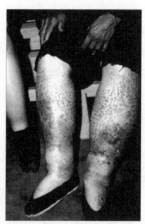

图 13-24　下肢象皮肿

丝蚴。

（2）睾丸鞘膜积液（hydrocele of testis）：多由班氏丝虫引起，阻塞发生在精索、睾丸淋巴管时，淋巴液可流入鞘膜腔内形成鞘膜积液。穿刺抽出的积液中有时可查见微丝蚴。

（3）乳糜尿（chyluria）：多由班氏丝虫引起，阻塞发生在主动脉前淋巴结或肠干淋巴结，从小肠吸收而来的乳糜液经腰淋巴干反流至泌尿系统，乳糜液随尿液排出，引起乳糜尿。患者尿液呈乳白色，呈淘米水样或牛奶样，尿中含大量蛋白质和脂肪，体外放置后易凝结，有时可查见微丝蚴。若肾小管伴行的肾毛细血管同时破裂，则可能出现血性乳糜尿。

此外，在流行区，临床上还可能见到女性乳房丝虫结节、眼丝虫病、丝虫性心包炎及脾、胸、背等部位丝虫性肉芽肿等。

4. 隐性丝虫病（occult filariasis）　也称热带性肺嗜酸性粒细胞浸润症（tropical pulmonary eosinophilia，TPE），占丝虫病患者的 1% 左右。该类患者外周血中查不到微丝蚴，但可在肺和淋巴结活检组织中查到微丝蚴。典型表现为夜间咳嗽、哮喘，血检示嗜酸性粒细胞异常增多和 IgE 水平上升，胸部 X 线片可见中下肺弥漫性粟粒样阴影。发病机制为机体对微丝蚴抗原产生了 I 型超敏反应。

（四）诊断

从血液、鞘膜积液、乳糜尿、胸水及心包积液等标本中查到微丝蚴是诊断本病的主要病原学检查方法。

1. 病原学检查

（1）厚血膜法是最为常用的病原学确诊方法。根据不同丝虫微丝蚴在外周血出现的时间取末梢血，涂成厚片，干燥。溶血数分钟使血膜呈乳白色，晾干，固定，染色，镜检。

（2）新鲜血滴检查法：取末梢血直接加盖玻片镜检，可观察到微丝蚴在血液中卷曲摆动的情况。但血量少，容易漏检。

（3）离心沉淀浓集法：有改良蒸馏水法和微孔膜过滤法，该方法检出率高于厚血膜法，但需采集静脉血。

（4）海群生白天诱出法：白天给患者服用海群生 2～6 mg/kg（体重），15 min 后外周血中微丝蚴密度逐渐上升，2 h 后下降，可在密度上升时采血检查。此方法对低感染度患者容易漏检。

此外，对于鞘膜积液、乳糜尿、胸水、腹水及心包积液等标本可离心沉淀涂片，染色，镜检微丝蚴。

对于淋巴结肿大或乳房等部位有可疑结节者，可用注射器从淋巴结或结节中抽取成虫，或切除可疑结节,解剖镜下或肉眼剥离组织检查成虫。切除的可疑结节制成病理切片镜检,结节中心可有成虫,其周围有大量巨噬细胞、浆细胞、嗜酸性粒细胞等浸润而形成的肉芽肿。

2. 免疫学检测 病原学检查方法受寄生部位及病变等因素影响,有时不易检出。因此免疫学检查方法就是很好的辅助诊断方法。检测患者血清中的特异性抗体或循环抗原,不仅可用于辅助诊断,还可用于流行病学调查和防治效果考核。较常用的检测方法有酶联免疫吸附试验(ELISA)和间接免疫荧光抗体试验(IFAT)检测丝虫特异性抗体、免疫层析技术(ICT)检测丝虫循环抗原等。

3. 其他 制备特异性 DNA 探针,采用 PCR 技术和 ELISA 技术相结合的 PCR-ELISA 法可特异性检出 50 μL 血液内的 1 条马来微丝蚴。

（五）流行

丝虫病是全世界重点防控的热带病之一,主要流行于热带、亚热带和温带地区。其中班氏丝虫病广泛分布于亚洲、非洲和拉丁美洲。马来丝虫病仅分布于亚洲。据世界卫生组织(WHO)最新估计,全世界受淋巴丝虫病威胁的人口达 8 亿 5600 万,分布在 52 个国家,至少有 3600 万慢性淋巴丝虫病患者,其中约 90% 的患者由班氏丝虫引起,其余病例的大部分由马来丝虫引起,少部分由帝汶丝虫引起。

我国丝虫病疫情曾经十分严重,流行范围达山东、河南、湖北、安徽、江苏、上海、浙江、江西、福建、广东、海南、湖南、广西、贵州、四川和重庆等地,受威胁人口达 3.3 亿,丝虫病患者达 3000 多万人,其中慢性丝虫病患者 540 万人。经过 40 多年的科学防治,取得了举世瞩目的成就。2007 年获世界卫生组织批准认可,中国成为全球第一个宣布消除丝虫病的国家。

1. 传染源 血液中带有微丝蚴的患者和带虫者均为本病传染源,而且无症状带虫者在流行病学上所起的作用可能更大。

2. 传播媒介 世界上适合传播丝虫病的蚊媒有 4 属(按蚊、伊蚊、库蚊和曼蚊)30 余种。我国有十多种,其中传播班氏丝虫的主要媒介为淡色库蚊(*Culex pipiens pallens*)和致倦库蚊(*C. quinquefasciatus*),次要媒介为中华按蚊(*Anopheles sinensis*)。马来丝虫的主要媒介为中华按蚊和嗜人按蚊(*A. anthropophagus*)。在东南沿海地区,东乡伊蚊(*Aedes togoi*)是两种丝虫病的传播媒介。

3. 易感人群 人群普遍易感。感染率的高低视受蚊叮咬的机会而定。

4. 影响流行因素 丝虫病的流行受温度、湿度、雨量以及地理环境和社会因素影响。在热带和亚热带地区,蚊虫终年活动,全年或多数月份可传播丝虫病,在温带地区,传播季节多在 5 月到 10 月,因纬度而异。当气温高于 35 ℃或低于 10 ℃时,丝虫在蚊体内不发育。社会因素也影响丝虫病的流行,如居民区内因生产和生活产生的污水可能成为蚊虫的滋生地等。

（六）防治

防治丝虫病的重要措施是普查普治患者及带虫者,以及防蚊灭蚊。

1. 普查普治 及早发现患者和带虫者,及时治愈,就可减少传染源。在流行区,血检普查 1 岁以上居民,血检阳性者及时治疗。常用药物有海群生,是治疗丝虫病的特效药,对成虫和幼虫均有杀灭作用,其次是呋喃嘧酮和伊维菌素。对于急性期淋巴管炎、淋巴结炎和慢性期鞘膜积液、象皮肿、乳糜尿等丝虫病患者,除予以海群生等抗丝虫药物治疗外,还应根据病情结合消炎镇痛药物、中医中药、物理疗法、外科手术等予以相应的对症治疗,减轻患者痛苦。

2. 防蚊灭蚊 加强防蚊灭蚊宣传活动,针对蚊媒生态习性,消除蚊虫滋生地,杀灭成蚊、幼虫,并做好个人防护工作。

3. 基本消除丝虫病后的监测工作 为巩固我国防治丝虫病的成果,及时发现可能残存的和输入性传染源,监测工作将是以后相当长一段时间内我国丝虫病防治的重点。监测工作包括个案调查、人群调查、蚊媒监测、血清学检测等。

二、旋盘尾线虫

旋盘尾线虫属盘尾科盘尾线虫属，简称盘尾丝虫。其是一种寄生在人体皮肤内或眼部的丝虫，可引起盘尾丝虫病(onchocerciasis)，症状包括严重瘙痒、皮肤损毁和眼部损害。眼部损害严重时可导致失明，故又称河盲症(river blindness)或瞎眼丝虫病，在拉丁美洲亦称 Robles 氏病。盘尾丝虫病主要存在于热带地区，广泛分布在非洲、拉丁美洲，尤其是非洲，99%以上被感染者生活在撒哈拉以南的非洲国家。盘尾丝虫病是这些地区严重的公共卫生问题之一。

（一）形态

1. 成虫 盘尾丝虫成虫形态与其他丝虫类似。虫体呈丝线状，乳白色，两端渐细而钝圆，半透明。盘尾丝虫的特征是角皮层具有明显横纹，外有螺旋状增厚部分使横纹更为明显。雄虫长 19～42 mm，宽 0.13～0.21 mm，头端略尖，角皮层横纹纤细，尾端钝圆，尾部向腹面弯曲，生殖系统为单管型，有两根不等长的交合刺。雌虫长 33.5～50 mm，宽 0.27～0.40 mm，头端平圆，角皮层横纹略厚，生殖系统为双管型，阴门位于食管末端稍后处。

2. 微丝蚴 微丝蚴在雌虫子宫内具有鞘膜，产出时已脱鞘膜，长 220～360 μm，宽 5～9 μm，头间隙长宽相等，尾端较尖细无核，无核区长 10～15 μm。

（二）生活史

雌、雄成虫常成对或数条扭结成团寄生于人体皮下组织的纤维结节内，寿命可长达 15 年。雌虫可产微丝蚴 9～10 年，每条雌虫一生中可产微丝蚴数百万条。微丝蚴寿命可达 2 年。微丝蚴主要存在于成虫结节附近的结缔组织和皮肤淋巴管内，也可侵袭眼部或进入泌尿系统，很少出现在血液中，无明显周期性。微丝蚴在人体皮肤的分布取决于成虫结节的位置。不同地理株成虫形成的结节位置不同，微丝蚴在人体的分布也各不相同。

中间宿主为蚋(*Simulium*)，俗称黑蝇，有多种蚋可传播盘尾丝虫病，在非洲主要为憎蚋群和洁蚋群。蚋的滋生需要新鲜流动的河水，所以居住在水流湍急的河流边或溪流边的人容易得病，因此盘尾丝虫引起的眼部损害称河盲症。当雌蚋叮吸患者时，微丝蚴随组织液进入蚋的支囊，通过中肠，经过血腔，到达胸肌，经 2 次蜕皮发育为感染期幼虫，并移行至蚋的下唇。当蚋再次叮吸人体时，感染期幼虫自下唇逸出侵入人体皮肤而感染。幼虫侵入皮下组织，经 3～12 个月，蜕皮 2 次发育为成虫。

人是盘尾丝虫的终宿主。此外，也有蛛猴和大猩猩自然感染的报道。

（三）致病

成虫与微丝蚴对人均有致病作用，但成虫致病较轻而微丝蚴较重。

1. 成虫的致病作用 成虫所致病变主要表现在皮肤组织中，皮下出现直径数毫米甚至数厘米大小的结节，可清楚触及，不痛，质地较硬。电镜下观察，结节主要由胶原纤维组成，至少有 1 对成虫寄居。结节中心的大部分细胞为淋巴细胞和巨噬细胞，还有中性粒细胞、嗜酸性粒细胞、浆细胞及肥大细胞等。结节的位置因地区不同而各异，在拉丁美洲，结节多见于头部和胸部，在非洲多见于骨盆附近。

2. 微丝蚴的致病作用 微丝蚴可引起各种类型的皮肤损害和淋巴结病变，还可进入眼部引起眼部损害，若腹股沟部位淋巴结受损，还可引起阴囊鞘膜积液、外生殖器象皮肿或股疝等。

(1) 皮肤损害：系围绕死亡微丝蚴所产生的炎症反应，以及微丝蚴抗原或产生的溶胶原蛋白酶对皮肤内血管、结缔组织的损害。患者表现为皮疹，初期为间歇性或持续性瘙痒，程度不一，有些患者奇痒难忍，若皮肤被抓破可发生继发性细菌感染，皮肤上常伴有大小不等色素沉着或色素消失的异常区及苔藓样变，外观似豹皮，又称豹皮症。病程较长者，皮肤内纤维组织

病例分析 13-4

增生,导致皮肤变厚、变硬,出现裂纹和脱屑,故又称厚皮症。皮肤失去弹性,皱缩,垂挂,形似轻度象皮肿。皮肤病变因地区而异,非洲人群多发于躯干和四肢,呈丘疹样,拉丁美洲人群多发于头面部。

(2)淋巴结病变:盘尾丝虫病的典型体征。淋巴结大而坚实,不痛,内含大量微丝蚴。在非洲地区常见于腹股沟,患者皮肤失去弹性引起腹股沟下垂而形成悬垂的囊,称"悬垂性腹股沟",内含增大了的纤维化淋巴结。亦可引起阴囊鞘膜积液、生殖器象皮肿、股疝等。

(3)眼部损害:盘尾丝虫对人体最为严重的损害。在非洲某些严重流行区,眼部损害感染者可高达50%,成人患河盲症者达5%~20%。眼部损害发展需经多年,多数患者年龄超过40岁。微丝蚴从皮肤经结膜侵入角膜,或经血流或经睫状体血管及神经鞘进入眼后部。活微丝蚴的机械性刺激、微丝蚴分泌物、死亡微丝蚴的抗原性物质和毒性物质刺激,以及宿主的超敏反应,导致巩膜炎症、结膜充血水肿、角膜损伤进而形成角膜瘢痕。微丝蚴还可侵入眼球深部,引起虹膜、睫状体、视网膜、脉络膜炎症及视神经萎缩,甚至使患者失明。

(四)诊断

从皮肤、眼部、尿液、痰液以及淋巴结等处查见成虫或微丝蚴是诊断本病的依据。免疫学检查法可作为本病的辅助诊断方法。

(五)流行

盘尾丝虫病主要发生在热带地区,有34个国家有该病的流行,其中99%以上被感染者生活在非洲撒哈拉以南的31个国家:安哥拉、贝宁、布基纳法索、布隆迪等。在拉丁美洲地区的巴西与委内瑞拉也有传播。据世界卫生组织(WHO)估计,全球大约有1亿2300万人面临盘尾丝虫病的威胁,至少有2500万人感染,这些人中有30万人致盲、有80万人有视觉障碍,是世界上仅次于沙眼的第二大由感染致盲的疾病。

(六)防治

防止蚋的叮咬,破坏蚋的滋生场所或远离蚋滋生地,有助于减少感染。治疗药物主要有海群生、苏拉明以及伊维菌素。

三、罗阿罗阿线虫

罗阿罗阿线虫属于尾感器纲丝虫目盘尾科罗阿线虫属(Loa),简称罗阿丝虫,主要寄生于人体皮下组织,引起罗阿丝虫病,亦称游走性肿块或卡拉巴肿(Calabar swelling),还可侵犯眼部,引起眼的损害,在非洲也被称为"眼虫"。本病仅流行在非洲的热带雨林地区,患者有200万~300万人。由于人员流动,国际间交往频繁,我国援非人员以及非洲留学的学生中发现有罗阿丝虫病病例。

(一)形态

1. 成虫 虫体呈白色线状,虫体头端略细,口周有1对侧乳突和2对亚中线乳突,均小而无蒂。除头端和尾端外,角皮层均有小的角质突起,尤以雄虫为多。雄虫长30~34 mm,宽0.35~0.43 mm,尾端向腹面弯曲,具有狭长尾翼,2根交合刺大小、形状各异;雌虫长50~70 mm,宽0.5 mm。

2. 微丝蚴 微丝蚴有鞘膜,长250~300 μm,宽8~10 μm,头间隙长宽相等,体核致密分布至尾端,尾尖处有较大的核。

(二)生活史

成虫寄生于人体皮下组织,包括背部、胸部、腋下、腹股沟、阴茎、头皮及眼等处皮下组织,可在皮下及深部结缔组织自由移动,可周期性地在眼结膜下爬动。寿命可达15年以上。雌虫间歇性地产出微丝蚴,微丝蚴在外周血液中呈昼现周期性。

中间宿主主要为斑虻属(*Chrysops*)的分斑虻(*C. dimidiata*)和静斑虻(*C. silacea*)。斑虻吸血时,微丝蚴进入斑虻体内,在中肠脱去鞘膜,移行至腹部脂肪体,少数到达胸部和头部脂肪体,蜕皮 2 次,发育成感染期幼虫移行至头部。斑虻再次吸血时,感染期幼虫自其口器逸出经吸血创口侵入人体,在皮下组织约经 1 年发育为成虫。

（三）致病

罗阿丝虫的主要致病阶段是成虫。

1. 皮下结缔组织游走性肿块 成虫移行的机械性刺激和代谢产物引起的皮下结缔组织炎症反应,在该处迅速形成有剧痛的卡拉巴肿,亦称游走性肿块。肿块可达鸡蛋大小,多见于腕部和踝部,虫体离去后,肿块随之消失。虫体有时可从皮下爬出,也能侵入其他器官,如胃、肾、膀胱等,可有蛋白尿等表现。

2. 眼部症状 成虫还可侵犯眼球前房,在结膜下移行或横过鼻梁,引起严重的结膜炎症,以及球结膜肉芽肿、眼睑水肿及眼球突出,患者早期表现为眼部奇痒和肿胀。还可引起嗜酸性粒细胞增多症,以及发热、荨麻疹等。

（四）诊断

采血查出微丝蚴,或皮下肿块、眼部检出成虫是确诊依据。此外,患者是否在流行区居住,或者去过流行区;有无皮下游走性肿块伴奇痒,或眼部奇痒感和游走性异物感等症状;球结膜下或皮下有无虫体蠕动;嗜酸性粒细胞增高亦有助于诊断。

（五）流行

罗阿丝虫病仅存在于西非和中非的热带雨林地区,包括喀麦隆、中非共和国、苏丹、尼日利亚、加蓬、刚果、乍得、安哥拉等国家和地区。我国没有本病的流行,但近年由于人员往来频繁,赴疫区旅游和工作人数增多,输入性病例有所增加。

（六）防治

治疗药物与方法和班氏丝虫基本相同。海群生和呋喃嘧酮能有效杀死罗阿丝虫的微丝蚴,大剂量、多疗程可杀死成虫。伊维菌素和甲苯达唑可清除微丝蚴,但对成虫无作用。做好个人防护,防止虻的叮咬,有助于减少感染。

（李　霞）

第十节　美丽筒线虫

美丽筒线虫(*Gongylonema pulchrum* Molin,1857),属线形动物门尾感器纲旋尾目筒线科筒线虫属,是寄生在以反刍动物为主的哺乳动物口腔与食管的寄生线虫,人体感染偶有发生,引起美丽筒线虫病。

（一）形态

1. 成虫 虫体细长,乳白色。体表有明显横纹。在反刍动物内寄生者,雄虫大小为(21.5～62) mm×(0.1～0.3) mm,雌虫大小为(32～150) mm×(0.2～0.5) mm。寄生于人体的雄虫大小平均为 25.16 mm×0.20 mm,雌虫平均为 52.09 mm×0.33 mm,虫体前段正中有漏斗形小口,周围有分叶状的唇,上有 8 个小乳突,唇外有一领环,表皮具有许多成行排列、大小不等、数目不同的花缘状表皮突,前段排成 4 行,稍后增为 8 行。近头端两侧有颈乳突 1

对,虫体后端的角质膜向两侧扩展,形成花缘状的侧翼。雄虫尾部有明显的膜状尾翼,两侧不对称,尾部肛门前后有成对的乳突,一般肛前 5 对,肛后 4 对,尾部末端 4 对。交合刺 2 根,一根细长,另一根短小。雌虫尾端呈钝锥状,略向腹面弯曲,阴门略隆起,位于肛门稍前方,成熟雌虫子宫粗大,充满大量的虫卵。

2. 虫卵 呈椭圆形,卵壳厚而透明,内含幼虫。寄生于人体的美丽筒线虫卵大小为(46～61) μm ×(29～38) μm。

(二)生活史

美丽筒线虫成虫主要寄生在终宿主马、牛和羊等反刍动物的食管、口腔黏膜和黏膜下层,以及其他哺乳动物如家猪、豪猪、驴、骡、鹿、狗和鼠等,偶可寄生于人体。幼虫寄生的中间宿主种类范围较广泛,主要有天牛、金龟子、蟑螂、蜚蠊、蝗虫和蝈蝈等昆虫。当终宿主体内的成熟雌虫产出含蚴的虫卵,通过口腔、食管进入胃肠道随粪便排出,被上述中间宿主吞食后,卵内的幼虫在消化道内孵出并钻入血腔发育为囊状体,反刍动物吞食感染性囊状体后,该幼虫即破囊而出,侵入胃或十二指肠黏膜内,再逆行至食管、咽或口腔等黏膜内并发育为成虫。成虫在人体寄生期为 1 年左右,长者可达 10 年。

(三)致病

该虫成虫主要寄生于人体的上唇、下唇、舌下、颊部、腭部、牙龈等口腔部位及咽喉、食管等黏膜下层,对人体的损害主要是由于虫体在黏膜及黏膜下层自由移行及寄生时对局部的刺激所致,可使患者口腔内产生痒感、刺痛感、麻木感、虫样蠕动感等,亦可引起声音嘶哑等症状。寄生的局部黏膜可出现水疱或血疱,部分患者可表现为失眠、恐惧、精神不安等症状。寄生于食管时可造成黏膜溃疡、吞咽困难。在人体内寄生虫数常为 1～3 条,个别可多达 16 条。

(四)诊断

确诊本病的主要依据以查见成虫为准。对口腔黏膜有异物移动感应疑为该虫感染,以消毒针挑破有虫体寄生移行处的黏膜,取出虫体镜检即可确诊。

(五)流行与防治

该虫动物感染呈世界性分布,我国病例主要散见于长江以北地区,江南偶有报告。感染者以青壮年多见,年龄最小者 6 岁,年龄最大者 62 岁,无性别差异。不良的饮食习惯与较差的卫生条件是导致人体感染的主要因素,如有些患者曾因烤食或炒食螳螂、蝗虫、甲虫等昆虫而感染。研究证明幼虫能在甲虫体内越冬,亦可由于中间宿主落水后幼虫逸出至外界而污染蔬菜、食物及水源,从而导致人体感染。治疗可用手术取出虫体。预防的主要措施是避免食用甲虫、蝗虫、螳螂等昆虫,应注意个人与环境卫生,改变饮生水的不良习惯,避免因误饮污染水源而感染。

(杨小迪)

第十一节 其他人体寄生线虫

一、东方毛圆线虫

东方毛圆线虫(*Trichostrongylus orientalis* Jimbo,1914)属于尾感器纲圆线目毛圆科毛圆线虫属,通常寄生于绵羊、马、牛、驴及骆驼等动物的胃和小肠,也可寄生于人体。可寄生于人体的毛圆线虫还有蛇形毛圆线虫（*T. hunting*）、艾氏毛圆线虫（*T. axei*）、枪形毛圆线虫（*T. probolurusi*）。我国以东方毛圆线虫多见。

成虫虫体纤细，线形，无色透明，角皮有不明显横纹。头端钝圆，口囊不显著，咽管呈圆柱状，为体长的 1/7～1/6。雄虫长 4.3～5.5 mm，宽 0.072～0.079 mm，生殖系统为单管型，尾端有交合伞，交合伞分左、右两叶，有交合刺 1 对，交合刺末端有小钩。雌虫长 5.5～6.5 mm，宽 0.07 mm，尾端呈锥形，生殖系统为双管型，子宫内含有 5～16 个虫卵，阴门位于虫体后 1/6 处。

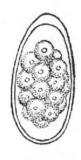

图 13-25　东方毛圆线虫卵形态模式图

虫卵呈长椭圆形，一端钝圆，一端稍尖，长 80～100 μm，宽 40～47 μm，比钩虫卵略长，无色透明，壳薄，卵膜与卵壳间空隙在卵两端处较明显。新鲜粪便中的虫卵，多含 10～20 个卵内细胞（图 13-25）。

成虫寄生于动物胃和小肠，也可寄生于人体十二指肠和空肠上部。虫卵随粪便排出，在土壤中发育，幼虫孵出后蜕皮 2 次发育至感染期幼虫，主要经口如生食含感染期幼虫的蔬菜等，进入宿主消化道，蜕皮 1 次，钻入小肠黏膜，数日后自黏膜逸出，第 4 次蜕皮后头端插入黏膜，附着于肠壁发育为成虫。

本虫所致病理改变不明显，可引起腹痛，腹痛症状较钩虫感染严重，严重时可出现贫血及虫体代谢产物引起的毒性反应。因常和钩虫合并感染，二者引起的症状不易区分。

诊断以粪便中查见虫卵为准，可用饱和盐水浮聚法查虫卵。也可用培养法查获幼虫。要注意与钩虫和粪类圆线虫卵及幼虫相区别。

本病主要分布于农村和牧区，据第二次全国人体重要寄生虫病现状调查结果，有 14 个省（区、市）报道有东方毛圆线虫感染，包括湖北、四川、宁夏、河南、云南等地。

本病防治原则与钩虫类似。注意个人卫生和饮食卫生，加强对人和动物粪便的管理，积极治疗患者和患病动物。治疗药物有阿苯达唑、甲苯达唑等。

二、结膜吸吮线虫

结膜吸吮线虫 H5 课件

结膜吸吮线虫（*Thelazia callipaeda* Railliet and Henry, 1910）属于尾感器纲旋尾目吸吮科吸吮线虫属，主要寄生于犬、猫等动物眼结膜囊内，也可寄生于人体眼部，引起结膜吸吮线虫病（thelaziasis）。因本病多发生于亚洲地区，又称东方眼虫病。可寄生于人眼的吸吮线虫，还有加利福尼亚吸吮线虫（*T. californiensis* Rofoidard Williams, 1915），主要见于美国。

结膜吸吮线虫虫体细长，呈圆柱状，在眼结膜囊内呈淡红色，离开人体后，呈乳白色，半透明。体表除头、尾两端光滑外，其余部分具有边缘锐利的环形皱褶，皱褶边缘呈锯齿形。头端钝圆，有圆形的角质口囊，无唇。尾端肛门周围有数对乳突。雄虫长 4.5～15 mm，宽 0.25～0.75 mm，尾端向腹面弯曲，泄殖腔内伸出 2 根交合刺，长短、形状各异。雌虫长 6.2～20 mm，宽 0.30～0.85 mm，生殖系统为双管型，子宫内充满虫卵，靠近阴门端卵变大，卵内胚胎逐渐发育成盘曲的幼虫，阴门位于虫体前端食管与肠连接处的前方。

虫卵呈椭圆形，壳薄，长 54～60 μm，宽 34～37 μm。虫卵在产出前，卵壳演变为包被幼虫的鞘膜。产出的幼虫长 350～414 μm，宽 13～19 μm，外被鞘膜，盘曲状，尾部连接一个大的鞘膜囊。

成虫在犬、猫等动物眼结膜囊及泪管内寄生，偶可寄生于人、兔等眼部。雌虫产出幼虫，中间宿主蝇类舐吸终宿主眼部时，幼虫随眼分泌物进入蝇的消化道，经中肠进入血腔，2 次蜕皮后发育为感染期幼虫并进入蝇的头部口器。当蝇再舐吸动物或人眼部时，感染期幼虫自蝇口

病例分析 13-6

器逸出,进入终宿主眼部,经 15～20 天发育为成虫。从感染期幼虫侵入终宿主至发育为成虫并产出幼虫需 35～50 天。成虫寿命为 1 年以上。

成虫多寄生于人眼结膜囊内,以上结膜囊外眦侧为多见,其次为眼前房、泪小管及眼睑、泪腺、结膜下及皮脂腺管内;多侵犯一侧眼,少数病例为双眼感染;寄生数量为 1 条至多条,最多 20 余条。虫体锐利的皱褶摩擦、口囊吸附产生的机械损伤作用,以及排泄物和分泌物的刺激、继发细菌感染等,导致炎症反应和肉芽肿形成。轻者无明显症状,但一般有眼部异物感、痒感、刺痛、畏光、流泪、分泌物增多等。婴幼儿可有不敢睁眼和手抓眼动作,可发现患儿眼部有白色细小线状虫体爬行(图 13-26)。取出虫体后症状消失。严重感染者可有结膜充血、小溃疡形成、角膜混浊、眼睑外翻等。若虫体在眼前房,可有眼部丝状阴影飘动、眼睑水肿、睫状体充血、眼压增高、房水混浊及视力下降等;累及泪小管时,可有泪点外翻。

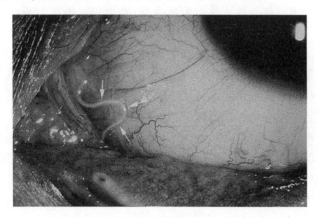

图 13-26　加利福尼亚吸吮线虫寄生于眼

自患眼取出虫体,显微镜下观察虫体特征即可确诊。

本病主要分布在亚洲地区。日本、韩国、泰国、印度、缅甸、菲律宾、朝鲜及俄罗斯远东地区等都有少量病例存在。我国人体感染病例最多,已发现有数百例,分布在 25 个省(区、市),且病例数有逐年增加的趋势。该病的人体感染病例最早(即 1917 年)也是在我国发现的。

在我国,已证实冈田绕眼果蝇(Amiota okadai)是中间宿主和传播媒介。传染源主要为犬、猫、兔等动物。该病发病的高峰时间为每年 6—10 月,与蝇的季节消长一致。各年龄组均可感染,以农村 2～3 岁婴幼儿居多,可能与有较多机会接触果蝇,饲养犬、猫及幼儿不注意眼的卫生有关。

防蝇灭蝇,注意眼的卫生,加强对犬、猫等家养动物的管理等为主要预防措施。治疗可用 1‰～2‰可卡因或丁卡因溶液,或 2%普鲁卡因滴眼,虫体受刺激后从眼角爬出,用镊子或棉签取出。若寄生于眼前房可行角膜缘切开取虫,术后做抗感染处理。

三、棘颚口线虫

棘颚口线虫(Gnathostoma spinigerum Owen,1835)属于旋尾目颚口科颚口线虫属,是犬、猫的常见寄生虫,也寄生于虎、豹、狮等野生动物,偶尔寄生于人体,引起棘颚口线虫病。此外,我国尚有刚棘颚口线虫(G. hispidium)和杜氏颚口线虫(G. doloresi)。

棘颚口线虫成虫较粗壮,呈圆柱状,两端稍向腹面弯曲,前端呈球状,上有 4～8 圈小钩,口周围有 1 对明显而肥厚的唇。颈部狭窄,虫体前半部及近尾端处体表被有许多体棘,体棘形状和数目可作为分类的依据之一。活时色微红,略透明。雄虫体长 11～25 mm,后端泄殖腔周围有一"Y"形无棘区。雄虫末端膨大成假交合伞,有 4 对大的有柄乳突,交合刺 1 对,不等长。雌虫体长 25～54 mm,阴门位于虫体中部的稍后方。

虫卵呈椭圆形,长 65~70 μm,宽 38~40 μm,透明,黄棕色,表面粗糙不平,一端有透明的帽状突起。排出体外时,卵内含 1~2 个细胞。

成虫寄生在终宿主胃壁的瘤块中。终宿主主要为犬和猫。瘤块破溃后虫卵落入胃肠腔,随粪便排出体外,在 27~31 ℃水中发育 1 周,卵内第一期幼虫孵出侵入第一中间宿主剑水蚤,在剑水蚤体腔内经 7~10 天发育为第二期幼虫。含第二期幼虫的剑水蚤被第二中间宿主淡水鱼类吞食,穿过胃和肠壁移行至肌肉结囊,经 1 个月左右发育为第三期幼虫。终宿主犬、猫吞食含第三期幼虫的鱼类后,幼虫在胃内脱囊,穿过肠壁移行至肝、肌肉、结缔组织,最后到达胃壁,在黏膜下形成特殊的瘤块,逐渐发育为成虫。动物胃壁的瘤块中可有 1 个或数个虫体。从感染至发育为成虫并产卵,约需 100 天。

有些动物如蛙、蛇、鸡、猪、鸭、蟹、蝲蛄、鼠食入被感染的鱼后,幼虫不能发育成虫,一直停留在第三期幼虫状态,当有机会进入终宿主体内后,幼虫仍能继续发育为成虫,所以这些动物为本虫转续宿主。

人亦不是本虫适宜宿主,可因生食或半生食含本虫第三期幼虫的鱼类或转续宿主肉类而感染,但幼虫不能发育成熟,始终停留在未成熟状态,在人体可存活数年或十多年。

幼虫在人体组织中移行,虫体的机械性刺激和产生的毒性物质的毒性作用,对机体造成损害。损害部位极为广泛,几乎包括全身各处,主要有额面部、耳、眼、咽喉、胸、腹等。寄生部位不同,引起的症状也不同,若在皮肤深层或皮下层造成隧道,可引起皮肤型幼虫移行症,表现为游走性皮下包块,局部皮肤稍红,有时有灼热感和水肿,有痒感,疼痛不明显,有大量嗜酸性粒细胞、浆细胞、中性粒细胞及淋巴细胞聚集,有时虫体可从皮下逸出。幼虫也可进入眼、脑及脊髓以及呼吸、消化系统器官而引起内脏幼虫移行症,以嗜酸性粒细胞增多性脑膜炎后果最为严重,甚至可导致死亡。

从可疑病变组织检出虫体是可靠的确诊方法,对于无明显体表损害的患者可用免疫学检查方法进行辅助诊断。同时询问病史,是否生食或半生食鱼类以及各种转续宿主的肉类有重要参考作用。

本病为人兽共患病,人体感染病例主要见于亚洲的日本、泰国、柬埔寨、越南、马来西亚、印尼、菲律宾、印度、孟加拉国、巴基斯坦等,以日本和泰国较为严重。我国报道的病例也有数十例,主要分布于浙江、陕西、安徽、河南、山东、江苏、湖南、上海等地。

治疗主要是通过手术取出虫体,也可应用甲硝唑治疗。不生食或半生食鱼类以及转续宿主肉类,不喝生水等可预防本病。

四、艾氏小杆线虫

艾氏小杆线虫〔*Rhabditis*(*Rhabditella*)*axei*(Cobbold,1884)Chitwood,1933〕属于尾感器纲小杆目小杆科小杆线虫属,亦称艾氏同杆线虫。本虫营自生生活,常生活在腐败的植物及污水中,偶然侵犯人体泌尿系统或消化系统,引起艾氏小杆线虫病。该病在国内及国外均有分布,我国已发现 100 多例。

成虫纤细,圆柱状,体表光滑。虫体前端有 6 片唇片,口腔深长,食管呈杆棒状,前后各有 1 个咽管球。尾部变细,末端尖细。雄虫长约 1.2 mm,生殖系统为单管型,睾丸位于虫体后部,交合伞狭小,交合刺 1 对,尾刺引带呈船形。雌虫长约 1.5 mm,生殖系统为双管型,子宫内含虫卵 4~6 个,生殖孔位于虫体中部稍前。

虫卵呈椭圆形,大小为(48~52) μm×(28~32) μm,无色透明,卵壳薄而光滑,与卵内细胞间有透明空隙。与钩虫卵形态相似,但略小。

艾氏小杆线虫营自生生活,雌、雄虫交配后产卵,虫卵孵出杆状蚴,杆状蚴可进食、生长,经 4 次蜕皮发育为成虫。温度适宜时,从虫卵孵出幼虫,经 2~3 天即可发育为成虫。成虫寿命平均为 14.6 天。在人工肠液(pH 8.4)中,本虫各期均显示较高耐受性。在人工胃液(pH 1.4)中,虫卵可存活 24 h。虫体在正常人尿液中存活不久,但在肾炎、肾病或乳糜尿患者尿液中能生长发育。

人体感染途径一般认为是经口进入消化道或经泌尿系统上行感染,如在污水中游泳、捕捞水产品或误饮污水等,使幼虫有机会侵入人体。本虫还可寄生于家兔、犬、猴、鼠等宿主。

侵入泌尿系统可引起发热、腰痛、尿频、尿急、血尿等症状,肾实质受损时可引起下肢水肿和阴囊水肿、乳糜尿、蛋白尿、脓尿及低比重尿等。侵入消化系统可引起腹痛、腹泻,也可无明显症状和体征。

在尿液沉淀物或粪便中检出虫体或虫卵是确诊的依据。虫卵要注意与钩虫卵相区别,成虫要注意与粪类圆线虫区别。

本病在日本、墨西哥、以色列等国家均有存在。在我国,湖南、贵州、海南、湖北、广东、河南、新疆、西藏等地有病例存在。多数是从粪便中检获虫体,少数是在尿液中检出。

避免饮用污水或接触污水和腐败的植物可预防本病。治疗药物有阿苯达唑、甲苯达唑等。

五、兽比翼线虫

小杆目比翼线虫科兽比翼线虫属的线虫,是一类寄生于虎、猫、羊、河马等哺乳动物及鸟类气管、咽喉、中耳等部位的线虫,其中喉兽比翼线虫(*M. laryngeus* Railliet,1899)和港归兽比翼线虫(*M. gangguiensis* sp. nov Li,1998)偶可寄生于人体,引起人体兽比翼线虫病或比翼线虫病(syngamiasis)。

虫体前端有发达的口囊,口囊前缘有厚的花瓣样的几丁质唇瓣,口囊底部有呈放射状排列齿样突起,称为小齿。雌虫尾部呈圆锥状,末端尖,阴门在体前端或中部。雄虫有交合伞,一旦雌、雄虫交配,交合伞即附着于雌虫体部,不再分离,呈"Y"形。

喉兽比翼线虫成虫活时为鲜红色,口囊底部有 8 个小齿,雄虫长 3.0~6.3 mm,交合伞短宽,伞内肋条左右不对称,交合刺 1 根。雌虫长 8.7~23.5 mm,阴门在体前端,至顶端的距离与雌虫体长比例为 1:(4.64~4.69)。

港归兽比翼线虫虫体活时为鲜红色,口囊前端有 6 片唇瓣,口囊内壁有 8 个隔嵴,延伸至底部与 8 个小齿相连,口囊后部紧连食管,食管向后逐渐膨大呈棒球棍状。雄虫长 2.2~4.8 mm,交合伞外边缘增厚,无交合刺。雌虫长 8.9~15.1 mm,阴门在体前端,至顶端距离与体长比例为 1:3.776,末端自肛门后突然变尖细。

两种兽比翼线虫虫卵形态相似,呈椭圆形,大小为(75~80)μm×(45~60)μm,无色透明,两端无卵盖,内含胚细胞或幼胚。

喉比翼线虫的生活史目前尚未研究清楚。结合同类寄生虫生物学资料分析,终宿主可能为牛、羊、鹿等食草动物,成虫寄生在终宿主喉部、气管等处,虫卵随呼吸道分泌物排出或随粪便排出体外,在外界发育至感染期,人或动物误食含感染期虫卵的食物或水而感染。幼虫在小肠内孵出,钻入肠壁,经血流到达肺部,进入肺泡,上行到支气管、气管和咽喉部定居发育为成虫。据分析,从感染期虫卵进入体内至成虫发育成熟约需 70 天。龟或鳖可能是喉比翼线虫的转续宿主或中间宿主,生食或半生食龟蛋以及龟或鳖的肝、胆、血等也可能引起感染。港归兽比翼线虫生活史也不清楚。目前,比翼线虫科中只有气管比翼线虫〔*Syngamus trachea* (Montagu,1811)von Siebold,1836〕生活史研究较多,资料较完整。

本虫主要侵犯呼吸道,引起呼吸道症状。潜伏期为 6~11 天。虫体发育过程中从血管钻入肺泡,成虫寄居在支气管、气管、咽喉等部位可造成出血和损伤,以及浸润性炎症,患者表现为严重干咳、胸痛、发热、痰中带血,甚至咯血,若虫体阻塞气道会引起呼吸困难,若虫体寄生咽喉部,局部可出现搔爬刺激感。

查见虫体和虫卵是确诊本病的依据。从患者痰液或支气管肺泡灌洗液中检获虫体或虫卵有诊断意义，还可用气管镜观察呼吸道壁附着的虫体或囊包块，以及从粪便中检获虫卵等。

本病亦是人兽共患病，保虫宿主较多。全世界已有100多例病例报道，大多来自南美及加勒比地区。我国1997年相继在上海和广东发现4例病例，随后在吉林等地发现多例感染病例，患者多有生吃龟蛋、龟血及龟内脏病史。

排出或手术摘除寄生虫，病可自愈。也可应用阿苯达唑或甲苯达唑治疗。预防本病主要为注意饮食卫生，不食用生的动物血液、内脏，不饮生水，不吃生的蔬菜等。

六、麦地那龙线虫

麦地那龙线虫〔*Dracunculus medinensis*（Linnaeus，1758）Gollandant，1773〕属旋尾目龙线虫科龙线虫属，成虫寄生于多种哺乳动物和人组织内，引起麦地那龙线虫病（dracunculiasis），又称为几内亚蠕虫病。在20世纪80年代中期，估计全世界有20个国家流行该病，其中有17个国家在非洲，曾有350万病例。之后病例数逐年减少。2016年，全球仅报告发生了25例病例。

成虫形似一根粗白线，前端钝圆，体表光滑，镜下可见较密的细横纹。雄虫长12～40 mm，宽约0.4 mm，末端卷曲一圈至数圈，有交合刺2根，近等长。雌虫长60～120 cm，宽0.9～2 mm，尾端略向腹面弯曲，生殖系统为双管型，卵巢、输卵管及子宫均为双套，子宫内含有大量第一期幼虫。

第一期幼虫（杆状蚴）长550～760 μm，宽15～30 μm，体表可见纤细环纹，尾部细长占虫体1/3。

终宿主（人或动物）体内发育成熟的雌虫移行至四肢、背部、腹部等处皮下组织，头端伸向皮肤，体壁和子宫破裂，释放出大量第一期幼虫，幼虫非常活跃，引起宿主强烈的超敏反应，皮下形成肿块，皮肤形成水疱，继而破溃。当溃破部位与冷水接触时，成虫受刺激，子宫自前端破裂处脱垂，排出大量幼虫进入水中。子宫内幼虫产出后，虫体伸出部位崩解，其余部分缩回皮下组织内，当破溃部位再次接触冷水时，再重复这一过程，幼虫产尽后雌虫死亡，伤口愈合。水中幼虫被中间宿主剑水蚤吞食，在其体内经12～14天发育为感染期幼虫。

人或动物饮水时误食含有感染期幼虫的剑水蚤后，幼虫在十二指肠处逸出，钻入肠壁，经肠系膜、胸腹肌肉移行至皮下结缔组织，3个月后，雌、雄虫穿过皮下结缔组织到达腋窝和腹股沟部位，雄虫受精后死亡，雌虫于感染后第8～10个月移行至体表皮肤，此时子宫内幼虫已发育成熟。从发生感染直到成虫从身体内脱出，这样一个完整传播周期需要10～14个月。

雌虫移行至皮下组织，机体可出现条索状硬结或肿块。释放的幼虫引起强烈的超敏反应，机体表现为丘疹、水疱、脓肿、溃疡等。毒性代谢产物可引起发热、头晕、恶心等全身症状。血中嗜酸性粒细胞增高。虫体还可侵犯中枢神经系统，引起瘫痪，亦可引起眼、心脏及泌尿生殖系统病变。

检查有无典型水疱，水疱破溃后，用少量冷水置于伤口上，从伤口表面取少量液体涂片，镜下见到活跃的幼虫可确诊。见到雌虫从伤口伸出也可确诊，深部脓肿可取穿刺液涂片镜检幼虫。免疫学方法也用于辅助诊断。

麦地那龙线虫在世界上广泛分布，在1980—2011年期间，该病在20个国家流行，如肯尼亚、埃塞俄比亚、马里、乍得、南苏丹、喀麦隆等国。随着防治工作的有力开展，病例数逐年减少，到2016年，仅有3个国家报告发生病例（乍得16例、南苏丹6例和埃塞俄比亚3例）。相信不久的将来这种疾病会被消灭。

当发现有虫体自身体伸出时，先用冷水置于伤口上，虫体随即伸出产幼虫，可用小棒卷起缠绕，每日向外拉出数厘米，直至全部拖出。也可手术取虫。治疗药物有甲硝唑、甲苯达唑等。

避免饮用不洁的生水可预防本病。

七、肾膨结线虫

肾膨结线虫〔*Dioctophyma renale*(Goeze,1782)Stiles,1901〕属于无尾感器纲膨结目膨结科膨结线虫属,是一种大型寄生线虫,俗称巨肾虫。在世界各地广泛分布,寄生于犬、水貂、狼等20多种动物的肾或腹腔内,偶尔可寄生于人体肾或其他部位,引起肾膨结线虫病(dioctophymiasis renale)。

成虫呈圆柱状,活时为血红色,体表有横纹,两端稍细。虫体两侧各有1行乳突,口孔位于顶端,周围有2圈乳突。雄虫长14～45 cm,宽0.4～0.6 cm,尾端有钟形无肋交合伞,1根交合刺。雌虫长20～100 cm,宽0.5～1.2 cm,阴门开口于体前端食管后的腹面中线上,末端膨隆而钝圆。寄生于人体的成虫发育较差,雄虫长9.8～10.3 cm,宽0.12～0.18 cm,雌虫长16～22 cm,宽0.21～0.28 cm。

虫卵呈椭圆形,棕黄色,大小为(60～80)μm×(39～46)μm,卵壳甚厚,表面有许多小凹陷。

成虫寄生在犬、狼等终宿主肾脏,虫卵随尿液排出,进入水中,发育为第一期幼虫,被寡毛类环节动物吞食后,幼虫在前肠孵出,穿过肠壁,进入体腔发育为第二期幼虫。动物食入含有第二期幼虫的寡毛类环节动物而感染。人因吞食生水中或水生植物上的寡毛类环节动物,或者是生食或半生食含三期幼虫的鱼或蛙而获得感染。幼虫进入人消化道,穿过肠壁随血流移行至肾盂发育为成虫并产卵。虫体亦可在膀胱、卵巢、子宫、肝及腹腔等部位寄生。

成虫寄生于肾脏,导致肾脏显著增大。大约70%感染者肾盂背部有骨质板形成,骨质板边缘有透明软骨样物质。肾皮质和髓质受虫体挤压,有淋巴细胞和中性粒细胞浸润。多数肾小球和肾盂黏膜乳头变性,肾盂内有大量红细胞、白细胞、虫卵等。在疾病后期,感染肾萎缩,未感染肾因为代偿而肥大。虫卵易成为结石的中心。患者出现腰痛、肾绞痛,疼痛可放射到下腹部及膀胱区;出现反复血尿、尿频、尿急,并发肾盂肾炎、肾结石、肾功能障碍等。虫体移行至输尿管时,可随尿液排出,也可能阻塞尿路,患者出现排尿困难、肾盂积水等,甚至急性尿中毒症状。

若有生食或半生食鱼或蛙史,并反复发生肾盂肾炎应考虑本病可能,或者仅出现蛋白尿、血尿、脓尿用通常方法治疗无效者也应考虑本病。从尿液中查获虫体或虫卵可确诊本病。若寄生其他器官或只有雄虫感染无法检查虫卵时,尿路造影、B超、CT检查等有助于诊断。

人体感染病例不多见,国外仅报道17例,我国报道11例,分布在湖北、广东、江苏等地。寄生在肾盂者,可进行手术取虫。治疗可用阿苯达唑和噻嘧啶。不生食或半生食鱼、蛙等,不饮用生水、不生食蔬菜可预防本病。

八、肝毛细线虫

肝毛细线虫〔*Capillaria hepatica*(Bancroft,1893)Travassos,1919〕属于无尾感器纲鞭尾目毛细科毛细线虫属,是一种寄生在鼠类和哺乳动物肝脏的寄生虫,偶尔寄生于人体,引起肝毛细线虫病(hepatic capillariasis)。

虫体细长,雄虫长24～37 mm,尾端突出的鞘膜内有1根交合刺。雌虫长53～78 mm,尾端呈钝锥形,生殖孔在食管稍后方。虫卵形态类似鞭虫卵,但较大,大小为(51～68)μm×(27～35)μm,呈椭圆形,卵壳厚,分两层,两层间有放射状条纹;两端各有透明栓状物,不凸出于卵壳外。

肝毛细线虫宿主种类很多,以鼠类为主。成虫寄生在宿主肝脏,虫卵多数聚集于肝组织中,少数随粪便排出体外。虫卵在土壤中,约经7周发育为感染期虫卵。其他健康宿主(包括人)食入含感染期虫卵的食物或水而受感染,卵内幼虫在肠中孵出,钻入肠黏膜,经肠系膜静

肝毛细线虫
H5课件

NOTE

脉、门静脉,在感染后约 52 h 进入肝脏,数次蜕皮后发育为成虫。

虫卵沉积在肝脏导致肉芽肿病变,肉眼可见肝表面点状珍珠样白色颗粒或灰黄色小结节。中心由成虫、虫卵及坏死组织组成,周围有嗜酸性粒细胞、浆细胞及巨噬细胞浸润。肝实质被破坏。儿童患者多见,临床表现轻重不一,轻者无明显症状,重者起病急,发热、肝脾肿大、嗜酸性粒细胞显著增多,并出现低血红蛋白性贫血等。

本病罕见,临床上诊断困难。肝组织活检病原体是可靠的确诊方法。肝病患者伴嗜酸性粒细胞显著增多,是具有诊断意义的临床特征。免疫学检查方法对诊断有参考价值。

本病的人体感染病例数较少,我国 2004 年曾报道 1 例,但有假性感染病例多例。假性感染是指食入含肝毛细线虫卵的动物肝脏,虫卵随粪便排出,但人未感染。治疗药物有甲苯达唑、阿苯达唑等。预防措施有注意饮食卫生,不吃不洁食物和水,避免生吃保虫宿主的肝脏,消灭鼠类等。

九、异尖线虫

异尖线虫 H5
课件

蛔目异尖科的异尖线虫,是一类成虫寄生于海洋哺乳动物(如鲸鱼、海豚、海豹等)的胃部,幼虫寄生于某些海洋鱼类的线虫。某些种类异尖线虫幼虫被人误食后,可侵犯胃肠壁及其他脏器或组织,引起人体异尖线虫病(anisakiasis)。可引起人体疾病的异尖线虫有 5 个属:异尖线虫属、海豹线虫属(Phocanema)、钻线虫属(Terranova)、对盲囊线虫属(Contracaecum)和鲔蛔线虫属(Thynnascaris)。最为常见的是异尖线虫属线虫。

在人体寄生阶段为异尖线虫的第三期幼虫,中肠部体宽为 430~550 μm,无侧翼。

终宿主为海洋哺乳动物如海豚、鲸鱼、海狮、海豹等,虫卵入水,发育为幼虫,幼虫被磷虾等甲壳类摄食,在其体内继续发育,某些海鱼(如大马哈鱼、鳕鱼、大比目鱼等)和海洋软体动物(如乌贼等)吞食含有幼虫的磷虾后,幼虫在海鱼体内继续发育至感染期,继而被终宿主所食,在终宿主体内发育为成虫。人因食用含有异尖线虫幼虫的海鱼或海洋软体动物而受感染,此幼虫多为第三期幼虫。人不是异尖线虫的适宜宿主,但幼虫可在人体消化道内长期存活,幼虫活动能力强,可侵犯消化道各部位,以胃肠壁最为常见。

根据寄生部位不同可分为胃异尖线虫病、肠异尖线虫病、食管异尖线虫病及异尖线虫过敏症。潜伏期一般为 4~6 h,肠异尖线虫病潜伏期较长,患者多在吃鱼后 1~5 天出现症状。临床表现轻重不一,轻者仅胃肠不适,重者起病急,急性胃异尖线虫病患者可出现上腹部剧痛、恶心、呕吐等,急性肠异尖线虫病患者可出现下腹痛、恶心、呕吐、腹胀、腹泻等,甚至有肠梗阻、肠穿孔和腹膜炎等并发症,常伴血中嗜酸性粒细胞增多。病理组织学特征是以黏膜下层为中心伴有大量嗜酸性粒细胞、浆细胞及巨噬细胞浸润的脓肿或瘤样肿物,肿物内可见虫体断面、角皮等。除胃肠外,异尖线虫还可在腹腔、泌尿系统、皮下组织等处形成肿物。

从患者体内检获幼虫是本病确诊的依据,患者有生食海鱼或海洋软体动物的病史以及典型临床表现可作为诊断参考。免疫学检查是重要的辅助诊断方法。

该病主要流行于喜生食海鱼、乌贼以及喜食腌海鱼的国家或地区。日本、挪威、美国、荷兰、英国、法国、德国等国家均有本病病例报告,其中,病例数量最多的是日本。现在随着人们生活水平的提高和饮食多样化,异尖线虫病在世界上呈上升趋势。我国对目前的市售海鱼进行检测后发现,异尖线虫感染率很高,因此具有潜在的感染危险性。

目前无特效治疗药物,对胃、食管、咽喉处的异尖线虫应尽早用纤维胃镜取出虫体。

知识链接

(李　霞)

小结

医学线虫对人体健康有着极大的危害,隶属于线虫动物门,包括无尾感器纲和尾感器纲。根据线虫的寄生部位,可分为肠道内线虫和组织(包括血液)内线虫。

肠道内的常见线虫包括似蚓蛔线虫、毛首鞭形线虫、蠕形住肠线虫、十二指肠钩口线虫、美洲板口线虫及东方毛圆线虫等,其生活史类型多为直接型,不需要中间宿主的参与。肠道线虫病的主要临床表现为消化系统症状,确诊依据为在患者粪便中检获虫卵或幼虫,偶尔也可检获成虫。

组织内的寄生虫包括班氏吴策线虫、马来布鲁线虫、罗阿丝虫、麦地那龙线虫、结膜吸吮线虫及旋毛形线虫,其生活史类型多为间接型,需要有中间宿主的参与。组织内的线虫多通过节肢动物传播,或者是食源性传播,给宿主带来严重的危害。

部分动物性线虫的幼虫或成虫也可以寄生于人体,如异尖线虫、肝毛细线虫、肾膨结线虫、兽比翼线虫、棘颚口线虫,从而导致严重的病变。

某些兼性寄生虫,如粪类圆线虫、艾氏小杆线虫既可营自生生活,也可营寄生生活。

(李　霞)

能力检测

一、名词解释

1.钩蚴性皮炎　2.异嗜症　3.土源性线虫　4.生物源性线虫　5.丝虫夜现周期性　6.丝虫象皮肿

在线答题

二、问答题

1. 简述鞭虫的生活史。

2. 鞭虫的感染阶段是什么?有哪些致病作用?

3. 简述鞭虫卵形态的特点。

4. 简述蛲虫的寄生部位、感染阶段和感染方式。

5. 简述蛲虫的致病机制及预防原则。

6. 简述十二指肠钩口线虫和美洲板口线虫成虫的形态鉴别要点。

7. 简述钩虫引起人体贫血的原因。

8. 简述我国丝虫病的主要临床表现。

9. 简述我国淋巴丝虫病的病原学诊断方法。

10. 简述我国丝虫病的传播媒介。

11. 简述结膜吸吮线虫的防治。

12. 简述人体感染艾氏小杆线虫的途径。

13. 简述异尖线虫病的诊断与防治。

参考答案

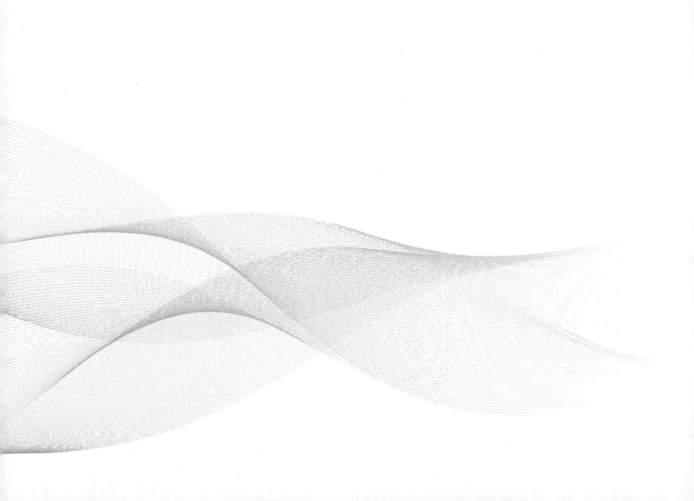

·第四篇·
医学节肢动物学

第十四章 概　　论

医学节肢动物(medical arthropod)是指与医学有关,即可以通过骚扰、蜇刺、吸血、毒害、寄生及传播病原体等方式危害人畜健康的节肢动物。医学节肢动物学是研究医学节肢动物的形态、分类、生活史、生态、地理分布、致病及防制措施的学科。由于昆虫纲在节肢动物中占绝大多数,所以通常又称为医学昆虫学(medical entomology)。它是医学寄生虫学、流行病学和公共卫生学的重要组成部分。

医学节肢动物
概论 H5 课件

（一）医学节肢动物的主要类群

节肢动物门常分为 13 个纲,其中与医学有关的节肢动物主要有以下 5 个纲,较重要的是蛛形纲和昆虫纲。

1. 蛛形纲(Arachnida)　虫体分头胸部和腹部,或头胸腹愈合成躯体。无触角,有足 4 对。能传播疾病或直接致病的种类如下:软蜱、硬蜱、革螨、恙螨、尘螨、粉螨、疥螨、蠕形螨、蜘蛛和蝎子等。

2. 昆虫纲(Insecta)　虫体分头、胸、腹 3 部。头部有触角 1 对,胸部有足 3 对。能传播疾病或直接致病的种类如下:蚊、蝇、白蛉、蠓、蚋、虻、虱、蚤、臭虫、蜚蠊、锥蝽、桑毛虫、松毛虫、毒隐翅虫等。

3. 甲壳纲(Crustacea)　虫体分头胸部和腹部。有触角 2 对,步足 5 对。与医学有关的常见种类如下:淡水蟹、蝲蛄、淡水虾、剑水蚤、镖水蚤等。

4. 唇足纲(Chilopoda)　虫体窄长,背腹扁平,多节,由头及若干形状相似的体节组成。头部有触角 1 对,每节有步足 1 对。第一体节的步足转化成 1 对毒爪,蜇人时,毒腺排出有毒物质伤害人体。与医学有关的常见种类有蜈蚣、蚰蜒等。

5. 倍足纲(Diplopoda)　虫体呈长管状,多节,由头及若干形状相似的体节组成。头部有触角 1 对,除第一体节外,每节有足 2 对,体节内所分泌的腺液常引起皮肤过敏。与医学有关的常见种类有马陆等。

（二）医学节肢动物的主要特征

医学节肢动物的主要特征如下:①虫体左右对称:躯体和附肢(如足、触角、触须等)分节,结构对称。②体表骨骼化,由几丁质及醌单宁蛋白组成,亦称外骨骼。③开放式循环系统,体腔称为血腔(haemocoel),含有无色或不同颜色的血淋巴。④发育过程多数具有蜕皮(ecdysis)和变态(metamorphosis)现象。

（三）医学节肢动物对人体的危害

医学节肢动物对人体的危害包括两个方面,即直接危害和间接危害。所谓直接危害是指由节肢动物对人体直接骚扰、吸血、蜇刺、毒害、寄生和由其引发的超敏反应等所导致的节肢动物源性疾病;间接危害是指节肢动物作为媒介传播病原体导致的虫媒病。

1. 直接危害

(1) 骚扰和吸血:多种节肢动物,如蚊、白蛉、蚋、蠓、虻、臭虫、虱、蜱、螨等均能叮刺吸血,尤其在其种群数量高峰季节,常常侵袭骚扰人体。被叮咬处有痒感,重者出现丘疹样荨麻疹,影响工作和睡眠。如人头虱,主要寄生在人头上毛发部位,其若虫和雌、雄成虫均嗜吸人血。

虱叮咬后,人体局部皮肤可出现瘙痒和丘疹,瘙痒难耐,皮肤被搔破后可继发感染。

(2) 螫刺和毒害:某些节肢动物有毒腺、毒毛或有毒体液,螫刺时可将毒液注入人体而使人受害。轻者螫刺局部出现短暂的红、肿、痛等;重者可引起全身症状,甚至休克死亡。如桑毛虫、松毛虫的毒毛及毒液,可触刺皮肤,毒液外溢引起局部刺痒、水肿、斑丘疹等。有些毒蜘蛛在受惊扰时出现防卫螫刺反应,毒液注入人体后,局部可出现疼痛、烧灼感或坏死,严重时可引起全身神经麻痹、心律不齐,甚至出现多器官充血及血管内血栓的形成,可致死。某些蜱类分泌的毒素,可引起宿主运动神经元麻痹、肌肉无力、运动失调,最后导致患者吞咽困难、延髓麻痹、呼吸衰竭而死亡。

(3) 超敏反应:节肢动物的涎腺、分泌物、排泄物和脱落的表皮均是异源性蛋白,可引起过敏易感体质的人群发生超敏反应。如:尘螨可引起哮喘、鼻炎等;革螨和恙螨引起螨性皮炎等。

(4) 寄生:某些节肢动物可以直接寄生于人畜体内或体表引发疾病。如:有些蝇类幼虫侵入宿主体内器官或体表可引起蝇蛆病(myiasis);疥螨寄生在宿主表皮角质层可引起疥疮(scabies);蠕形螨寄生于毛囊引起蠕形螨病;某些仓储螨类如粗脚粉螨、腐酪食螨、粉尘螨、屋尘螨等经呼吸道吸入可引起肺螨症(pulmonary acariasis)等。

2. 间接危害 医学节肢动物携带病原体,引起疾病在人和动物之间传播,这种由节肢动物传播病原体而造成的疾病称为虫媒病,在传染病中具有重要地位。此类医学节肢动物称为媒介节肢动物,也称虫媒(insect vector)。依据节肢动物媒介与病原体在传播过程中的关系,可分为机械性传播和生物性传播两种类型(表 14-1)。

(1) 机械性传播(mechanical transmission):节肢动物对病原体的传播仅起着携带、输送的作用。病原体可以附着在节肢动物的体表、口器或经节肢动物消化道散播,通过污染食物、餐具等方式,机械性地由一个宿主传播到另一个宿主,但病原体的形态和数量均不发生变化。如蝇传播伤寒、细菌性痢疾、霍乱等疾病。

(2) 生物性传播(biological transmission):病原体在节肢动物体内经历发育和(或)繁殖阶段后,才具有感染性,然后再被传播到新的宿主。根据病原体在节肢动物体内的发育与繁殖的情况,将此种传播方式分为以下四类。

①发育式:病原体在节肢动物体内只有发育而无繁殖过程,即病原体在节肢动物体内仅有形态结构及生理特性的变化,无数量增加。如丝虫幼虫在蚊体内的发育。

②繁殖式:病原体在节肢动物体内只有繁殖,数量增多,但无形态变化,节肢动物仅为病原体繁殖的场所。例如,黄热病毒、登革病毒在蚊虫体内的繁殖,恙虫病立克次体在恙螨体内的繁殖,鼠疫杆菌在蚤体内的繁殖等。

③发育繁殖式:病原体在节肢动物体内,不但发育而且繁殖,病原体既有形态上的变化,又有数量上的增加。此类病原体只有在虫媒体内完成发育和繁殖过程后才能传染给人。如杜氏利什曼原虫在白蛉体内的发育和繁殖、疟原虫在按蚊体内的发育和繁殖等。

④经卵传递式:某些病原体在节肢动物体内不仅繁殖,还能侵入卵巢,经卵传递到下一代,产生众多的具有感染性的后代,引起病原体的广泛播散。如恙螨幼虫叮刺宿主感染了恙虫立克次体后,病原体可经成虫产卵传递给下一代幼虫并使之具有感染性。硬蜱体内的森林脑炎病毒、蚊体内的乙型脑炎病毒、软蜱体内的回归热螺旋体等都可以经卵传递。

表 14-1 我国常见虫媒病一览表

类别	传播疾病	病原体	主要传播媒介	传播方式
蚊媒病	疟疾	疟原虫	中华按蚊、嗜人按蚊 微小按蚊、大劣按蚊	生物性传播

类别	传播疾病	病原体	主要传播媒介	传播方式
蜱媒病	丝虫病	马来布鲁丝虫 班氏吴策线虫	中华按蚊、嗜人按蚊 致倦库蚊、淡色库蚊	生物性传播
	流行性乙型脑炎	日本脑炎病毒	三带喙库蚊	生物性传播
	登革热	登革病毒	埃及伊蚊、白纹伊蚊	生物性传播
	森林脑炎	森林脑炎病毒	全沟硬蜱	生物性传播
	新疆出血热	新疆出血热病毒	亚东璃眼蜱	生物性传播
	蜱媒回归热	波斯疏螺旋体	钝缘蜱	生物性传播
	莱姆病	伯氏疏螺旋体	全沟硬蜱	生物性传播
	Q热	贝氏立克次体	硬蜱和软蜱	生物性传播
蝇媒病	阿米巴痢疾	痢疾阿米巴	各种蝇类	机械性传播
	细菌性痢疾	痢疾杆菌	各种蝇类	机械性传播
	伤寒	伤寒杆菌	各种蝇类	机械性传播
	霍乱	霍乱弧菌	各种蝇类	机械性传播
	蠕虫病	蠕虫卵或幼虫	各种蝇类	机械性传播
	结膜吸吮线虫病	结膜吸吮线虫	果蝇	生物性传播
蛉媒病	黑热病	杜氏利什曼原虫	中华白蛉、长管白蛉、 吴氏白蛉	生物性传播
蚤媒病	鼠疫	鼠疫杆菌	印鼠客蚤	生物性传播
	地方性斑疹伤寒	莫氏立克次体	印鼠客蚤	生物性传播
螨媒病	恙虫病	恙虫病东方体	地里纤恙螨、红纤恙螨	生物性传播
	流行性出血热	流行性出血热病毒	革螨	生物性传播
虱媒病	流行性斑疹伤寒	普氏立克次体	人虱	生物性传播
	虱媒回归热	俄拜疏螺旋体	人虱	生物性传播

3. 病媒节肢动物的判定 虫媒病的流行病学调查和防治工作中,传播媒介的判定是一项非常重要的工作。一般情况下,病媒节肢动物的判定主要依据以下四个方面的证据。

(1)生物学证据:①与人关系密切,吸血节肢动物可嗜吸人血;非吸血种类的活动则必须与人生活有密切关系,如舐吸人的食物或在食物上排泄等造成人体感染。②种群数量较大,往往是当地的优势种或常见种。③寿命较长,以保证病原体在该节肢动物体内完成发育和增殖的过程。

(2)流行病学证据:媒介节肢动物的地理分布和季节消长,应与虫媒病的流行地区及流行季节相一致或基本一致。

(3)自然感染证据:在流行区和流行季节采集的可疑病媒节肢动物,经实验室检测,可分离到自然感染的病原体,尤其是查到感染期虫体。如按蚊涎腺中的子孢子、库蚊或按蚊体内的丝虫感染期丝状蚴等。

(4)实验室证据:在实验室,应用人工感染的方法可证明某病原体能够在某种节肢动物体内发育和(或)增殖,并能感染易感的实验动物。

符合上述条件的,可以初步判定某种节肢动物为某种疾病在某一地区的传播媒介。值得注意的是,一种虫媒病的传播媒介,在不同的流行区及不同的时间,可以相同也可以不同;在一个地区的某种虫媒病的传播媒介可能只有一种,也可以有多种。传播媒介有多种时,应区分主要媒介和次要媒介。

（四）医学节肢动物的防制

医学节肢动物的防制是虫媒病防制工作中的重要环节。多数医学节肢动物的繁殖力和对外界环境的适应力强,生态习性复杂,种群数量大,对其防制仅依赖单一措施很难奏效,往往需要采取多种措施综合防制。医学节肢动物的防制是从医学节肢动物与生态环境、社会条件的整体观点出发,采取综合防制措施,减少节肢动物的种群数量或缩短其寿命,将节肢动物的种群数量控制在不足以传播疾病的程度。

医学节肢动物的综合防制方法包括环境防制、物理防制、化学防制、生物防制、遗传防制和法规防制这六个方面。

1. 环境防制 环境防制是根据媒介节肢动物的滋生、栖息、行为等习性及其他生态学特点,通过合理的环境治理,减少或清除虫媒的滋生从而达到预防和控制虫媒病的目的。同时,也要注意益虫和天敌的生存环境的保护。具体措施可包括以下内容。

（1）环境改造与治理,如基础卫生设施的改造和修建,排水、翻缸倒罐、沟渠修整、填堵洞穴,消除媒介动物滋生地等;进行粪便无害化处理等。

（2）改善人群居住条件,搞好环境卫生,养成个人良好的生活卫生习惯,以减少或避免人、媒介、病原体三者的接触机会,防止虫媒病的传播。

2. 物理防制 物理防制是利用各种机械、热、光、声、电、放射线等方法,以捕杀、隔离或驱赶节肢动物。物理防制方法使用方便、无污染、无抗药性。如安装纱窗、纱门以防昆虫进入室内;挂蚊帐防止蚊虫叮咬;采用捕蝇笼、捕蝇纸诱捕蝇类;利用灯光、声波和紫外线等诱杀、诱捕或驱避医学节肢动物;高温灭虱、灭臭虫等。

3. 化学防制 化学防制是指使用天然或合成的、对节肢动物有害的化学物质,毒杀、诱杀或驱避节肢动物。化学防制虽然存在环境污染和抗药性等问题,但其具有使用方便、见效快、适宜大面积使用等优势,所以仍然是目前综合防制病媒节肢动物的常用方法。常用的化学杀虫剂主要有以下几类。

（1）有机氯类:通常称为第一代杀虫剂,包括 DDT、六六六等。这类杀虫剂结构简单、易合成、价格低廉、广谱,曾在全世界的防疟中发挥重要作用。但由于其化学性质稳定,在自然界和人、动物体内容易累积,并且污染环境,因而已逐渐被其他杀虫剂替代。

（2）有机磷类和氨基甲酸酯类:第二代杀虫剂,也是目前使用较多的杀虫剂。一般具有快速触杀和胃毒作用,有的兼具空气触杀或内吸等熏杀作用。主要用于疫区、垃圾处理场及公共场所等地方。

（3）拟除虫菊酯类:第三代杀虫剂,大多数产品对病媒节肢动物有强烈的触杀、快速击倒、熏蒸和驱赶作用,而且具有高效广谱、低毒、易降解、不污染环境等优势,所以是目前防制家庭、畜舍及仓储害虫的理想药剂,适合应用于多种公共卫生场所。

（4）昆虫生长调节剂:通过干扰或阻碍节肢动物的正常发育而致其死亡。其优点是生物活性高、特异性强、对非靶标生物无毒或毒性小。

4. 生物防制 生物防制是指利用其他生物(如捕食性天敌、致病性微生物或寄生虫等)或生物的代谢产物来控制医学节肢动物的方法。其特点是特异性强、对病媒节肢动物有长期抑制作用,对非靶标生物无害,无环境污染等,目前已成为医学节肢动物防制的发展方向之一。可用于生物防制的生物主要包括:捕食性生物,如养鱼以捕食蚊幼虫等;致病性微生物,如真菌(绿僵菌)、细菌(苏云金杆菌);致病性原虫(微孢子虫)、线虫、寄生蜂等。

5. 遗传防制 遗传防制是通过改变或移换节肢动物的遗传物质,以降低其繁殖势能或生存竞争力，从而达到控制或消灭某个种群的目的。目前遗传防制主要处于实验阶段。如释放大量经射线照射、化学剂处理、杂交等方法处理后的绝育雄虫或转基因雄虫，使之与目标种群中的自然雄虫竞争，与雌虫交配，产出未受精卵，阻断种群自然发育。另外，也可以尝试通过释放遗传变异的病媒物种，与目标种群交配，使种群自然递减。

6. 法规防制 法规防制是指利用法律、法规或条例，防止病媒节肢动物传入本国或携带至其他国家或地区。对某些重要节肢动物实行监管，或采取强制性消灭等措施，通常包括卫生监督、检疫和强制防制等方面。

小结

医学节肢动物可以通过骚扰、蜇刺、吸血、毒害、寄生及传播病原体等方式危害人畜健康。主要包括 5 个纲，较重要的是昆虫纲和蛛形纲。病媒节肢动物的判定主要依据生物学、流行病学、自然感染及实验室四个方面的证据。对医学节肢动物采取综合防制措施，主要包括环境防制、物理防制、化学防制、生物防制、遗传防制和法规防制这六个方面。

（木兰 肖瑞）

能力检测

一、名词解释

1. 虫媒病 2. 发育式 3. 繁殖式 4. 发育繁殖式 5. 经卵传递式

二、问答题

1. 试述病媒节肢动物的判定依据。
2. 试述医学节肢动物的综合防制方法。

在线答题

参考答案

第十五章　昆虫纲

第一节　概　　述

昆虫纲是世界上种类最多、数量最大的类群，是节肢动物门中最大的一个纲。昆虫与人类健康有非常密切的关系，是医学节肢动物中最重要的组成部分。

（一）生物学分类

昆虫种类繁多，形态各异，在科学分类上，昆虫被列入节肢动物门（Arthropoda）六足亚门（Hexapoda），它们具有节肢动物的共同特征（表 15-1）。昆虫纲不但是节肢动物门中最大的纲，也是动物界中最大的纲。昆虫不但种类多，而且同种的个体数量也十分惊人，没有其他纲的动物可以与之相比，几乎遍及整个地球。

表 15-1　我国常见昆虫纲医学节肢动物一览表

目	科	属	种
双翅目 Diptera	蚊科 Culicidae	按蚊属 *Anopheles*	中华按蚊 *An. sinensis*
			嗜人按蚊 *An. anthropophagus*
			大劣按蚊 *An. dirus*
		库蚊属 *Culex*	淡色库蚊 *Cx. pipiens pallens*
			致倦库蚊 *Cx. pipiens quinqusfasciatus*
			三带喙库蚊 *Cx. tritaeniorhynchus*
		伊蚊属 *Aedes*	白纹伊蚊 *Ae. albopictus*
			骚扰伊蚊 *Ae. vexans*
			埃及伊蚊 *Ae. aegypti*
	毛蛉科 Psychodidae	白蛉属 *Phlebotomus*	中华白蛉指名亚种 *P. chinensis chinensis*
			中华白蛉长管亚种 *P. chinensis longiductus*
			硕大白蛉吴氏亚种 *P. major wui*
	蝇科 Muscidae	蝇属 *Musca*	舍蝇 *M. domestica vicina*
			市蝇 *M. sorbens*
		腐蝇属 *Muscina*	厩腐蝇 *M. stabulans*
		螫蝇属 *Stomoxys*	厩螫蝇 *S. calcitrans*
	丽蝇科 Calliphoridae	阿丽蝇属 *Aldrichina*	巨尾阿丽蝇 *A. grahami*
		绿蝇属 *Lucilia*	丝光绿蝇 *L. sericata*
		金蝇属 *Chrysomyia*	大头金蝇 *C. megacephala*
	麻蝇科 Sarcophagidae	别麻蝇属 *Boettcherisca*	棕尾别麻蝇 *B. peregrina*

续表

目	科	属	种
	蠓科 Ceratopogonidae	库蠓属 *Culicoidae*	同体库蠓 *C. homotomus*
		铗蠓属 *Foreipomyia*	台湾铗蠓 *F.（L）taiwana*
	虻科 Tabanidae	斑虻属 *Chrysops*	广斑虻 *C. vanderwulpi*
		虻属 *Tabanus*	华虻 *T. mandarmus*
	蚋科 Simuliidae	原蚋原 *Prosimulium*	毛足原蚋 *P. hirtipes*
		蚋属 *Simulium*	北蚋 *S. subvariegatum*
蚤目 Siphonaptera	蚤科 Pulicidae	蚤属 *Pulex*	致痒蚤 *P. irritans*
		客蚤属 *Xenopsylla*	印鼠客蚤 *X. cheopis*
	角叶蚤科 Ceratophyllidae	黄鼠蚤属 *Citellophilus*	方形黄鼠蚤松江亚种 *Ctesquorum sungaris*
		山蚤属 *Oropsylla*	长须山蚤 *O. silantiewi*
虱目 Anoplura	虱科 Pediculidae	人虱属 *Pediculus*	人头虱 *P. humanus capitis*
			人体虱 *P. humanus humanus*
		阴虱属 *Phthirus*	耻阴虱 *P. pubis*
蜚蠊目 Blattaria	蜚蠊科 Blattidae	小蠊属 *Blattella*	德国小蠊 *B. germanica*
		大蠊属 *Periplaneta*	美洲大蠊 *P. americana*
			黑胸大蠊 *P. fuliginosa*
半翅目 Hemiptera	臭虫科 Cimicidae	臭虫属 *Cimex*	温带臭虫 *C. lectularius*
			热带臭虫 *C. hemipterus*
鳞翅目 Lepidoptera	猎蝽科 Reduviidae	锥蝽属 *Triatoma*	骚扰锥蝽 *T. infestans*
	毒蛾科 Lymantridae	黄毒蛾属 *Euproctis*	桑毛虫 *E. similis*
			茶毛虫 *E. pseudoconspersa*
鞘翅目 Coleoptera	枯叶蛾科 Lasiocampidae	松毛虫属 *Dendrolimus*	马尾松毛虫 *D. punctatus*
	隐翅虫科 Staphylinidae	毒隐翅虫属 *Paederus*	毒隐翅虫 *P. fuscipes*

（二）形态

昆虫纲虫体分头部、胸部和腹部三个部分。

1. 头部 感觉和取食中心，有触角（antenna）1 对，发挥嗅觉和触觉的功能，通常有复眼（compound eye）1 对。取食器官在头部的前方或腹面，称为口器（mouthparts），主要有咀嚼式口器（如蜚蠊）、刺吸式口器（如蚊）及舐吸式口器（如蝇）三种。

2. 胸部 运动中心，由三节构成，分别称为前胸（prothorax）、中胸（mesothorax）和后胸（metathorax）。每一胸节腹面各有 1 对足，由基节、转节、股节、胫节与跗节组成。通常有翅（wing）1～2 对，分别位于中胸和后胸的背侧，称为前翅和后翅。双翅目昆虫仅有前翅，后翅退化成棒状的平衡棒（halter），如蚊、蝇等。有些种类的翅退化，如蚤、虱等。

3. 腹部 消化和生殖中心。有 11 个体节，末端特化为外生殖器，其形态结构是种类鉴定的重要依据。

（三）生活史

昆虫在卵内的发育称为胚胎发育（embryonic development）。在虫卵孵化出幼虫后，幼虫经历外部形态、内部结构、生理功能、生态习性、行为和本能上的一系列变化，才能发育为成虫，这一过程称为胚后期发育（postembryonic development），所经历的全部变化总和称为变态（metamorphosis）。昆虫的变态类型通常分为完全变态（complete metamorphosis）和不完全变态（incomplete metamorphosis）。发育过程中需要经历蛹（pupa）期的，称完全变态，生活史包括虫卵、幼虫（larva）、蛹和成虫四个阶段，各个阶段的形态和生活习性完全不同，如蚊、蝇、白蛉及蚤等；发育过程无蛹期的，称不完全变态，生活史包括虫卵、若虫（nymph）和成虫三个阶段，若虫的形态和生活习性与成虫差别不大，性器官未发育成熟，如虱、臭虫、蜚蠊等。在昆虫的胚后期发育过程中，幼虫或若虫常需要多次蜕皮，两次蜕皮之间的时间称为龄期（stadium），虫态称为龄（instar）；幼虫发育为蛹的过程称为化蛹；由蛹变化为成虫的过程称为羽化（emergence）。

（木　兰）

第二节　蚊

蚊 H5 课件

蚊（mosquito）属昆虫纲有翅亚纲（Pterygota）双翅目蚊科，是重要的医学昆虫类群。分布广，种类多，全世界已记录的蚊有 3 亚科、38 属、3500 余种和亚种。中国已发现 18 属近 400种。其中按蚊属、库蚊属、伊蚊属是与疾病关系较为密切、较重要的传播媒介。

蚊类与其他双翅目昆虫的主要区别如下：①喙细长，比头部长几倍，便于吸食植物汁液或穿刺吸血；②翅脉特殊，被覆鳞片；③足细长，足及身体其他部分均有鳞片。

（一）形态

蚊是小型昆虫，成蚊体长 1.6～12.6 mm，呈灰褐色、棕褐色或黑色，分头部、胸部、腹部 3个部分（图 15-1）。

1. 头部　呈半球状，有复眼、触角和触须各 1 对。触角（antenna）由 15 节组成，第 1 节称为柄节（scape），第 2 节称为梗节，第 3 节后各节均细长，均称为鞭节（flagellum）；触角各节都有一圈轮毛，雌蚊短而稀，雄蚊长而密，可供参考辨别蚊的性别。在雌蚊触角上，还有另一类分布在各鞭节上的短毛，其对 CO_2 和湿度极其敏感，对空气中的化学物质变化有反应，这对雌蚊寻觅吸血对象有着重要作用。随着蚊种与性别的不同，触须的长短及形状也各有差异。

蚊的口器称为喙（proboscis），属刺吸式口器（图 15-2），在下唇形成的外鞘内，包含有 1 对上颚、1 对下颚、1 根上内唇、1 根舌这 6 根针状刺器；上内唇较细长，腹面凹陷形成食物管的内壁，舌位于上内唇之下，中央有一条涎液管，和上颚共同把开放的底面封闭起来，组成食管以吸取液体食物；上颚末端较宽如刀状，下颚末端较窄呈细刀状，内都有锯齿，吸血时起锯刺皮肤的作用；下唇末端裂为 2 片称为唇瓣（labella）。当雌蚊吸血时，针状结构刺入皮肤，而唇瓣在皮肤外挟住刺吸器官，下唇则向后弯曲而留于皮外，起保护和支持刺吸器的作用。雌蚊的口器发达，适于刺吸人畜血液；雄蚊口器无舌，上颚和下颚均退化，不能吸血，以吸取植物汁液为食。

2. 胸部　由前胸、中胸和后胸 3 节组成。每胸节各有足 1 对，中胸有翅 1 对，后胸的翅退化为 1 对平衡棒。蚊翅窄长，膜质，翅脉简单，上覆鳞片。少数库蚊和伊蚊中，翅鳞可密集形成暗斑、白斑或全暗，也可因有淡色、白色或黄色鳞片杂生在深色鳞片中形成麻点。蚊有前足、中足和后足各 1 对，足细长，由基节、转节、股节、胫节与跗节组成，覆有鳞片形成的黑白斑点和环

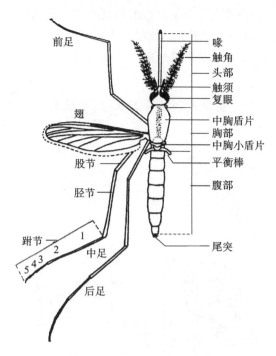

图 15-1　雌蚊成虫结构模式图

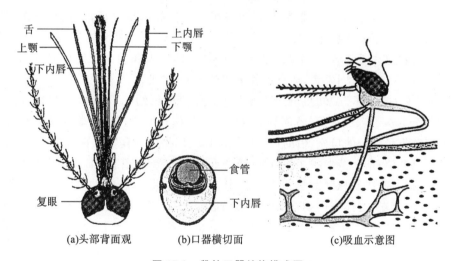

(a)头部背面观　　(b)口器横切面　　(c)吸血示意图

图 15-2　雌蚊口器结构模式图

纹,为蚊分类的重要特征。

3. 腹部　由 10 节组成。第 1～7 节构造简单而类似,有的蚊种的背面有由淡色鳞片组成的横带、纵条或斑点。在腹节第 8 节后的各节及其附肢因交尾功能而有很大变化,统称为尾器(外生殖器)。雌蚊腹部末端有尾须一对,雄蚊则为钳状的抱器。因此,雄蚊尾器的形态是鉴定蚊种的重要依据。

蚊有消化系统、生殖系统、呼吸系统、循环系统等。

(1) 消化系统:包括口腔、咽、食管、胃、肠道及肛门。胃是进行食物消化及吸收的主要部分。前脑内有 1 对涎腺,分泌和储存涎液。涎液中含抗血凝素、溶血素(hemolysin)和凝集素(agglutinin)等。当蚊吸食血液时,涎液可进入人或动物组织内,引起局部血管扩张。

(2) 生殖系统:雌蚊的两条输卵管与阴道相连,连接前的膨大部分称为壶腹(ampulla)。在阴道远端有受精囊(spermatheca)和 1 对副腺的开口。雌蚊含 1 对卵巢,每个卵巢由多个卵小管(ovariole)组成,每个卵小管含 3 个发育程度不同的卵泡(follicle),依次为增殖卵泡、幼小卵泡和成卵卵泡,卵泡依次逐个发育成熟。雄蚊含 1 对睾丸,自每一睾丸发出的输精管在远端膨大为储精囊(seminal vesicle),两者汇合成射精管(ejaculatory duct)。

(二) 生活史

蚊属于完全变态昆虫,整个生活史分为卵、幼虫、蛹和成虫 4 个时期。前 3 个时期生活于水中,而成虫则生活于陆地(图 15-3)。

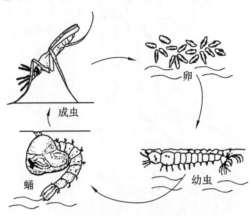

图 15-3 蚊生活史示意图

1. 虫卵 蚊卵小,长 1 mm 或略短,褐色或黑色。按蚊卵呈舟形,两侧有浮囊,遇干燥易死亡,在有水的环境下才能孵化。库蚊卵呈圆锥形,无浮囊,产出后黏在一起形成卵筏浮于水面。伊蚊卵呈橄榄形,无浮囊,单个沉在水底。刚产出的卵内胚胎尚未发育成熟,需在水或潮湿的环境中经过一定的时间发育,适宜条件下卵期为 2～3 天。

2. 幼虫 俗称"孑孓"。幼虫分为 4 龄,第 1 龄幼虫长约 1.5 mm,第 4 龄幼虫长约 12 mm。幼虫体分为头、胸、腹 3 部,各部具毛或毛丛。头部有触角、复眼、单眼各 1 对,口器为咀嚼式,两侧有密集且细长的口刷,借助口刷的摆动以摄取水中的食物。胸部略呈方形、不分节。腹部细长,可见 9 节;前 7 节形状相似,第 8 节背面有气孔器和气门或细长的呼吸管,是幼虫期分类的重要依据。库蚊幼虫呼吸管细长,伊蚊幼虫呼吸管粗短;按蚊幼虫没有呼吸管,气孔器直接开口于腹部末端,身体靠前胸背面的凹陷构造和腹部的棕状毛,以及气孔使身体平行停留于水面下。在气温 25 ℃和食物充足的情况下,幼虫发育期为 6～10 天,蜕皮 4 次后变为蛹(pupa)。

3. 蛹 侧面观呈逗点状,胸背两侧有 1 对呼吸管,是分属的重要依据(图 15-4)。因蛹皮较厚,不具渗透性,不能利用水中的氧,因此不能长时间在水底停留。蚊蛹常静息在水平面下,受惊扰时则敏捷地上下游动,潜入水底,但不久即上浮。蚊蛹的抵抗力强,在无水情况下,只要保持一定的湿度,即可羽化为蚊。

4. 成虫 大多数蚊蛹经 1～2 天后羽化成蚊,即行交配、吸血、产卵。蚊完成一代生活史所需时间取决于温度、食物及环境等因素,在适宜条件下需 10～15 天,一年可繁殖 7～8 代。

三属蚊生活史各期的主要鉴别特征见表 15-2。

表 15-2 三属蚊生活史各期的主要鉴别特征

	按蚊属	库蚊属	伊蚊属
卵	舟形,有浮囊,分散,常排成图案状,漂浮于水面	圆锥形,无浮囊,集成卵筏,漂浮于水面	橄榄形,无浮囊,分散,沉于水底

续表

	按蚊属	库蚊属	伊蚊属
幼虫	无呼吸管,具气门,有掌状毛,静止时于水面平行	呼吸管长而细,有呼吸毛多对,无掌状毛,静止时头下垂,与水面成角度	呼吸管短而粗,有呼吸毛1对,无掌状毛,静止时状态同库蚊
蛹	呼吸管粗而短,漏斗状,口阔,具深裂隙,体大多呈灰褐色	呼吸管细长,管状,口小,无裂隙,体大多呈棕褐色	呼吸管长短不一,口呈斜向或三角形,无裂隙,体呈黑色
成虫	雌、雄蚊触须与喙等长,雄蚊末端膨大呈棒状,翅多具黑白斑,足有无白环不定。停息时,体与喙呈一直线,和停留面成一角度	雌蚊触须甚短,短于喙之半,雄蚊触须则比喙长,翅多无黑白斑,足多无白环。停息时,体与喙有角度,体与停留面平行	雌蚊触须同库蚊,雄蚊触须与喙等长,翅无黑白斑,足有白环,停息时,同库蚊

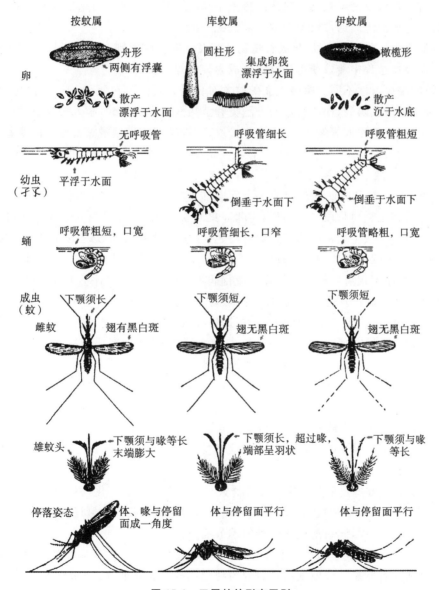

图 15-4　三属蚊的形态区别

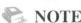
（三）生态

1. 滋生习性　蚊幼虫生活的环境称为滋生地。雌蚊对于产卵地具有选择性,不同的水体滋生不同的蚊种。但在大型的湖泊、有鱼和捕食者且流速很快的河流中很少有幼虫滋生。

（1）自然形成的水体:①流动的水,如泉水、溪流、灌溉沟渠等,是微小按蚊的主要滋生地;②静止的水,如稻田、池塘、湖泊、沼泽等,是中华按蚊和三带喙库蚊的主要滋生地。

（2）人为造成的积水:①地面上的积水,如浅水坑、储水池、浅水井等,是淡色库蚊和致倦库蚊的主要滋生地,三带喙库蚊有时也在其中滋生;②污水,如家庭、工厂和农村畜舍附近的污水坑、污水沟等,也是淡色库蚊和致倦库蚊的主要滋生场所;③容器中的积水,如陶罐、易拉罐、饮料瓶以及废弃汽车轮胎等,是埃及库蚊和白纹伊蚊的主要滋生地。

2. 成蚊交配　蚊羽化后1~2天即可交配,通常在吸血前交配。多数蚊交配时有群舞现象。群舞是数个至数千个雄蚊成群地在草地上空、屋檐下或人畜上空飞舞的一种性行为。当雌蚊飞入舞群时,雄蚊借雌蚊飞翔时翅震颤频率和(或)雌蚊分泌的信息激素辨别异性,抱握雌蚊飞出舞群,完成交配。通常雌蚊一生只需交配一次。

3. 嗜血习性　雄蚊不吸血,只吸食植物汁液及花蜜。雌蚊则需吸食脊椎动物血液才能发育、产卵。在吸血过程中雌蚊获得病原体而成为传播媒介。

各种蚊的嗜血习性不同。嗜吸人血的蚊类对传播人类疾病更重要,而人畜血兼吸的蚊类易传播人兽共患性虫媒病,如流行性乙型脑炎和黄热病。大劣按蚊、嗜人按蚊、白纹伊蚊、埃及伊蚊、致倦库蚊、淡色库蚊等偏嗜人血,中华按蚊、三带喙库蚊等偏嗜家畜血。但随着环境改变及血源可获取性的影响,嗜血习性可发生改变。例如,人们观察到海南岛的微小按蚊偏嗜人血,云南、广西、贵州的微小按蚊偏嗜牛血。因此,蚊嗜血习性是判断蚊与疾病关系的一项重要依据。

4. 生理周期　蚊从吸血到产卵的一个周期称为生殖营养周期。生殖营养周期分为3个阶段:一是寻找宿主吸血阶段;二是胃消化和卵巢发育阶段;三是寻找滋生地产卵阶段。雌蚊一生中会经历3~7次生殖营养周期。蚊寿命越长,生殖营养周期数越多,传播疾病的机会也越多。若一个地区的蚊种群中经产蚊比例高,则发生蚊媒病的危险也高。因此,调查蚊群的生殖营养周期及寿命不仅可了解其在蚊媒病流行病学中的作用,还可评估灭蚊效果。

5. 栖息习性　蚊吸血后喜好较为阴暗、潮湿、避风和空气流通不好的环境栖息,待胃血消化、卵巢发育成熟,则飞出寻找产卵场所。根据各种蚊的栖息习性不同大致可分为3类。

（1）家栖型:蚊吸饱血后仍停留在室内,待胃血消化、卵巢发育成熟后才飞离房舍,寻找产卵场所,如淡色库蚊、致倦库蚊、雷氏按蚊和海南岛的微小按蚊属于此类型。

（2）半家栖型:蚊吸血后仍停留在室内,多于次晨飞出室外栖息产卵,如中华按蚊属于此类型。

（3）野栖型:蚊多在户外吸血、栖息,如大劣按蚊属于此类型。

调查发现,受到环境、人为因素影响,成蚊栖息习性可能发生改变。因此了解蚊的栖息习性与防制关系密切。

6. 季节消长　蚊特定种类的密度和种群大小随季节变化而变化,称为季节消长。蚊的季节消长与温度、湿度、雨量和蚊幼虫的滋生环境等密切相关。我国地域辽阔,南北气候差别大,各地蚊的季节消长不同,同一地区各蚊种的季节消长也有差异。

越冬是蚊对冬季气候季节性变化的一种生理适应现象。蚊本身规律性生理状态受到阻抑,进入休眠或滞育状态。成蚊期滞育表现为羽化的雌蚊拒绝吸血,或吸血而卵巢不发育,呈生殖营养分离现象,体内脂肪体增多,呼吸频率和新陈代谢降低,且隐匿于山洞、地窖、墙缝、暖房、地下室等隐蔽、潮湿、阴暗、通风性比较差的地方;到次年春暖时,蚊开始复苏,飞出吸血产卵。越冬机制复杂,受外界因素如温度、光照、内分泌调节、种的遗传性等各种因素的影响。

（四）与疾病的关系

蚊虫除直接叮刺吸血、骚扰睡眠外，更严重的是传播多种疾病。我国的蚊媒病有疟疾、淋巴丝虫病、流行性乙型脑炎和登革热四类。蚊传的人体疾病都是生物性的，不论其病原体为原虫、丝虫，还是病毒，都必须经过在媒介蚊体内的发育和增殖阶段，才能传到新的宿主。

1. 疟疾　疟疾是由疟原虫寄生于宿主所致的疾病，而寄生于哺乳动物的疟原虫都以按蚊作为传播媒介，鸟类的疟原虫多以库蚊亚科的种类为传播媒介。研究表明，雷氏按蚊对疟原虫的易感性高于中华按蚊。

2. 淋巴丝虫病　我国传播丝虫病的蚊有 10 余种。如马来丝虫病的主要传播媒介为中华按蚊和雷氏按蚊；班氏丝虫病的主要传播媒介为淡色库蚊和致倦库蚊，次要传播媒介有中华按蚊；东乡伊蚊是两种丝虫病的传播媒介。

3. 流行性乙型脑炎　综合调查表明，三带喙库蚊是乙型脑炎病毒最重要的传播媒介。除此之外，淡色库蚊、致倦库蚊、环带库蚊等也可作为其传播媒介。

4. 登革热　登革病毒最重要的传播媒介是埃及伊蚊和白纹伊蚊。

（五）防制原则

蚊吸血骚扰，可传播多种严重疾病，一直是医学昆虫防制的主要对象。随着人们对蚊媒病的逐渐了解，蚊媒防制作为控制蚊媒病的重要环节得到重视。然而，长期大量使用杀虫剂导致了蚊媒抗药性的发生和发展，加剧了疟疾等蚊媒病传播的恶化趋势。因此，单纯依赖化学灭蚊法已不可取，应多采用综合治理的策略进行防制。

1. 环境治理　通过环境改造、环境管理或改善环境条件以防止或减少蚊滋生繁殖或减少人蚊接触而避免其侵害。该措施是防制蚊较经济、安全、有效的措施，也是防治蚊媒病的根本措施。①环境改造：如排水、深挖、填塞、平整土地、建库蓄水、改变流速等措施。②环境处理：如清除陆生植物、遮阴或暴露、水位波动、冲刷、防止水生植物生长、稻田间歇灌溉等措施。

2. 物理防制　直接针对蚊的生理习性，对环境和其他生物无害。①机械防护：如采用安装蚊帐、纱门纱窗，带防蚊帽等措施。②声波防护：可模仿雄蚊翅振音干扰交配后的雌蚊寻找宿主，以此达到避蚊效果。③光波防护：如驱蚊、诱蚊灯。④人工捕打。

3. 化学防制　在虫媒病暴发流行时，使用杀虫剂能够迅速有效地控制猖獗的害虫种群，是蚊媒防制规划中的主要方法。①室内速杀：使用蚊香及驱蚊剂置于室内或蚊种栖息地。②室内灭蚊：需对室内及周围进行速效灭蚊时，常用气雾喷洒、熏蒸（烟熏）等。而在广大乡村和城郊的居民点、营房、禽舍等处，因成蚊密度较高，常用滞留喷洒杀虫剂如拟除虫菊酯复合剂、甲基嘧啶磷、氯辛硫磷等。也可使用以高效低毒、残效较长的菊酯类杀虫剂浸泡蚊帐。③室外灭蚊：可用紫外线灯或黑光灯诱杀成蚊。在蚊媒病暴发以及蚊密度很高时，可采用热雾技术及超低容量喷雾技术等灭蚊。

4. 生物防制　由于蚊抗药性的发生、发展和杀虫剂可导致环境污染，因此生物防制越来越被重视。用于防制蚊的生物主要包括捕食性动物、植物、微生物和寄生虫等。如：捕食性动物中剑水蚤吞食蚊幼虫效率高；桃树、椿树、核桃树、樟树、槐树、银杏等枝叶点燃烟熏 30 min 可驱杀室内成蚊；苏云金杆菌对蚊幼虫具有高毒力作用；微孢子虫可侵犯蚊的脂肪体、卵巢、马氏管、肌肉，形成抵抗力强的毛囊。

5. 遗传防制　利用雌蚊通常一生只交配 1 次的生物习性，释放部分不育或遗传变异的雄蚊与自然界的雌蚊交配，限制雌蚊生殖力，以减少蚊自然种群数量。

6. 法规防制　利用法律或行政条例规定，防制媒介蚊的侵入，对蚊防制进行检测及强制性灭蚊，如加强进出口检疫，防止媒介蚊虫入境。

第三节　蝇

蝇 H5 课件

蝇(fly)属双翅目环裂亚目(Cyclorrhapha),全世界已知 34000 余种,我国记录的有 4200 余种。蝇危害人体的种类多,流行广泛,如蝇科、丽蝇科、麻蝇科、厕蝇科、狂蝇科及皮蝇科。

（一）形态

成虫体长 4～14 mm,体呈暗灰、黑灰、黄褐、暗褐等色,可有蓝绿、青、紫等金属光泽,全身被覆鬃毛(图 15-5)。

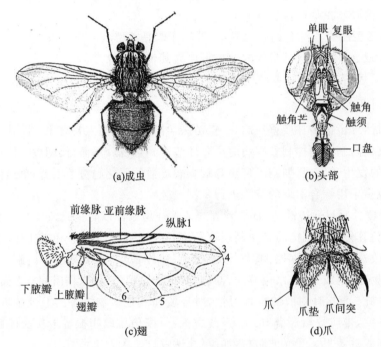

图 15-5　蝇形态结构模式图

1. 头部　呈半球状或球状。头部两侧为 1 对大的红黑色复眼,通常雌蝇较宽,雄蝇两眼间距离窄或相接。头顶有 3 个单眼排成三角形。颜面中央有 1 对触角,由 3 节组成。蝇的口器呈喙状,位于头下方的口器窝内。由于取食性能不同,口器分为舐吸式和刺吸式两类。舐吸式为非吸血蝇类的口器,喙分为基喙、中喙和口盘(含 1 对唇瓣)3 个部分。基喙呈漏斗状,近下端前方两侧有 1 对下颚须。口器可伸缩折叠,以口盘直接舐吸食物。刺吸式是吸血蝇类的口器,其结构与舐吸式口器基本相似,不同的是下颚须细而短,中喙较细长而坚硬,唇瓣退化,喙齿发达。

2. 胸部　前、后胸退化,中胸特别发达。其背板上鬃毛的排列形式、条纹特征是分类的重要依据。在前胸与中胸、中胸与后胸之间各有 1 个气门。前气门呈卵圆形,其气门厣的颜色是种的鉴定特征。而翅除短的前缘脉和亚前缘脉外,还有 6 条不分支的纵脉和 1 条腋脉,其中第 4 纵脉末端的弯曲程度及形状也是分类的鉴定特征。蝇足由基节、转节、股节、胫节与跗节组成。其中第 5 跗节端部有 1 对爪及 1 对爪垫。爪垫密布腺毛,可分泌黏液,有黏附及携带病原菌的作用。

3. 腹部　由 9 节组成,呈圆筒状,末端尖圆。雌性第 5 节常呈椭圆形,雄性呈两叶状的分叉,是分类的特征之一。第 6 腹节以后各节称为后腹部,变形而成生殖节。在雄性中为附有交接器官的雄性生殖器,在雌性中为产卵器。雄蝇外生殖器是蝇种鉴定的重要依据。

(二)生活史

蝇的发育属完全变态,生活史包括卵、幼虫、蛹和成虫 4 个时期。大多数蝇类为卵生,少数为卵胎生,如麻蝇、舌蝇、寄蝇等。蝇完成生活史需 8～30 天(图 15-6)。

1. 卵 呈乳白色,香蕉状,长约 1 mm。在适宜的温度和湿度环境条件下,6 h 左右即可孵化出第 1 龄幼虫。

2. 幼虫 俗称"蛆",乳白色,无眼,无足,呈圆柱状,头尖后钝。幼虫分为 3 龄,长 1～13 mm。其第 3 龄幼虫腹部第 8 节后侧有后气门 1 对,由气门环、气门裂和钮孔组成;而幼虫后气门的形状是分类的重要依据。幼虫主要以滋生物中的细菌、酵母、蛋白质、碳水化合物、维生素与固醇为食物,约经 2 天蜕皮 2 次发育为第 3 龄幼虫,进而爬至滋生地表面,虫体缩短,表皮变硬而化蛹。整个幼虫期为 4～12 天。

3. 蛹 呈圆筒状,初为黄白色,后转呈棕褐色至黑色,长 5～8 mm。蛹前期停止进食,排空肠道内容物,活动逐渐变得缓慢,向蛹变态,所需时间与蝇种和环境温湿度密切相关。在适宜温湿度的环境下,经 3～17 天羽化。蛹对低温耐受性强,所以多数蝇类以蛹期越冬。

4. 成虫 初羽化的成蝇,爬向光线较暗的场所,数小时后开始飞行觅食,2～3 天后进行交配,一般来说,一生仅交配 1 次,数日后雌蝇产卵。雌蝇一生产卵 3～8 次,每次产卵数为 10～120 个。成蝇寿命一般为 1～2 个月。

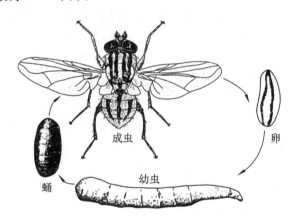

图 15-6 蝇生活史示意图

(三)生态

1. 幼虫习性 蝇幼虫分为自生和寄生两类。营自生生活的幼虫生长发育都必须以滋生物作为食物和栖息的环境。根据滋生习性不同,可分为人粪类、畜禽粪类、腐败动植物类和垃圾类。

寄生于人和脊椎动物的幼虫根据寄生特性分为:①专性寄生,幼虫在宿主活组织中寄生才能完成生活史。如胃蝇科的幼虫寄生于马的胃肠中。②兼性寄生,幼虫通常属腐食性或尸食性蝇种。如麻蝇科、丽蝇科及其他蝇科等。③偶然性寄生,蝇卵或幼虫被误食入消化道或入侵泌尿生殖道寄生。如果蝇、尾蛆蝇及住区蝇类。

2. 食性 成蝇的食性极其复杂。大致可分为不食性、非血食性、血食性 3 大类。不食性蝇类成虫口器退化,不能取食。如狂蝇、皮蝇和胃蝇科蝇类。非血食性蝇类大多数为杂食性,以人和动物的食物、排泄物、分泌物和腐败的动植物为食。血食性蝇类以人与动物的血液为食,雌、雄蝇均能吸血。若蝇取食频繁,且边食边吐边排便,则该习性在机械性传播疾病方面有着重要意义。

3. 栖息与活动　成蝇主要选择有滋生物来源的环境作为栖息与活动的场所。蝇类的活动主要受温度和光照的影响,如家蝇在 9～10 ℃仅能爬动,15 ℃尚能正常取食,在 30 ℃时最活跃。成蝇有趋光性,除少数种类如舌蝇昼夜活动外,绝大多数在白昼活动,夜间栖息。蝇善飞翔,可借助风力或飞机、船、车等交通工具的携带而扩散到远方。

4. 季节消长　蝇的季节分布与种类、地理环境和气候条件有关。一般将我国蝇类分为春秋型、夏秋型、夏型和秋型。而夏秋型和秋型蝇类与夏秋季肠道感染疾病较为密切。

5. 越冬　在不同的气候环境下,不同蝇种以不同的生活史期越冬。大多数蝇类以蛹越冬,少数以幼虫越冬。蛹和幼虫的越冬场所多在滋生地附近松软的泥土中、垃圾堆中或畜棚的垫料中,最深处离表面为 10 cm 左右,发育停滞,次春回暖后活动。在我国南方冬季平均气温为 10 ℃以上的地区,家蝇可终年活动,无越冬。

病例分析 15-1

（四）与疾病的关系

1. 蝇蛆病　蝇幼虫寄生于人或动物的组织或腔道内而引起局部或全身的病变。幼虫以宿主的死亡组织或活组织为食。已报道引起蝇蛆病的蝇主要有:麻蝇科、丽蝇科等。根据幼虫寄生部位,还可将蝇蛆病分为皮肤蝇蛆病,眼、耳、鼻、口腔蝇蛆病,创伤蝇蛆病,胃肠道蝇蛆病,阴道和尿道蝇蛆病等。

2. 传播疾病　蝇类传播疾病的方式包括机械性传播和生物性传播两种方式。

（1）机械性传播:由蝇类机械性传播的病原体包括病毒、细菌、原虫、蠕虫,这些病原体在蝇的体表或体内存活且无发育繁殖,由蝇携带扩散传播。蝇可传播的疾病如下:痢疾、霍乱、伤寒、副伤寒、脊髓灰质炎、肠道原虫病、肠道蠕虫病、结核病、细菌性皮炎、沙眼以及炭疽等。

（2）生物性传播:舌蝇（采采蝇）能传播人体锥虫病（睡眠病）,该病仅在非洲流行。此外,某些蝇类可作为结膜吸吮线虫的中间宿主。

（五）防制原则

灭蝇的基本环节是加强新农村和城镇卫生环境建设,改善卫生条件,清除蝇的滋生场所。从生态学的观点出发,结合蝇的生物学特征、自然环境和社会条件,采取综合防制措施,才能取得较好的防制效果。

1. 环境防制　改善环境卫生,控制蝇类滋生地是消灭蝇传播疾病的重要环节。如及时清理垃圾、无害化处理粪便、高温堆肥等措施。

2. 物理防制　用淹杀、烫煮、闷杀等方法杀灭幼虫及蛹;用粘蝇纸或直接拍打等方法捕蝇;安装纱门纱窗防蝇飞入室内等。

3. 生物防制　以释放天敌为主的生物防制措施,如将寄生蜂用于牛奶厂家蝇的综合防制;用逐蝇梅可驱避蚊蝇及美化庭院等。

4. 化学防制　灭蝇常用敌百虫、马拉硫磷、敌敌畏、二氯苯醚菊酯、溴氰菊酯和残杀威等药物。

（赵玉敏　陈　聪）

第四节　白　蛉

白蛉（sandfly）属于双翅目白蛉亚科（Phlebotomidae）,是一类体小而多毛的吸血昆虫。全世界已知的白蛉有 700 多种,我国已记载的约 67 种。

（一）形态

成虫体小，长 1.5～4.5 mm。全身密被灰黄色细毛。头部呈球状，复眼 1 对，大而黑；触角 1 对，细长而明显；下颚须 1 对，在头下向后弯曲；刺吸式口器约与头等长，雌蛉口器发育完善，雄蛉口器发育不全。口腔内多有口甲和色板，咽内有咽甲，这些特征是白蛉分类的重要依据。胸部多毛，背面隆起呈驼背状。翅 1 对，狭长而尖，翅上多长毛，停息时两翅向背面竖立，与躯体约成 45°角。足细长，足上有毛。腹部 10 节，背面有长毛，第 1 节的长毛均竖立，第 2～6 节的长毛竖立或平卧，因此，将白蛉分为竖立毛、平卧毛与交杂毛 3 大类。腹部最后两节特化为外生殖器。雄蛉外生殖器与雌蛉受精囊的形态在分类学上具有重要意义。

（二）生活史

白蛉生活史属于完全变态，发育过程经历卵、幼虫、蛹和成虫 4 个时期（图 15-7）。卵很小，产于地面泥土里以及墙缝、洞穴内。在适宜条件下，6～12 天孵化。幼虫分为 4 龄，尾端第 9 腹节的几丁质板上有长的尾鬃（caudal bristle），幼虫以土壤中的有机物为食，一般经 25～30 天化蛹，幼虫蜕下的皮附于蛹尾端。蛹在适宜气温下，经 6～12 天羽化为成虫。成虫羽化后 1～2 天内即可交配。生活史发育所需的时间根据蛉种不同和环境温度、湿度以及食物情况而有差异。一般说来，21～28 ℃条件下从卵至成虫需 6～8 周。雄蛉寿命较短，交配后不久死亡，雌蛉可存活 20 天左右。

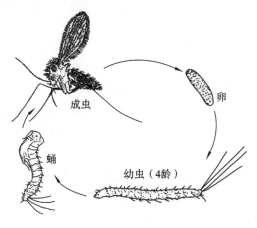

图 15-7 白蛉生活史示意图

（三）生态

1. 滋生习性 白蛉发育的早期阶段均在土壤中生活，以地表下 10～12 cm 处为多见。白蛉滋生的场所有人房、畜舍、厕所、窑洞等的墙、地裂缝处。

2. 取食习性 白蛉羽化后，雌、雄成蛉多在吸血前进行交配，一生交配 1 次。雄蛉不吸血，以植物汁液为食；雌蛉吸血兼吸植物汁液。吸血对象因蛉种而异，通常竖立毛类蛉种嗜吸人及哺乳动物血，而平卧毛类蛉种嗜吸鸟类、爬行类与两栖类动物血。

3. 活动与栖息 白蛉的活动时间多在黄昏至次日清晨。白蛉飞行能力较弱，只能做跳跃式飞行，其活动范围一般在 30 m 以内。中华白蛉（*Phlebotomus chinensis*）等家栖蛉种吸血后通常栖息于室内阴暗、无风处，如屋角和墙缝。吴氏白蛉（*Ph. wui*）等野栖蛉种吸血后飞出室外，栖息于窑洞、树洞、野生动物洞穴等处。同一蛉种也可因环境不同而栖性不同，如中华白蛉在平原地带为家栖，在山区和黄土高原地带则为野栖。

4. 季节消长与越冬 每年白蛉出现 3～5 个月。在北方，中华白蛉于 5 月中旬出现，6 月中下旬达高峰，8 月中旬消失。大多数蛉种一年繁殖 1 代，白蛉以第 4 龄幼虫潜藏于 2.5～10

cm深的地表浅土中越冬。

（四）与疾病的关系

白蛉除了叮人吸血外，还能传播多种疾病。在我国已知可传播黑热病。

1. 利什曼病　黑热病，又称内脏利什曼病，病原体是杜氏利什曼原虫。在我国广大流行区的主要媒介为中华白蛉（*Phlebotomus chinensis*），新疆为长管白蛉（*Ph. Longiductus*）、吴氏白蛉（*Ph. wui*）和亚历山大白蛉（*Ph. alexandri*）；内蒙古和甘肃部分地区为吴氏白蛉；川北和陇南山区存在以中华白蛉为主要媒介的黑热病自然疫源地。

东方疖：又称皮肤利什曼病，病原体是热带利什曼原虫。该病流行于地中海、西南亚、中亚和拉丁美洲，主要由巴氏白蛉（*Ph. papatasii*）、司氏白蛉（*Ph. sergenti*）和中间白蛉（*Ph. intermedius*）传播。

皮肤黏膜利什曼病：病原体是巴西利什曼原虫。该病流行于拉丁美洲，主要媒介是中间白蛉和巴拿马白蛉（*Ph. panamensis*）。

2. 巴尔通体病（bartonellosis）　巴尔通体病又称奥罗亚热（Oroya fever）或卡里翁病（Carrion disease），是由杆菌样巴尔通体（*Bartonella bacilliformis*）所引起的疾病。该病流行于拉丁美洲，主要由野口白蛉（*Ph. noguchii*）和疣肿白蛉（*Ph. verrucarum*）传播。

3. 白蛉热（sandfly fever）　病原体为病毒，由白蛉经卵传递。该病流行于地中海地区至印度一带，主要由巴氏白蛉传播。

（五）防制原则

我国常见的白蛉种类有中华白蛉和长管白蛉等。白蛉活动范围小，飞行能力弱，且对药物敏感。根据我国防制中华白蛉的经验，采用以药物杀灭成蛉为主，结合环境治理和做好个人防护的综合防制措施可收到明显效果。主要防制措施如下。

（1）在白蛉活动高峰季节之前，使用化学杀虫剂进行室内药物滞留喷洒，或熏杀。

（2）改善人房、畜舍及禽圈卫生条件，保持清洁干燥，并清除周围环境内的垃圾，清除白蛉幼虫的滋生地。

（3）安装纱门纱窗，使用蚊帐，涂擦驱避剂或用艾蒿烟熏。

第五节　其他双翅目医学节肢动物

一、蠓

蠓（midge）属于双翅目长角亚目（Nematocera）蠓科。其中库蠓、细蠓和铗蠓等属是嗜吸人畜血液的类群，通称吸血蠓（biting midge）。世界已知的吸血蠓有1670余种，我国有410余种。我国分布范围最广的是同体库蠓（*Culicoides homotomus*），其次是许氏库蠓（*C. schultzei*）。

成虫为褐色或黑色（图15-8），长1～6 mm，头部呈半球状。复眼肾形，触角呈丝状，分15节，各节上有轮毛，雄蠓比雌蠓多；口器为刺吸式；在触角基部上方有浅色的单眼1对。胸部背面呈圆形隆起；翅短宽，翅上常有斑和微毛，为分类依据；足细长。腹部末端，雌蠓有尾须1对，雄蠓形成外生殖器。生活史为完全变态。雌蠓交配吸血后产卵，约经5天孵化。幼虫分为4龄，生活于水中、湿土或沙土中，经3～5周化蛹。蛹在1周后羽化（图15-8）。雌蠓寿命约1个月，仅雌蠓吸血，吸血对象为脊椎动物。在白天或黄昏和黎明活动，因种而异。成虫多栖息于树丛、竹林、杂草、洞穴、畜舍等避风、避光处，多在栖息地周围以200～500 m为半径的范围内活动,以幼虫或卵越冬。蠓叮刺可引起皮炎;某些库蠓传播常现丝虫病(分布于非洲和拉丁美洲)、链尾丝虫病(分布于非洲)和奥氏丝虫病(分布于拉丁美洲和西印度群岛)。尽管在福建和广东省从台湾蠛蠓体内分离出乙型脑炎病毒,在内蒙古分离到土拉弗菌,但我国蠓与人体疾病的关系尚不清楚。

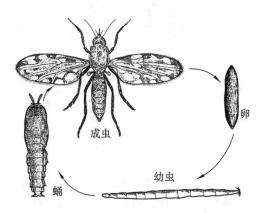

图 15-8　蠓结构模式及生活史示意图

蠓的种类多,数量大,滋生地广泛,必须采取综合性防制措施。在有吸血蠓类地带野外作业的人员可涂擦桉树油等驱避剂或燃点艾草、树枝,以烟驱蠓。在人群聚居区,应做好环境卫生,填平洼地;对成蠓出入的人房、畜舍和幼虫滋生地的沟、塘、水坑等环境用马拉硫磷或溴氰菊酯等进行喷洒。

二、蚋

蚋属于双翅目长角亚目蚋科。全世界已知的蚋有 1660 余种,我国已知约 210 种。我国重要种类有:斑布蚋(*Simulium maculata*)、黄足纹蚋(*S. aureohirtum*)、宽足纹蚋(*S. vernum*)、双齿蚋(*S. bidentatum*)等。

成虫短粗,体长 1.2～2.5 mm,呈黑色或棕黑色(图 15-9)。雄蚋两眼相连,雌蚋两眼分离;触角粗短,如牛角状,具 9～12 节;口器为刺吸式。胸部背面隆起,翅宽短,末端圆;足短粗。雌、雄蚋的尾器都不很明显。生活史为完全变态,雌蚋交配吸血后将卵产于清净流水中的水草或石块上,聚集成堆,约 5 天孵化。幼虫有 6～9 龄,以尾部附着在物体上,以水中微小生物为食,3～10 周发育成熟。成熟幼虫在茧内化蛹,2～6 周羽化(图 15-9)。雌蚋寿命为 3～4 周。仅雌蚋吸血,多数蚋种在白天活动。成虫栖息于野草及河边灌木丛,飞行距离一般为 2～10 km,以卵或幼虫在水下越冬。

蚋叮刺可引起皮炎、超敏反应及"蚋热",严重者可引起过敏性休克;蚋还可传播人的盘尾丝虫病(分布于非洲、拉丁美洲和亚洲西部)和奥氏丝虫病(分布于拉丁美洲和西印度群岛)。

消灭蚋成虫,可用药物喷洒畜禽圈舍。在野外工作时,可使用避蚊胺等驱避剂进行个人防护。清除有幼虫和蛹的水草、树叶、石块等以消除滋生地。

三、虻

虻属于双翅目短角亚目(Brachycera)虻科。全世界已知的虻有 4230 余种,我国已记录 420 余种。国内常见种类有四裂斑虻(*Chrysops vanderwulpi*)、华广原虻(*Tabanus signatipennis*)、骚扰黄虻(*Atylotus miser*)、中华麻虻(*Haematopoata sinesis*)等。

成虫粗壮,为中、大型昆虫,呈棕褐色或黑色,多数有鲜艳色斑和光泽,体长 6～30 mm,体表多软毛(图 15-10)。头部一般有称为胛的瘤状物;雄虻两眼相接,雌虻两眼分离;触角短,分

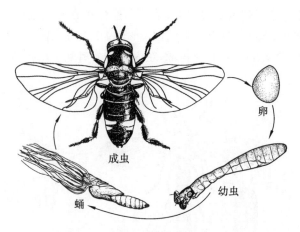

图 15-9　蚋结构模式及生活史示意图

3 节;口器为舐吸式。翅较宽,具横带、云雾斑或暗斑。雌、雄蚋的尾器较隐蔽。生活史为完全变态。雌虻交配吸血后产卵,通常产于稻田、沼泽、池塘的植物叶上,聚集成堆;约经 1 周孵化,幼虫有 4～13 龄,滋生于水中或湿土中,经数月至 1 年成熟,移至土中化蛹,经 1～3 周羽化(图15-10);雌虻寿命为 3～4 周。雌虻通常嗜吸牛、马、骆驼等大型家畜的血,有时也侵袭其他动物和人。多数虻种在白天活动,成虫栖息于草丛、树林中,多见于河边植被上。虻的飞翔距离多数为 5～12 km,以幼虫越冬。

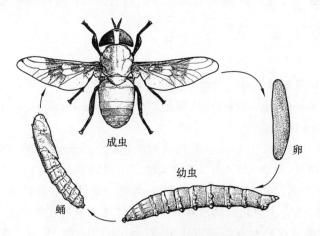

图 15-10　虻形态结构及生活史示意图

在稻田区,虻幼虫叮咬农民的手脚,可引起皮肤损伤;成虫叮咬人体可引起荨麻疹样皮炎。虻传播人兽共患的土拉弗菌病和炭疽,在非洲可传播罗阿丝虫病。

虻滋生地高度分散,滋生地类型多样,防制比较困难。防制主要针对成虫,以防护为主,药物杀灭为辅。在野外工作时,裸露皮肤涂擦野薄荷精油等驱避剂。在稻田工作时亦应做好个人防护,防止幼虫叮咬。在虻的栖息场所喷洒杀虫剂。

(木　兰)

第六节　蚤

蚤(flea)属有翅亚纲(Pterygota)蚤目,是一类体小、无翅、善跳跃的高特化全变态昆虫,是

蚤 H5 课件

哺乳动物和鸟类的体外寄生虫。全世界记录的蚤有 2500 余种,我国记录有 650 余种,其中仅少数种类与传播人兽共患病有关。

（一）形态

成虫两侧扁平,呈棕褐色至近黑色,长约 3 mm(图 15-11)。体表着生很多鬃、刺或栉;由头、胸、腹 3 个部分组成。头部略似三角形,是感觉和摄食中心。触角分为柄节、梗节和鞭节,末节膨大,藏于触角窝中;雄蚤触角发达,有辅助交配作用。眼位于触角窝的前缘,其形状大小和发达程度因种而异。在角前区的前下方为刺吸式口器,下颚内叶是主要的刺吸器官,端部呈锯齿状,内侧有纵行的沟槽;当吸血时,1 对下颚内叶与内唇锁合为血液通道。胸部是运动中心,分前胸、中胸和后胸 3 节,每 1 胸节由 1 块背板、1 块腹板和左右 2 块侧板组成。足长且发达,跗节分为 5 节,末节具有爪 1 对。腹部是营养、排泄和生殖中心,共分为 10 节。第 1~7 节无特殊变化,称为生殖前节;在第 7 背板后方为臀板,由 10 腹节背板分化而成,其上有很多小杯陷,每 1 个杯陷中含 1 根细长鬃,能感觉空气的震动,是蚤类发现宿主和探知周围环境变化的重要感觉器官;而臀板的形状,其背缘平或凸及杯陷的数目是蚤分类的重要依据。

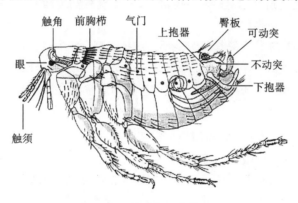

图 15-11 蚤成虫结构模式图

（二）生活史

蚤类属于全变态昆虫,其生活史分为卵、幼虫、蛹和成虫 4 个时期(图 15-12)。卵呈卵圆形,长 0.4~2 mm,体白色或浅黑色,表面光滑;在适宜的温度、湿度条件下,经 3~7 天孵出幼虫。幼虫呈蛆形,无眼无足,体灰白或灰黄色;头部具咀嚼式口器和 1 对触角,胸部 3 节,腹部 10 节。各节生有稀疏长鬃 1~2 列,末节端部有 1 对肛柱。幼虫分 3 龄,一般经 1~2 周发育,蜕皮 2 次;成熟幼虫吐丝做茧,在茧内蜕皮化蛹。茧呈黄白色,体外沾着尘土、碎屑等物质;蛹已具成虫雏形,可区分头、胸、腹、3 对足和雌雄性,其体色逐渐由白变黄直至棕色。蛹期通常为 1~2 周,视温度和湿度而定;羽化时需外界的刺激,如动物的扰动、空气的振动或温度的升高等,才破茧而出,否则可长期静伏茧内。由卵发育为成虫需 3~8 周。通常成虫出茧后,不久即可吸血、交配和产卵。蚤的寿命短者为 2~3 个月,长者可达 1~2 年。

（三）生态

1. 滋生地 蚤卵大部分产于其宿主的窝巢和宿主经常活动的地方,幼虫则以生活环境中的有机物碎屑和成虫的未消化或半消化的血便为食。通常雌蚤在宿主皮毛上或窝巢中产卵,阴暗、温湿的周围环境是幼虫和蛹发育的适宜条件。

2. 宿主 蚤宿主是恒温动物,一类为哺乳动物,另一类为鸟类。蚤对宿主的选择性可分为多宿主型、寡宿主型和单宿主型。根据蚤类对宿主的依附和吸血频繁的程度可分为:①游离型,此类蚤耐饥能力较强,生存时间较长,在保存和延续蚤媒疾病方面有很大的作用;②半固定型,其雄蚤营自由生活,而雌蚤可以长时间地将口器固定在宿主皮下吸血;③固定型,其雄蚤营

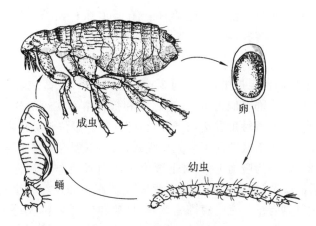

图 15-12　蚤生活史示意图

自由生活,而雌蚤终身营固定寄生生活,整个身体钻入宿主皮下,仅留一小孔借以呼吸、排泄和产卵。蚤善跳跃,既能逃避敌害,又能寻找宿主;人蚤跳跃高度可达 70 cm,跳远可达 31 cm。蚤两性都可吸血,常边吸边排便。

3. 季节消长　蚤类的季节消长可分为 5 型:春季型(如斧形盖蚤)、夏季型(如北方的人蚤)、秋季型(如谢氏山蚤)、冬季型(如花蠕形蚤)、春秋型(如方形黄鼠蚤松江亚种)。即使同一蚤种,其分布的地区不同或宿主不同,季节消长出现的高峰也有所差异。

(四)与疾病的关系

蚤对人的危害可分为直接危害和间接危害两个方面。

1. 直接危害　包括骚扰吸血和寄生。

(1)骚扰吸血:人进入有蚤的场所或蚤随家畜或鼠类活动侵入居室,蚤均可到人身上骚扰并吸血。人的反应各不相同,严重者影响休息或因抓搔致感染。

(2)寄生:潜蚤雌虫寄生于动物皮下。在人体是因穿皮潜蚤寄生引起潜蚤病。该病见于中南美洲及热带非洲,我国尚无记录。

2. 间接危害　蚤主要通过生物性方式传播疾病。

(1)鼠疫:危害人类最严重的烈性传染病,我国认定其为甲类传染病。蚤是鼠疫主要的传播媒介,很多蚤类能长期保存鼠疫杆菌,以啮齿动物为储存宿主,人因被蚤类叮咬而感染。当蚤吸入病鼠血后,该菌在蚤前胃棘间增殖形成菌栓,造成前胃不完全栓塞或栓塞。当血栓蚤再次吸血时,由于血液不能进入中肠内而迫使血液沿食管冲刷菌栓,导致血液染菌并随咽部的收缩,将带菌的血液反流又注入体内使宿主感染鼠疫杆菌。受染蚤因饥饿而频繁叮咬和吸血,使更多宿主感染。

(2)鼠源性斑疹伤寒:也称地方性斑疹伤寒,是自然疫源性疾病。传染源和储存宿主为哺乳动物和其寄生蚤等。人因带病原体的蚤类污染皮肤伤口或黏膜而致病,亦可通过干燥蚤粪尘埃经鼻、口、眼结膜进入体内而感染。印鼠客蚤为重要的传播媒介,缓慢细蚤为鼠间流行的重要媒介。目前国内基本已控制该病。

(3)绦虫病:印鼠客蚤、缓慢细蚤、犬栉首蚤、具带病蚤和人蚤等为缩小膜壳绦虫的中间宿主;犬栉首蚤、印鼠客蚤和人蚤等为微小膜壳绦虫的中间宿主;犬栉首蚤、猫栉首蚤和人蚤等为犬复孔绦虫的中间宿主。

(五)防制

1. 清除滋生地　宜在平时结合灭鼠、防鼠进行,包括清除鼠窝、堵塞鼠洞、清扫禽畜棚圈等,室内可用黏蚤纸或放水盘灭蚤,或使用吸尘器清扫居室卫生,保持清洁。

2. 灭蚤防蚤 药物敌百虫、敌敌畏、二嗪农、烯虫酯等喷洒杀蚤有效。同时,注意对狗、猫等宠物的管理,如定期药浴。在鼠疫流行时应采取紧急灭蚤措施并加强个人防护,如穿防蚤袜、擦避蚊胺。

第七节 虱

人体寄生的虱(louse)属有翅亚纲吸虱亚目,寄生于人体的虱有两种,即人虱和耻阴虱,人虱又分为人头虱和人体虱。

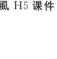
虱 H5 课件

(一)形态

1. 人虱 呈灰白色甚至深棕色,雌虫长 2.5～4.2 mm,雄虫稍小。体型背腹扁平,头呈三角形。头两侧外凸处有眼,只具 1 个小眼面,有色素,且其前方有具 5 节的触角。口器为刺吸式,由吸喙和口针组成。胸部 3 节融合,中胸背面两侧有 1 对气门。3 对足粗短,形态相似。各足胫节端部具 1 指状胫突,有刺状刚毛 1 根,与跗节末端粗大的钩状爪对握,用以抓紧宿主的毛发或织物纤维。腹部长卵形,第 1～2 节融合,第 8～9 节为生殖节,演化为外生殖器。雄虱腹部末端钝圆,3～7 节背面各有 2 个小背片,腹部后端有缩入体内的阳茎。雌虱腹部末端有 2 片瓣状尾叶,第 8 节腹面有 1 对生殖肢(图 15-13)。

2. 阴虱 又称耻阴虱,呈灰白色,体形宽短似蟹。雌虫体长 1.5～2 mm,雄性稍小。头与胸、腹部相比甚为短小,触角 5 节,胸部宽而短,前足及爪均细小,中、后足胫节和爪粗壮。腹部较小,向后略细,6 对气门,第 3～5 节融合,前 3 对气门排成斜列。第 5～8 节侧缘各具锥形侧突,上附有刚毛,第 8 节侧突较长(图 15-13)。

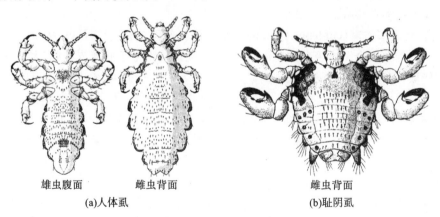

雄虫腹面　　　雌虫背面　　　　　　雌虫背面

(a)人体虱　　　　　　　　　(b)耻阴虱

图 15-13　人体虱和耻阴虱形态模式图

(二)生活史与习性

虱属不完全变态昆虫,生活史分为卵、若虫和成虫 3 个时期(图 15-14)。雌虱产卵时分泌胶质将卵黏附在毛发或织物纤维上,卵呈椭圆形,乳白色,长约0.8 mm,经 7～8 天孵化。若虫外形与成虫相似,体较小,腹较短。若虫孵化为成虫,其发育时间人虱需 8～9 天,耻阴虱需27～34 天。若虫经 3 次蜕皮发育为成虫,12 h 后可交配,1～3 天内即可产卵。人虱一生平均产卵约 230 个,耻阴虱约 30 个。完成生活史人虱需 16～25 天,耻阴虱需 34～41 天。而人虱寿命为 20～30 天,耻阴虱寿命稍短,不到一个月。

人虱和耻阴虱都寄生于人体。人头虱寄生在头发上,产卵于发根,以耳后较多。人体虱主要生活在贴身衣裤上,以衣缝、皱褶、衣领和裤腰等处较多,产卵于衣裤的织物纤维上。耻阴虱

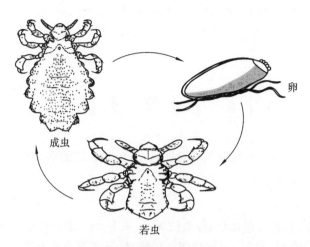

图 15-14　虱生活史示意图

寄生在体毛较粗、较稀之处，主要位于阴部及肛门周围的毛上，其他部位以睫毛较多见，产卵于毛的基部。在自然条件下若虫和雌、雄成虫都仅嗜吸人血，常边吸血边排粪。当人体发热或出汗后，其将爬离原来的宿主。研究表明，人虱是通过人与人之间直接或间接接触而传播，而耻阴虱主要是通过性接触而传播，世界卫生组织（WHO）已将耻阴虱感染列为性传播疾病之一。

（三）与疾病的关系

人被虱叮咬后，唾液注入致敏而引起变态反应，导致局部皮肤可出现瘙痒和丘疹，因皮肤挠破后可继发感染成为脓疱、疖、湿疹等。耻阴虱寄生在阴毛及肛周毛上，也多见于寄生在婴幼儿的睫毛上，引起眼睑奇痒、睑缘充血等。

虱可以传播多种疾病。

1. 流行性斑疹伤寒（epidemic typhus）　病原体为普氏立克次体（*Rickettsia prowazekii*），人体虱为主要传播媒介。虱吸食人血液后，普氏立克次体寄生于肠上皮细胞，大量繁殖致肠上皮细胞被胀破，遍布全身，并随粪便排出。人因接触虱粪或压破虱体后，虱体液中的病原体经皮肤伤口或黏膜而引起感染。

2. 战壕热（trench fever）　又称五日热，病原体为五日立克次体（*Rickettsia quintana*）。其仅在肠腔内生长而不侵入肠细胞，亦不能感染其他动物。人体感染方式与流行性斑疹伤寒相似。

3. 虱媒回归热（relapsing fever）　回归热有虱传回归热（louse-borne relapsing fever）和蜱传回归热（tick-borne relapsing fever）两种，在我国出现的主要是虱媒回归热，其病原体为回归热螺旋体（*Borrelia recurrentis*）。人体虱为主要传播媒介。病原体被人虱吸入后，经肠进入血腔，其传染仅由于虱体被碾碎或过度吸血击破肠道，病原体外释，经人皮肤伤口或眼结膜囊而侵入人体。我国已基本消灭此病，但国际上仍将其列为监测传染病。

（四）防制原则

虱引起的感染与传播依人群的经济状况和文化水平而异。勤换洗、蒸煮、干热、熨烫衣物及被褥单，勤洗发等以防生虱；也可采用倍硫磷、氯菊酯等喷洒、浸泡、药笔涂抹等。对人头虱可选择剃发。对于耻阴虱感染者，可用灭虱药物或剃阴毛，衣服亦应烫洗，洁身自好，避免婚外性行为是杜绝感染的基本原则和措施。

（陈　聪）

第八节 臭 虫

臭虫(bed bug)属半翅目异翅亚目(Heteroptera)臭虫科,有 80 余种。其中温带臭虫和热带臭虫为吸食人血的家栖种。

（一）形态

成虫虫体背腹扁平,呈卵圆形,红褐色,体长 4～6 mm,遍体生有细毛(图 15-15)。头部两侧有 1 对突出的复眼。触角能弯曲的有 4 节,末 2 节较细。口器为刺吸式,下唇分 3 节,由头部前下端发出,不吸血时向后弯折在头、胸部腹面的纵沟内,吸血时向前伸与体约成直角。前胸背板大而明显,其前缘有一凹陷,头部即嵌在凹陷内,侧缘呈弧形,后缘向内微凹。中胸小,其背板呈倒三角形。后胸背板被 1 对翅基遮盖。在中、后足基部间有 1 对新月形的臭腺孔。足跗节分 3 节,末端具爪 1 对。腹部宽阔,外观可见 8 节。雌虫腹部后端钝圆,末端有生殖孔(只供排卵用),第 5 节腹面后缘右侧有 1 个三角形凹陷的交合口,称柏氏器,是精子的入口。雄虫腹部后端窄而尖,端部有一镰刀形的阳茎,向左侧弯曲,储于阳茎槽中。

温带臭虫呈卵圆形,平均长 5.6 mm,前胸背板前缘凹陷较深,两侧缘向外延伸成翼状薄边,腹部较短胖,柏氏器呈管状,不明显。热带臭虫呈长椭圆形,平均长 7.0 mm,前胸背板前缘的凹陷较浅,两侧缘不外延,腹部较瘦长,柏氏器呈块状,较明显(图 15-15)。

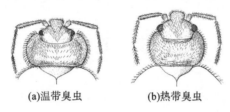

(a)温带臭虫　　　(b)热带臭虫

图 15-15　温带臭虫和热带臭虫形态模式图

（二）生活史与习性

臭虫生活史为不完全变态,发育过程有卵、若虫和成虫 3 期(图 15-16)。卵为黄白色,长圆形,长 0.8～1.3 mm,一端有略扁的小盖,卵壳上有网状纹,常黏附在成虫活动和隐匿处,在 18～25 ℃时经 6～10 天孵出若虫。若虫与成虫外形相似,体较小,缺翅基;若虫分 5 龄,每龄需时约 1 周。成虫羽化后 1～2 天即可交配,雌虫吸血后经数天开始产卵。整个生活史需 6～8 周。臭虫在温带地区 1 年可繁殖 3～4 代,热带地区可达 5～6 代;成虫寿命通常为 9～18 个月。

臭虫主要栖息于室内墙壁、木制家具的缝隙、草垫、床席等处,亦可栖息在交通工具及公共场所的桌椅缝隙中。臭腺分泌的聚集信息素,使其有群集现象;分泌的警戒信息素,有激动和驱赶作用。臭虫对宿主无严格的选择性,除人外,也可吸啮齿类、禽类和家畜的血。白天隐匿,夜晚活动吸血,活动高峰多在宿主就寝后 1～2 h 和拂晓前一段时间。臭虫每分钟可爬行 1～2.1 m,在 5 ℃以下不动,在 15～35 ℃之间,其活动随温度增高而加剧。若虫和成虫可多次吸血,成虫每次吸血需 10～15 min,若虫需 6～9 min。成虫耐饥饿时间达 6～7 个月,若虫为 70 天。5 月开始活动,8 月最多,10 月以后较少出现,在全年气温不低于 13 ℃时可常年活动;多以末龄若虫和成虫越冬。温带臭虫的分布为最南至北纬 23°23′,以长江以北地区为主;热带臭虫的分布为最北至北纬 30°44′的热带、亚热带地区,以广东、广西、海南为主要分布区。

（三）与疾病的关系

臭虫夜晚吸血骚扰,影响睡眠。叮咬后可使皮肤敏感性高的人局部皮肤出现红肿、痛痒。

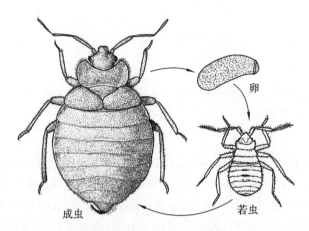

图 15-16　臭虫生活史示意图

臭虫抗原与过敏性哮喘关系密切。在非洲，有因臭虫大量吸血引起贫血或诱发心脏病及上呼吸道感染的报道。臭虫长期被疑为传播疾病的媒介。用实验方法可使臭虫感染多种病原体，并发现少数病原体可引起自然感染。但在自然条件下，能否传播人类疾病尚未得到确证。

（四）防制原则

消除臭虫的栖息场所，如填塞床椅、家具、墙壁、地板的缝隙；可用倍硫磷、溴氰菊酯等药物杀灭臭虫，也可用氯菊酯滞留喷洒或右旋苯醚氰菊酯热烟雾杀灭臭虫，或用沸水烫杀及蒸汽喷杀。

第九节　蜚　蠊

蜚蠊俗称蟑螂，属网翅目蜚蠊亚目（Blattaria），世界已知的有 5000 余种，我国记录的有 250 余种。室内常见的有姬蠊科、蜚蠊科、光蠊科（Epilampridae）和地鳖科（Polyphagidae）等。

（一）形态

成虫背腹扁平，呈椭圆形，淡灰色、棕褐色或黑褐色，体表具油亮光泽，体长者可达 90 mm，小的仅 2 mm。室内常见者长为 10～35 mm（图 15-17）。

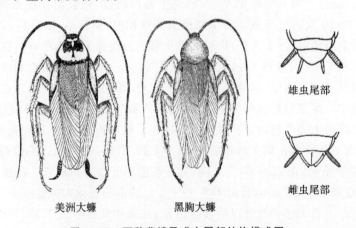

图 15-17　两种蜚蠊及成虫尾部结构模式图

头部小且向下倾斜。复眼发达，有的种类退化或消失；单眼 1 对或退化。触角细长呈丝状，其节数可达 100 余节。口器为咀嚼式。触须 5 节。前胸背板宽扁，覆盖头的大部，略呈扇形，有的种类表面具有斑纹；中、后胸较小。翅 2 对，前翅革质，后翅膜质，翅脉分支甚多；有的种类翅退化或消失,翅的有无及形状大小是蜚蠊的分类依据之一。足基节扁宽,几乎覆盖腹板全部,跗节分 5 节,末节具 2 爪和 1 个袋状爪间盘。腹部扁宽。最末腹节背板上着生 1 对尾须。雄虫的最末腹板后缘两侧着生 1 对腹刺,雌虫无腹刺(雌性若虫有腹刺)。雌虫的第 7 腹板为分叶状构造,具有夹持卵荚的作用。

(二)生活史

蜚蠊生活史为不完全变态,发育过程有卵、若虫和成虫 3 期(图 15-18)。雌虫产卵前先排泄一种物质形成坚硬、暗褐色的长约 1 cm 的卵荚,卵成对垂直排列储于其内。雌虫排出卵荚后常夹持于腹部末端,再分泌黏性物质使卵荚黏附于隐蔽场所或物体上,有的种类卵荚一直附在雌虫腹部末端直至孵化(如德国小蠊)。每个卵荚含卵 16～48 粒,卵荚形态及其内含卵数因种而异。卵需 1～3 个月孵化,刚孵出的若虫需经一次蜕皮后才能活动。若虫无翅,生活习性与成虫相似;每个龄期约为 1 个月,若虫经 5～7 个龄期发育才羽化为成虫。成虫羽化后数天即可交配,约 10 天后开始产卵荚。雌虫一生可产卵荚几个至几十个。整个生活史需数月或一年以上,雌虫寿命为半年至 1 年多,雄虫稍短。生殖方式多为卵生,有些种类可孤雌生殖。

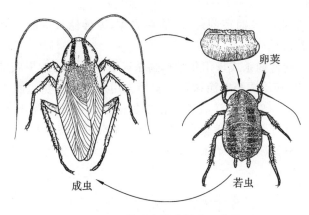

卵荚

成虫

若虫

图 15-18 德国小蠊生活史示意图

(三)生态

1. 食性 蜚蠊为杂食性昆虫,以人和动物的各种食物、排泄物、分泌物以及垃圾等为食,此外还啃咬布匹、纸张、书籍、纤维板等。嗜食糖类和发酵的食物,并需经常饮水。蜚蠊吃食时边吃、边吐、边排便,该习性可传播多种疾病。蜚蠊耐饥不耐渴,如美洲大蠊雌虫,在有食无水的情况下可存活 40 天,在无食有水时可存活 90 天。在过度饥饿时,有时可见蜚蠊啃咬其同类及卵荚。

2. 栖息与活动 多数种类蜚蠊栖息于野外,少数种类栖息于室内。家栖种类喜栖息于室内温暖、潮湿、阴暗、隐蔽并靠近水源和食物丰富的地方,如厨房、碗柜的缝隙,垃圾以及下水道沟槽等场所。蜚蠊分泌聚集信息素和性信息素,可引诱群栖和交配。昼伏夜出,一般活动时间为 19 时至翌晨 5 时。其活动高峰因种而异,如德国小蠊 21 时为活动高峰,翌晨 2 时为次峰;美洲大蠊 24 时为活动高峰,翌晨 1 时为次峰;而黑胸大蠊 20 时为活动高峰,23 时和翌晨 2 时为次峰。蜚蠊爬行迅速,每分钟达 21 m,通常活动范围为几十米至几百米。在 24～32 ℃时较活跃;低于 15 ℃时,绝大多数不动或微动。

3. 季节消长与越冬 蜚蠊的季节消长因地而异。北方地区的蜚蠊多在 4 月中下旬出现,10 月开始越冬;而南方地区的蜚蠊多在 3 月上旬出现,12 月开始越冬。海南地区的蜚蠊无越冬现象。在有取暖设备的房间可常年活动。蜚蠊的季节消长高峰多在 7—9 月,季节消长高峰多为单峰型,有的种类为双峰型。当室温低于 7.5 ℃时,便进入越冬状态;各期均可越冬,但以卵荚多见,成虫则以雌虫为主;越冬场所与栖息场所基本一致,只是更隐蔽,更不受干扰。

（四）常见蜚蠊种类

室内优势种如下：①德国小蠊（*Blattella germanica*），体长 10～14 mm，淡褐色，前胸背板上有两条直的暗黑色纵带。②美洲大蠊（*Periplaneta americana*），体长 28～32 mm，红褐色，前胸背板淡褐色，中部有黑褐色蝶形斑，接近前缘处有"T"形淡黄色斑。③黑胸大蠊（*P. fuliginosa*），体长 24～30 mm，棕褐色，前胸背板与体色一致，无花纹。

（五）与疾病的关系

蜚蠊可携带数十种病原体，从其体内分离出细菌、病毒、真菌，以及寄生虫卵和原虫包囊等。细菌以肠道致病菌为主，呼吸道致病菌次之，尚有其他多种致病菌；病毒以肠道病毒为主。病原体在蜚蠊体内可存活较长时间，如耶尔森菌可存活 10 天，鼠伤寒沙门菌可存活 16 天，乙肝病毒可存活 5 天，黄曲霉菌可存活 3 个月。蜚蠊体内外可机械性携带多种病原体，通过污染食物和餐具而传播。此外，蜚蠊还可作为美丽筒线虫、东方筒线虫、念珠棘头虫和缩小膜壳绦虫等的中间宿主。蜚蠊的分泌物和粪便作为变应原，可引起过敏性哮喘、皮炎等。

（六）防制原则

（1）保持室内清洁卫生，及时清除垃圾，堵塞缝隙，妥善储藏食品。清除柜、箱、橱等缝隙内的卵荚，予以焚烧或烫杀。

（2）用诱捕器或诱捕盒捕杀或采用化学药物杀灭成虫。以乙酰甲胺磷、溴氰菊酯、顺式氯氰菊酯或残杀威等喷洒、烟熏或药笔涂抹杀灭蜚蠊。用杀虫剂与伏虫脲 1 号复配可达到持效长和延缓抗性产生的目的。在蔬菜汁或麦芽糖中加杀虫剂和蟑螂酮 B 制成毒饵或胶饵诱杀蜚蠊。用啮小蜂幼虫寄生于卵荚内啃食虫卵，用噻替哌毒饵可使蜚蠊绝育。

（3）对蜚蠊变应原皮试阳性的哮喘和皮炎患者，可用蜚蠊重组变应原进行脱敏治疗。

第十节　毒隐翅虫

毒隐翅虫属于鞘翅目隐翅虫科毒隐翅虫亚科（Paederinae）毒隐翅虫属。该属世界已知的有 600 余种，我国约有 20 种，其中褐足毒隐翅虫（*Paederus fuscipes*）和黑足毒隐翅虫（*P. tamulus*）等常见且毒性较强。

（一）形态

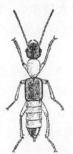

图 15-19　褐足毒隐翅虫模式图

以褐足毒隐翅虫为例（图 15-19）。成虫体长 6.5～7 mm，红褐色，有光泽，全身被覆细毛。头部为黑色，刻点粗大。复眼为褐色。触角 11 节，丝状，除基部 3、4 节外，其余各节呈黑褐色。口器为咀嚼式。触须 4 节。前胸背板比头略窄，呈长圆形，后部略窄。前翅特化为鞘翅，长方形，比前胸背板大，呈黑色，带有青蓝色金属光泽，刻点粗大。后翅膜质，静止时叠置鞘翅下。足粗短，后足股节末端及各足跗节黑色。腹部可见 8 节，前 2 节被鞘翅所掩盖，外露的前 4 节两侧有下陷而后隆起的镶边，其后两节黑色，末端有黑色尾须 1 对。

（二）生活习性

毒隐翅虫生活史为全变态，发育过程有卵、幼虫（2 龄）、蛹和成虫 4 期。多滋生在隐蔽潮湿的环境内，幼虫和成虫营捕食性生活，捕食稻田中的害虫。昼伏夜出，白天栖息于潮湿的草地或石下阴暗处；在潮湿闷热的夜晚受到灯光的引诱时常飞入室内。出现季节为 4—11 月，其中 7—9 月为高峰;每年繁殖 1～3 代,以成虫越冬。

(三) 致病

毒隐翅虫的血液、淋巴内含有剧烈的接触性毒素,称毒隐翅虫素,该毒素是复杂的非蛋白质物质,在发育各期都含有这种毒素,具防御性功能。当虫体被压破或击碎时,该毒素与皮肤接触,可引起隐翅虫皮炎(paederus dermatitis)或称线状皮炎。接触方式:一是直接与破碎虫体接触;二是毒液经手指携带到身体其他部位,引起炎症。患者主要表现为受损部位有灼热感、痒感及辣痛,局部皮肤初呈红斑,稍水肿,随后发生密集小丘疹,继而可出现水疱、脓疱;严重者出现头痛、低热及附近淋巴结肿大;病程一般为 7～8 天。皮损以线状多见,其余依次为斑片状、混合型和点状等。表皮有轻度角化,水疱及脓疱均发生于角质层下;表皮细胞内水肿,有网状变性;真皮上部有水肿,小血管扩张,胶原纤维有水肿变性。皮损好发于头面部,其次为颈部、上肢与躯干,少数可侵犯阴囊、腹部和腰部等。

(四) 流行与防制

我国自 1959 年在四川首次报道以来,已有 13 个省(区、市)有散发或暴发流行,主要分布于东、南、西部,而北部少见。好发于农村或城郊附近。好发季节为夏秋季,以秋季多见。

防制措施主要包括:清除杂草等滋生地;关好纱门纱窗,防止成虫飞入室内;切忌在皮肤上拍打压碎虫体;在该虫活动高峰季节,在室内外喷洒药物杀虫。当皮肤与虫体接触后应立即清洗或涂以碱性溶液,如氨水等;皮损处涂薄荷炉甘石洗剂,或氧化锌油。在皮肤水肿和糜烂处用高锰酸钾水溶液、半边莲加藤黄酒精浸液、新鲜马齿苋捣烂湿敷等。

(木 兰)

小结

昆虫纲是动物界种类最多、数量最大的一类动物,也是医学节肢动物中最重要的一个组成部分。昆虫纲的主要特征是成虫虫体分头部、胸部、腹部三个部分;头部有触角 1 对;胸部有足 3 对。头部口器分咀嚼式、刺吸式和舐吸式三种类型。腹部一般由 11 个体节组成,最后数节形成外生殖器,是鉴定昆虫种类的重要依据。生活史有全变态与不完全变态两类。与医学有关的昆虫有蚊、蝇、白蛉、蠓、蚋、蚤、虱、臭虫、蜚蠊、毒隐翅虫等。

能力检测

一、名词解释

1.完全变态 2.不完全变态 3.蝇蛆病

二、问答题

1.蚤是如何传播鼠疫的?

2.患者是如何感染隐翅虫皮炎的?

在线答题

参考答案

第十六章　蛛形纲

第一节　概　　述

蛛形纲的形态特征是虫体分头胸部及腹部,或头胸腹愈合为一体,成虫有足4对,无触角,无翅。蛛形纲至少可分为9个亚纲,与医学有关的有蝎亚纲(Scorpiones)、蜘蛛亚纲(Araneae)和蜱螨亚纲(Acari)。其中蜱螨亚纲是本纲中的重要类群,其中的许多种类可传播疾病,某些种类可危害人体。

(一)生物学分类

蜱螨亚纲现已知种类大约有5万种(其中蜱类约800种),其中具重要医学意义的种类有蜱、革螨、恙螨、疥螨、蠕形螨和尘螨等。很多种类可吸血、毒蜇、叮刺、致敏或寄生,也可储存和传播病原体。现将我国常见的蛛形纲医学节肢动物分类列表如下(表16-1)。

表16-1　我国常见的蛛形纲医学节肢动物一览表

纲	目	科	属	重要种
蜱螨亚纲 Acari	寄螨目 Parasitiformes	硬蜱科 Ixodidae	硬蜱属 *Ixodes*	全沟硬蜱 *I. persulcatus*
			革蜱属 *Dermacentor*	森林革蜱 *D. silvarum*
				草原革蜱 *D. nuttalli*
				边缘革蜱 *D. marginatus*
			血蜱属 *Haemaphysalis*	嗜群血蜱 *H. concinna*
				铃头血蜱 *H. campanulata*
		硬蜱科 Ixodidae	玻眼蜱属 *Hyalomma*	亚洲璃眼蜱 *H. asiaticumasiaticum*
				亚东璃眼蜱 *H. asiaticum kozlovi*
		软蜱科 Argasidae	钝缘蜱属 *Argas*	乳突钝缘蜱 *O. papillipes*
				特突钝缘蜱 *O. tartakovskyi*

续表

纲	目	科	属	重要种
			锐缘蜱属 *Argas*	波斯锐缘蜱 *A. persicus*
				蝙蝠锐缘蜱 *A. vespertilionis*
		皮刺螨科 Dermanyssidae	禽刺螨属 *Ornithonyssus*	柏氏禽刺螨 *O. bacoti*
			皮刺螨属 *Dermanyssus*	鸡皮刺螨 *D. gallinae*
		历螨科 Laelapidae	血历螨属 *Haemolaelaps*	格氏血历螨 *H. glasgowi*
			历螨属 *Laelaps*	毒历螨 *L. echidninus*
	真螨目 Acariformes	恙螨科 Trombiculidae	纤恙螨属 *Leptotrombidium*	地里纤恙螨 *L. deliense*
		疥螨科 Sarcoptidae	疥螨属 *Sarcoptes*	人疥螨 *S. scabiei hominis*
		蠕形螨科 Demodicidae	蠕形螨属 *Demodex*	皮脂蠕形蟎 *D. brevis*
				毛囊蠕形蟎 *D. folliculorum*
		粉螨总科 Acaridae	粉螨属 *Acarus*	粗脚粉螨 *A. siro*
			食酪螨属 *Tyrophagus*	腐食酪螨 *T. putrescentiae*
		蚍螨科 Pyroglyphidae	尘螨属 *Dermatophagoides*	粉尘螨 *D. farinae*
				屋尘螨 *D. pteronyssinus*

（二）形态

蜱螨类属于小型节肢动物，小者体长仅 0.1 mm 左右，大者可达 10 mm 以上（最大不超过40 mm）。虫体外形有圆形、卵圆形或长形等不同形状。虫体由颚体（gnathosoma）与躯体组成。颚体多位于躯体前端。颚体中央的下方有口下板，其背面有一对螯肢，口下板和螯肢组成刺吸式口器。须肢 1 对，位于螯肢外侧，为感觉器官，其基节愈合为颚基。躯体呈囊状，表皮有的较柔软，有的形成不同程度的骨化板。此外，在表皮上还有各种条纹、刚毛等。躯体腹面前半部有生殖孔，后半部有肛门。腹面有足 4 对，气门有或无，各类群的位置和数目不同。

（三）生活史

蜱螨类生活史可分为卵、幼虫、若虫和成虫 4 期。幼虫有足 3 对，若虫与成虫有足 4 对。

NOTE

若虫与成虫形态相似,但生殖器官尚未发育成熟。成熟雌虫可产卵、产幼虫,有的可产若虫。蜱螨生殖方式为卵生或卵胎生。生殖方式主要是两性生殖,有些种类行孤雌生殖(parthenogenesis)。

蜱 H5 课件

第二节 蜱

蜱(tick)属于蜱螨亚纲的寄螨目,躯体背面有盾板(scutum)的为硬蜱,属硬蜱科;躯体背面无盾板的为软蜱,属软蜱科。我国已记录的硬蜱科有100余种(亚种),软蜱科有10余种。

一、硬蜱

硬蜱属硬蜱科,虫体分颚体和躯体两个部分,躯体背面有甲壳质盾板。

(一)形态

硬蜱呈圆形或长圆形,体长2～10 mm,饱食后可达30 mm,多呈棕黑色或米黄色。表皮革质,背面有甲壳质盾板。虫体分颚体和躯体两个部分。颚体位于躯体前端,从背面可见。颚基背面形状呈矩形、三角形、六角形或梯形,因属而异。雌蜱的颚基背面有1对孔区(porose area),有感觉及分泌体液帮助产卵的功能;螯肢呈长杆状,末端有齿状趾。口下板腹面有纵列的逆齿。须肢分4节,第1节很短,第2、3节较长,末节短小,嵌生于第3节腹面亚前端的小凹陷内(图16-1)。

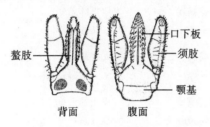

螯肢 口下板 须肢 颚基

背面 腹面

图16-1 雌全沟硬蜱颚体结构模式图

躯体两侧对称。雄蜱背面的盾板覆盖着整个背面;雌蜱以及幼蜱和若蜱的盾板仅占背面的前部。有的蜱在盾板后缘有方形的缘垛(festoon)。足分基节、转节、股节、胫节、后跗节和跗节,跗节末端有爪1对及爪垫(pulvillus)1个;第1对足跗节背缘近端部有哈氏器(Haller's organ),有嗅觉功能。气门1对,位于足基节Ⅳ的后外侧,有气门板围绕,气门板宽阔。雄蜱腹面有几块骨化板,其数目因属而异。生殖孔位于腹面的前半部,肛门位于躯体的后部,常有肛沟(图16-2)。

(二)生活史

硬蜱生活史过程有卵、幼虫、若虫和成虫4期(图16-3)。在适宜条件下卵可在2～4周内孵出幼虫。幼虫饱食后经1～4周蜕变为若虫。硬蜱若虫只1期,若虫饱食后经1～4周蜕变为成虫。在自然条件下,硬蜱完成生活史所需时间为2个月至3年,因蜱种而异。饥饿时硬蜱寿命为几个月至1年。吸血后寿命较短,雄蜱可存活月余,雌蜱产卵后1～2周内死亡。

(三)生态与生理

1. 栖息地与产卵 硬蜱栖息于森林、草原、灌木丛等处。雌蜱一生产卵一次,饱血后在4～40天内全部产出,一般产卵数千粒,有些可产卵2万粒以上。

2. 吸血习性与宿主 硬蜱的幼虫、若虫、成虫都吸血。硬蜱各活动期仅吸血1次,多在白天侵袭宿主,吸血时间较长,一般需要数天。吸血量很大,各发育期饱血后可胀大几倍至几十倍,雌蜱甚至可达100多倍。蜱一般在皮肤较薄的部位吸血。例如全沟硬蜱寄生在动物或人的颈部、耳后、腋窝、大腿内侧、阴部和腹股沟等处。

硬蜱完成一代生活史需要1个以上宿主,宿主包括爬行类、鸟类、哺乳类和两栖类,其中有些种类侵袭人体。蜱在生活史中有更换宿主的现象,根据其更换宿主的次数可分为3种类型:①单宿主蜱:各活动期都寄生在同一宿主体上,雌蜱饱血后落地产卵,如微小牛蜱。②二宿主

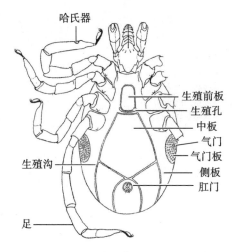

图 16-2　雄全沟硬蜱腹面结构模式图

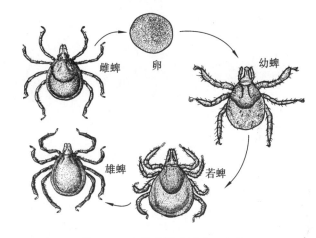

图 16-3　全沟硬蜱生活史示意图

蜱：幼虫与若虫寄生于同一宿主，而成虫寄生于另一宿主，如残缘璃眼蜱。③三宿主蜱：幼虫、若虫、成虫分别寄生于 3 个宿主体上，如全沟硬蜱、草原革蜱，90％以上的硬蜱为三宿主蜱。蜱媒疾病的重要媒介大多也是三宿主蜱。

3. 寻觅宿主　蜱的嗅觉很敏锐，通过感知动物的汗臭和二氧化碳主动寻觅宿主。例如，栖息在森林地带的全沟硬蜱的成蜱寻觅宿主时，多聚集在小路两旁的草尖及灌木枝叶的顶端等候，当宿主经过并与之接触时即爬附宿主体上。

4. 季节消长与越冬　蜱在不同季节的活动，取决于其种类及自然条件。影响蜱季节消长的因素较多，如温度、湿度、土壤、植被、宿主等都可影响蜱类的季节消长及活动。在温暖地区，多数蜱种在春、夏、秋季活动；在炎热地区，有些种类在秋、冬、春季活动。同一种类的季节消长也因其分布的地理纬度不同而有差异。硬蜱可在土块下、动物的洞穴、宿主体表或枯枝落叶层中越冬。

（四）重要传病种类

1. 全沟硬蜱（*Ixodes persulcatus*）　须肢为细长圆筒状，颚基的耳状突呈钝齿状。盾板呈褐色。肛沟在肛门之前呈倒 U 字形，雌蜱足 I 基节有一细长内距，末端达到基节 II 前部 1/3（图 16-4）。其为三宿主蜱，3 年完成 1 代，以各活动期越冬。成虫寄生于大型哺乳动物，经常侵袭人；幼虫和若虫寄生于小型哺乳动物及鸟类。多见于针阔叶混交林带。分布于东北、华北、西北、西南等地。

2. 草原革蜱（*Dermacentor nuttalli*）　须肢宽短，颚基呈矩形，足 I 基节的背距短钝。盾板有珐琅样斑，有眼和缘垛；雌蜱足 IV 基节外距末端不超出该节后缘（图 16-4）。其为三宿主蜱，1 年完成 1 代，以成蜱越冬。成虫寄生于大型哺乳类动物，有时侵袭人；幼虫和若虫寄生于各种啮齿动物。多见于半荒漠草原地带。分布于东北、华北和西北等地区。

3. 亚东璃眼蜱（*Hyalomma asiaticum kozlovi*）　须肢为长圆筒状，第 2 节显著伸长。体型较大，盾板呈红褐色，有眼和缘垛，足呈淡黄色，各关节的淡色环带及背缘淡色纵带较宽而明显。雄蜱盾板的颈沟较深，后中沟与后侧沟之间的刻点稠密而明显。气门板呈烟斗状（图16-4）。其为三宿主蜱，1 年完成 1 代，以成蜱越冬。成虫主要寄生于骆驼和其他牲畜，也侵袭人，幼虫和若虫寄生于小型野生动物。生活于荒漠或半荒漠地区。分布于吉林、内蒙古、山西和西北地区。

（五）与疾病的关系

1. 直接危害　硬蜱在叮咬吸血时多无痛感，但是由于螯肢和口下板均刺入了宿主皮肤

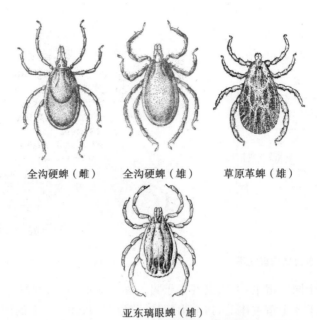

全沟硬蜱（雌）　　　全沟硬蜱（雄）　　　草原革蜱（雄）

亚东璃眼蜱（雄）

图 16-4　几种硬蜱成虫的形态模式图

内，因而可造成局部的充血、水肿、急性炎症反应，也可引起继发性感染。某些蜱种在吸血过程中分泌的涎液中的神经毒素可导致宿主运动性纤维的传导阻滞，引起上行性肌肉麻痹，可导致宿主呼吸衰竭而死亡，称蜱瘫痪。

病例分析 16-1

2. 传播疾病　蜱的医学重要性主要在于其作为传播媒介传播疾病，称为蜱媒病。传播的主要疾病如下。

（1）森林脑炎（forest encephalitis）：又称俄罗斯春夏脑炎，病原体是森林脑炎病毒（forest encephalitis virus）。该病分布于黑龙江、吉林、内蒙古、新疆和云南等地的林区。本病主要流行于春、夏季节，患者常为森林作业人员。许多种哺乳动物和鸟类是保虫宿主，硬蜱为传播媒介。可经变态、经卵和经精细胞传递，人、兽经感染性蜱叮刺而感染，也可通过食用染毒的羊奶、牛奶及未消毒的乳制品感染。传播媒介主要是全沟硬蜱，其次是嗜群血蜱（*Haemaphysalis concinna*）、日本血蜱（*Haemaphysalis japonica*）、森林革蜱（*Dermacentor silvarum*）和边缘革蜱（*Dermacentor marginatus*），云南传播媒介为卵形硬蜱（*Ixodes ovatus*）。

（2）克里米亚-刚果出血热（Crimean-Congo hemorrhagic fever）：又称新疆出血热，病原体是克里米亚-刚果出血热病毒。该病分布于新疆，此外在云南、青海、内蒙古、四川等地的家畜血清中也检出了抗体，患者主要是牧民。疫区牧场的家畜及塔里木兔为保虫宿主，硬蜱为传播媒介。在新疆流行区，亚东璃眼蜱多次被分离出病毒，带毒率也较高。实验观察发现，该蜱种可经变态和经卵传递病原体，是主要传播媒介，经叮刺宿主传播本病。此外，接触患者的血液、分泌物、排泄物也可引起感染。

（3）Q 热（Q fever）：病原体是 Q 热立克次体（*Rickettsia burneti*）。我国有十几个省（区、市）证实有 Q 热存在，在内蒙古、四川、云南、新疆及西藏等地曾发生过暴发流行。牛、羊为主要传染源，主要感染途径是经呼吸道吸入病原体或经消化道感染，硬蜱和软蜱为传播媒介。在我国，人们曾发现铃头血蜱、亚东璃眼蜱和微小牛蜱（*Boophilus microplus*）自然感染柯克斯体（*Coxiella*）。人因被感染性蜱叮刺，蜱粪便、基节液污染损伤皮肤以及吸入蜱粪而感染。本病临床特点为起病急骤，患者出现畏寒、发热、剧烈头痛、肌肉疼痛，可发生肺炎及胸膜炎等。

（4）北亚蜱传斑疹伤寒（North-Asian tick-borne typhus）：病原体是西伯利亚立克次体（*Rickettsia Siberia*）。此病分布于黑龙江、内蒙古、新疆、福建、广东和海南等地。小型啮齿动物为主要保虫宿主,硬蜱和软蜱为传播媒介。已从 14 种蜱分离出该病原体。立克次体在媒介蜱肠细胞及其他器官组织包括唾液腺、基节腺和卵巢内繁殖,并能经变态、经卵和经精细胞传递病原体。人因被感染的蜱叮刺,或蜱粪便、基节液污染皮肤伤口以及吸入蜱粪而感染。在内蒙古和新疆地区,草原革蜱是主要传播媒介。临床上以发热、初疮、局部淋巴结肿大及皮疹为主要特征。

(5)莱姆病(Lyme disease):病原体是伯氏疏螺旋体(*Borrelia burgdorferi*),国内多地有本病发生和流行。黑线姬鼠等十余种啮齿动物及牛、羊、狗、兔等为保虫宿主,硬蜱为传播媒介。当硬蜱叮刺宿主血液时传播伯氏疏螺旋体,也可经变态和经卵传递。在北方林区全沟硬蜱为主要传播媒介,南方的传播媒介为粒形硬蜱(*Ixodes granulatus*)、中华硬蜱(*Haemaphysalis sinensis*)、长角血蜱等。本病是多器官、多系统受累的炎性综合征,症状早期以慢性游走性红斑为主,中期表现为神经系统及心脏异常,晚期主要是关节炎和慢性神经系统综合征。

(6)发热伴血小板减少综合征:俗称"蜱咬病",病原体为发热伴血小板减少综合征布尼亚病毒(SFTSV),是中国疾病预防控制中心在我国发现的新发传染病,主要通过蜱叮刺吸血传播,人传人的现象极少见,但接触急性期患者或患者尸体血液也可能被传染。近年来,在我国湖北、山东、河南、江苏、安徽和辽宁等省相继发现病例。在丘陵、森林、山地等地区生活的居民以及赴该类地区户外活动的旅游者感染风险较高。

(7)巴贝虫病(babesiasis):病原体为巴贝虫(*Babesia*),主要寄生在牛、羊、马等哺乳动物的红细胞内,通过硬蜱叮刺吸血传播;也可感染人,我国云南和内蒙古有报道。

(8)细菌性疾病:硬蜱可传播鼠疫杆菌、布鲁菌、土拉弗菌等。蜱可长期保存病原体,并能经变态或经卵传递。鼠疫杆菌在草原硬蜱体内可保存 509 天,并能经变态及经卵传递。土拉弗菌(*Francisella tularensis*)在边缘革蜱体内可保存 710 天。故蜱在这些病的自然疫源地参与病原体的循环和保存。

(六)防制原则

1. 环境防制 草原地带采用牧场轮换和牧场隔离等措施,清理禽畜圈舍,堵洞嵌缝以防蜱类滋生;捕杀啮齿动物。

2. 化学防制 蜱类栖息及越冬场所可喷洒倍硫磷、毒死蜱和溴氰菊酯等,对家畜进行定期药浴杀蜱。在林区使用烟雾剂灭蜱。杀虫剂中加入蜱的性信息素与聚集信息素可诱蜱而提高杀灭效果。

3. 个人防护 避免蜱的叮咬是减少感染的主要措施。进入有蜱地区要穿防护服,扎紧裤脚、袖口和领口。避免在蜱类栖息地(如草地、树林等)环境中长时坐卧。外露部位要涂擦驱避剂(避蚊胺、邻苯二甲酸二甲酯、前胡挥发油),或将衣服用驱避剂浸泡。离开时应相互检查,勿将蜱带出疫区。

二、软蜱

(一)形态

软蜱颚体位于躯体腹面前部,从背面看不见。颚基较小,方形,其上无孔区。口下板的逆齿小而稀疏。须肢各节均为长圆柱状,向下后方弯曲。躯体背面无骨板。体表有乳突、颗粒、皱纹或圆陷窝。气门板小,位于足基节Ⅳ的前外侧。雌、雄蜱外观相似。雄蜱生殖孔为半月形,雌蜱呈横沟状。有些软蜱有肛前沟、肛后中沟及肛后横沟,分别位于肛门的前后方。足基节无距刺,跗节爪垫退化或缺。成蜱和若蜱的足Ⅰ～Ⅱ基节之间有基节腺的开口。基节液的分泌有调节血淋巴水分和电解质的作用(图 16-5)。

知识链接

NOTE

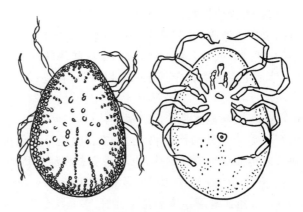

图 16-5 软蜱形态模式图

（二）生活史

软蜱生活史过程有卵、幼虫、若虫和成虫 4 期。在适宜条件下卵可在 2～4 周内孵出幼虫。幼虫饱食后经 1～4 周蜕变为若虫。软蜱若虫通常为 3～4 期或更多，因种类或生活条件而异。多数软蜱完成生活史需 1 个月至 1 年。软蜱成虫一般可活 5～6 年，有些种类可活十几年甚至 20 年以上。

（三）生态与生理

软蜱幼虫和各龄若虫均吸血 1 次，而成虫多次吸血，多在夜间侵袭宿主，吸血时间较短，一般为数分钟到 1 h，吸血量是其体重的几倍至十几倍。软蜱属于多宿主蜱，幼虫和各龄若虫寄生在不同宿主体上，而成虫需多次更换宿主吸血。软蜱多栖息于中小型兽类的洞穴、岩窟内，以及禽舍鸟巢、人房的缝隙等处。软蜱一生可产卵多次，一次产卵 50～200 粒，总数可达千粒。有些硬蜱和软蜱可进行孤雌生殖。软蜱因多位于宿主的洞巢内，终年都可活动。软蜱主要在宿主动物住处越冬。越冬虫期因种类而异。

（四）重要传病种类及其与疾病的关系

1. 重要传病种类 乳突钝缘蜱躯体呈椭圆形，前端逐渐变得细窄，体缘圆钝，背面边缘有缘褶。体表呈颗粒状。肛后横沟较直，与肛后纵沟相交处几乎成直角（图 16-5）。其为多宿主蜱。生活于荒漠或半荒漠地区。栖息于畜棚的墙缝中，以及中小型兽类的洞穴、岩窟及住房的缝隙中。寄生于狐狸、野兔、野鼠、刺猬等兽类，常侵袭人，多分布于新疆。

2. 与疾病的关系

（1）蜱传回归热（tick-borne relapsing fever）：又称地方性回归热，是由钝缘蜱传播的自然疫源性螺旋体病，不规则间歇发热为其主要临床特征。我国新疆有该病流行，病原体可经卵传递。主要传播媒介是乳突钝缘蜱和特突钝缘蜱，动物传染源主要是鼠类，患者也可作为本病的传染源。病原体可以通过唾液腺或基节腺排出体外，经叮刺吸血或基节腺分泌物污染皮肤伤口而传播。发病多在 4—8 月份，人群普遍易感。

（2）其他疾病：土拉弗菌在拉合尔钝缘蜱（*O. ldhorensis*）体内可存活 200～700 天，故软蜱在该病的自然疫源地参与细菌的循环和保存。软蜱还是北亚蜱媒斑疹热和 Q 热的传播媒介。

（五）防制原则

软蜱滋生在禽舍、马厩和牛栏内的洞缝内，应定期清理和喷洒杀虫剂。进入有蜱地区应做好个人防护，如穿防护服、长袜长靴及戴防护帽等。皮肤外露部位可涂驱避剂，尽量避免长时间停留。

第三节 革　　螨

革螨属于寄螨目革螨亚目(Gamasida)，其中皮刺螨总科中的多数种类营寄生生活，全世界已知的革螨有 800 余种，我国记录的有 600 余种。与医学有关的种类主要属厉螨科、巨刺螨科和皮刺螨科。

(一) 形态

成虫呈卵圆形，体长一般为 0.2～0.5 mm，大者可达 3.0 mm，为黄色或褐色，表皮膜质，有骨化的板(图 16-6)。虫体分颚体和躯体两个部分。颚基背壁向前延伸的部分称颚盖，其前缘形状具有分类意义。螯肢由螯杆和螯钳组成，雄螨螯钳演变为导精趾。口下板 1 对，呈三角形。须肢呈长棒状，仅见 5 节，末节内侧通常有一叉毛。躯体背面的背板为整块或分 2 块。背板上的刚毛数目和排列的毛序，因种而异。躯体腹面前缘的正中通常有一个叉形的胸叉。雌螨腹面有多块骨化的板，由前而后分别为胸板、生殖板、腹板、肛板及足后板等，有些板愈合，因虫种而异；雄螨通常愈合为 1 块全腹板。雌虫生殖孔位于胸板之后，被生殖板遮盖；雄虫生殖孔位于全腹板前缘。气门位于足基节Ⅲ、Ⅳ间的外侧，与向前延伸至足基节Ⅱ的气门沟连接，气门及气门沟由气门板围绕。足跗节Ⅰ背面亚末端有一个跗感器，司嗅觉。足跗节末端一般有 1 对爪和 1 个叶状爪垫。

(二) 生活史

革螨的发育过程有卵、幼虫、第一若虫、第二若虫和成虫五个时期(图 16-7)。卵呈椭圆形，乳白或淡黄色，直径为 0.1～0.35 mm。一般在 1～2 天孵出幼虫。幼虫无气门，口器不发达，不摄食，在 24 h 内蜕皮为第一若虫。第一若虫气门沟很短，胸毛 3 对，多数种类的革螨在此期均摄食，经 2～6 天蜕皮为第二若虫。第二若虫气门板及附属结构与成虫相似，胸毛 4 对。多数种类的第二若虫摄食，经 2～5 天蜕皮为成虫。革螨完成生活史一般需要 1～2 周。交配时雄螨用导精趾将精囊置于雌螨生殖孔内而受精。革螨有卵生或卵胎生，有些种类可进行孤雌生殖。寄生型革螨一生产卵或子代几个或几十个，最多百余个。巢穴寄生型革螨寿命最长，如柏氏禽刺螨在 20～25 ℃，大部分可活 5～6 个月；体表寄生型革螨寿命较短，仅为几天或几十天。

(三) 生态

营自生生活的革螨栖息于枯枝烂叶下、草丛、土壤、巢穴和仓库储品中。寄生性革螨的宿主包括小型哺乳类、鸟类和爬行类，其中以啮齿动物常见，也可侵袭人。按寄生特性分为：①体表寄生型：长期寄生在宿主体表，较少离开宿主，对宿主有明显的选择性。兼性血食者如血厉螨属的一些种类；专性血食者如赫刺螨属的种类。②巢穴寄生型：整个发育和繁殖过程都在宿主巢穴中进行，仅在吸血时才与宿主接触，宿主广泛。兼性血食者如血厉螨属、真厉螨属、血革螨属的一些种类，可刺吸血液或食游离血，又可捕食小节肢动物及其他有机物；专性血食者如皮刺螨属、禽刺螨属。③腔道寄生型：寄生于宿主鼻腔、呼吸道、肺、外耳道，对宿主选择严格，专性吸食者如鼻刺螨属、内刺螨属、肺刺螨属，以血液和体液等为食。

大多数革螨整年活动，但有明显的繁殖高峰。其季节消长取决于宿主活动的季节变化、宿主巢穴内微小气候条件及宿主居留在巢穴的久暂等。一般在 9 月以后数量逐渐增多，10—11 月可出现高峰，入冬后渐降，春夏季最少。如：格氏血厉螨在秋冬季繁殖；柏氏禽刺螨在夏秋季大量繁殖。

营自生生活的革螨主要捕食小型节肢动物，也可以腐败的有机物为食。寄生性革螨以刺

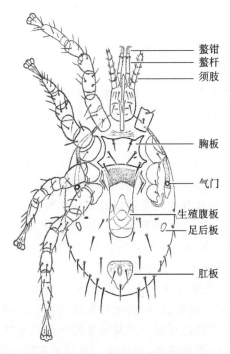

图 16-6　格氏血厉螨雌虫腹面结构模式图

整钳
整杆
须肢
胸板
气门
生殖腹板
足后板
肛板

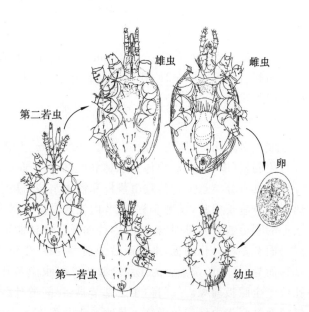

图 16-7　革螨生活史示意图

雄虫　雌虫
第二若虫
卵
第一若虫　幼虫

吸宿主的血液和组织液为食。雌虫、雄虫、若虫均吸血,并可多次吸血。巢穴寄生型革螨的吸血量较多,耐饥力较强;体表寄生型革螨一般吸血量较少,耐饥力差;腔道寄生型革螨耐饥力最差。

（四）重要传病种类

1. 格氏血厉螨（*Haemolaelaps glasgowi*）　雌螨背板几乎覆盖整个背部;胸板宽度大于长度,后缘内凹;生殖腹板较短,钳齿毛中部膨大,末端细长而弯曲。属巢穴寄生型兼性血食螨类。宿主为多种啮齿类,以黑线姬鼠为主。也能刺吸人血。广布于全国各地。

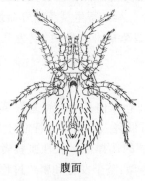

腹面

图 16-8　柏氏禽刺螨雌虫腹面形态模式图

2. 柏氏禽刺螨（*Ornithonyssus bacoti*）　雌螨背板狭长,在足基节Ⅱ水平处最宽,以后逐渐变狭窄,末端稍尖;背板中部刚毛较长,其末端达到下一刚毛的基部。胸板宽大于长。生殖板狭长,后端尖细（图 16-8）。属巢穴寄生型专性血食螨类。其宿主为褐家鼠、黄胸鼠、小家鼠等,也侵袭人。全国大多数地区均有发现。

（五）与疾病关系

1. 直接危害

（1）革螨性皮炎:人被革螨叮咬后局部皮肤出现红色小丘疹或风团样损害,中央有针尖大的"咬痕",奇痒,这种皮肤的炎症性损害,称为革螨性皮炎。

（2）螨病:少数在人体内寄生的革螨,如肺刺螨属（*Pneumonyssus*）的革螨寄生肺部可引起肺螨病等。

2. 传播疾病

（1）肾综合征出血热（hemorrhagic fever with renal syndrome,HFRS）:亦称流行性出血热（epidemic hemorrhagic fever,EHF）,病原体为汉坦病毒（Hantaan virus）。传染源主要是小型啮齿动物,病毒能通过动物宿主的唾液、尿液、粪便排出,污染尘埃、食物或水源后经呼吸道、消化道传播,也可经接触破损皮肤或黏膜而传播,还可通过革螨叮刺传播。国内已证实多种革螨可作为本病的传播媒介,病毒在革螨体内可经卵传递。我国绝大多数地区有流行,人群普遍易感,青壮年发病率高,一年四季均可发病。临床上以发热、出血和肾损害为三大主症,此病死亡率高,患者可死于休克、肾功能衰竭及肺水肿等并发症。

(2) 立克次体痘(rickettsia pox):又称疱疹性立克次体病。病原体为小蛛立克次体(*Rickettsia akari*),传染源主要是鼠类,主要媒介是血异刺皮螨(*Allodermanyssus sanguineus*),通过叮刺吸血传播,患者出现发热并伴原发性局部损伤和全身性丘状水疱疹。本病主要流行于美国东北部,近年来我国也有发现。

(3) 其他:革螨在森林脑炎、Q 热、土拉弗菌病等的疫源地,参与病原体的循环和保存。

（六）防制原则

1. 环境防制　保持室内清洁,清理禽舍和鸽巢,清除杂草,灭鼠。

2. 化学防制　用马拉硫磷、倍硫磷、杀螟松、溴氰菊酯和混灭威等喷洒。用敌敌畏熏杀鼠洞螨类。

3. 个人防护　涂擦避蚊胺于裸露部位,有数小时驱避效果;野外工作时衣裤口要扎紧,可用浸泡驱避剂的布带系于手腕、脚腕,防止革螨侵袭。

第四节　恙　螨

恙螨(chigger mite)属于真螨目前气门亚目(Prostigmata)恙螨总科中的恙螨科、列螨科和无前螨科。恙螨成虫和若虫营自生生活,仅幼虫营寄生生活,可寄生在家畜和其他动物体表,吸取宿主组织液,并能传播恙虫病。全世界约有 3000 余种(亚种)。我国约有 500 余种(亚种)。

（一）形态

恙螨的成虫和若虫全身密布绒毛,外形呈葫芦形。足Ⅰ特别长,主要起触角作用。由于对多数恙螨种类的若虫和成虫了解不多,目前恙螨的分类仍以幼虫为依据。

恙螨幼虫虫体大多呈椭圆形(图 16-9),初孵出时体长约 0.2 mm,饱食后体长达 0.5 mm 以上,体

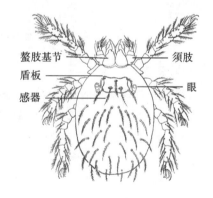

图 16-9　地里纤恙螨幼虫结构模式图

色为橘红、淡黄或乳白色。螯肢的基节呈三角形,端节称螯肢爪,呈弯刀状。须肢呈圆锥形,分 5 节,第 1 节较小,第 2 节最大,第 4 节末端有爪,第 5 节着生在第 4 节腹面内侧缘如拇指状。颚基在腹面向前延伸,其外侧形成一对螯盔(galea)。躯体背面的前部有盾板,呈长方形、梯形、五角形或舌形。盾板上通常有毛 5 根,中部有 2 个圆形的感毛基(sensillary base),由此生出呈丝状、棒状或球杆状的感器(sensillum)。有 2 对眼,常位于盾板两侧的眼板上,少数种类有 1 对眼或无眼。盾板后方的躯体上有横列的背毛,其排列的行数和数目等因种类而异。足分为 6 节或 7 节,如为 7 节则股节又分为基股节和端股节,跗节末端有爪 1 对和爪状爪间突 1 个,足上多羽状毛。

（二）生活史

恙螨生活史过程有卵、前幼虫、幼虫、若蛹、若虫、成蛹和成虫 7 期(图 16-10)。卵呈球状,淡黄色,直径约 0.2 mm。经 2～8 天卵内幼虫发育成熟,卵壳破裂,逸出包有薄膜的前幼虫。

经 7~14 天的发育,幼虫破膜而出,遇宿主即攀附寄生,经 3~5 天饱食后,坠落地面缝隙中,3~7 天后静止不动形成若蛹,蛹内若虫经 10~16 天发育成熟后,从蛹背逸出。若虫形态与成虫相似,经 10~35 天发育为成蛹,经 7~15 天蜕皮为成虫。雄虫性成熟后,产精包以细丝黏于地表,雌螨通过生殖吸盘摄取精包并在体内受精,经 18~25 天开始产卵于泥土表层缝隙中,一生可产卵数百粒,产卵后可活 1 个月左右。地里纤恙螨完成 1 代约需 3 个月,温带地区每年多为 1 代,少数为 2 代。小盾纤恙螨完成 1 代需 9 个月以上,每年繁殖 1 代。少数恙螨能兼孤雌生殖。成虫寿命一般为 3 个月至 2 年。

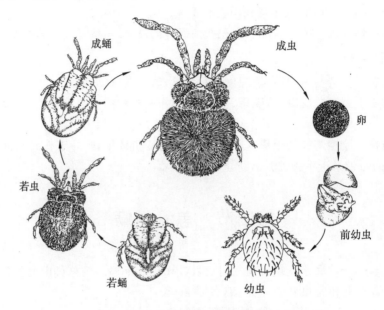

图 16-10　恙螨生活史示意图

（三）生态

1. 活动　恙螨幼虫活动以早晚较多,其活动范围很小,其半径一般不超过 3 m,垂直距离为 10~20 cm,常聚集在一起呈点状分布,称为螨岛(mite island)。幼虫对宿主的呼吸、气味、体温和颜色等很敏感。幼虫喜群集于草树叶、石头或地面物体尖端,有利于攀登宿主。幼虫在水中能生活 10 天以上,因此洪水及河水泛滥等可促使恙螨扩散。幼虫也可随宿主动物而扩散。多数恙螨幼虫有向光性,但光线太强时幼虫反而停止活动。

2. 分布与滋生地　恙螨分布于世界各地温暖潮湿的地区,尤其热带雨林中更多,地形有海岛、平原、丘陵和山区。滋生在隐蔽、潮湿、多草、多鼠等场所,以江河沿岸、溪边、山坡、山谷、森林边缘及荒芜田园等杂草丛生的地区为最多;也可见于村镇附近的农作物区、菜园、瓦砾堆、墙角等处。在气候恶劣的干寒地带,也有适合某些螨种生存的微环境。

3. 宿主与食性　恙螨幼虫的宿主范围很广泛,包括哺乳类、鸟类、爬行类和两栖类,有些种类也可侵袭人。大多数恙螨幼虫喜寄生在宿主体上阴暗、潮湿、皮薄有皱褶且分泌物多的地方,如鼠的耳窝与会阴部、鸟类的腹股沟与翼腋下,在人体寄生时位于头发后缘、颈和肩部,少量寄生在前臂、乳房、腋下、腹股沟等处。成虫和若虫主要以土壤中的小节肢动物和昆虫卵为食,幼虫在宿主皮肤叮刺吸吮时,其螯肢刺入皮肤,分泌含多种溶组织酶的唾液,溶解皮下组织,使宿主组织出现凝固性坏死,并形成一条小吸管(称为茎口)通到幼虫口中,被分解的组织和淋巴,通过茎口进入幼虫消化道。幼虫只饱食 1 次,在刺吸过程中,一般不更换部位或转换宿主。

4. 季节消长　恙螨季节消长可受其本身的生物学特点、温度、湿度、雨量等因素影响,因而各地恙螨幼虫季节消长有一定规律,一般可分为三型:①夏季型,如地里纤恙螨;②春秋型,如大多数纤恙螨;③秋冬型,如小盾纤恙螨。夏季型和春秋型的恙螨多以若虫和成虫越冬,秋冬型无越冬现象。

(四)重要恙螨种类

1. 地里纤恙螨(*Leptotrombidium deliense*) 幼虫躯体呈卵圆形,橘红色。两对眼呈红色,明显。盾板近似长方形,前缘和两侧缘微内凹,后缘微凸出而其中部微内凹。盾板上有羽状毛 5 根,包括前中毛 1 根,前侧毛和后侧毛各 1 对。感器呈丝状,近基部无棘,后半部有 17~19 个分支。感器基位于后侧毛孔的水平线略前方。以黄毛鼠、褐家鼠、黄胸鼠、社鼠、黑线姬鼠为主要宿主。分布广泛,其在广东和福建分布较广。

2. 小盾纤恙螨(*L. scutellare*) 幼虫呈橘红色,眼呈红色,明显。盾板呈长方形,前缘稍内凹,后缘呈弧形并明显向后凸出。盾板刚毛 5 根,后侧毛孔的水平线与感器基在同一水平线上。感器呈丝状,近基部有小棘,端部分支较多。以黄毛鼠、黑线姬鼠、社鼠、大麝鼩等为主要宿主。除西北、西藏外,小盾纤恙螨在全国各地都有分布,以东北、华北为主。

(五)与疾病的关系

1. 恙螨皮炎 由于恙螨幼虫的唾液能够溶解宿主皮下组织,被叮刺处有痒感并出现红色丘疹,继而形成水疱,之后形成黑褐色焦痂。有时可发生继发感染。

2. 恙虫病(tsutsugamushi disease) 病原体是恙虫病立克次体。恙虫病是典型的自然疫源性疾病,临床表现以发热、头痛,皮肤溃疡、焦痂,浅表淋巴结及肝、脾、淋巴结肿大为主。在我国黑线姬鼠、黄毛鼠、黄胸鼠等是主要保虫宿主。已证实多种恙螨能经叮咬传播、经变态和经卵传递,地里纤恙螨可经精包传递。地里纤恙螨是南方诸省区的主要传播媒介,小盾纤恙螨是江苏、山东、福建的主要传播媒介;东方纤恙螨、微红纤恙螨、吉首纤恙螨、海岛纤恙螨和温州纤恙螨为局部地区的传播媒介。

3. 肾综合征出血热(hemorrhagic fever with renal syndrome,HFRS) 病原体属于汉坦病毒。在我国以黑线姬鼠为主要保虫宿主,小盾纤恙螨可自然感染,并可经叮咬传播和经卵传递,为陕西疫区野鼠型 HFRS 传播媒介。

(六)防制原则

1. 环境防制 灭鼠,堵塞鼠洞,填平坑洼,保持干燥,定期铲除住地杂草与灌丛。

2. 化学防制 在人、鼠经常活动的地方及恙螨滋生地,可喷洒敌敌畏、倍硫磷、氯氰菊酯、溴氰菊酯和残杀威等。

3. 个人防护 不要在溪沟边草地上坐卧休息。野外工作时要扎紧衣裤口,外露皮肤可涂避蚊胺、避蚊酮、香茅油等,或将衣服用驱避剂浸泡。

病例分析 16-3

第五节　蠕　形　螨

蠕形螨俗称毛囊虫,属真螨目前气门亚目螯螨总科(Cheyletoidea)、蠕形螨科、蠕形螨属,是一类永久性寄生螨,寄生于多种哺乳动物的毛囊、皮脂腺,也可寄生在腔道和组织内,对宿主的特异性很强。已知约有 140 种(亚种)。寄生于人体的有毛囊蠕形螨和皮脂蠕形螨。

(一)形态

寄生于人体的两种蠕形螨形态基本相似,成虫虫体细长呈蠕虫状,半透明,乳白色,体长为0.1~0.4 mm,雌虫略大于雄虫。颚体宽短呈梯形,其腹面内部有咽泡,螯肢呈针状。须肢分

蠕形螨 H5 课件

NOTE

3节,端节腹面有5个刺形须爪。躯体分为足体和末体,足粗短呈芽突状,足基节与躯体愈合成基节板,其余各节均很短,呈套筒状。跗节上有锚叉形爪1对,每爪分3叉。雄螨的生殖孔位于足体背面前半部第1、2对背毛之间。雌螨的生殖孔位于腹面第4对足基节板之间的后方。末体细长如指状,体表有环形皮纹。毛囊蠕形螨较狭长,约0.29 mm,咽泡呈马蹄形,较细长,开口较窄。雄性生殖孔位于第2对背毛中间。雌虫有肛道。足第四基节板在中线处相接近。末体占虫体全长的2/3以上,末端较钝圆;皮脂蠕形螨较粗短(0.20 mm),咽泡呈倒圆酒杯状。雄性生殖孔位于足Ⅱ水平上。雌雄均无肛道。足第四基节板左右愈合,末体约占虫体全长的1/2,末端略尖,呈锥状(图16-11)。

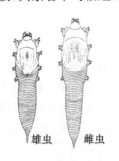

图 16-11 皮脂蠕形螨形态模式图

（二）生活史

人体蠕形螨生活史可分5期,即卵、幼虫、前若虫、若虫和成虫(图16-12)。雌虫产卵于毛囊或皮脂腺内,毛囊蠕形螨卵呈小蘑菇状,长约0.1 mm,皮脂蠕形螨卵呈椭圆形,长约0.06 mm。卵经2~3天孵出幼虫,幼虫经1天多蜕皮为前若虫,幼虫和前若虫有足3对,二者足间基节骨突分别为2、3对,经3天发育蜕皮为若虫。若虫不食不动,经2~3天发育蜕皮为成虫。经5天左右发育成熟,于毛囊口处交配后,雌螨即进入毛囊或皮脂腺内产卵,雄螨在交配后即死亡。完成一代生活史约需半个月。雌螨寿命为2个月左右。

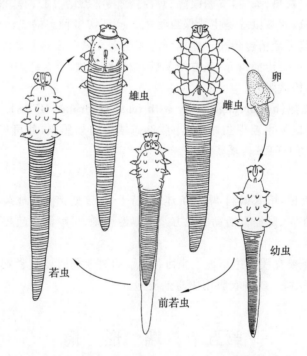

图 16-12 毛囊蠕形螨生活史示意图

（三）生态

蠕形螨是一种专性寄生虫,对宿主有严格的选择性。人是人体蠕形螨唯一的宿主。人体蠕形螨寄生于面部、头皮、颈、胸、肩背、乳头、外阴部和肛周等处,其中以面部感染率最高,在面部感染率依次为颊、颏、额、鼻、鼻沟、耳旁等处。刺吸毛囊上皮细胞和腺细胞的内容物,也可取食皮脂腺分泌物、角质蛋白和细胞代谢物等。毛囊蠕形螨寄生于毛囊,以其颚体朝向毛囊底部,一个毛囊内一般为3～6个。皮脂蠕形螨常单个寄生于皮脂腺和毛囊中。其颚体朝向腺体基底(图 16-13)。蠕形螨属于负趋光性,多在夜间爬出,在皮肤表面求偶。蠕形螨在外界喜潮湿,对酸性环境的耐受力强于碱性环境,尤以皮脂蠕形螨为明显。75%酒精和3%来苏液15 min 可杀死蠕形螨,日常用的肥皂不能杀死蠕形螨。蠕形螨发育最适宜的温度为 37 ℃,其活动力可随温度上升而增强,45 ℃最活跃,54 ℃可致死。

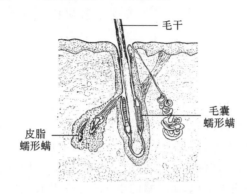

图 16-13　蠕形螨寄生在毛囊、皮脂腺中模式图

（四）致病

人体蠕形螨的致病性与虫种、感染度、人体的免疫力和并发细菌感染等因素有关。通常,虽然人群感染率很高,但绝大多数为无症状的带虫者。

虫体的机械刺激和其分泌物、排泄物的化学刺激可引起皮肤组织的炎症反应。蠕形螨破坏上皮细胞和腺细胞,引起毛囊扩张、上皮变性。寄生的虫体数量多时可引起皮肤角化过度或角化不全,基细胞增生,真皮层毛细血管增生并扩张。角化过度可填塞囊口妨碍皮脂外溢。并发细菌感染时,引起毛囊周围细胞浸润,纤维组织增生。寄生在皮脂腺可影响其正常分泌。皮损的表现为局部皮肤弥漫性潮红、充血,散在的针尖至粟粒大的红色丘疹、小结节、脓疱、结痂、脱屑、皮脂异常渗出、毛囊口显著扩大,表面粗糙,甚至凸凹不平。毛囊炎、脂溢性皮炎、脂溢性脱发、痤疮、酒渣鼻、眼睑缘炎和外耳道瘙痒等疾病,已有研究亦表明与蠕形螨的寄生有关。

（五）实验诊断

检出蠕形螨虫体即可确诊。常用的实验室检查方法有3种:①透明胶纸粘贴法:用透明胶纸于晚上睡前,粘贴于受检部位皮肤上,至次晨取下贴于载玻片上镜检。检出率与胶纸的黏性,粘贴的部位、面积和时间有关。②挤粘结合法:在检查部位粘贴透明胶纸后,再用拇指挤压胶纸粘贴部位,取下胶带镜检。③挤刮涂片法:用蘸水笔尖后端或用特制的镊式、刮片式取螨器刮取受检部位皮肤,或用双手拇指挤压后,再刮取,将刮出物置于载玻片上,加1滴70%甘油涂开,加盖玻片镜检。

（六）流行与防治

人体蠕形螨呈世界性分布,国内人群感染率一般在20%以上。成年男性感染率高于女性,且感染率随年龄增长而增高。感染以毛囊蠕形螨多见,皮脂蠕形螨次之,部分患者存在双重感染。人体蠕形螨可通过直接或间接接触而传播。预防感染,要尽量避免与患者接触,不用公共盥洗器具,毛巾、枕巾、被褥等物要勤洗勤晒。治疗本病可口服甲硝唑、伊维菌素、维生素B$_6$及复合维生素,兼外用甲硝唑霜、苯甲酸苄酯乳剂、二氯苯醚菊酯霜剂、硫黄软膏,也有报道中西医美容治疗方法具有安全、有效、疗效持久等优点。

第六节 疥 螨

疥螨H5课件

疥螨属真螨目无气门亚目(Astigmata)疥螨总科(Sarcoptoidea)疥螨科疥螨属,是一种永久性寄生螨。寄生于人和哺乳动物的皮肤表皮角质层内。寄生于人体的疥螨为人疥螨(*Sarcoptes scabiei*),可引起剧烈瘙痒的顽固性皮肤病,称之为疥疮(scabies),传染性很强。

（一）形态

人疥螨成虫虫体小,体近圆形,背面隆起,雌螨体长为0.3～0.5 mm,雄螨略小,呈乳白色(图16-14)。颚体短小,位于前端。螯肢呈钳状,其内缘有锯齿。须肢分3节。体表遍布波状皮纹。躯体背面有许多圆锥形皮棘及数对锥状、杆状毛和长鬃,其前部有盾板,雄螨背面后半部还有1对后侧盾板。腹面光滑,仅有少数刚毛。足呈短圆锥形,分前、后两组。足的基节与腹壁融合成基节内突。前2对足跗节上有爪突1对,末端均有具长柄的吸垫(ambulacra);后2对足的末端雌雄不同,雌螨均为长鬃,而雄螨的第4对足末端具长柄的吸垫。雄螨的生殖区位于第4对足之间略后处。肛门位于躯体后缘正中,半背半腹。雌螨产卵孔呈横裂状,位于腹面足体的中央,在躯体背面末端有交合孔。

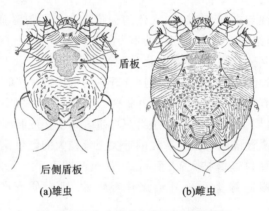

盾板

后侧盾板

(a)雄虫　　　　　　　　(b)雌虫

图16-14 人疥螨成虫背面形态模式图

（二）生活史

人疥螨生活史有卵、幼虫、前若虫、后若虫和成虫5期(图16-15)。卵呈椭圆形,淡黄色,壳薄,大小约0.08 mm×0.18 mm。产出后经3～7天孵出幼虫。幼虫前2对足有吸垫,后1对足具长鬃。幼虫生活在原隧道中,经3～4天蜕皮为前若虫。雄性若虫只有1期,经2～3天蜕皮为雄螨。雌性有2个若虫期,前若虫经2～3天蜕皮为后若虫(后若虫足Ⅳ间有生殖毛2对,足Ⅰ～Ⅲ转节毛1根),再经3～4天蜕皮为雌螨。生活史一般为10～14天。雄螨和雌性后若虫多于夜间在人体皮肤表面进行交配。雌性后若虫在交配后钻入宿主皮内,蜕皮为雌螨,2～3天后即在隧道内产卵。每次可产卵2～3粒,一生共可产卵40～50粒,雌螨寿命为6～8周;雄螨大多在交配后不久即死亡。

（三）生态

疥螨寄生于人体皮肤较柔软嫩薄之处,常见于指间、手背、腕屈侧、肘窝、腋窝、脐周、腹股沟、外生殖器、股内侧、女性乳房下等处;儿童全身均可被侵犯。

疥螨寄生在宿主表皮角质层的深处(图16-16),以角质组织和淋巴液为食,并以螯肢和前两足跗节爪突挖掘,逐渐形成一条与皮肤平行的蜿蜒隧道。隧道长2～16 mm。雌螨挖掘隧

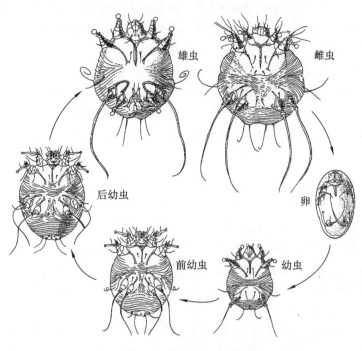

图 16-15　人疥螨生活史示意图

道的能力强,每天挖 0.5～5 mm。雄螨与后若虫亦可单独挖掘,但能力较弱。前若虫与幼虫不能挖掘隧道,生活在雌螨所挖隧道中。交配受精后的雌螨最为活跃,每分钟可爬行 2.5 cm,此时最易感染新宿主。

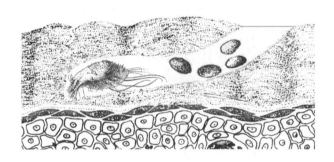

图 16-16　疥螨寄生在隧道中的模式图

　　疥螨有较强烈的热趋向性,能感受到宿主体温、气味的刺激,当脱离宿主后,在一定范围内可再次移向宿主。疥螨离开宿主后在高湿低温的环境中更易存活;温度较低,湿度较高时寿命较长,而高温低湿则对其生存很不利。较适宜扩散的温度为 15～35 ℃,有效扩散时限为 1～6 天,在此时间段内活动正常并具感染能力。离体雌螨在 20 ℃潮湿环境可存活 6～7 天,在干燥环境可存活 3 天。中性及弱碱性条件对疥螨生存有利。

（四）致病与实验诊断

　　人疥螨对人体的损害主要是挖掘隧道时对角质层的机械性刺激,生活中产生的排泄物、分泌物以及死亡虫体的崩解物引起的超敏反应。皮损的表现为局部皮肤出现丘疹、水疱、脓疱、结节及隧道,多呈散在分布。少数患者发生结痂型疥疮,皮损表现为红斑、过度角化、鳞样结痂和角化赘疣。疥螨寄生引起的主要症状为皮肤奇痒,白天较轻,夜晚加剧,影响睡眠。由于剧痒、搔抓,可引起出血或继发感染,引起脓疱、毛囊炎等并发症。

NOTE

根据疥疮的好发部位、接触史及临床症状,特别是典型的"隧道"可做出初步诊断,检出疥螨则可确诊。常用的检查方法如下:①用蓝墨水滴在可疑隧道皮损上,再用棉签揉擦 30 s 至 1 min,然后用酒精棉球清除表面墨迹,可见染成淡蓝色的"隧道"痕迹。②选用消毒针头在"隧道"末端挑破皮肤,挤出疥螨镜检。③解剖镜直接检查皮损部位,发现有隧道和其盲端的疥螨轮廓,用手术刀尖端挑出疥螨,即可确诊,阳性率可达 97.5%。④用消毒外科手术刀片蘸少许矿物油,寻找新发的炎性丘疹,平刮数下以刮取丘疹顶部的角质部分,至油滴内有细小血点为度,连刮 6～7 个丘疹后,将刮取物移至载玻片,镜下可发现各期螨体、虫卵及虫粪。

（五）流行与防治

疥疮流行呈周期性,以 15～20 年为一个周期,发生周期性流行的原因可能与人群对疥螨的免疫水平出现周期性下降有关。疥疮较多发生于学龄前儿童及卫生条件较差的家庭和集体住宿的人群中。人与人的密切直接接触是疥疮传播的主要途径,如与患者握手、同床睡眠等。特别是在夜间睡眠时,疥螨活动十分活跃,常在宿主皮肤表面爬行和交配,增加了传播机会。雌螨离开宿主后尚能生存数天,因此可通过患者的衣被、手套、鞋袜等间接传播。公共浴室的休息室床位是重要的传播场所。许多寄生于哺乳动物的疥螨,偶然也可感染人体,但寄生时间较短,危害较轻。

应坚决贯彻预防为主的方针,广泛开展卫生宣传教育,普及疥疮的防治知识。避免与患者接触及使用患者的衣被。发现患者应及时治疗,患者的衣服应煮沸或用蒸汽处理。治疗疥疮的常用药物如下:外用硫黄软膏、苄氯菊酯、甲硝唑等及口服伊维菌素。

第七节 尘 螨

尘螨 H5 课件

尘螨(dust mite)属于真螨目无气门亚目粉螨总科(Acaroidea)蚍螨科,约 40 种。与人类过敏性疾病有密切关系的主要是埋内欧尘螨（*Euroglyphus maynei*）、屋尘螨（*Dermatophagoides pteronyssinus*）和粉尘螨（*D. farinae*）。

（一）形态

成虫呈长椭圆形,乳黄色,体长 0.17～0.50 mm(图 16-17)。螯肢呈钳状。躯体表面有细密或粗皱的皮纹和少量刚毛。躯体背面前端有狭长的前盾板。雄螨背面后部有一块后盾板,其两侧有一对臀盾。肩部有一对长鬃,尾端有两对长鬃。外生殖器位于腹面正中,雌螨为产卵孔,雄螨为阳茎,其两侧有两对生殖乳突,雌螨具交合囊,位于躯体后端。肛门靠近后端,呈纵行裂孔,雄螨三角形肛区两侧有一对肛吸盘。足 4 对,基节形成基节内突,跗节末端具爪和钟罩形爪垫各 1 个。

（二）生活史

发育过程有卵、幼虫、第一若虫、第三若虫和成虫 5 期,无第二若虫。卵呈长椭圆形,乳白色;卵经 8 天孵出幼虫。幼虫、第一若虫和第三若虫在发育过程中各经 5～12 天静息期和 2～3 天蜕皮期。蜕变的成虫 1～3 天内进行交配。雌虫每天产卵 1～2 个,一生产卵 20～40 个,多的可达 200～300 个;产卵期为一个月左右。在适宜条件下完成一代生活史需 20～30 天。雌螨存活 100～150 天,雄螨存活 60～80 天。

（三）生态

尘螨分布广泛,营自生生活。以人和动物皮屑、面粉、棉籽饼、霉菌等粉末性食物为食。屋尘螨主要滋生于卧室内的枕芯、被褥、软垫、地毯和家具中。粉尘螨在面粉厂、棉纺厂及食品、

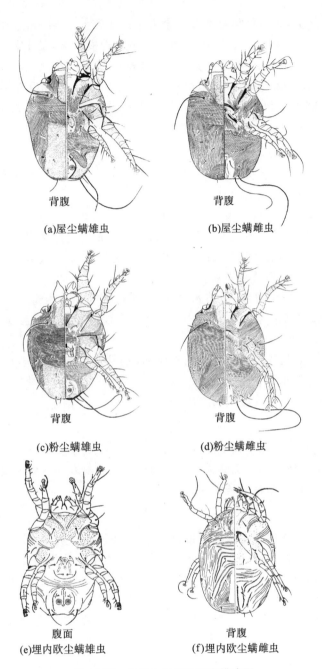

图 16-17　几种尘螨成虫形态模式图

中药、动物饲料等仓库的地面大量滋生,而居室内较少。埋内欧尘螨普遍存在于卧室、被褥、羊毛衣物等中。尘螨生长繁殖的适宜温度为 17～30 ℃,相对湿度在 80% 左右,10 ℃以下发育和活动停止,相对湿度低于 33% 可导致尘螨死亡。因此尘螨在早春的密度最低,以后随气温的上升而繁殖,至夏末初秋时密度达到最高峰,秋后尘螨数量下降,由于各地的气温不同,尘螨的季节消长亦各不相同。尘螨主要通过携带散布。

（四）重要尘螨种类

1. 屋尘螨（*Dermatophagoides pteronyssinus*）　体呈长圆形。雌螨体长 0.29～0.38 mm,雄螨稍小。雌螨背部中央有纵行皮纹,足Ⅲ较粗长,足Ⅳ短小。雄螨后盾板长大于宽,足Ⅰ、Ⅱ等粗,基节Ⅰ内突不相接(图 16-17)。屋尘螨是家庭螨类的主要成员,是人类过敏性哮喘的重要过敏原。

2. 粉尘螨（*D. farinae*） 体呈椭圆形。雌螨体长 0.37～0.44 mm，雄螨稍小。雌螨背部中央有横行皮纹，末端呈拱形。足Ⅲ、Ⅳ等粗。雄螨后盾板短宽，足Ⅰ粗壮，基节Ⅰ内突相接（图 16-17）。粉尘螨也是人类过敏性哮喘的重要过敏原。

3. 埋内欧尘螨（*Euroglyphus maynei*） 体长 0.20～0.29 mm。后缘近方形，中央有凹陷，皮纹较粗，体毛较短小，仅雄螨末端有一对中等长鬃。雌螨背面后部有一长方形角化区。雄螨后盾板呈卵圆形（图 16-17）。

（五）与疾病的关系

尘螨的代谢产物和死亡虫体的分解产物等是过敏原，可引起人体超敏反应。患者常有家族过敏史或个人过敏史。临床表现如下。

1. 螨性哮喘 螨性过敏性疾病中危害最大的一种。患者往往在幼年时期有婴儿湿疹史，或兼有慢性支气管炎史。常突然反复发作。开始时干咳或连续打喷嚏，随后出现胸闷气急，不能平卧，严重时因缺氧而口唇、指端发绀。发作时往往症状较重而持续时间较短，并可突然消失。春秋季好发，少数病例可终年发病。

2. 过敏性鼻炎 表现为鼻塞、流清水鼻涕，连续打喷嚏和鼻内奇痒，部分患者兼有流泪、头痛。检查时可见鼻黏膜苍白水肿，鼻涕中有较多嗜酸性粒细胞。接触过敏原可突然发作，离开过敏原后症状消失也快。

3. 特应性皮炎 婴儿特应性皮炎多见于面部，表现为湿疹；成人多见于肘窝、腋窝、腘窝等皮肤细嫩处，表现为湿疹和苔藓样变。

4. 慢性荨麻疹 表现为一过性风团，时发时愈。

（六）实验诊断

可以通过详细询问病史和尘螨抗原皮试确诊。询问病史如过敏史、发病季节、典型症状及是否生活在潮湿多尘的环境等。实验诊断常用的免疫学诊断方法有皮内试验、黏膜激发试验、皮肤挑刺试验、酶联免疫吸附试验等。

（七）流行与防制

尘螨呈世界性分布，在温暖潮湿的温带、亚热带沿海地区特别多。近年来过敏性疾病的发生率急剧上升，而其中螨性过敏性疾病占 80％，世界卫生组织认为这是一个世界性的重大卫生问题。尘螨在国内分布极为广泛，以温暖潮湿的地区为多。螨性过敏性疾病发病因素较多，通常与地区、职业、接触和遗传因素有关。儿童发病高于成人。

防制原则主要是注意清洁卫生，经常清除室内尘埃，勤洗衣物，勤晒被褥床垫；卧室、仓库要保持通风、干燥、少尘。也可使用杀螨剂，如尼帕净、虫螨磷和苯甲酸苄酯等灭螨。治疗主要用尘螨浸液的脱敏疗法，从小剂量开始多次注射，逐渐增加浓度，使机体产生免疫耐受性，从而减轻症状，控制发作。发作时也可用抗过敏药物及其他药物进行对症治疗。

第八节 粉　螨

粉螨属真螨目粉螨总科，与人类健康有关的主要种类是粉螨科的螨种，如粗脚粉螨（*Acarus siro*）、腐食酪螨（*Tyrophagus putrescentiae*），可滋生于食糖、桂圆肉、腊肉、中草药等储藏食品中，故粉螨是严重危害储藏的粮食及其他储藏物的螨类，又是危害人类健康的病原体。

（一）形态

粉螨虫体呈长椭圆形，通常呈白色粉末状，长度为 120～500 μm，体表有很多长毛，螨体柔软,角皮薄,半透明,背前部有一盾板,具鬃毛,背后体之间有一明显的凹陷。足4对。跗节末端有一爪。由颚体和躯体构成,由关节膜相连。雌、雄生殖孔均位于躯体的腹面(图16-18)。雌螨有一产卵孔,中央呈纵裂状,外覆生殖瓣,在躯体后缘有一交合囊,无肛吸盘及跗吸盘。雄螨有阳茎和肛吸盘,且跗节Ⅳ背面有1对跗吸盘,肛门位于后端。

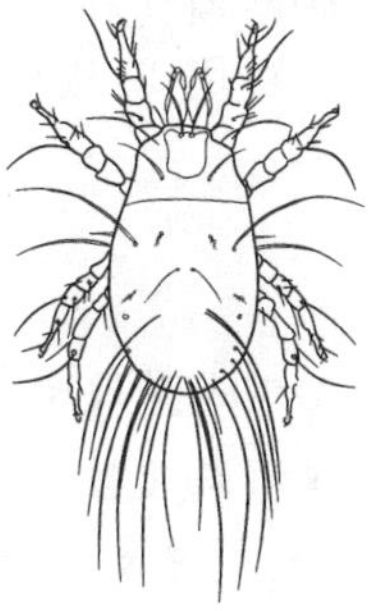

图 16-18 粉螨形态模式图

(二)生活史

粉螨生活史包括卵、幼虫、第一若虫(前若虫)、第二若虫、第三若虫(后若虫)和成虫等期。其中第二若虫往往在环境不利时静止不动,成为休眠体,或第二若虫消失,生活史只具两期若虫。大多营自生生活的粉螨为卵生,即卵孵化出幼虫,经过一段活动时期,便开始进入24 h静息期,然后蜕皮为第一若虫,再经24 h蜕皮为第三若虫,再经24 h蜕皮为成虫。在适宜条件下,完成一代发育需25天左右。

(三)生态

粉螨可滋生在饲料厂、中药厂、棉纺厂和食品仓库等处,常以粮食、花粉、霉菌孢子和植物纤维等为食。粉螨怕光,畏热,喜阴暗、潮湿、温暖、有机物丰富的环境,适宜温度为25 ℃左右,相对湿度为80%左右,故粉螨的密度以春秋季最高。多以雌虫越冬。

(四)重要种类

1. 腐食酪螨(Tyrophagus putrescentiae) 属于粉螨科、食酪螨属。腐食酪螨是一种常见的储藏物害螨。其大量滋生于脂肪和蛋白质含量高的储藏食品中,如鱼干、火腿、干酪等,也可在烟草、小麦、大麦等中出现。

2. 害嗜鳞螨(Lepidoglyphus destructor) 属于食甜螨科、嗜鳞螨属。害嗜鳞螨是常见的储藏物害螨。在土壤、谷物、草地、潮湿床垫中均可发现此螨。

3. 扎氏脂螨(Lepidoglyphus zacheri) 属于脂螨科、脂螨属。扎氏脂螨主要滋生于蛋白质含量高的储藏食物中,如皮革、碎肉、肠衣、骨头等。

4. 拱殖嗜渣螨(Chortoglyphus arcuatus) 属于嗜渣螨科、嗜渣螨属。拱殖嗜渣螨常在面粉、大米等粮食以及动物饲料中被发现,也可在面粉厂、仓库、纺织厂及房屋的尘埃中被发现。

(五)与疾病的关系

粉螨可引起螨性皮炎,即俗称的谷痒症。患者表现为皮肤发痒或持续性奇痒,夜间更甚。若螨体随食物进入消化系统,可寄生在肠腔,也可侵犯肠壁,导致炎症、坏死和溃疡,称肠螨症,患者出现消化道症状,如恶心、腹痛、腹泻、嗳气、肛门灼感、乏力、消瘦、精神不振等症状。粉螨分泌物、排泄物、死亡虫体裂解物等可作为过敏原使人致敏,可引起过敏性鼻炎、过敏性哮喘、过敏性皮炎等。螨体小而轻,常悬浮于尘埃中,随尘埃一起被吸入呼吸系统,可致肺螨症,患者胸痛、咳嗽,出现慢性支气管炎症状。此外粉螨还可侵入泌尿生殖道引起尿螨症。

(六)诊断

对粉螨病的诊断应从病原学、临床学、流行病学以及免疫学等方面做综合分析。从患者粪便、痰液和尿液中分离螨体并鉴定即可确诊。

(七)流行与防制

粉螨呈世界性分布,我国感染率较高。其感染率与职业有密切关系,在面粉厂、中药厂、药材库、烟厂、毛纺厂等工作的人群感染率较高。

防制粉螨最主要的是保持仓库等储藏场所干燥和通风,降低湿度。必要时可用一些相对低毒的杀螨剂,如倍硫磷、尼帕净等;对于储藏的食品要密封,也可进行冷冻或高温处理。临床

NOTE

上尚无特效治疗药,一般可使用卡巴胂、甲硝唑和伊维菌素等,同时需进行对症治疗。螨性皮炎的治疗可用10%的硫黄软膏或抗敏药物。

小结

　　蛛形纲是节肢动物门的一个纲,虫体分为头胸部和腹部,或者头胸腹愈合为一个整体(躯体),成虫有足4对,无触角,无翅。生活史有卵、幼虫、若虫、成虫等期。硬蜱若虫1期;软蜱若虫3~4期或更多;恙螨有卵、前幼虫、幼虫、若蛹、若虫、成蛹、成虫7期;其他螨类若虫2期。蛛形纲以蜱螨亚纲最为重要,可通过叮刺、毒螫、吸血等方式直接危害人类健康,更重要的是很多蜱螨如硬蜱、软蜱、革螨、恙螨等可以储存和传播多种病原体。另外,疥螨、蠕形螨等也可直接寄生于人体,对人体造成伤害;或因为螨的代谢产物、分泌物等引起超敏反应而危害人类健康,如尘螨等。

(木 兰)

能力检测

在线答题

一、名词解释

1.单宿主蜱　2.二宿主蜱　3.三宿主蜱　4.茎口　5.螨岛

二、问答题

1.主要的蜱媒病有哪些?

2.常用的蠕形螨实验室检查方法有哪些?

参考答案

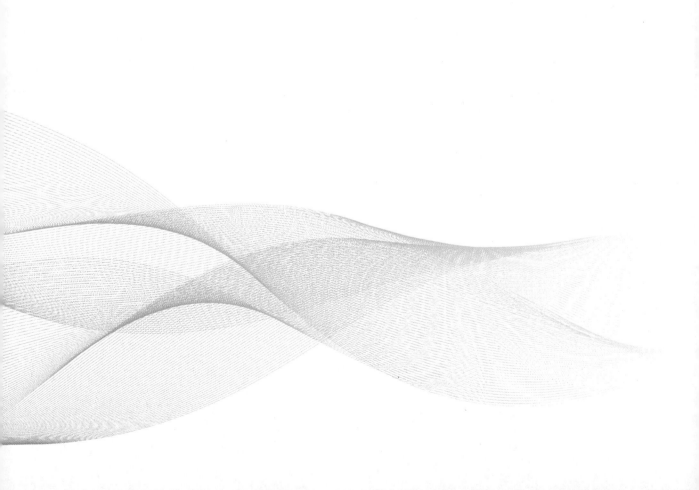

·第五篇·
寄生虫学实验诊断技术

第十七章 病原学诊断技术

常见寄生虫病原学检测方法虚拟操作

病原学诊断技术 H5 课件

第一节 粪便检查

（一）直接涂片法

该法常用于检查蠕虫卵、原虫包囊或滋养体。操作简便,如连续做涂片检查3次,可提高检出率。

1. 蠕虫卵检查 滴一滴生理盐水于干净的载玻片上,用牙签挑取绿豆大小的粪便块,在生理盐水中均匀涂抹;涂片厚度以透过载玻片约可辨认书上的字迹为宜;加盖玻片后用低倍镜或高倍镜观察。注意鉴别虫卵与粪便中的异物,虫卵具有一定的形状和大小,卵壳表面光滑整齐,卵内可见卵细胞或幼虫,有固有色泽(图17-1)。

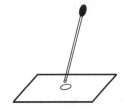
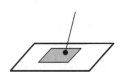
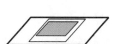

(1)取干净载玻片一张,正中滴一滴生理盐水

(2)用牙签挑取绿豆大小的粪便块,在生理盐水中均匀涂抹,涂片厚度以透过载玻片约可辨认书上的字迹为宜

(3)盖上盖玻片,在显微镜下检查。如查找原虫包囊,可用碘液代替生理盐水

图 17-1 直接涂片法示意图

2. 原虫检查

(1)活滋养体检查:涂片方法同查蠕虫卵,但涂片应较薄。检查时应注意保温,以保持滋养体的活力,温度愈接近体温,滋养体活力愈强。

(2)包囊碘液染色检查:涂片方法同上,但以一滴碘液(碘液配方:碘化钾 4 g,碘 2 g,蒸馏水定容至 100 mL)代替生理盐水。若同时检查活滋养体,可在载玻片一侧滴一滴生理盐水,再加盖玻片于显微镜下检查。

(3)隐孢子虫卵囊染色检查:金胺-酚改良抗酸染色法是目前最佳的检查方法,其次为金胺-酚染色法和改良抗酸染色法。对于新鲜粪便或经 10% 甲醛固定保存(4 ℃,1 个月内)的含卵囊粪便,这三种方法均适用。染色过程为先用金胺-酚染色,再用改良抗酸染色复染。具体操作步骤如下。

①金胺-酚染色法:

a.染色液的配制方法如下。

第一液(1 g/L 金胺-酚染色液):金胺 0.1 g,苯酚 5.0 g,蒸馏水定容至 100 mL。

第二液(3% 盐酸、酒精):盐酸 3 mL,95% 酒精定容至 100 mL。

第三液(5 g/L 高锰酸钾液):高锰酸钾 0.5 g,蒸馏水定容至 100 mL。

b.染色步骤:滴加第一液于晾干的粪膜上 10～15 min,水洗;滴加第二液 1 min,水洗;滴加第三液 1 min,水洗;晾干后置荧光显微镜下检查。

在低倍荧光镜下,可见卵囊为一圆形小亮点,发乳白色荧光。高倍镜下卵囊呈乳白色或略带绿色,卵囊壁为一薄层,多数卵囊周围深染,中央淡染,呈环状;核深染,结构偏位;有些卵囊全部为深染。有些标本可出现非特异性的荧光颗粒,应注意鉴别。

②改良抗酸染色法:

a.染色液的配制方法如下。

第一液(苯酚复红染色液):碱性复红 4 g,95%酒精 20 mL,苯酚 8 mL,蒸馏水 100 mL。

第二液(10%硫酸溶液):硫酸 10 mL,蒸馏水 90 mL(边搅拌边将硫酸缓慢倾入水中)。

第三液(20 g/L 孔雀绿溶液):20 g/L 孔雀绿原液 1 mL,蒸馏水 10 mL。

b.染色步骤:滴加第一液于晾干的粪膜上 1.5～10 min,水洗;滴加第二液 1～10 min,水洗;滴加第三液 1 min,水洗;晾干后置显微镜下观察。

经染色后,卵囊呈玫瑰红色,圆形或椭圆形,背景为绿色。若染色(1.5 min)或脱色(2 min)时间短,则卵囊内子孢子边界不明显;若染色时间长(5～10 min),脱色时间需相应延长,子孢子边界明显。卵囊内子孢子均染为玫瑰红色,子孢子呈月牙形,共 4 个。其他非特异性颗粒常被染成蓝黑色,易与卵囊区分。

不具备荧光显微镜的实验室,亦可用本法先染色,之后在光镜低、高倍镜下检查。如发现小红点再用油镜观察,可提高检出速度和准确性。

③金胺-酚染色-改良抗酸复染法:即先用金胺-酚染色,再用改良抗酸染色法复染。镜下检查卵囊颜色同抗酸染色法所见,但非特异性颗粒被染成蓝黑色,两者颜色截然不同,极易鉴别,大大提高了检出率和准确率。另外,该法可以克服上述 2 种染色方法的缺点。

(二) 厚涂片透明法

厚涂片透明法也叫改良加藤法,本法由世界卫生组织推荐,是目前国际上广泛使用的一种粪便虫卵检查法,可通过虫卵计数确定感染度,适用于粪便内各种蠕虫卵的定性和定量分析。

1. 试剂和器材

①甘油-孔雀绿透明液:甘油 100 mL,3%孔雀绿溶液 1 mL,蒸馏水 100 mL。

②亲水性玻璃纸:市售亲水性玻璃纸,剪成 2/3 载玻片大小(22 mm×30 mm),在甘油-孔雀绿透明液中浸泡 24 h 后使用。

③尼龙网或金属筛网:100 目,剪成 4 cm×4 cm 大小。

④塑料定量板:改良聚苯乙烯定量板,长方形,长略短于载玻片,宽同载玻片,大小为 40 mm×30 mm×1.37 mm,于中央开一圆孔,大小为 8 mm×4 mm,两端呈半圆形,可容纳粪便量约为 41.7 mg。

⑤塑料刮片。

2. 具体操作 置尼龙网或金属筛网于粪便标本上,用塑料刮片按压筛网并刮取网上粪便,填充于底衬载玻片的定量板的圆孔中,填满并刮平;小心移去定量板,使粪便留在载玻片上,于粪样上覆盖玻璃纸,另取一载玻片轻压其上,使粪样均匀铺开至边缘接近载玻片边,一手压住玻璃纸一端,另一手抽去压片(或取一软木塞,施压后使玻璃纸下的粪便铺成椭圆形,图 17-2)。30～36 ℃温箱中约 0.5 h 或室温下约 1 h,待粪便透明后镜检计数。做定量检查时,应将整片标本看完计数,将所得虫卵数×24,再乘以粪便性状系数(成形便为 1,半成形便为 1.5,软便为 2,粥样粪便为 3,水泻便为 4),即为每克粪便虫卵数(EPG)。

注意事项:此法需掌握粪膜的合适厚度和透明的时间。若粪膜厚且透明时间短,则虫卵难以被发现;若透明时间长则虫卵易变形,不易辨认。

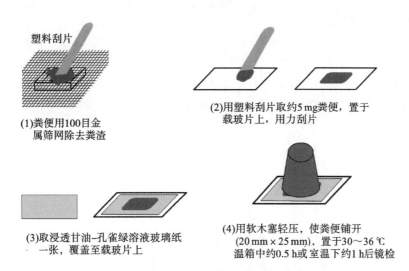

(1)粪便用100目金
属筛网除去粪渣

(2)用塑料刮片取约5 mg粪便,置于
载玻片上,用力刮片

(3)取浸透甘油-孔雀绿溶液玻璃纸
一张,覆盖至载玻片上

(4)用软木塞轻压,使粪便铺开
(20 mm×25 mm),置于30~36℃
温箱中约0.5 h或室温下约1 h后镜检

图 17-2　厚涂片透明法示意图

(三)浓集法

1. 沉淀法

①重力沉淀法:该法适用于绝大多数蠕虫卵和部分原虫包囊的检查。因多数虫卵和包囊的比重大于水,可沉于水底而富集,经水洗后更易于镜检,但对于比重较轻的钩虫卵和贾第虫包囊,此法并不适用。

具体操作方法如下:取粪便 20~30 g 置于杯中,加适量清水将其搅拌成混悬液,用金属筛网(40~60 目)或湿纱布(2~3 层)过滤,再加清水冲洗残渣;过滤的粪液在沉淀杯中静置 25 min,之后弃去上清液,重新加满清水,再次沉淀 15~20 min 后换水,反复沉淀换水 3~4 次后倾弃上清液,取沉渣涂片(常规涂片 3~5 张)镜检。值得注意的方面:检查血吸虫卵时,因卵内毛蚴易孵化,故沉淀时间不宜过长,必要时可用 1.2% 盐水(具有抑制毛蚴孵化作用)代替清水。检查包囊时则需延长沉淀时间并增加换水次数。

②离心沉淀法:将上述滤去粗渣的粪液以 2000 r/min 离心 1~2 min,弃上清液,加清水再离心沉淀,如此反复操作 3~4 次,最后离心弃上清液后取沉渣镜检。该法省时、省力,适用于临床检验。

③汞碘醛离心沉淀法:该法具备浓集、固定和染色的功能,适用于原虫包囊、滋养体及蠕虫卵与幼虫的检查。如准确称取 1 g 粪便,即可做蠕虫卵的定量检查。

具体操作方法如下:取粪便 1 g,加汞碘醛液 10 mL,充分调匀后用 2 层脱脂纱布过滤,再加入乙醚 4 mL,摇 2 min,2000 r/min 离心 1~2 min,自上而下分为 4 层,分别是乙醚、粪渣、汞碘醛及沉淀物。吸取上面 3 层,取沉渣镜检。

汞碘醛的配制:a. 汞醛(MF)液:1/1000 硫柳汞酊 200 mL,40% 甲醛 25 mL,甘油 50 mL,蒸馏水 200 mL。b. 卢戈液:碘 5 g,碘化钾 10 g,蒸馏水定容至 100 mL。检查时,取汞醛液9.4 mL 及 5% 卢戈液 0.6 mL 混合,现用现配。混合液易变质,超过 8 h 后不宜使用,碘液不宜存放超过 1 周。

④醛醚沉淀法:取粪便 1~2 g 置于小容器内,加水 10~20 mL 搅匀,将粪便混悬液经金属筛网(100 目)或纱布(2 层)过滤,置于离心管中,2000 r/min 离心 2 min;留沉渣,加 10 mL 水混匀,离心 2 min;去上清液,加 10% 甲醛 7 mL,5 min 后加乙醚 3 mL 充分混匀,离心 2 min,管内溶液即分为 4 层,取管底沉渣涂片镜检即可。

该法浓集效果好,且不影响包囊和虫卵的形态,易于观察和鉴定。对于脂类含量较多的粪便,此法普查效果优于硫酸锌浮聚法;但对于布氏嗜碘阿米巴包囊、贾第虫包囊及微小膜壳绦虫卵等,此法检查效果较差。

2. 浮聚法 比重比虫卵大的液体可使虫卵漂浮富集于液体表面,便于镜检。

①饱和盐水浮聚法:此法适用于钩虫卵(最好)、其他线虫卵和微小膜壳绦虫卵的检查,但不适用于检查吸虫卵和原虫包囊。用竹签挑取绿豆或黄豆粒大小的粪便块,置于青霉素瓶中,加入少量饱和盐水调匀,继续加入饱和盐水近瓶口后,改用吸管慢慢滴加饱和盐水至加满而不溢出,液面略高于瓶口,取载玻片一张覆盖于瓶口上,静置 15 min,之后将载玻片迅速提起并翻转,加盖玻片镜检(图 17-3)。

饱和盐水配制:将食盐缓慢加入盛有沸水的容器内,不断搅动,直至食盐不再溶解为止。

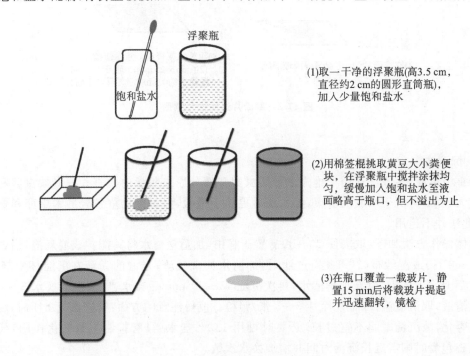

图 17-3　饱和盐水浮聚法示意图

②硫酸锌离心浮聚法:此法适用于检查原虫包囊、球虫卵囊、线虫卵和微小膜壳绦虫卵等。取粪便约 1 g,加 10～15 倍的水,充分搅匀,按离心沉淀法过滤,1500～2000 r/min,反复离心 3～4 次,最后弃去上清液,往沉渣中加入比重为 1.18 的硫酸锌溶液(33％的溶液),搅匀后离心 1 min,立即用金属环轻轻接触液面,蘸取表面的溶液置于载玻片上镜检,查包囊时加一滴碘液镜检。注意事项:蘸取表面标本时,切勿搅动;离心后应立即取标本镜检,如放置时间超过 1 h,包囊或虫卵会发生变形而影响结果观察(表 17-1)。

③蔗糖离心浮聚法:该法适用于检查粪便中隐孢子虫卵囊。具体操作如下:取粪便约 5 g,加水 15～20 mL,用尼龙袋(260 目)或纱布(4 层)过滤。取滤液离心 5～10 min,弃上清液,加蔗糖溶液(蔗糖 500 g,苯酚 6.5 mL,蒸馏水 320 mL)再离心,之后如同饱和盐水浮聚法,取其表面膜在高倍镜或油镜下镜检。隐孢子虫的卵囊无色透明,囊壁光滑,内含一小暗点和蛋黄色的子孢子。因其常贴于盖玻片之下,易脱水变形,不易辨认,故应在 1 h 内尽快镜检。漂浮液可用饱和硫酸锌溶液或饱和盐水替代。

表 17-1　常见蠕虫卵、原虫包囊的比重

虫卵或包囊	比重	虫卵或包囊	比重
华支睾吸虫卵	1.170～1.190	蛲虫卵	1.105～1.115
姜片吸虫卵	1.190	受精蛔虫卵	1.110～1.130

虫卵或包囊	比重	虫卵或包囊	比重
肝片形吸虫卵	1.200	未受精蛔虫卵	1.210~1.230
日本血吸虫卵	1.200	毛圆线虫卵	1.115~1.130
带绦虫卵	1.140	溶组织内阿米巴包囊	1.060~1.070
微小膜壳绦虫卵	1.050	结肠内阿米巴包囊	1.070
钩虫卵	1.055~1.080	微小内蜒阿米巴包囊	1.065~1.070
鞭虫卵	1.150	蓝氏贾第鞭毛虫包囊	1.040~1.060

（四）肛门拭子法

适用于蛲虫卵和绦虫卵的检查。

1. 棉签拭子法 用洁净棉签在生理盐水中充分湿润，取出时挤去多余水分，在患者肛门周围反复擦拭，随后将棉签放入盛有饱和盐水的试管中，用力搅动，迅速提起棉签并在试管内壁挤干水分后弃去；将饱和盐水加至管口处，加满而不溢，覆盖一载玻片使其接触液面，5 min后取下载玻片镜检。也可将擦拭肛门后的棉签放在盛清水的试管中，经充分浸泡后取出，在试管内壁挤去水分后弃去。试管静置 10 min，或经离心后倒去上清液，取沉渣镜检。

2. 透明胶纸法 取长约 6 cm、宽约 2 cm 的透明胶纸，用胶面粘贴肛门周围的皮肤，之后将有胶一面平贴于载玻片上，镜检。

（五）毛蚴孵化法

该法依据血吸虫卵内的毛蚴在适宜水质、温度和光照下，短时间内可孵出的特性而设计。具体操作方法如下：取粪便约 30 g，先经重力沉淀法浓集处理，之后将粪便沉渣倒入三角烧瓶内，加清水（城市中须用去氯自来水）至瓶口，20~30 ℃和光照条件下孵化 4~6 h 即可用肉眼或放大镜观察结果，观察时将孵化瓶置于有黑色背景的光照条件下。如见水面下有白色点状物做直线来回游动，即是毛蚴。必要时可用吸管将其吸出滴于载玻片上镜检确认。如未发现毛蚴，每隔 4~6 h 观察一次，直至观察 24 h 为止。

毛蚴促孵法：将上述粪便沉渣倒入孵化瓶内或吸水纸上，置于 20~30 ℃温箱中过夜，检查前再加清水放置 2 h 后即可观察到毛蚴孵出。此法孵出毛蚴时间较一致，数量也较多。

（六）钩蚴培养法

该法根据钩虫卵内幼虫在适宜条件下可在短时间内孵出而设计。先将滤纸剪成与试管（1 cm×10 cm）等宽但较试管稍长的 T 字形纸条，用铅笔书写受检者姓名或编号于横条部分。取粪便约 1 g，均匀地涂抹在纸条竖部上 2/3 处，再将纸条插入已加有 1 mL 凉开水的洁净试管内，保证下端浸泡在水中，以粪便不接触水面为度，在 20~30 ℃条件下培养 3 天。培养期间每天沿管壁补充凉开水，以保持水面高度。培养 3 天后肉眼观察或用放大镜检查试管底部水中是否有做蛇行运动、透明的钩蚴孵出；如未见钩蚴，继续培养至 5 天再观察。如气温太低，可将培养管放入 30 ℃左右的温水中孵育数分钟后再行检查（图 17-4）。

此法亦可用于分离人体肠道内各种阿米巴滋养体及人毛滴虫滋养体，且能提高检出率。注意每管粪便量应为 1 g，适宜温度为 20~30 ℃，培养时间为 2~4 天。临床上为了及时报告致病情况，可培养 48 h 后即镜检。

（七）带绦虫孕节检查法

用清水将绦虫节片洗净，在孕节末端正中或生殖孔处，用有钝端针头的注射器缓慢注射碳素墨水或卡红，之后将孕节置于两张载玻片之间轻轻压平，待子宫分支显现后计数分支数以鉴

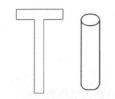

(1)将滤纸剪成与试管等宽的T字形纸条,长度比试管稍长,把纸条对折一下。用铅笔在纸的上端标注受检者姓名或编号及日期

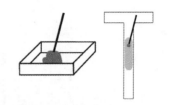

(2)取稍大于豌豆的粪量(约1 g)均匀地涂于滤纸上部2/3处

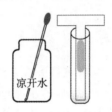

凉开水

(3)将涂毕的滤纸条如图插入试管,使涂粪便的一面面向管心。向无粪便的管壁加水,勿冲在粪便上,加水量以粪便不接触水面为度。将试管置20~30 ℃环境中。3天后肉眼观察或用放大镜检查试管底部

图 17-4　钩蚴培养法示意图

别虫种。

卡红染液配制:钾明矾饱和液 100 mL,卡红 3 g,冰醋酸 10 mL。混合液置于 37 ℃温箱内过夜,过滤后即可使用。

(八)淘虫检查法

为了考核驱虫效果,常需从粪便中淘取被驱除虫体以进行鉴定和计数。取患者服药后 24~72 h 的全部粪便,加水搅拌,用筛(40 目)或纱布滤出粪渣,再用水反复冲洗后倒在盛有清水的大型玻皿内进行检查,检查时应在玻皿下衬以黑纸。

第二节　血液检查

血液检查是诊断疟疾和丝虫病的基本方法。制作血膜时采用的载玻片需预先经含硫酸和重铬酸钾的洗涤液浸泡,并用自来水和蒸馏水冲洗干净,烘干后使用。采血针使用前需消毒或用一次性针,一人一针,避免交叉感染。

铬酸洗液的配制:工业浓硫酸 100 mL,重铬酸钾 80 g,水 1000 mL。先用冷水将重铬酸钾溶化,然后缓慢加入浓硫酸,同时用玻璃棒搅匀。

1. 薄血膜涂片法

(1)采血:用 75％酒精棉球消毒耳垂,待耳垂干燥后用左手拇指与食指捏紧耳垂上方,使下方皮肤绷紧,右手持取血针刺破皮肤,挤出血滴。薄、厚血膜可涂于同一张玻片上。间日疟在发作后数小时采血,可查见红细胞内各期原虫。恶性疟在发作初期采血,可查见大量环状体,1 周后可查见配子体。检查微丝蚴时采血时间为晚间 9 时到次日凌晨 2 时。

(2)涂片:制作薄血膜涂片的目的是方便观察疟原虫在红细胞内的形态。在载玻片 1/3 与 2/3 交界处蘸血一小滴(约 5 μL),取一张边缘光滑洁净的载玻片作为推片,将推片一端置于血滴之前,待血液沿推片缘扩散后,自右向左将血液推成长 2.0~2.5 cm 的薄血膜。操作时两载玻片间角度以 30°~45°为宜。合格的薄血膜,在显微镜下观察应该是一张血细胞分布均匀、无重叠、无划痕、呈舌状的血膜(图 17-5)。

2. 厚血膜涂片法　制作厚血膜涂片的目的是浓集病原体,便于快速查见病原体。

（1）采血方法同上。涂片于载玻片的另一端（右）1/3 与 2/3 交界处蘸血一滴（约 10 μL），取推片的角，将血滴自内向外螺旋形摊开，使其形成直径为 0.8～1 cm 的边缘整齐的血膜（图17-6）。

（2）固定与染色：涂制好的血片需充分晾干，否则染色时易脱落。固定时先用小玻璃棒蘸甲醇或无水酒精在薄血膜上轻轻抹过（注意切勿将固定液带到厚血膜上，厚血膜在固定之前必须先溶血，即用滴管滴自来水或蒸馏水于厚血膜上，待血膜呈灰白色时，将水倒去，晾干）。染色时缓冲液需现用现配。

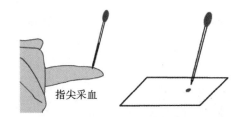

（1）取干净载玻片一张，于患者指尖取血一小滴（5 μL），滴在载玻片1/3与2/3交界处

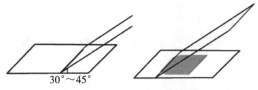

（2）取一张边缘光滑洁净的载玻片作为推片，将推片一端置于血滴之前，两载玻片间的夹角为30°～45°，待血液沿推片端缘扩散后，自右向左推成薄血膜

图 17-5 薄血膜涂片法示意图

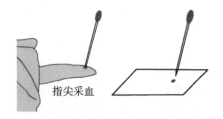

（1）取干净载玻片一张，于患者指尖取血一小滴（10 μL），滴在载玻片1/3与2/3交界处

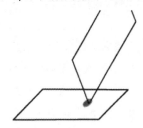

（2）以推片的一角由内向外旋转，将血膜扩散成直径为0.8～1 cm的厚血膜

图 17-6 厚血膜涂片法示意图

常用染色剂有吉姆萨染剂（Giemsa stain）和瑞氏染剂（Wright stain）。

①吉姆萨染色法：此法染色效果良好，血膜褪色较慢，保存时间较久，但染色时间较长。

染剂配制：取吉姆萨染剂粉 1 g，甲醇 50 mL，纯甘油 50 mL。将吉姆萨染剂粉置于研钵中（最好选用玛瑙研钵），加少量甘油充分研磨，再多次加甘油研磨，直至用完 50 mL 甘油为止，最后倒入棕色玻瓶中。之后分几次用少量甲醇冲洗研钵中的甘油染粉，倒入玻瓶中，直到 50 mL 甲醇用完为止，塞紧瓶塞，充分摇动，置 65 ℃ 温箱内 24 h 或室温一周后过滤备用。

染色方法：用 pH 7.0～7.2 的缓冲液将吉姆萨染剂稀释，比例约为 1 份吉姆萨染剂加15～20 份缓冲液。用蜡笔圈出染色范围，将稀释的吉姆萨染剂滴于已固定的薄、厚血膜上，室温静置半小时，再加上述缓冲液冲洗。血片晾干后镜检。

快速吉姆萨染色法：吉姆萨染剂 1 mL，加缓冲液 5 mL，按上述方法染色 5 min 后用缓冲液冲洗，晾干后镜检。

②瑞氏染色法：此法操作简便，适合于临床诊断，注意甲醇蒸发甚快，若掌握不当，易在血片上留下染液沉渣，并易褪色，保存时间不长，故多用于临时性检验。

染液配制：取瑞氏染剂粉 0.1～0.5 g，甲醇 97 mL，甘油 3 mL。将瑞氏染剂加入甘油中充分研磨，之后加少量甲醇，研磨后倒入瓶内，再分几次用甲醇冲洗钵中的甘油溶液，倒入瓶内，直至用完为止。摇匀，24 h 后过滤待用。一般 1～2 周后再过滤。

染色方法：瑞氏染剂含甲醇，因此制备薄血膜时无须另行固定，但厚血膜需先溶血，待血膜干后才能染色。染色前先将薄血膜和溶过血的厚血膜一起用蜡笔圈好染色范围，以防滴加染液时外溢。之后滴染剂使其覆盖全部厚、薄血膜，30 s～1 min 后用滴管加等量蒸馏水，轻轻摇动载玻片,使蒸馏水和染剂混合均匀,此时可见一层灿铜色浮膜(染色),3~5 min后用水缓慢从玻片一端冲洗(注意勿先倒去染液或直接对血膜冲洗),晾干后镜检。

③德氏苏木素染色:此法亦适用于微丝蚴检查,需取血3滴。

染液配制:取苏木素1 g,溶于纯酒精或95%的酒精10 mL,加饱和硫酸铝铵(8%~10%)100 mL,倒入棕色瓶中,瓶口用两层纱布扎紧,在阳光下氧化2~4周,过滤,加甘油和甲醇各25 mL。用时稀释10倍左右,将德氏苏木素液滴加于已溶血、固定好的厚血膜上10~15 min,在1%盐酸酒精中分色1~2 min,蒸馏水洗涤1~5 min,至血膜变成蓝色,再用1%伊红染色0.5~1 min,用水洗涤2~5 min,晾干后镜检。

3. 溶血离心沉淀法 此法适用于活微丝蚴的检查。在离心管内加蒸馏水半管,加血液10~12滴,再加生理盐水混匀,离心(3000 r/min,3 min),取沉渣检查。或取静脉血1 mL,置于盛有0.1 mL 3.8%枸橼酸钠的试管中,摇匀,加水9 mL,待红细胞破裂后,再离心2 min,弃去上清液,加水再离心,取沉渣镜检。

第三节　代谢物与分泌物的检查

(一)痰液检查

在痰液中可查见的病原体有并殖吸虫卵、溶组织内阿米巴滋养体、棘球蚴原头蚴、粪类圆线虫(幼虫、成虫和虫卵)、蛔蚴、钩蚴和尘螨等。

(1)并殖吸虫卵的检查:可先用直接涂片法检查,如为阴性,改为浓集法集卵,以提高检出率。

①直接涂片法:在洁净载玻片上滴加生理盐水1~2滴,挑取痰液少许,最好选带铁锈色的痰液,涂成痰膜,加盖玻片镜检。如未查见虫卵,但见有夏科-莱登结晶,提示可能是肺吸虫感染,多次涂片检查仍为阴性者,可改用浓集法。

②浓集法:收集24 h痰液,置于玻璃杯中,加入等量10%NaOH溶液,用玻棒搅匀,置37 ℃温箱内消化数小时,待痰液消化为液状后,分装于数个离心管内,离心(1500 r/min,5~10 min),弃去上清液,取沉渣涂片镜检。

(2)溶组织内阿米巴滋养体的检查:取新鲜痰液做直接涂片镜检,气温低时注意保温,高倍镜下如观察到伸出伪足并做定向运动的即为阿米巴滋养体。

(3)粪类圆线虫的检查:在痰液中可查见粪类圆线虫幼虫、成虫和虫卵。取少量痰液做生理盐水直接涂片镜检,低倍镜下可见运动活跃的线形虫体,高倍镜下可对其做出进一步的鉴定,当观察到的幼虫依据结构无法判定为何种线虫的幼虫时,可将虫体转入已有蒸馏水的试管中,在室温条件下作用12~24 h后再做涂片观察,看虫体活动是否仍然活跃。一般而言,粪类圆线虫幼虫在蒸馏水中易持续存活。

(4)其他蠕虫幼虫及螨虫的检查:宜采用浓集法检查。

(二)尿液检查

尿液中可查见丝虫微丝蚴、阴道毛滴虫和埃及血吸虫卵等。取尿液3~5 mL于离心管中,离心(2000 r/min,3~5 min),取沉渣镜检。如为乳糜尿,则需加等量乙醚并振荡以使脂肪溶解,离心后弃去脂肪层,取沉渣涂片镜检。

(三)鞘膜积液检查

主要检查斑氏微丝蚴。将待查者阴囊部皮肤经碘酒消毒后,用注射器穿刺抽取鞘膜积液做直接涂片镜检;也可加生理盐水稀释,离心浓集后取沉渣镜检。

（四）阴道分泌物检查

主要用于检查阴道毛滴虫。受检者外阴皮肤黏膜常规消毒后,用扩阴器扩开阴道,用消毒棉签从阴道后穹隆、子宫颈及阴道壁等部位蘸取分泌物,将棉签置于放有生理盐水的小玻璃瓶中搅动后取出,取生理盐水涂片,后经瑞氏或吉姆萨染色后镜检。

（五）十二指肠液检查

主要用于检查蓝氏贾第鞭毛虫滋养体、华支睾吸虫卵、布氏姜片吸虫卵和肝片形吸虫卵,也可查见棘球蚴砂等。用十二指肠引流管抽取十二指肠液或胆汁(包括胆总管、胆囊及肝胆管三个部分胆汁),做直接涂片镜检;或加生理盐水稀释,离心浓集后取沉渣镜检。若引流液过于黏稠,可先加 10% NaOH 消化后再离心。引流液中的蓝氏贾第鞭毛虫滋养体常附着在黏液小块上或聚集成絮片状。布氏姜片吸虫卵与肝片形吸虫卵鉴别困难,但前者仅见于十二指肠液,后者可出现在胆汁中。在急性阿米巴肝脓肿患者胆汁中偶可发现溶组织内阿米巴滋养体。

由于十二指肠引流术操作较复杂,且受检者多不易接受,可选用简单的胶囊拉线法。具体操作如下:取 70 cm 长的细尼龙线,一端连接 24 cm 长棉线(中间对折成一股),消毒后装入药用胶囊,尼龙线一端留在外面。晚上睡前用温开水吞服胶囊,将尼龙线端用胶布固定在嘴角外;次晨缓慢抽出棉线,刮取黏附物涂片镜检。

| 第四节 组 织 活 检 |

（一）脑脊液检查

脑脊液中可查见溶组织内阿米巴滋养体、弓形虫滋养体、肺吸虫卵和广州管圆线虫幼虫等。取抽出的脑脊液 2~3 mL,离心(2000 r/min,5~10 min),取沉渣直接涂片镜检或涂片染色镜检。

（二）骨髓穿刺液检查

主要用于检查杜氏利什曼原虫无鞭毛体,也可用于检查弓形虫的包囊、假包囊、速殖子或缓殖子。一般常做髂骨穿刺,嘱患者侧卧,暴露髂骨部位。视年龄大小,选用 17~20 号带有针芯的干燥无菌穿刺针,从髂骨前上棘后约 1 cm 处刺入皮下,当针尖触及骨面时,再缓慢地钻入骨内 0.5~1.0 cm,即可拔出针芯,接上 2 mL 干燥注射器,抽取骨髓液。取少量骨髓液滴于洁净载玻片上,制成涂片,干燥后经甲醇固定,染色方法同薄血膜染色法,油镜下观察。

（三）淋巴结穿刺物检查

可用于检查利什曼原虫和丝虫成虫。检测利什曼原虫时,此法检出率低于骨髓穿刺液检查,但方法简便、安全。对于以往治疗过的患者,因其淋巴结内原虫消失较慢,因此具有一定价值。穿刺部位一般选腹股沟部,先将局部皮肤消毒,再用左手拇指和食指捏住一个较大的淋巴结,右手用一干燥无菌 6 号针头刺入淋巴结。稍待片刻,拔出针头,将针头内少量淋巴结组织液滴于载玻片上,做涂片染色镜检。

（四）皮肤及皮下组织活检

(1) 囊尾蚴、裂头蚴、并殖吸虫:摘取肌内的结节,剥除外层纤维被膜,置于两张载玻片间,压平、镜检。也可经组织固定后做切片染色检查。

(2) 皮肤利什曼原虫:疑似皮肤型黑热病患者,其皮肤上可出现丘疹和结节,可选取皮损较明显处做局部消毒后,用干燥灭菌的注射器刺破皮损处,抽取组织液做涂片;或用消毒的锋利小剪,从皮损表面剪取一小片皮肤组织,以切面做涂片;也可用无菌解剖刀切一小口,刮取皮

NOTE

肤组织做涂片。以上涂片均用瑞氏或吉姆萨染液染色。如涂片未见原虫,可割取小丘疹或结节,固定后做组织切片染色镜检。

(3)蠕形螨、疥螨:请参考第十六章的内容。

（五）肌肉活检

(1)旋毛虫幼虫:从患者腓肠肌、肱二头肌或股二头肌取米粒大小肌组织一块,置于载玻片上,滴加50%甘油1滴,盖上另一载玻片,均匀压紧,在低倍镜下观察。取下的肌组织须立即检查,否则幼虫会变得模糊,不便观察。

(2)并殖吸虫、裂头蚴、猪囊尾蚴:参考皮下组织检查。

（六）直肠黏膜活检

(1)日本血吸虫卵:对粪便检查和免疫学检查均不能确定的血吸虫病疑似病例,可考虑进行直肠黏膜活检。活检前应询问患者有无出血史并测定出凝血时间,嘱其排空肠道。操作时受检者取胸膝位或左侧卧位,在直肠镜前端和镜筒外涂抹甘油或液体石蜡等润滑剂,经肛门缓慢插入6 cm,抽出镜心,灯光直视下选择病变部位,钳取米粒大小黏膜组织,置两张载玻片间,轻压后镜检。黏膜破损处行止血处理。检获的虫卵可因其在组织中停留的时间不同而分为活卵、近期变性卵和远期变性卵。因此,检获虫卵的诊断意义应结合病史和临床表现等做出综合判断。

(2)溶组织内阿米巴:利用纤维结肠镜自溃疡边缘或深层刮取溃疡组织,置载玻片上,加少量盐水,盖上盖玻片,轻轻压平,立即镜检,也可固定后切片染色镜检。

小结

寄生虫学实验诊断技术包括粪便检查、血液检查、代谢物与分泌物的检查及组织活检。粪便直接涂片法常用于检查蠕虫卵、原虫包囊或滋养体;厚涂片透明法适用于各种粪便内蠕虫卵的定性和定量分析;浓集法适用于绝大多数蠕虫卵和部分原虫包囊的检查;肛门拭子法适用于蛲虫卵和绦虫卵的检查;毛蚴孵化法可检测血吸虫卵内的毛蚴;钩蚴培养法检测钩虫卵内的钩蚴;带绦虫孕节检查法用于鉴别绦虫种类;淘虫检查法可以考核驱虫效果。血液检查是诊断疟疾和丝虫病的基本方法,薄血膜涂片法及厚血膜涂片法适用于检查疟原虫,溶血离心沉淀法适用于检查活微丝蚴。在痰液中可查见并殖吸虫卵、溶组织内阿米巴滋养体、棘球蚴原头蚴、粪类圆线虫(幼虫、成虫和虫卵)、蛔蚴、钩蚴和尘螨等。在尿液中可查见丝虫微丝蚴、阴道毛滴虫和埃及血吸虫卵等。阴道分泌物主要用于检查阴道毛滴虫。十二指肠液用于检查蓝氏贾第鞭毛虫滋养体、华支睾吸虫卵、布氏姜片吸虫卵和肝片形吸虫卵,也可查见棘球蚴砂等。脑脊液中可查见溶组织内阿米巴滋养体、弓形虫滋养体、肺吸虫卵和广州管圆线虫幼虫等。淋巴结穿刺物可用于检查利什曼原虫和丝虫成虫。皮肤、肌肉组织活检可用于检查囊尾蚴、裂头蚴、并殖吸虫及皮肤利什曼原虫,直肠黏膜活检可用于检查日本血吸虫卵及溶组织内阿米巴。

(陈晓芹)

能力检测

在线答题

第十八章　特殊免疫学诊断技术

特殊免疫学诊断技术 H5 课件

（一）弓形虫染色试验

弓形虫染色试验是诊断弓形虫病的经典方法之一,具有较高的敏感性和特异性。

（1）原理:将活的弓形虫速殖子与正常血清混合,在 37 ℃孵育 1 h 或室温孵育数小时后,大多数虫体从原有的新月形转变为圆形或椭圆形,虫体表膜基本完整(反应体系中仅含弓形虫抗原和补体),胞质可被碱性亚甲蓝染色。相反,当将虫体与免疫血清和补体(辅助因子)混合时,则仍保持原有形态,但其表膜已被破坏,因而胞质不能被亚甲蓝染色。

（2）步骤:

①辅助因子:取正常人血清(含补体),与弓形虫速殖子混合,37 ℃孵育 1 h。能使 90％以上虫体被亚甲蓝染色的血清方可使用,分装后 −20 ℃备用。此步骤亦可用于排除弓形虫隐性感染。

②抗原制备:用弓形虫速殖子经腹腔注射感染小鼠,3 日后抽取腹水,加适量生理盐水离心(3000 r/min,10 min),洗涤 3 次,收集虫体,用适量含辅助因子(补体)的血清将虫体稀释至每高倍视野 50 个虫体。

③碱性亚甲蓝溶液:称取亚甲蓝 10 g,溶于 100 mL 95％乙醇中,过滤后取 3 mL 再与 10 mL 现配的碱性缓冲液(pH 11.0)混合。

④待检血清预处理:56 ℃、30 min 灭活补体,4 ℃保存备用。

⑤检测:用生理盐水倍比稀释待检血清(可能含有弓形虫特异性抗体),每管 0.1 mL,加入制备好的抗原液(含弓形虫速殖子和补体)0.1 mL,37 ℃孵育 1 h,再加入碱性亚甲蓝溶液 0.02 mL/管,继续水浴 15 min,最后于每管取悬液 1 滴镜检。

（3）结果判断:镜下计数 100 个弓形虫速殖子,分别统计着色与不着色的速殖子比例。以 50％虫体不着色的血清稀释度为该份待检血清的最高稀释度。血清稀释度 1∶8 阳性者判为隐性感染;1∶125 阳性者判为活动性感染;1∶1024 阳性者判为急性感染。

（二）血吸虫环卵沉淀试验和尾蚴膜试验

（1）血吸虫环卵沉淀试验:

①原理:血吸虫环卵沉淀试验是血吸虫病特有的免疫学诊断方法。血吸虫卵内毛蚴分泌可溶性虫卵抗原,经卵壳微孔渗出后可与待检血清中的血吸虫特异性抗体结合,在虫卵周边形成泡状、指状、片状或细长卷曲状的折光性免疫复合物沉淀,即为阳性反应。呈阳性反应的虫卵占全部虫卵的百分比称为环沉率。

②步骤:在洁净载玻片上滴加待检血清 2～3 滴,用细针挑取适量新鲜血吸虫卵或干虫卵(100～150 个),与待检血清混匀,加盖玻片后用石蜡封片,37 ℃孵育 48～72 h,镜检观察结果。

③结果判断:观察 100 个虫卵,计算环沉率。环沉率大于 5％者判为阳性(在血吸虫病传播控制或传播阻断地区,环沉率大于 3％者也可判为阳性);环沉率 1％～4％者判为弱阳性。环沉率的动态变化在治疗上具有一定的参考意义。

（2）尾蚴膜试验:

NOTE

①原理:尾蚴可分泌可溶性抗原,与待检血清中特异性抗体结合,在尾蚴周围形成薄膜或呈泡沫、环形的颗粒样免疫复合物沉淀。

②步骤:将数个阳性钉螺放到 50 mL 三角烧瓶中,杯中灌注冷开水至液面离瓶口约 1 cm。将铜丝网覆盖在瓶口上,以防钉螺爬出。将烧瓶置于温箱内,25 ℃孵育 4～12 h,尾蚴陆续逸出,浮出水面。取尾蚴 10 条放入凹玻片的小凹中,加待检血清 1 滴,盖上盖玻片,置潮湿方盘中,37 ℃孵育 24 h,之后取出凹玻片在镜下观察。

③结果判断:若每片有 1 条以上虫体结构部分被破坏,或有薄膜或呈泡沫、环形的颗粒样沉淀物即为阳性反应。

(三) 旋毛虫环蚴沉淀试验

取 50～100 条脱囊的旋毛虫活幼虫(在空气中自然干燥的幼虫也可),与适量待检血清混合,37 ℃孵育 24 h,如观察到 1 条以上幼虫体表出现泡状或袋状沉淀物附着,即判为阳性反应。旋毛虫环蚴沉淀试验敏感性、特异性均较高,阳性率可高达 97%以上,与常见的线虫(如蛔虫、钩虫、丝虫、鞭虫)无交叉反应。该方法操作简便,不需要特殊设备,适合基层卫生单位应用。

 小结

寄生虫学特殊免疫学诊断技术包括弓形虫染色试验、血吸虫环卵沉淀试验和尾蚴膜试验、旋毛虫环蚴沉淀试验。弓形虫染色试验是诊断弓形虫病的经典方法之一,具有较高的敏感性和特异性。血吸虫环卵沉淀试验和尾蚴膜试验是血吸虫病特有的免疫学诊断方法,环沉率的动态变化在治疗上具有一定的参考意义。旋毛虫环蚴沉淀试验敏感性及特异性较高,适合基层卫生单位应用。

(陈晓芹)

能力检测

在线答题

第十九章 新技术和新方法的运用

新技术和新方法的运用 H5课件

（一）DNA 探针技术

DNA 探针技术又称分子杂交技术，具有敏感性高、特异性强、应用面广的优势。该技术可利用 DNA 分子的变性、复性以及碱基互补配对的高度精确性，用放射性核素、生物素、酶或其他半抗原标记的特定 DNA 片段与 DNA 样本杂交，借助上述标记物可探查出特异性或差异性 DNA。具体操作如下：将样本 DNA 分子变性为单链状态，固定在载体硝酸纤维素膜上，再与经小分子标记的 DNA 探针单链分子混合，在一定条件下使它们互补杂交结合。将未杂交的成分洗脱后，标记物显色，即可观察结果。近年来，非放射性标记探针的研究和应用发展迅速，在许多方面已代替放射性标记，进而推动分子杂交技术的广泛应用。应用较为广泛的非放射性标记探针包括光敏生物素标记探针和地高辛标记探针等。

由于 DNA 探针技术可对寄生虫 DNA 片段进行直接检测，不受宿主及寄生虫各发育阶段抗原变异的影响，因此，其比血清学检测方法更可靠和稳定。DNA 探针技术在分类学研究，即寄生虫虫种和虫株鉴定方面被广泛应用，同时亦应用于寄生虫病的诊断及流行病学的研究，如疟疾、弓形虫病、利什曼病、溶组织内阿米巴病、贾第虫病、血吸虫病、并殖吸虫病、棘球蚴病和旋毛虫病等。

近年来，基于分子杂交的原理，研究者开发了一类可支持高通量检测的基因芯片技术，已尝试应用于疟原虫、血吸虫、弓形虫、绦虫和旋毛虫等重要寄生虫感染的诊断。

（二）PCR 技术

聚合酶链反应（polymerase chain reaction，PCR）是体外 DNA 扩增技术，可在 DNA 聚合酶的作用下，催化一对引物间的特异 DNA 片段的合成。其原理类似于 DNA 的天然复制过程，以拟扩增的 DNA 分子为模板，一对分别与模板互补的寡核苷酸片段为引物，在 DNA 聚合酶的作用下，以 4 种核苷酸（dNTP）为底物，按照半保留复制的机制特异性扩增位于一对引物间的特异 DNA 片段。与靶 DNA 两端互补的寡核苷酸引物决定其特异性。PCR 由变性、退火、延伸三个基本反应步骤构成：①模板的 DNA 变性（denaturation）：模板 DNA 经加热至 94 ℃左右一定时间后，模板 DNA 双链或经 PCR 扩增形成的双链 DNA 变成单链，以便其与引物结合，为下一步反应做准备。②模板 DNA 与引物的退火（annealing）：模板 DNA 经加热变性成单链后，温度降至 55 ℃左右，引物与模板 DNA 单链的互补序列配对结合。③引物的延伸（extension）：在适当的温度（70～75 ℃）下，模板 DNA-引物结合物在耐热 DNA 聚合酶的作用下，以 4 种 dNTP 为底物，靶序列为模板，按碱基配对与半保留复制的机制，合成一条新的与模板 DNA 链互补的半保留复制链。上述"变性、退火、延伸"三个连续步骤为一个循环周期，每个周期合成的产物又可作为下一个周期的模板，如此循环往复，经过 20～30 个循环反应，可使待测的模板 DNA 拷贝数增加达百万倍。

PCR 技术具有高度的特异性、敏感性及产率高、快速简单、重复性好等优点。目前在常规 PCR 的基础上又衍生出了多种 PCR 技术，如原位 PCR、逆转录 PCR、反向 PCR、多重 PCR、巢氏 PCR、任意引物 PCR、不对称 PCR、锚定 PCR、实时-定量荧光 PCR 和 PCR-ELISA 等，这些 PCR 技术已广泛应用于寄生虫虫株的鉴定与分析、寄生虫病的基因诊断及分子流行病学等方面的研究。

目前,该技术已被用于锥虫病、利什曼病、弓形虫病、疟疾、血吸虫病等多种寄生虫病和一些虫媒病的诊断。

（三）生物芯片技术

生物芯片技术是近年来发展起来的分子生物学与微电子技术相结合的核酸分析检测技术,目前已广泛应用于生命科学（包括寄生虫学）领域。

DNA芯片（gene chip）技术又称基因芯片技术,是目前研究最多、技术最成熟的生物芯片。它将集成电路、计算机、半导体、激光共聚焦扫描、荧光标记探针等技术结合为一体,使许多特定的DNA片段有规律地紧密排列并固定于单位面积的硅片上,之后与待测的荧光标记样品进行杂交,杂交后用荧光检测系统等对芯片进行扫描,通过计算机系统对每一位点的荧光信号做出检测、比较和分析,从而迅速得出定性和定量的结果。根据载体上固定的DNA种类的不同,基因芯片可分为寡核苷酸芯片、cDNA芯片和基因组芯片;而按基因芯片的用途,可分为表达谱芯片、诊断芯片、指纹图谱芯片等。

DNA芯片具有快速、高效、敏感、经济、平行化、自动化等突出特点,与传统基因诊断技术相比,具有明显优势。目前在寄生虫学领域,DNA芯片技术主要用于病原体的检测、寄生虫病的诊断和寄生虫的基因分型。目前,线虫基因组芯片已问世,针对弓形虫和绦虫等食源性寄生虫的基因芯片技术研究正在快速进行,研究结果将为食品检疫和卫生监督提供技术支撑。

（四）蛋白质芯片技术

蛋白质芯片技术本质上就是利用蛋白质之间的相互作用,对样本中存在的特定蛋白质进行检测,可以达到一次试验同时检测多种疾病或分析多种生物样品目的的技术。将位置及序列已知的大量蛋白质、多肽分子、酶、抗原、抗体以预先设计的方式固定在尼龙膜、硝酸纤维素膜、玻璃、硅片或聚丙烯酰胺凝胶等载体上组成密集的分子排列,当荧光、免疫胶体金等标记的靶分子与芯片上的探针分子结合后,通过激光共聚焦扫描或光耦合元件对标记信号的强度进行检测,从而判断样本中靶分子的数量。目前,寄生虫学领域的蛋白质芯片技术正处于研究之中。

小结

寄生虫学的常见新技术和新方法包括DNA探针技术、PCR技术、生物芯片技术及蛋白质芯片技术。DNA探针技术敏感性高、特异性强,适用于寄生虫分类学、寄生虫病诊断学及流行病学的研究。PCR技术广泛应用于寄生虫虫株的鉴定与分析、寄生虫病的基因诊断及分子流行病学等方面的研究。DNA芯片技术主要用于病原体的检测、寄生虫病的诊断和寄生虫的基因分型。蛋白质芯片技术在寄生虫学领域的应用正处于研究之中。

（陈晓芹）

能力检测

在线答题

中英文对照

A

Acanthamoeba Castellanii　卡氏棘阿米巴

Acari　蜱螨亚纲

Acariformes　真螨目

Acaroidea　粉螨总科

Acarussiro　粗脚粉螨

accidental parasite　偶然寄生虫

acetylcholin esterase　乙酰胆碱酯酶

acquired immune deficiency syndrome,AIDS　艾滋病

acquired immunity　获得性免疫

acute schistosomiasis　急性血吸虫病

advanced schistosomiasis　晚期血吸虫病

Aedes　伊蚊属

Aedes togoi　东乡伊蚊

African sleeping sickness　非洲昏睡病(非洲睡眠病)

African trypanosomiasis　非洲锥虫病

agglutinin　凝集素

albendazole　阿苯达唑(丙硫咪唑)

Allodermanyssus sanguineus　血异刺皮螨

alternation of generations　世代交替

alveolar hydatid cyst　泡球蚴

amastigote　无鞭毛体

amebic granuloma　阿米巴性肉芽肿

amebic liver abscess　阿米巴肝脓肿

American trypanosomiasis　美洲锥虫病

Amoebida　阿米巴目

ampulla　壶腹

amylase　淀粉酶

Ancylostoma braziliense　巴西钩口线虫

A. caninum　犬钩口线虫

A. ceylanicum　锡兰钩口线虫

A. duodenale　十二指肠钩口线虫

anemia　贫血

angiostrongyliasis　广州管圆线虫病

Angiostrongylus　管圆线虫属

Angiostrongylus cantonensis　广州管圆线虫

anisakiasis　异尖线虫病

Anopheles　按蚊属

Anopheles lesteri anthropophagus　嗜人按蚊

Anoplura　虱目

antenna　触角

Arachnoidea　蛛形纲

Araneae　蜘蛛亚纲

ascariasis　蛔虫病

Ascaris lumbricoides　似蚓蛔线虫

asexual reproduction　无性生殖

Astigmata　无气门亚目

axoneme　轴丝

Anisakidae　异尖科

Ascaridae　蛔科

Anisakis　异尖线虫属

Ascaris　蛔线虫属

B

Babesia　巴贝虫

babesiasis　巴贝虫病

Babesia Divergens　分歧巴贝虫

Bandicota bengalensis　小板齿鼠

basal membrane　基膜

basal plasma membrane　基质膜

bedbug　臭虫

Bertiella studeri　司氏伯特绦虫

biohelminth　生物源性蠕虫

biological transmission　生物性传播

biotic factor　生物因素

Blastocystea　芽囊原虫纲

Blastocystida　芽囊原虫目

Blastocystidae　芽囊原虫科

Blastocystis　芽囊原虫属

Blastocystis hominis　人芽囊原虫

Blattaria　蜚蠊亚目

Blattella germanica　德国小蠊

Blattidae　蜚蠊科

Boophilus microplus　微小牛蜱

Borrelia burgdorferi　伯氏疏螺旋体

B. recurrentis　回归热螺旋体

bothrium　吸槽

brood capsule　生发囊

Brugia malayi　马来布鲁线虫

B. timori 帝汶布鲁线虫

Brugia 布鲁线虫属

C

Calabar swelling 游走性肿块,卡拉巴肿

calcareous body 石灰体

Calliphoridae 丽蝇科

Capillaria hepatica 肝毛细线虫

carrier 带虫者

cell coat 细胞被

Centrocestus formosanus 台湾棘带吸虫

cercaria 尾蚴

cercarial dermatitis 尾蚴性皮炎

Charcot-Leyden crystal 夏科-莱登结晶

Chilopoda 唇足纲

chitinous layer 壳质层

Chortoglyphus arcuatus 拱殖嗜渣螨

chromatoid body 拟染色体

chronic schistosomiasis 慢性血吸虫病

Chrysops 斑虻属

Chrysops Dimidiata 分斑虻

C. Silacea 静斑虻

chyluria 乳糜尿

cilia 纤毛

C. hemipterus 热带臭虫

C. lectularius 温带臭虫

Cimicidae 臭虫科

circulating antigen,CAg 循环抗原

Class 纲

Class Lobosea 叶足纲

Clonorchis 支睾属

Clonorchis sinensis 华支睾吸虫

Coleoptera 鞘翅目

commensalism 共栖

compound eye 复眼

concomitant immunity 伴随免疫

contractile vacuole 伸缩泡

coracidium 钩球蚴

coxiella 柯克斯体

Crassostrea gigas 牡蛎

Crimean-Congo hemorrhagic fever 克里米亚-刚果出血热

Crustacea 甲壳纲

Culex 库蚊属

direct life cycle　直接型生活史

Dirofilaria immitis　犬恶丝虫

disability adjusted life years，DALYS　伤残调整寿命年

diurnal periodicity　昼现周期性

dracunculiasis　麦地那龙线虫病

Dracunculus medinensis　麦地那龙线虫

dust mite　尘螨

Dioctophyma　膨结线虫属

Dracunculidae　龙线虫科

Dioctophymatidae　膨结科

Dracunculus　龙线虫属

E

Entamoeba dispar　迪斯帕内阿米巴

E. gingivalis　齿龈内阿米巴

E. hartmani　哈门氏内阿米巴

E. histolytica　溶组织内阿米巴

ecdysis　蜕皮

echinococcosis　棘球蚴病

Echinococcus shiquicus　石渠棘球绦虫

E. granulosus　细粒棘球绦虫

E. multilocularis　多房棘球绦虫

Echinoparyphium recurvatum　曲领棘缘吸虫

E. hortense　圆圃棘口吸虫

E. jiufoensis　九佛棘隙吸虫

E. liliputanus　藐小棘隙吸虫

E. malayanum　马来棘口吸虫

E. paraulum　接睪棘口吸虫

E. perfoliatus　抱茎棘隙吸虫

E. revolutum　卷棘口吸虫

Echinostomatidae　棘口科

echinostomiasis　棘口吸虫病

ectoparasite　体外寄生虫

ectopic schistosomiasis　异位血吸虫病

ejaculatory duct　射精管

elephantiasis　象皮肿

embryonic development　胚胎发育

emergence　羽化

Encephalitozoon　脑炎微孢子虫属

endogenous budding　内出芽

Endolimax nana　微小内蜓阿米巴

endoparasite　体内寄生虫

Entamoeba　内阿米巴属

Entamoeba coli　结肠内阿米巴

enterobiasis　蛲虫病

Enterobius　肠线虫属

Enterobius vermicularis　蠕形住肠线虫

Enterocytozoon　肠上皮细胞微孢子虫属

enzyme-linked immunosorbent assay,ELISA　酶联免疫吸附试验

epidemic hemorrhagic fever,EHF　流行性出血热

epidemic typhus　流行性斑疹伤寒

Epilampridae　光蠊科

erythrocytic stage　红细胞内期

Eucoccidiida　真球虫目

Euroglyphus maynei　埋内欧尘螨

excretory factor　排泄因子

external plasma membrane　外质膜

extraintestinal amoebiasis　肠外阿米巴病

F

facultative parasite　兼性寄生虫

Family　科

Fanniidae　厕蝇科

Fasciola　片形属

Fasciola hepatica　肝片形吸虫

Fasciolidae　片形科

Fasciolopsis buski　布氏姜片吸虫

female gametocyte　雌配子体

fertilized egg　受精卵

festoon　缘垛

filaria　丝虫

filariform larva　丝状蚴

flagellum　鞭毛

flame cell　焰细胞

fly　蝇

follicle　卵泡

food-borne parasite　食源性寄生虫

forest encephalitis virus　森林脑炎病毒

forest encephalitis　森林脑炎

furapyrimidone　呋喃嘧酮

G

Gamasida　革螨亚目

gametes　配子

gametocytes　配子体

gametogony　配子生殖

Genus　属

germinal cell　生发细胞

Giardia lamblia　蓝氏贾第鞭毛虫

giardiasis　贾第虫病

Glossina　舌蝇

Glossina palpalis　须舌蝇

glycocalyx　糖萼

glycogen vacuole　糖原泡

gnathosoma　颚体

Gnathostoma　颚口线虫属

Gnathostoma spinigerum　棘颚口线虫

G. Doloresi　杜氏颚口线虫

G. Hispidium　刚棘颚口线虫

Gnathostomatidae　颚口科

Gongylonema pulchrum　美丽筒线虫

gongylonemiasis　筒线虫病

granulomatous amebic encephalitis, GAE　肉芽肿性阿米巴性脑炎

gravid proglottid　孕节片

gut associated antigens, GAA　肠相关抗原

Gymnophallidae　裸茎吸虫科

Gymnophalloides　裸茎吸虫属

Gymnophalloides seoi　徐氏拟裸茎吸虫

gynecophoric canal　抱雌沟

H

Haemaphysalis campanulata　铃头血蜱

Haemolaelaps glasgowi　格氏血厉螨

hemolysin　溶血素

Haller's organ　哈氏器

halter　平衡棒

Hantaan virus　汉坦病毒

Haplorchis pumilio　钩棘单睾吸虫

H. taichui　扇棘单睾吸虫

H. yokogawai　多棘单睾吸虫

helminth　蠕虫

Hemiptera　半翅目

hemorrhagic fever with renal syndrome, HFRS　肾综合征出血热

Heterophyes heterophyes　异形异形吸虫

Heteroptera　异翅亚目

Hexamitidae　六鞭毛科

Hexapeda　昆虫纲

holomyarian type　细肌型

hookworm　钩虫

horizontal transmission　水平传播

human parasitology　人体寄生虫学

Hyalomma asiaticum kozlovi　亚东璃眼蜱

hydatid cyst　棘球蚴囊

hydatid disease　包虫病

hydatid sand　囊砂,棘球蚴砂

hydroxystilbamidine isethionate　羟脒替

hymenolepiasis diminuta　缩小膜壳绦虫病

Hymenolepidae　膜壳科

Hymenolepis　膜壳属

Hymenolepis diminuta　缩小膜壳绦虫

H. nana　微小膜壳绦虫

hypersensitivity　超敏反应

Hypodermatidae　皮蝇科

I

immature proglottid　幼节

immature schizont　未成熟裂殖体

immediate hypersensitivity　速发型超敏反应

immune complex type hypersensitivity　免疫复合物型超敏反应

Insecta　昆虫纲

indirect hemagglutination test,IHA　间接血凝试验

indirect immunofluorescent antibody assay,IFAT　间接免疫荧光抗体实验

indirect life cycle　间接型生活史

innate immunity　先天免疫

instar　龄

intermediate host　中间宿主

intestinal amoebiasis　肠阿米巴病

Iodamoeba　嗜碘阿米巴属

Iodamoeba butschlii　布氏嗜碘阿米巴

Isospora belli　贝氏等孢球虫

isosporiasis　等孢球虫病

ivermectin,IVM　伊维菌素

Ixodes persulcatus　全沟硬蜱

Ixodida　蜱目

Ixodidae　硬蜱科

Ixodoidea　蜱总科

K

kala-azar　黑热病

kinetoplast　动基体

Kinetoplastida　动基体目

Kingdom Protista　原生生物界

Kingdom　界

L

labella　唇瓣

Laelapidae　厉螨科

larva　幼虫

Laurer's canal　劳氏管

lectin　外源凝集素

Leishmania braziliensis　巴西利什曼原虫

L. donovani　杜氏利什曼原虫

L. mexicana　墨西哥利什曼原虫

L. tropica　热带利什曼原虫

leishmaniasis　利什曼病

leishmanin intracutaneous test　利什曼素皮内试验

levamisole　左旋咪唑

life cycle　生活史

Lophomomas　蠊缨滴虫属

Lophomonadae　缨滴虫科

louse-borne relapsing fever　虱传回归热

Lyme disease　莱姆病

lymphatic filariasis　淋巴丝虫病

Leishmania　利什曼属

M

Macronyssidae　巨刺螨科

malaria　疟疾

male gametocyte　雄配子体

M. Laryngeus　喉兽比翼线虫

Mansonella ozzardi　奥氏曼森线虫

matrix　基质

mature proglottid　成节

mature schizont　成熟裂殖体

mebendazole　甲苯达唑

mechanical transmission　机械性传播

medical arthropod　医学节肢动物

medical entomology　医学昆虫学

megacolon　巨结肠

Mehlis's gland　梅氏腺

meromyarian type　少肌型

merozoite　裂殖子

mesothorax　中胸

metacercaria　囊蚴

Metagonimus yokogawai　横川后殖吸虫

metamorphosis　变态

metathorax　后胸

metronidazole　甲硝唑

microfilaremia　微丝蚴血症

microfilaria　微丝蚴

microsporidiosis　微孢子虫病

miracidium　毛蚴

mite island　螨岛

Monogenea　单殖目

mosquito　蚊

mouthparts　口器

Muscidae　蝇科

mutualism　互利共生

myiasis　蝇蛆病

Mammomonogamus　兽比翼线虫属

N

Naegleria　耐格里属

Naegleria Fowleri　福氏耐格里阿米巴

natural factor　自然因素

nematode　线虫

nitrofuran　硝基呋喃

nocturnal periodicity　夜现周期性

nonspecific immunity　非特异性免疫

non-sterilizing immunity　非消除性免疫

Nosopsyllus fasciatus　具带病蚤

nymph　若虫

O

obligatory parasite　专性寄生虫

occult filariasis　隐性丝虫病

Oestridae　狂蝇科

Onchocerca volvulus　旋盘尾线虫

onchocerciasis　盘尾丝虫病

oncosphere　六钩蚴

Opisthorchiidae　后睾科

Opisthorchis　后睾属

O. Felineus　猫后睾吸虫

O. Noverca　继母后睾吸虫

O. Viverrini　麝猫后睾吸虫

opportunistic parasite　机会性致病寄生虫

opportunistic parasitosis　机会性致病寄生虫病

Order　目

Orientobilharzia turkestanica　土尔其斯坦东毕吸虫

Ornithonyssus bacoti　柏氏禽刺螨

ovoviviparity　卵胎生

P

Paederinae　毒隐翅虫亚科

paederus dermatitis　隐翅虫皮炎

Paragonimus westermani　卫氏并殖吸虫

parasitic disease　寄生虫病

parasitism　寄生

parasitophorous vacuole antigen，PVA　纳虫空泡抗原

parasitophorous vacuole　纳虫空泡

paratenic host　转续宿主

parthenogenesis　孤雌生殖

Plasmodidae　疟原虫科

pellicle　表膜

Periplaneta americana　美洲大蠊

P. fuliginosa　黑胸大蠊

permanent parasite　长久性寄生虫

phagocytosis　吞噬

phagosome　吞噬体

pharyngeal bulb　咽管球

Phasmidea　尾感器纲

Phyllodromiidae　姬蠊科

Phylum　门

Platyhelminthes　扁形动物门

pinocytosis　胞饮

plasma membrane　质膜

Plasmodium Falciparum　恶性疟原虫

P. Malariae　三日疟原虫

P. Ovale　卵形疟原虫

P. vivax　间日疟原虫

plerocercoid　裂头蚴

Pneumonyssus　肺刺螨属

polar filament　极丝

polymerase chain reaction，PCR　聚合酶链反应

polymyarian type　多肌型

post embryonic development　胚后期发育

premunition　带虫免疫

primary amebic meningoencephalitis，PAME　原发性阿米巴性脑膜脑炎

procercoid　原尾蚴

promastigote　前鞭毛体

Prostigmata　前气门亚目

protease　蛋白酶

prothorax　前胸

protoscolex　原头蚴

protozoa　原虫

Pseudanoplocephala crawfordi　克氏假裸头绦虫

pseudocyst　假包囊

pubic louse　阴虱

pulmonary acariasis　肺螨症

pulvillus　爪垫

pupa　蛹

pyrantel　噻嘧啶

Pyroglyphidae　蚍螨科

Q

Q fever　Q 热

R

Radix ovata　卵圆萝卜螺

Raillietina Celehensis　西里伯瑞列绦虫

Rattus rattus　黑家鼠

R. Norvegicus　褐家鼠

redia　雷蚴

relapsing fever　回归热

reservoir host　保虫宿主

Rhabditida　小杆目

Rhabditis　艾氏小杆线虫

ribosome　核糖体

R. pox　痘立克次体

R. prowazekii　普氏立克次体

R. quintana　五日立克次体

R. sibirica　西伯利亚立克次体

rostellum　顶突

Rhabditidae　小杆科

S

Sarcocystis　肉孢子虫

Sarcocystis Suihominis　猪肉孢子虫

S. Hominis　人肉孢子虫

S. Lindemanni　林氏肉孢子虫

Sarcophagidae　麻蝇科

Sarcoptes　疥螨属

Sarcoptes scabiei　人疥螨

Sarcoptidae　疥螨科

Sarcoptoidea　疥螨总科

scabies　疥疮

scape　柄节

Schistosoma intercalatum　间插血吸虫

S. japonicum　日本血吸虫

S. Haematobium　埃及血吸虫

S. Malayensis　马来血吸虫

S. Mansoni　曼氏血吸虫

S. Mekongi　湄公血吸虫

schistosomiasis　血吸虫病

schistosomulum　童虫

schizogony　裂体生殖

schizont　裂殖体

Schizopyrenida　裂核目

scolex　头节

scutum　盾板

secnidazole　塞克硝唑

seminal vesicle　储精囊

sensillum　感器

severe malaria　凶险型疟疾

sexual generation　有性世代

sexual reproduction　有性生殖

sexually transmitted disease,STD　性传播疾病

Siphonaptera　蚤目

social factor　社会因素

sparganosis　裂头蚴病

species　种

specific immunity　特异性免疫

spermatheca　受精囊

sphaeromastigote　球鞭毛体

Spirometra mansoni　曼氏迭宫绦虫

sporocyst　胞蚴

Sporozoa　孢子纲

sporozoite　子孢子

stadium　龄期

stage　期

Staphylinidae　隐翅虫科

Stellantchasmus falcatus　镰刀星隙吸虫

sterilizing immunity　消除性免疫

Strongyloides　类圆线虫属

Strongyloididae　类圆科

sucker　吸盘

symbiosis　共生

syngamiasis 比翼线虫病

Syngamus trachea 气管比翼线虫

Syngamidae 比翼线虫科

T

tachyzoite 速殖子

Taenia hydatigena 泡状带绦虫

Taenia saginata 肥胖带绦虫

T. saginata asiatica 亚洲牛带绦虫

T. solium 链状带绦虫

temporary parasite 临时性寄生虫

Tenebrio molitor 大黄粉虫

The giant kidney worm 巨肾虫

Thelazia 吸吮线虫属

Thelazia callipaeda 结膜吸吮线虫

T. Californiensis 加利福尼亚吸吮线虫

thelaziasis 结膜吸吮线虫病

Thelaziidae 吸吮科

tick 蜱

tickborne recurrens 蜱媒回归热

Tinia granella 谷蛾

tinidazole 替硝唑

Toxoplasma gondii 刚地弓形虫

toxoplasmosis 弓形虫病

Trematode 吸虫纲

Trench fever 战壕热

Tribolium castaneum 赤拟谷盗

Trichinella 旋毛形线虫属

Trichinella spiralis 旋毛形线虫

Trichobilharzia paoi 包氏毛毕吸虫

Trichomonadida 毛滴虫目

Trichomonadidae 毛滴虫科

Trichomonas 毛滴虫属

Trichomonas hominis 人毛滴虫

T. tenax 口腔毛滴虫

T. vaginalis 阴道毛滴虫

trichomoniasis 滴虫病

Trichostrongylus 毛圆线虫属

Trichostrongylus axei 艾氏毛圆线虫

T. colubriformis 蛇形毛圆线虫

T. probolurus 枪形毛圆线虫

trichuriasis 鞭虫病

Trichuridae 鞭虫科

Trichuris 鞭虫属

Trichuris trichiura 毛首鞭形线虫

Trombiculidae 恙螨科

trophozoite 滋养体

tropical pulmonary eosinophilia，TPE 热带性肺嗜酸性粒细胞浸润症

tropical splenomegaly syndrome 热带巨脾综合征

Trypanosoma brucei gambiense 布氏冈比亚锥虫

Trypanosoma brucei rhodesiense 布氏罗得西亚锥虫

Trypanosomatidae 锥体科

trypanosomiasis 锥虫病

trypomastigote 锥鞭毛体

tsutsugamushi disease 恙虫病

Tyrophagus putrescentiae 腐食酪螨

Thynnascaris 鲔蛔线虫属

U

undulating membrane 波动膜

unfertilized egg 未受精卵

V

vertical transmission 垂直传播

visceral leishmaniasis 内脏利什曼病

vitelline gland 卵黄腺

volutin 异染质

W

wing 翅

Wuchereria bancrofti 班氏吴策线虫

Wuchereria 吴策线虫属

Z

Zoomastigophorea 鞭毛虫纲

常用抗寄生虫药物一览表

药物	用途	用法	不良反应
氯喹 chloroquine	作用于各种类型疟原虫红内期裂殖体，主要用于治疗疟疾急性发作、控制临床症状，但不能阻止复发；治疗阿米巴性肝脓肿	口服：第1日1.0 g，8 h后0.5 g，第2,3日各0.5 g 静脉滴注：2~3 mg/kg置于500 mL 5%葡萄糖注射液中摇匀，4 h内滴完 0.5 g，2次/日；两日后0.25 g，2次/日，连用2~3周 肌注：每次2.5 mg/kg，每4 h 1次	常规剂量下不良反应较少，主要有轻度头晕、头痛、胃肠道不适等，停药后症状自行消失。恶性疟患者长期使用可产生抗药性 大剂量或快速静脉给药时，可致低血压、心功能抑制等，给药剂量大于5 g可致死 银屑病及卟啉症患者禁用
奎宁 quinine（金鸡纳霜）	作用于各种类型疟原虫红内期裂殖体，控制疟疾的临床症状	静脉滴注：500 mg置于500 mL 5%葡萄糖注射液中	常见的不良反应为耳鸣、头晕、恶心、呕吐、视力障碍等。严重心脏病患者慎用，对本品有过敏反应的患者及孕妇禁用
咯萘啶 pyronaridine	作用于各种型疟原虫红内期，控制疟疾的临床症状；并用于治疗脑型疟等凶险型疟疾	口服：首日300~400 mg/次，2次，间隔6 h；第2,3日300~400 mg/次，1次 臀部肌注：3 mg/kg，2次，间隔4~6 h 静脉滴注：3~6 mg/kg，置于500 mL 5%葡萄糖注射液中，2~3 h滴完，间隔4~6 h重复一次	口服可有头晕、头痛、恶心、呕吐等不良反应；注射给药时不良反应较少，少数患者可有头晕、恶心、心悸等。有严重心、肝、肾疾病的患者慎用
甲氟喹 mefloquine	作用于各种类型疟原虫红内期裂殖体，控制疟疾的临床症状，对抗氯喹的恶性疟原虫有较强作用	顿服1~1.5 g，儿童用量为15~20 mg/kg	不良反应少见，偶有头晕、头痛、恶心、呕吐等；有的可出现幻觉等精神症状。有精神病史者、孕妇及2岁以下幼儿禁用
青蒿素 artemisinin	作用于各种类型疟原虫红内期裂殖体，控制疟疾的临床症状，可用于抢救脑型疟患者。对抗氯喹的恶性疟原虫有较强作用	口服：首剂1.0 g，6~8 h后0.5 g，第2,3日0.5 g/次，1次/日 儿童：15 mg/kg，按上述方法3日内服完 深部肌注：第1次200 mg，6~8 h后再给100 mg，第2,3日各肌注100 mg，总剂量500 mg	副作用小，个别患者可有食欲减退等胃肠道症状；注射部位较浅时，易引起局部疼痛和硬块
蒿甲醚 artemether	同青蒿素	肌注：首剂160 mg，第2日起80 mg/次，1次/日，连用5日	同青蒿素

续表

药物	用途	用法	不良反应
青蒿琥酯 artesunat（青蒿酯）	成人和儿童重症疟疾的一线药物	口服：首剂100 mg，第2日起50 mg/次，2次/日，连服5日；静脉推注：首剂2.4 mg/kg（儿童3 mg/kg），用5%碳酸氢钠注射液溶解后加5%葡萄糖注射液稀释至10 mg/mL，以3~4 mL/min速度推注，12 h和24 h各重复1次，以后每日1次，连用7日	有明显的胚胎毒作用，孕妇慎用。注射时应于溶解后及时注射，如出现混浊则不可使用
伯喹 primaquine（伯氨喹）	作用于疟原虫红外期迟发性子孢子和配子体，控制疟原虫复发和阻断疟疾传播	根治：口服，13.2 mg/次，3次/日，连服7日。控制传播：剂量同上，连服2~4日	毒性比其他抗疟药大。有葡萄糖-6-磷酸脱氢酶缺乏症等溶血性贫血患者禁用；活动性类风湿关节炎、红斑狼疮患者慎用
乙胺嘧啶 pyrimethamine（息疟定）	作用于疟原虫红外期，用于阻断疟疾传播和预防疟疾；作用于弓形虫速殖子，用于治疗急性弓形虫病	预防疟疾：口服，成人25 mg/次，1次/周，小儿酌减；抗复发治疗：成人25~50 mg/日，连用2日，小儿酌减（与伯喹合用）；治疗弓形虫病：50 mg/日，连用30日	长期大量服用可引起恶心、呕吐、头痛、头晕等不良反应。肾功能不全者慎服，孕妇及哺乳期妇女禁用
甲硝唑 metronidazole（甲硝基羟基乙唑，灭滴灵）	作用于阿米巴滋养体，用于治疗急性阿米巴痢疾和肠外阿米巴病；也用于治疗阴道毛滴虫，贾第虫，结肠小袋虫及隐孢子虫的感染	阿米巴病：400~800 mg，3次/日，肠道感染用药时间为5~10日，肠道外感染用药时间同为21日；滴虫病：200~250 mg，3次/日，1周，4~6周后行第二疗程，另每晚以200 mg栓剂放入阴道内，连用7~10日；贾第虫感染：0.4~0.8 g，3次/日，连用5日；结肠小袋纤毛虫感染：100~200 mg，3次/日，连用5~10日	常见不良反应为胃肠道反应、口干、恶心、呕吐、金属味感、头痛等；少数患者出现荨麻疹、红斑、瘙痒、白细胞减少等；罕见眩晕、惊厥、共济失调和肢体感觉异常等神经系统症状。用药期间需禁酒；急性中枢神经系统疾病患者禁用；本药有致癌、致突变变作用。妊娠早期禁用。肝、肾疾病患者酌情减量
葡萄糖酸锑钠 sodium stibogluconate（斯锑黑克）	治疗黑热病	肌注或静注：总量90~130 mg/kg，分6日注射，1次/日	一般剂量引起的不良反应较轻，常见不良反应有恶心、呕吐、咳嗽、腹泻、鼻区痛等；若出现剧烈咳嗽、腹水等症状，应暂停给药；大剂量或长疗程可损害心肌，引起室性收缩、室性心动过速、心室纤颤，甚至猝死，故严重心、肝、肾疾病患者禁用

续表

药物	用途	用法	不良反应
戊烷脒 pentamidine（喷他脒）	治疗抗锑剂或对锑剂过敏的黑热病患者	肌注:3～5 mg/kg,1 次/日,连用 15 日为一个疗程	不良反应:除在注射部位出现局部刺激反应（硬结,血肿,疼痛）外,可有头痛,心悸,胸痛,腹痛,恶心,呕吐,血压降低,脉搏加快,面部潮红和出汗等全身症状。因此,有高血压,低血压,糖尿病,营养不良,贫血,心,肝,肾功能不全者慎用
吡喹酮 praziquantel（环吡异喹酮）	广谱抗吸虫或绦虫药	血吸虫病:①急性期:10 mg/kg,3 次/日,连用 4 日。②慢性期:总量 60 mg/kg,分 2 日服用。③晚期:剂量酌减,疗程延长 肺吸虫病:25 mg/kg,3 次/日,连用 3 日 姜片虫病:10 mg/kg,顿服 猪囊尾蚴病:20 mg/kg,3 次/日,连用 3 日 包虫病:每日 30 mg/kg,连用 5 日	不良反应较少,偶有头晕,头痛,乏力,腹痛,腰酸,关节酸痛,恶心,腹泻,失眠,多汗,肌束震颤期前收缩等;偶见心电图改变,血清谷丙转氨酶升高,并可诱发精神失常。用药期间忌饮酒,急性疾病,发热,慢性心,肝,肾功能不全,癫痫及精神病患者慎用。其重要禁忌证为眼囊尾蚴病,脊髓型囊尾蚴病患者也应慎用
硫双二氯酚 bithionol（硫氯酚,别丁）	治疗吸虫病和绦虫药	肺吸虫病:1 g,3 次/日,连用 10～15 日 姜片虫病:3 g,晚间顿服 绦虫病:3 g,空腹顿服,3～4 h 后服泻药	该药的不良反应发生率可高达 40%,但一般较轻,可恢复。偶有反应严重者须中断治疗。不良反应有恶心,呕吐,胃肠道不适,腹泻,头晕,头痛,皮疹等;若有肠道线虫感染应先驱线虫,再用本品
甲苯达唑 mebendazole	广谱驱肠道线虫药	蛔虫病,蛲虫病:200 mg,2 次/日,连用 3 日 钩虫病,鞭虫病,类类圆线虫病:100～200 mg,2 次/日,连用 3 日	不良反应较少,偶可有恶心,呕吐,上腹部疼痛,腹泻等。肝实质损害者慎用,孕妇禁用
阿苯达唑 albendazole（丙硫咪唑,肠虫清）	主要用于治疗肠道蠕虫等感染,并可用于治疗猪囊尾蚴病,包虫病,肺吸虫病,肝吸虫病等	蛔虫病,蛲虫病:400 mg,顿服,儿童减半 钩虫病,鞭虫病:400 mg,2 次/日,连用 3 日 旋毛虫病,肝吸虫病:10 mg/kg,2 次/日,连用 7 日 猪囊尾蚴病:15～20 mg/kg,2 次/日,连用 10 日 棘球蚴病:10 mg/kg,2 次/日,连用 30 日	不良反应主要有头痛,恶心,呕吐,腹痛,腹泻等也可能引起神经系统,消化系统,心血管系统等相关并发症。严重肝,肾功能不全者慎用;孕妇,哺乳期妇女及两岁以下小儿禁用

续表

药物	用途	用法	不良反应
左旋咪唑 levamisole	可用于驱蛔虫、蛲虫次之、钩虫虫较差，对丝虫及微丝蚴有一定的抗虫作用	蛔虫病:1.5~2.5 mg/kg,睡前顿服 钩虫病:1.5~3.5 mg/kg,睡前顿服,连用2~3日 蛲虫病:0.1 g,睡前顿服,连用7日 丝虫病:2~2.5 mg/kg,2次/日,连用5日	偶有眩晕、头痛、失眠、恶心、呕吐、腹痛或引起轻度肝功能变化。妊娠早期忌用
伊维菌素 ivermectin	广谱抗寄生虫药，主要用于治疗盘尾丝虫病(河盲症)，对类粪圆线虫、蛔虫、鞭虫、蛲虫感染和其他丝虫病也有效	丝虫病:0.1~0.2 mg/kg,顿服,连用2日	不良反应主要有虚弱、无力、腹痛、发热等全身反应以及胃肠道、神经系统等症状。孕妇禁用
乙胺嗪 diethylcarbamazine (海群生、益群生)	主要作用于微丝蚴，是治疗和预防丝虫病的首选药	普治:1~1.5 mg/kg,顿服,2次/日,1日 重感染:0.2 g,3次/日,连用7日 间歇疗法:0.5 g/周,连用7周	不良反应可有厌食、恶心、呕吐、头痛、失眠等，症状较轻。严重肝、肾功能不全者及孕妇、哺乳期妇女应暂缓治疗
哌嗪 piperazine	主要用于驱蛔虫、蛲虫	蛔虫病:3~3.5 g,睡前顿服,连用2日 蛲虫病:1~1.2 g,2次/日,连用7~10日	不良反应有恶心、呕吐、腹泻、上腹部疼痛、头痛、偶有荨麻疹、停药后症状即可消失；也可有嗜睡、眩晕、共济失调、眼颤、肌肉痉挛等症状。肝、肾功能不全患者、癫痫患者，以及神经系统疾病患者禁用
噻嘧啶 pyrantel (双羟萘酸噻嘧啶、驱虫灵、抗虫灵)	广谱驱线虫药	蛔虫病:500 mg,顿服 钩虫病:500 mg,顿服,连用3日 蛲虫病:按体重5~10 mg/kg,睡前顿服,连用1周	不良反应可有恶心、呕吐、腹泻、上腹部疼痛、头痛、畏寒、发热等。严重心脏病患者、肝功能不全者及发热患者慎用
三苯双脒 tribendimidine (力卓)	广谱驱线虫药，用于治疗钩虫、蛔虫、鞭虫、蛲虫等感染	钩虫病:成人0.4 g,顿服 蛔虫病:成人0.3 g,顿服	不良反应可有恶心、腹痛、腹泻、头晕、头痛、困倦等，一般症状较轻。严重心脏病患者，以及肝、肾功能不全者慎用；对孕妇、哺乳期妇女及儿童的影响尚无临床资料

(陈晓芹)

主要参考文献

[1] 陈建平,王光西.人体寄生虫学彩色图谱[M].2版.成都:四川大学出版社,2019.

[2] 段义农,王中全,方强,等.现代寄生虫病学[M].2版.北京:人民军医出版社,2015.

[3] 吴观陵.人体寄生虫学[M].4版.北京:人民卫生出版社,2013.

[4] 张瑞琳.人体寄生虫学实验技术指南及彩色图谱[M].广州:中山大学出版社,2013.

[5] 汤林华,许隆祺,陈颖丹.中国寄生虫病防治与研究[M].北京:北京科学技术出版社,2012.

[6] 李朝品,高兴政.医学寄生虫图鉴[M].北京:人民卫生出版社,2012.

[7] 余森海.医学寄生虫学词汇[M].北京:人民卫生出版社,2009.

[8] 全国人体重要寄生虫病现状调查办公室.全国人体重要寄生虫病现状调查报告[J].中国寄生虫学与寄生虫病杂志,2005,23(z1):332-340.

[9] 潘卫庆,汤林华.分子寄生虫学[M].上海:上海科学技术出版社,2004.

[10] 杨维平,吴中兴.人体寄生虫病化学药物防治[M].南京:东南大学出版社,2004.

本教材在成书过程中,使用了部分图片,由于时间仓促,无法一一找到出处,请著作权人及时与我们联系,我们将在第一时间更正疏漏。

彩　　图

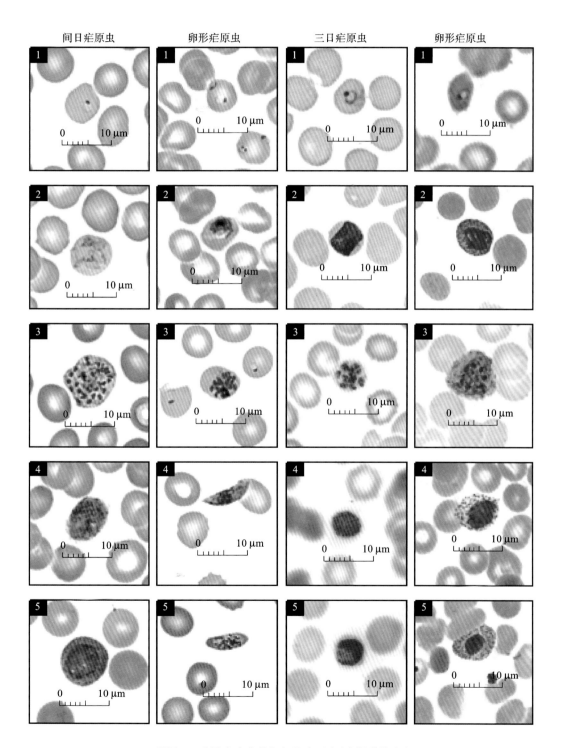

間日疟原虫　　　　卵形疟原虫　　　　三日疟原虫　　　　卵形疟原虫

彩图 1　疟原虫在人体红细胞内形态(吉姆萨染色)

注:1.小滋养体;2.大滋养体;3.裂殖体;4.雌配子体;5.雄配子体。

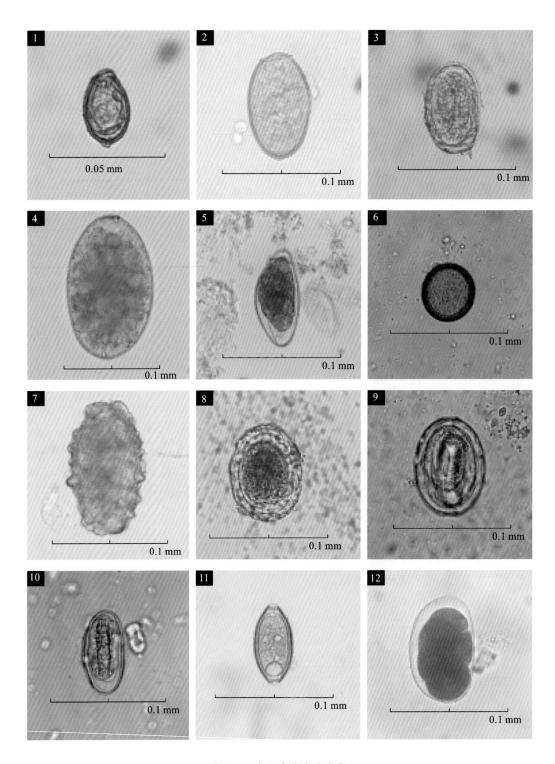

彩图 2　常见人体寄生虫卵

注:1.华支睾吸虫卵;2.卫氏并殖吸虫卵;3.日本血吸虫卵;4.布氏姜片吸虫卵;5.曼氏迭宫绦虫卵;6.带绦虫卵;
7.未受精蛔虫卵;8.受精蛔虫卵;9.感染期蛔虫卵;10.蛲虫卵;11.鞭虫卵;12.钩虫卵。